KB065673

마음의 중심이 무너지다

The Center Cannot Hold

THE CENTER CANNOT HOLD

Copyright © 2007 Elyn R. Saks
All rights reserved

Korean translation copyright © 2023 by SoWooJoo
Korean translation rights arranged by ICM Partners
through EYA (Eric Yang Agency), Seoul

이 책의 한국어판 저작권은 EYA (Eric Yang Agency)를 통해
ICM Partners와의 독점 계약으로 소우주가 소유합니다.
저작권법에 의해 한국 내에서 보호를 받는 저작물이므로
무단 전재 및 복제를 금합니다.

마음의 중심이 무너지다

The Center Cannot Hold

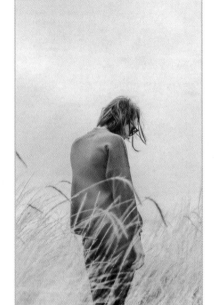

조현병 환자의 우정, 사랑, 그리고

법학 교수가 되기까지의 인생 여정

엘린 색스

정지인 옮김

소우주

추천사

"조현병이란 불길한 단어다. 그리고 우리는 너무 자주 이 단어를 비참, 고립, 정신증의 고통과 동일시한다. 나는 이 병폐를 바로잡아주는 도구로 『마음의 중심이 무너지다』보다 더 좋은 것을 알지 못한다. 이 책은 약물 치료와 섬세한 지원(색스 교수의 경우에는 정신분석)이 있으면 중증 조현병이 있는 사람도 창조적인 일과 사랑과 우정으로 가득한 인생을 살 수 있음을 보여주는 상세한 회고록이며, 지금껏 내가 읽어본, 조현병을 안고 살아가는 사람의 회고록 가운데 가장 명징하고 희망이 가득한 책이다."

— 올리버 색스, 『아내를 모자로 착각한 남자』 저자

"이 책에서 엘린 색스는 조현병을 안고 사는 고난을 꼼꼼하고 열성적으로 묘사하고, 너무나 오랫동안 보이지 않고 감춰졌던 한 세계를 숨김없이 세세하게 살려냈다. 조현병에 직면해서도 성공을 이뤄낼 수 있었던 자신의 이야기를 들려줌으로써 정신증에 시달리는 사람들에게 희망의 횃불을 들어 보인다."

— 앤드류 솔로몬, 『한낮의 우울』 저자

"정신질환을 이해하려면 당사자가 실제로 어떤 경험을 하는지 알아야 한다. '우리'는 '그들'을 두려워하지만, 정작 '그들'은 병 때문에 한시도 떠나지 않는 두려움과 불안에 시달린다. 거기에 주변의 차별과 낙인이 더해진다. 엘린 색스는 수십 년간 조현병을 겪으면서도 옥스퍼드와 예일대학에서 철학과 법학 박사 학위를 받았고, 법대 교수로서 편견과 낙인에 시달리는 환자들을 돕는 데 헌신했다. 그러나 이 책이 그리는 것은 놀라운 성취라기보다 무시무시한 정신병의 세계에서 끔찍하게 고통받으면서 차별과 낙인이 두려워 밝히지도 못하는 연약한 영혼의 모습이다. 우리는 이 책을 통해 정신병이라는 세계의 한 자락을 생생하게 엿보며 깊은 연민을 느낀다. 당사자와 가족은 이 무서운 병을 어떻게 헤쳐가야 할지, 직접 관련이 없는 사람은 어떻게 '그들'과 더불어 살아갈지에 대해 귀중한 통찰을 얻는다. 그녀가 처절한 삶을 기록하겠다는 용기를 내준 덕분에 끔찍하고도 아름다운 열쇠를 손에 쥔 것이다. 그러니 문을 열라. 당신이 손에 쥔 그 열쇠로."

— 강병철, 소아청소년과 전문의

"조현병을 앓는 재능 있는 여성의 자서전인 이 책은 거의 전설의 반열에 올려도 좋을 것 같다. … 저자는 정신질환을 헤치고 나아가는 여정에서 치유의 우주 속 여러 모퉁이에서 빛을 끌어모았다. … 그런 다음 스스로 빛나는 별이 되어 우리 사이를 자랑스럽게 지나가며 낙관의 길에 빛을 비춰주고 그의 여정을 안내하는 직업을 지닌 우리에게도 자랑스러움을 안겨준다. 저자는 이 끔찍한 폭풍우 속을 항해한 최초의 인물은 아니지만, 그 시련의 지도를 만드는 일에서 커다란 공을 세웠다."

— 미국정신의학저널

"비록 짧게 지나갔지만 엘린 색스가 처음으로 정신이상을 경험한 것은 겨우 여덟 살 때였다. 그러다 옥스퍼드대학원 재학 중에 완연한 정신증으로 미끄러져 들어가고 정신병원에 입원하게 된다. 약과 대화 치료로 간신히 조현병을 통제하면서 석사 과정을 마치고 예일 법학대학원에 진학했다가 다시 정신병원에 들어가게 되는데, 이번에는 침대에 집어 던져지고 고통스러운 강박을 당한다. 현재 행복한 결혼 생활을 하며 서던캘리포니아대학교 법학대학원 교수로 재직하고 있는 저자는 병을 딛고 삶의 승리를 이뤄냈다. … 자신이 정신증으로 추락하는 과정에 대한 묘사는 눈을 뗄 수 없게 한다."

— 엔터테인먼트 위클리

"엘린 색스의 이 굉장한 책은 거의 소리가 새어 나온 적 없었던 나라, 바로 정신증의 나라에서 들려오는 목소리다. 수재너 케이슨의 『처음 만나는 자유*Girl, Interrupted*』와 케이 레드필드 재미슨의 『조울병, 나는 이렇게 극복했다*An Unquiet Mind*』처럼, 정신질환과 씨름하고 결국에는 승리를 거두는 여성의 아름다운 무용담이다."

— Time.com

"엘린 색스는 지옥까지 갔다가 되돌아왔다. 때때로 마음을 깊이 휘젓는 이 명료한 회고록에서 저자는 환청, 환각, 심각한 자아감 상실 등을 포함해 거의 평생에 걸쳐 계속된 조현병과의 투쟁 이야기를 들려준다. … 현재 그가 지닌 맑은 정신 덕에 색스의 묘사는 더욱 오싹하게 다가온다. 우리는 살아남아 이야기를 들려주게 된 그에게 독자로서 감사함을 느낀다."

―샌프란시스코 크로니클

"엘린 색스는 마음을 빼앗는 이 회고록에서 마치 소설가처럼 인물과 대화와 긴장감을 표현하는 능력을 보여준다. 그는 전문가이자 동시에 고통받는 환자라는 양쪽의 관점을 모두 갖추고서, 초기의 '작은 기행들'로부터 완연히 '붕괴하고 폭발하는 정신증' 속으로 독자를 이끈다. … 자신이 두려움에 사로잡힌 동시에 두려움을 주는 존재인 세상에서 겪은 개인적인 경험들을 눈에 보일 듯 생생히 그려냈다. … 색스가 들려준 이야기는 이 분야에서 확실히 독보적인 위치를 차지할 것이다."

―퍼블리셔스 위클리

"엘린 색스의 이력은 독특하다. 옥스퍼드와 예일에서 받은 학위, USC 법학대학원의 종신 교수, 그리고 조현병 진단. 그는 자기 성취의 목록에 최근 이 경이로운 회고록을 추가했다. 자신의 뇌가 최고의 친구인 동시에 최악의 적이라고 말하는 이 불굴의 여인은 자신의 이야기로 우리의 고정관념을 깨부순다."

―타임

"엘린 색스의 서사는 극적이고 상세하고 진솔하며 너무나 잘 읽히고, 메시지는 영감과 희망으로 가득하다."

―라이브러리 저널

"엘린 색스는 자신이 겪은 시련을 명석함과 지성으로 정밀하고 섬세하게 묘사했다. … 또한 그의 글에는 감동적인 정서도 배어 있는데, 우정과 사랑의 치유력을 묘사하는 부분이 특히 그렇다."

―워싱턴 포스트

"엘린 색스는 대화 치료와 엄격한 학문 연구가 제공하는 틀을 활용하여 자신의 병에 대처해온 이야기를 명징하고 엄격하게 써냈다. 그는 자신이 학자, 독립적 여성, 정신과 환자 중 기본적으로 어떤 존재인지를 탐색하고, 자신의 가장 큰 자산인 뇌가 어떻게 동시에 가장 무서운 적일 수도 있는지 질문한다. 이 책은 조현병에 관한 매우 드물고 귀하며 설득력 있는 이야기이다."

— 랜싯

"엘린 색스의 놀라운 회고록은 내게 언제나 더 배울 게 있다는 사실을, 그리고 환자가 우리의 가장 좋은 스승일 때가 많다는 것을 되새겨주었다. … 그는 인상적인 학문적 경력을 활용해 정신질환자에 대한 자신의 옹호에 당당한 자격을 부여한다. 하지만 그가 우리에게 진정으로 보여주고자 하는 것은 자기만이 지닌 독특함이 아니라 모든 사람과 공유하는 인간다움이다."

— 도리스 야로비치, 다이버전 매거진

"엘린 색스의 책이 제시하는 몇 가지 요점이 있다. 한 사람이 자신의 정신질환을 밝히는 일에 대한 낙인은 부당하고 근거가 없다는 것, 정신질환을 지닌 사람 중 대다수는 폭력적이지 않다는 것, 그리고 조현병이 있는 사람도 어려운 직업에서 위대한 성취를 이룰 수 있다는 것. 그가 언제나 그 병에 대처하며 살아야 한다는 건 분명하지만, 그럼에도 이 회고록의 결론은 그가 조현병의 고통에서 살아남아 여전히 온전하고 다채로운 삶을 즐길 수 있다는 것이다."

— 루이스빌 커리어 저널

"엘린 색스는 용기를 내 고통스러운 과거를 되짚고, 세상으로 나와 그 이야기를 들려준다. 본인도 인정하듯 조현병에 걸린 사람이 이 정도 수준으로 잘 기능하는 것이 흔한 일은 아니지만, 이 책은 그런 일이 분명히 가능하다는 것을 설득력 있고 감동적으로 증명해낸다."

— 예일 동문회지

"엘린 색스는 정신질환과의 투쟁에 관해, 그의 말을 들어주고 그를 신뢰하고 또한 그의 신뢰를 얻은 치료사들에게서 얻은 생명줄에 관해 특별하고 흥미진진한 이야기를 들려준다. 그는 자신의 성취로써 무시무시한 편견을 반박하고 심각한 정신질환에 시달리는 모든 사람이 마땅히 존중을 누려야 함을 분명히 보여준다."

— 로버트 A. 버트, 예일 법학대학원 법학교수

"이것은 생생한 삶의 경험에 대한 주목할 만한 이야기다. 정신보건 분야의 내부에서뿐 아니라 또한 그 변경에서 여러 해를 보내며, 정신과 뇌의 심각한 병에 맞서 대처하고, 끊임없이 이어지는 통과의례를 거치고, 그러는 와중에도 관찰하고 사건들에 영향을 미치는 능력을 잃지 않으며 써 내려간 이야기. 답을 말해줄 뿐 아니라 그만큼 많은 질문도 던지는 이 독특한 인생 이야기는 우리에게 심오한 자극과 만족을 동시에 안겨준다. 너무 흥미로워 책장이 절로 넘어가는 책, 꼭 읽어야 할 책이자 음미해야 할 책이다."
— 리오 랑겔, 국제정신분석학회 명예회장

"엘린 색스는 서던캘리포니아대학교의 법학, 심리학, 정신의학 교수이며, LA의 새로운 정신분석연구소의 분석가 후보생이다. 그는 밴더빌트대학교에서 수석을 차지하고 마셜 장학금을 받고 옥스퍼드대학원에 진학했으며, 「예일 법학 저널」의 편집자를 지냈고, 세 권의 책과 다수의 논문을 발표했다. 또한 그는 조현병 또는 조현정동장애로 진단된, 정신증 삽화가 빈발하는 심각한 만성 정신질환에 시달리며 입원, 약물 치료, 심리치료와 정신분석 치료를 받았다. 서로 다른 이 두 이야기는 결코 양립할 수 없는 대립 관계처럼 보인다. 그 두 이야기를 모두 살아낸 장본인이자 이 책의 저자인 엘린을 만나기 전까지는 말이다.

우리가 그를 알아가면서 그 몇 가지 이야기들이 이해되기 시작하지만 동시에 그런 이야기들의 중요성과 놀라움은 희미하게 지워지고, 대신 거기에는 재능과 독특한 성격으로 고통스러운 짐을 학문적 탐구와 정치적 옹호의 경력으로 탈바꿈시키는 동시에 깊고 풍성한 의미를 품은 개인적 삶을 창조해가는, 예민하고 지적이며 명확한 의식을 지닌 한 여성의 이야기가 자리 잡는다. 이 책은 그가 자신의 언어로 풀어낸 자신의 이야기로, 정신질환 및 그 치료와 관련 법률에, 혹은 특별한 인생 이야기에, 그리고 그저 좋은 책을 읽는 일에 관심이 있는 모든 사람이 읽어야 할 책이다."
— 로버트 마이클스, 코넬대학교 월시 맥더모트 석좌 의학 및 정신의학과 교수

"미친다는 것은 과연 어떤 것일까? 자신의 상상력이 만들어낸 악령에게 쫓기는 것, 혹은 저지른 적 없는 일에 대한 죄책감에 고문당하는 것은 어떤 느낌일까? 『마음의 중심이 무너지다』는 자신의 악령과 싸워 이긴 한 용감한 여인의 눈을 통해 정신증에 대한 생생한 묘사를 보여준다. 이 책은 단지 한 사람의 회고록에 그치지 않고 이 책을 읽는 모든 사람에게 조현병을 비롯한 정신질환이 있는 사람도 최고 수준의 전문적 성취와 개인적 행복에 도달할 수 있다는 믿음과 영감을 줄 것이다."
— 폴 S. 애플봄, 컬럼비아대학교 정신의학과 교수, 전 미국정신의학협회 회장

"세계에서 가장 뛰어난 법률가, 윤리학자, 교육자, 과학자, 저술가 중 한 사람인 엘린 색스의 이 회고록은 인간의 정신에 관심이 있다면 누구나 반드시 읽어야 할 비범한 책이다. 평생에 걸쳐 정신과 육체의 악령에 맞서 싸우는 일에 관한 이 이야기는 용감하고 대담하며 감동적이고 거침없이 솔직하고 영감을 준다. 재능과 명석함이 번득이는 저자가 쓴 이 놀라운 책은 실제 삶이 소설보다 더 기이할 수 있다는 것을 보여준다. 지금까지 내가 읽은 자서전 중 가장 감동적이고 절절하고 섬세하며 생각할 거리가 가득하다."

— 딜립 V. 제스티, 샘 앤 로즈 스타인 노화연구소 소장, UCSD 정신의학과 및 신경과 특훈교수

"비범한 책이다. 마음을 압도하는 이야기를 너무 잘 풀어내서, 나는 책을 펼치자마자 빨려 들어가 끝날 때까지 손에서 놓지 못했다. 한 비범한 인물이, 한 번도 아니고 다시 또다시 그리고 계속 역경을 만나 어떻게 반응했는지를 보여주는 정말로 이례적인 이야기다. 우리는 어떻게 한 겁먹은 청소년이, 그리고 이어서 한 청년이 용감한 결의와 창의력과 뛰어난 지적 역량으로, 그리고 친구들, 약, 전문가, 특히 정신분석가의 도움으로, 그리고 무엇보다 자신의 병을 물리치고 제정신을 찾겠다는 수없이 반복해 다지는 강철 같은 의지로 조현병의 악령에서 성공적으로 벗어났는지를 알게 된다.

심각한 정신질환을 몸소 겪어본 적 없는 사람들에게, 가장 심각하고 무서운 정신질환인 조현병에 시달리는 사람의 경험이 어떤 것인지 알려주는 책이다. 치매 연구에 수십 년을 바친 정신과 의사인 나조차 눈이 번쩍 뜨이는 깨달음을 얻었다. 색스 교수는 정신증을 앓는다는 것이 어떤 일인지 알기 때문에 이 책을 썼다. '나는 이 책을 통해, 조현병에 시달리는 사람들은 희망을 얻고, 다른 모든 이들은 이 병을 더 잘 이해하길 바란다.' 『마음의 중심이 무너지다』는 그 목표를 아름답게 달성했다."

— 리시 자빅, UCLA 정신의학 및 생명행동과학과 명예교수

윌과 스티브를 위해

ἡ γὰρ νοῦ ἐνέργεια ζωή
정신의 활동이 곧 삶이므로

—아리스토텔레스, 『형이상학』

CONTENTS

◇ 이 책에 등장하는 몇몇 사람은 신원 보호를 위해 이름과 특징을 바꾸었음을 밝힙니다.

프롤로그

금요일 밤 10시 정각. 나는 같은 반 친구 두 명과 예일 법학대학원 도서관에 앉아 있다. 이 친구들은 여기 있는 게 못마땅한 모양이다. 어쨌거나 주말이니 그들에게는 다른 재미있는 일들이 널려 있겠지. 하지만 나는 소그룹 모임을 지금 꼭 열어야 한다는 생각을 굽힐 수 없다. 우리에게는 의견서● 과제가 있으니까. 우린 꼭 이 과제를 해야 하고, 꼭 끝내야 해. 의견서를 꼭 작성해야 하고, 꼭……. 가만있자. 아니, 잠깐. "의견서는 방문하는 거잖아." 내가 불쑥 내뱉는다. "의견서는 어떤 요점을 주장하는 거야. 그 요점은 너희 머리에 있는 거고. 너희 누구 죽여본 적 있어?"

스터디 동료들은 흡사 얼음물이라도 뒤집어쓴 표정, 혹은 내가 얼음물을 뒤집어쓴 걸 보기라도 한 표정이다. "농담하는 거지?" "무슨 소리 하

● 소송 건의 주요 사항과 논쟁점, 해결책 등 법적 문제에 대한 간략한 소견으로, 법학대학원에서 의견서 작성법을 배운다.

17

는 거야, 엘린?"

"아, 그냥 흔히들 하는 얘기 있잖아. 천국이니 지옥이니, 누가 무엇인지 무엇이 누구인지 하는. 아, 얘들아!" 갑자기 나는 의자에서 벌떡 일어난다. "지붕 위로 나가보자!"

나는 가장 가까이 있는 커다란 창을 향해 전속력으로 달려가 창문을 통해 기어나가서 지붕 위로 올라간다. 잠시 후 내키지 않게 범죄에 가담한 동료들도 따라 나온다. "이게 진짜 나야!" 나는 이렇게 소리치고는 두 팔을 머리 위로 흔들며 노래한다. "플로리다 레몬나무에게로 오세요! 플로리다의 햇빛 덤불로 오세요! 레몬lemons이 나는 곳. 악령들demons이 있는 곳…….● 왜, 뭐 문제 있어?"

"무섭게 왜 그래?" 한 친구가 말한다. 잠시 긴가민가하던 다른 친구도 말한다. "난 들어갈래." 겁먹은 표정들이다. 유령이라도 본 건가? 앗, 잠깐 있어 봐. 친구들이 허둥지둥 창을 통해 들어간다.

"왜 다 들어가는 건데?" 내가 물었지만 친구들은 이미 들어가 버리고 나만 덩그러니 남았다. 몇 분 후 썩 내키지는 않지만 나도 창을 통해 열람실로 돌아간다.

모두 다시 책상에 둘러앉자 나는 교과서들로 조심스럽게 작은 탑을 쌓고, 그런 다음 노트 페이지들을 재배열한다. 그런 다음 또다시 재배열한다. 문제는 보이는데 해결책은 보이지 않는다. 이건 매우 우려스러운 일이다. "너희도 지금 나처럼 단어들이 이 페이지 저 페이지로 이리저리 뛰어다니는 걸 본 적 있어?" 내가 말한다. "누군가 내가 복사해온 이 소

●　1970년대에 '플로리다 오렌지 주스'의 광고에 쓰인 유명한 CM 송. 가사에서 오렌지를 레몬으로, 나무를 덤불로 바꿔 불렀다.

송^{cases} 자료에 침입한 것 같아. 우리는 범행 장소를 미리 답사해야 해^{case the} ^{joint}. 나는 관절^{joints}을 믿지 않아. 그것들이 우리 몸을 연결해주긴 하지만." 서류에서 눈을 드니 두 친구가 나를 빤히 쳐다보고 있다. "어어, 난 지금 가봐야겠어." 한 친구가 말한다. "나도." 다른 친구도. 둘은 불안해 보이는 모습으로 서둘러 짐을 챙기고는 나중에 다시 연락할 테니 의견서는 그때 작성하자는 막연한 약속만 남기고 가버린다.

나는 자정이 한참 지나도록 책더미 속에 몸을 숨기고 바닥에 앉아 혼잣말을 중얼거린다. 조용해졌다. 불이 하나씩 꺼진다. 문이 잠기면 안에 갇히게 될까 두려워 결국 나도 안전요원들에게 발각되지 않도록 침침한 열람실 안에서 몸을 숙인 채 종종걸음으로 밖으로 나간다. 밖은 어둡다. 기숙사로 걸어서 돌아갈 때 드는 이 느낌이 싫다. 기숙사에 도착해도 어차피 잠은 못 잘 것 같다. 머리가 소음으로 너무 꽉 차 있다. 레몬과 법률 의견서와 내가 책임져야 할 대량 학살로. 내게는 해야 할 일이 있다. 그런데 일을 할 수가 없다. 생각도 할 수 없다.

다음 날 나는 공황 상태에 빠져 다급히 M 교수님을 찾아가 과제 기한을 연장해달라고 간곡히 부탁한다. "의견서 자료에 뭔가 침입했어요." 내가 교수님에게 말한다. "자료들이 껑충껑충 뛰며 돌아다녀요. 예전에 난 멀리뛰기를 잘했거든요. 난 키가 크니까요^{tall}. 나는 넘어져요^{fall}. 사람들이 나한테 뭔가를 주입하고는 그게 내 잘못이라고 말해요. 예전에 난 신이었는데, 지금은 강등당했죠." 나는 또 플로리다 주스 노래를 부르며 두 팔을 새의 날개처럼 펼치고 교수님 연구실 안을 빙글빙글 돌아다니기 시작한다.

M 교수님이 나를 올려다본다. 교수님 얼굴의 저 표정이 무엇을 의미

하는지 해독할 수가 없다. 교수님도 내가 무서운 걸까? 교수님을 믿어도 될까? "자네 좀 걱정이 되는군, 엘린." 교수님이 말한다. 정말로 내가 걱정되는 걸까? "난 지금 해야 할 일이 좀 있는데, 일이 끝나면 자네도 같이 가서 우리 가족과 함께 식사하면 어떻겠나. 그럴 수 있겠나?"

"물론이죠!" 내가 말한다. "교수님이 준비될 때까지 나는 여기 지붕 위에 나가 있을게요!" 교수님은 내가 지붕으로 기어나가는 모습을 지켜본다. 이 지붕 위는 나와 있기에 딱 좋다. 난 여기서 1미터쯤 되는 전화선을 발견하고 그걸 주워 허리띠처럼 예쁘게 두른다. 또 15센티미터쯤 되는 쓸 만한 못 하나도 발견해 주머니에 슬며시 집어넣는다. 나를 보호해줄 물건이 언제 필요하게 될지는 모르는 일이니까.

당연히 M 교수님 가족과 함께하는 저녁 식사는 순조롭게 흘러가지 않는다. 세세한 이야기를 늘어놓으면 지루할 테고, 세 시간 뒤 내가 예일 뉴헤이븐 병원 응급실에 갔다는 말만으로 충분할 것 같다. 거기서 나는 내 전화선 벨트가 아주 마음에 든다고 진지하게 말하는 아주 상냥한 간호조무사에게 벨트를 내어준다. 하지만 거기까지다. 내 특별한 못만은 결코 내줄 수 없다. 나는 주머니에 손을 넣어 손가락으로 못을 단단히 감싸쥔다. "사람들이 나를 죽이려고 해요." 내가 설명한다. "오늘만 해도 이미 여러 번 나를 죽였다고요. 조심해요. 당신한테도 옮을지 모르니까." 그는 그저 고개만 끄덕인다.

의사가 오면서 지원군도 달고 왔다. 이번에 온 간호조무사는 그리 상냥하지도 않을뿐더러 나를 회유하거나 못을 지니고 있도록 허락해줄 생각도 없어 보인다. 그가 내 손아귀에서 못을 빼앗아감과 동시에 나는 끝장난다. 이내 의사와 응급실 패거리가 모두 달려들어 덮치듯 나를 붙잡더니 의자에서 높이 들어 올려 근처에 있는 침대에 내동댕이친다. 어찌나 세게 내던졌는지 눈앞에 별이 번쩍인다. 이어서 그들은 두꺼운 가죽끈으로 내 양쪽 팔다리를 철제 침대에 묶어버린다.

그때까지 한 번도 들어 본 적 없는 소리가 내게서 나온다. 고통의 신음이면서 절규이며, 인간의 소리 같지 않은, 순전한 공포의 표현이다. 그 소리는 다시 한번 내 뱃속 깊은 곳에서 밀려 나오며 목구멍을 따갑게 긁어댄다. 잠시 후 입안으로 들어오는 쓴 액체에 목이 메어 나는 컥컥거린다. 이를 앙다물어 막아보려 하지만 소용이 없다. 그들이 강제로 그걸 들이붓는다. 내가 삼키지 않을 수 없도록.

전에도 나를 덮쳐온 악몽에 시달리며 진땀을 흘릴 만큼 흘려봤고, 이게 최초의 입원도 아니다. 하지만 최악의 입원인 건 분명하다. 가죽끈으로 묶여 움직일 수도 없는 데다 약 기운으로 정신도 몽롱해진 채로, 내 존재가 스르륵 빠져나가는 걸 느끼고 있다. 결국 나는 완전히 무력한 상태가 되고 말았다. 어, 저기 좀 봐, 저 문 저쪽에, 누가 창 너머에서 나를 들여다보고 있어. 저게 누구지? 실재하는 사람인가? 내가 핀으로 고정된 한 마리 벌레처럼 하릴없이 버둥거리는 동안, 누군가가 내 머리를 뜯어낼 계획을 세우고 있다.

나를 보고 있는 누군가. 나를 보고 있는 무언가. 그것은 아주 오랜 세월, 이 순간만을 기다리며 조롱으로 나를 도발하고, 앞으로 일어날 일의 예고편을 내게 보내왔었다. 이제까지는 항상 그걸 물리칠 수 있었고, 힘껏 밀쳐 뒤로 보내버릴 수 있었다. 완전히는 아니라도 대체로는 그랬다. 그것이 내 눈 가장자리 한 귀퉁이에서만 보이는, 주변 시야 가장자리 근처에서 야영하는 심술궂은 작은 점 하나로만 보일 때까지.

하지만 철제 침대에 팔다리가 묶인 지금, 나의 의식은 녹아내려 웅덩이로 고여 있고, 내가 아무리 경보를 울리려 애써도 아무도 주의를 기울이지 않는다. 이제는 할 수 있는 일이 남지 않았다. 내가 할 수 있는 건 아무것도 없어. 불길이 치솟을 거고, 수백 명, 어쩌면 수천 명이 길거리에 죽어 널브러져 있을 거야. 그리고 그 모든 일은, 전부 내 잘못으로 일어난 일일 거야.

1장

　　어린 시절 잠에서 깨면 거의 매일 아침 환한 햇빛과 넓고 맑은 하늘, 대서양의 청록색 파도가 나를 맞이해주었다. 1950년대와 1960년대 초, 마이애미에 디즈니월드가 생기기 전, 사우스비치에 매혹적인 아르데코풍 유행이 되살아나기 전, 쿠바 '침공'이 문화적 지각 변동이 아니라 아직은 엉성한 보트를 타고 온 몇백 명의 겁먹은 사람들이었던 시기였다. 보통 마이애미는 겨울에 뉴욕 사람들이 추위를 피해 찾아오는 곳이었고, 동부 출신인 내 부모님이 2차 세계대전 후에 (각자 따로) 찾아든 곳, 그리고 어머니가 게인스빌에 있는 플로리다대학교에 등교한 첫날 두 분이 만났던 곳이다.

　　모든 가족에게는 그들만의 신화가 있다. 한 사람과 다른 사람을, 남편과 아내를, 부모와 자녀를, 형제와 자매를 엮어주는 마술적 힘을 지닌 이야기 말이다. 소속 민족, 좋아하는 음식, 다락방에 있는 스크랩북이나 나무 상자, 혹은 할머니의 이야기에 담긴 옛 시절, 전쟁에 나갔다 돌아온 프레드 삼촌 이야기 같은 것. 동생들과 내가 처음 들은 우리 가족의 신화는 어머니와 아버지가 첫눈에 사랑에 빠졌다는 이야기였다.

아버지는 키가 크고 똑똑하며 잘 다듬어진 몸을 유지하는 데 공을 들였다. 어머니 역시 키가 크고 똑똑했으며 검은 곱슬머리의 예쁜 외모에 외향적인 성격이었다. 두 사람이 만나고 얼마 지나지 않아 아버지는 법학대학원에 갔고 거기서 두각을 나타냈다. 뒤이어 결혼한 두 사람은 아이를 셋 낳았다. 제일 먼저 내가 태어났고, 1년 반 뒤에 워런이, 그로부터 3년 반 뒤에 케빈이 태어났다.

우리는 북부 마이애미 교외에 울타리가 쳐지고 마당에 금귤나무 한 그루와 망고나무 한 그루, 빨간 히비스커스가 피어 있는 야트막한 집에서 살았다. 그리고 개도 여러 마리 키웠다. 처음 키운 개는 우리 신발을 계속 땅에 묻었고, 그다음 개는 이웃들을 못살게 굴었다. 그다음에 만난 통통하고 작달막한 닥스훈트 루디는 우리와 계속 함께했다. 내가 대학에 간 후에도 루디는 여전히 부모님과 함께 살았다.

우리 삼 남매가 자라던 시절, 부모님은 주말에 대한 정책을 하나 세워두고 있었다. 토요일은 자신들만의 몫이고(둘이 함께 보내는 시간이나, 친구들과 함께 외출해 나이트클럽에서 춤추고 저녁을 먹는 시간), 일요일은 아이들의 몫이라는 것이었다. 일요일이면 우리는 종종 부모님의 큰 침대에 모두 함께 포개져 서로 안고 간지럼을 태우고 웃어대면서 하루를 시작했다. 나중에는 그레이놀즈 공원이나 에버글레이즈나 마이애미 동물원에 가거나 롤러스케이트를 타러 갔다. 해변에도 자주 갔다. 아버지는 스포츠를 사랑했고 그때그때 유행하는 스포츠 활동을 우리에게 가르쳐 주었다. 내가 열두 살 때 우리는 더 큰 집으로 이사했는데, 이 집에는 수영장도 있어서 모두 함께 놀았다. 때때로 모터보트를 꺼내 수상스키를 탔고, 그런 다음에는 해변에서 멀지 않은 작은 섬에서 점심을 먹었다.

우리는 텔레비전도 대부분 함께 보았다. 〈플린스톤 가족*The Flintstones*〉, 〈제슨 가족*The Jetsons*〉, 〈비버에게 맡겨 둬*Leave It to Beaver*〉, 〈로하이드*Rawhide*〉 그리고 온갖 카우보이 드라마들. 일요일 밤에는 에드 설리번 쇼와 디즈니를 보았다. 〈페리 메이슨*Perry Mason*〉 재방영이 시작된 후로 나는 매일 방과 후 그 시리즈를 보았고, 페리가 사람들을 변호하기만 하는 게 아니라 범죄까지 다 해결하는 걸 보면서 감탄했다. 우리는 〈새터데이 나이트 라이브*Saturday Night Live*〉도 거실에 모여 오레오와 감자칩을 먹으며 함께 보았다. 부모님이 건강 문제에 신경을 쓰게 되면서 군것질거리가 과일과 요거트, 샐러드로 바뀌기는 했지만 말이다.

집안에는 항상 다양한 장르의 음악이 흘렀다. 특히 아버지는 재즈 팬이었는데, 당신이 어렸을 때는 재즈를 좋아하는 것이 상당히 반항적인 일로 여겨졌었다고 했다. 내가 모은 음반과 워런이 모은 음반에는 겹치는 게 많았다. 비틀즈, 크로스비 스틸스 앤드 내쉬, 재니스 조플린. 그러다 우리는 몽키스에서 선을 그었고(나는 몽키스를 좋아했고 워런은 질색했다), 내가 침실 벽에 허먼스 허미츠의 리드싱어 피터 눈의 포스터를 붙여둔 것을 보고 워런은 지독하게 놀려댔다.

그리고 영화가 있었다. 부모님은 우리가 보기에 적당한 영화인지 아닌지 감시했다. 나에게는 〈메리 포핀스〉와 〈사운드 오브 뮤직〉은 괜찮았지만, 제임스 본드 영화 한 편(지금은 숀 코너리가 제임스 본드였다는 점 외에는 어떤 영화였는지 기억나지 않는다)은 아버지와 나 사이에 큰 싸움을 일으켰다. 마티니를 마셔대는 본드와 비키니를 입은 그의 여자친구들 때문에 아직 17살도 안 된 내가 볼 영화는 아니라는 것이었다.

고등학교에 다닐 때는 한동안 지역 영화관의 매점에서 일했는데— "콜라도 하나 드릴까요?"—덕분에 보고 싶은 영화는 뭐든 볼 수 있었고 두 번 이상 본 영화도 많았다. 〈빌리 잭〉은 스무 번도 넘게 봤던 것 같다. 하지만 무서운 영화나 긴장감 넘치는 영화가 내 취향이 아니라는 걸 깨닫는 데는 그리 오랜 시간이 필요치 않았다. 공포 영화는 아예 보지 않았고, 미친 여자 스토커가 나오는 클린트 이스트우드의 〈어둠 속에 벨이 울릴 때 *Play Misty for Me*〉를 보고는 몇 주 동안 혼이 완전히 나가 있었다. 그러던 어느 밤 관리인이 극장 문을 닫은 뒤 강도를 당하는 사건이 있었고, 그러자 부모님은 내가 그 일을 그만두게 했다.

솔직히 워런과는 치열한 경쟁을 벌였다. 나는 누나로서 워런보다 항상 앞서려 최선을 다했고, 동생이 아직 하지 못하는 일들을 훌륭히 해내려 노력했다. 자전거를 타는 것도 내가 제일 먼저 배웠다. 워런도 자전거를 타게 되자 나는 더 빨리 더 멀리 자전거를 몰았다. 수상스키도 내가 제일 먼저 했고, 나중에는 워런보다 더 격렬하게 수상스키를 탔다. 또 반드시 좋은 성적을 받았고 워런에게 그 사실을 꼭 알렸으며, 워런 역시 그만큼 열심히 해서 좋은 성적을 받았다. 아버지는 원래 칭찬을 안 하는 사람이어서(칭찬이 저주를 불러들인다고 생각했다) 아무도 아버지의 칭찬을 받지는 못했지만, 어머니는 칭찬을 곧잘 해주었고, 그래서 워런과 나는 어머니의 관심을 두고 서로 경쟁했다.

케빈과는 나이 차이가 꽤 많이 나는데, 그래서인지 나는 오랫동안 케빈을 나의 아이라고 여겼다. 내게 남아 있는 가장 오래되고 가장 뚜렷한 기억 중 하나도 케빈이 기기 시작했던 일이다. 한 곳에서 다른 곳으로 이동하는 법을 배워가는 케빈의 모습을 보며 무척이나 설레고 흥분했던 기억이 난다. 케빈은 워런과 나보다 어리기도 했지만 선천적으로 우리 둘보다 더 사교적인 성격이어서 사이좋게 지내기가 훨씬 쉬웠고, 경쟁하기보다는 그냥 함께 어울려 노는 걸 더 좋아했다.

우리 가족은 비교적 교리를 잘 지키는 유대교도로, 유대교 사원에도 가고 유대교 대축제일도 지켰다. 우리 삼 남매는 히브리 학교에 다녔고, 바트 미츠바와 바르 미츠바라는 성년의식도 치렀다. 직접 말로 표현되는 걸 들은 적은 없었지만, 어떻게 해서인지 나는 많은 장소와 상황에서 사람들이 유대인을 그리 좋아하지 않는다는 것을, 유대인이 무난하게 살아가려면 신중하고 존중받는 사람이 되어야 한다는 것을 이해하게 되었다. 음식에 관한 율법인 코셔는 (친가의 조부모님은 지켰지만) 우리는 지키지 않았다. 우리 부모님에 얽힌 또 하나의 전설이 있는데, 경험이 없어 코셔 규칙을 제대로 알지 못했던 어머니가 자신이 율법을 잘 지키는 사람이라는 인상을 심어주고 싶어서 미래의 시부모님을 만나는 첫날 저녁 랍스터를 주문하는 실수를 했다는 이야기다.

그러니까 표면적으로 보면 우리는 서로 꽤 잘 어울리는 가족의 삶을 살았다. 잡지 표지에 실리는 노먼 록웰●의 그림이나 1950년대의 온화한 시트콤 같은 분위기랄까. 어머니는 오늘날의 표현으로 전업주부였다. 우리가 학교에서 돌아올 때면 어머니는 언제나 집에 있었고 항상 우리의 간식을 챙겨주셨다. 오늘날까지도 내가 마음을 달랠 때 가장 즐겨 찾는 음

● 감상적이면서도 친근하고 따뜻한 화풍으로 미국 중산층의 삶을 이상화하여 표현한 작품들로 유명한 화가.

식은 차가운 시리얼이다. 우리 가족은 함께 식사했고, 어머니가 요리를 많이 하지는 않았지만(요리는 가정부가 했고, 시간이 지나면서 아버지가 그 일을 이어받았는데 솜씨가 무척 훌륭했다), 팬트리에는 (가게에서 사 온 것일망정) 항상 케이크가 있었고 냉장고에는 신선한 과일이, 옷장에는 항상 깨끗하게 세탁된 옷이 들어 있었다.

하지만 그런 멀쩡한 표면 아래를 들여다보면 가족 문제라는 게 필연적으로 그렇듯 사정이 좀 복잡했다. 여느 부모와 마찬가지로 우리 부모님에게도 장단점이 있었다. 두 분은 서로 무척 가까웠다. 다른 누구와 있는 것보다 단둘이 있는 것을 더 좋아했고, 때로는 그 다른 누구에 자녀도 포함되었다. 1950년대의 많은 부부가 그랬듯 두 분은 어떤 식으로도 서로 독립된 방식으로는 존재하지 않는 것 같았다. 어머니는 남들이 보는 데서도 아버지에게 곧잘 육체적인 애정 표현을 했고, 아버지는 어머니보다는 덜했지만 그렇다고 어머니의 그런 표현을 무시하거나 무례한 태도로 반응하는 적은 없었다. 그냥 언제나 대장은 아버지라는 것이 분명히 느껴졌을 뿐이다. 어머니는 항상 "여보, 뭐든 당신이 원하는 대로 해요"라는 태도였는데, 이는 외할머니도 똑같았다. 어머니가 대학에 진학했을 때 구체적인 직업적 야망이 있었는지 모르겠지만, 있었다고 해도 나로서는 그 야망이 무엇이었는지 전혀 알지 못한다. 그래도 어머니와 아버지가 함께 시작한 골동품 사업의 성공에서 어머니가 중심적인 역할을 한 것은 분명하다. 그 후 세월이 흘렀어도 부모님의 역할 분담에는 그리 변한 것이 없다. 최근에 어머니는 아버지와 정치적 견해를 같이하기 위해 자신의 정치적 견해를 포기했다고 말했다.

아버지에 대해 말하자면, 종종 외설적인 쪽으로 빠지는 유머 감각을 갖고 있었음에도 본인의 견해와 반응에 대해서는 상당히 절대적인 태도를 취하는 편이었다. 게다가 다른 사람들을 상대할 때, 특히 돈 문제가 걸려 있을 때는 의심하는 버릇도 있었다. 이런 점은 과거 당신의 아버지가 보였던 태도와 똑같았다.

부모님은 두 분 다 종교나 인종을 근거로 한 편협함에 대해서는 혐오감을 거리낌 없이 표현했다. 예를 들어 우리는 하고 싶은 욕은 뭐든 다 할 수 있었지만 인종이나 민족과 관련된 모욕적 표현을 쓰는 건 언제나 철저히 금지되었다. 그 시절 마이애미는 지방 소도시 같은 느낌이었는데도(아버지는 마이애미가 대도시의 불리함은 다 갖고 있으면서 유리함은 하나도 없는 곳이라고 자주 말했다), 아프리카계 미국인들과 쿠바 이민자들 사이의 긴장이나, (아프리카계 미국인인 우리 집 가정부가 경찰에게 시달림을 당하던) 1970년대에 일어난 폭동은 친숙한 풍경조차 편견의 안개 속에서는 폭력적이고 예측할 수 없이 변할 수 있다는 걸 가르쳐주었다.

부모님이 (또는 우리가) 어떤 결점을 지니고 있었든 간에, 내가 어렸을 때 부모님은 부족함 없이 "사랑해"라고 말해주었고, 그건 지금도 마찬가지다. 오늘날까지도 부모님은 우리 모두에게 공개적으로 애정을 표현하며, 내 친구들까지도 포옹과 입맞춤으로 맞이해주신다. 부모님은 결코 잔인하거나 벌을 주는 분들이 아니었고, 우리를 훈육할 때도 물리적인 방법은 전혀 사용하지 않았다. 다만 두 분은 우리가 어릴 때부터 우리 행동에 대해 기대치가 아주 높다는 걸 분명히 했고, 기대에 미치지 못했을 때는 곧바로 우리가 정신을 바짝 차리도록 만들었다.

물질적인 면에서도 부족한 적은 없었다. 우리 가족은 탄탄한 중산층 기반을 갖고있었고 시간이 가면서 부는 더 증가했다. 아버지의 법무 사업은 부동산과 토지 거래를 주로 다루고 재산상속계획도 일부 처리했는데, 마이애미가 확장되면서 그 모든 일도 확장되었다. 내가 열세 살 때, 부모님은 우리 집에서 5분 거리에 골동품과 수집품을 파는 작은 상점을 열었다. 이 사업 역시 번창하면서 유럽에서 온 물건도 수집하고 판매하기 시작했으며, 이에 따라 매년 프랑스로 두세 차례 여행을 가고 뉴욕에서도 많은 시간을 보냈다.

그러므로 좋은 집이나 음식에 대한 걱정, 가족 휴가를 못 갈 수도 있다는 걱정 같은 건 전혀 없었다. 우리는 당연히 대학에 갈 것으로 기대했고, 부모님이 우리 학비를 대주리라는 것도 당연한 일로 여겼다. 부모님은 우리를 사랑했고 열심히 일했으며, 본인들에 대해서도 우리에 대해서도 부담스럽지 않을 정도의 야망이 있었고, 다정하지 않을 때보다는 다정할 때가 더 많았다. 심리학 책에 나오는 말을 빌려 쓰자면 '그 정도면 충분히 좋은' 부모였고, 괜찮은 자녀 셋을 길러냈다. 이는 그 시대에도 다른 어느 시대에도 결코 쉽지 않은 성취다. 동생들은 훌륭한 남자로 자랐다. 워런은 월스트리트의 트레이더이며, 케빈은 마이애미에서 토목기사로 일하고 있다. 둘 다 각자의 직업에서 성공했고, 사랑하는 아내와 자녀가 있고 그들에게서 사랑받으며 살고 있다. 그리고 열심히 일하고 성공 욕구가 강한 내 성향은 부모님에게서 온 것임을 나는 잘 안다.

한마디로 내가 재능과 강점을 최대한 잘 활용하는 데 필요한 것은 부모님이 물려주고 가르쳐준 것이다. 또한 부모님은 내가 살아남는 데 필요한 것도 주셨다(비록 당시에는 그것이 내 인생에 얼마나 절대적으로 중요한 것일지 예상하지도 이해하지도 못했지만).

.....

여덟 살쯤 되었을 때, 갑자기 나는 부모님이 내게 바라는 방식과는 조금 다르게 일들을 처리해야 할 필요를 느꼈다. 더 나은 단어를 찾지 못해 이렇게 표현할 수밖에 없는데, 말하자면 내게 몇 가지 기벽이 생긴 것이다. 예를 들어 때때로 신발을 장 안에, 또는 침대 옆에 모두 줄 맞춰 세워놓지 않고서는 방에서 나갈 수가 없었다. 어떤 밤에는 책꽂이의 책을 딱 내가 생각하는 방식으로 다 정리할 때까지 침실의 불을 끌 수 없었다. 때로는 손을 씻을 때 꼭 한 번 더 씻어야만 했고, 그런 다음 세 번째로 또 씻어야만 했다. 하지만 이런 일들이 내가 원래 하게 되어 있는 그 어떤 일도 방해한 적은 없었다. 나는 학교에 갔고, 시간에 맞춰 식사하러 갔으며, 바깥에 나가 놀았다. 하지만 그 모든 일에는 어떤 준비가, 말하자면 어떤 …… 예방 조치가 필요했다. 왜냐하면 그건 내가 반드시 따라야 하는 명령이었기 때문이다. 한마디로 안 하면 안 되는 일이었다. 그런데 내 방이나 화장실 문 앞에서 나를 기다리고 있던 사람에게는 인내심을 많이 요구하는 일이기도 했다. "엘린, 어서 나와, 우리 늦겠어!" "너 이러다 버스 놓친다!" "40분 전에 자러 가라고 했잖니!"

"네, 네, 알아요." 나는 이렇게 대답했다. "이거 딱 하나만 더 하면 돼요. 그러면 모두 다 괜찮아질 거예요."

이런 사소한 기벽이 내 삶의 일부가 된 지 얼마 지나지 않아서, 이번에는 공포로 가득 찬 밤들이 더해졌고, 그 공포는 예방을 위한 모든 정리와 정돈에도 불구하고 닥쳐오고야 말았다. 매일 밤 그런 건 아니었지만, 내가 잠자는 시간을 반기지 않게 될 만큼은 충분히 자주 찾아왔다. 불이 꺼지면 갑자기 방안은 견딜 수 없을 만큼 지독히 어두워졌다. 복도를 통해 들리는 부모님의 목소리도 소용이 없었고(내 심장이 쿵쾅거리는 소리를 무시할 수만 있었다면 좋았을 텐데), 아버지가 덩치 크고 힘이 세고 용감하고 겁이 없다는 사실을 기억하는 것도 도움이 되지 않았다. 나는 창밖에 누군가 있다는 것을, 우리 모두 잠이 들어 아무도 경계하지 않을 적당한 순간만을 기다리고 있다는 것을 알았다. 저 남자가 집안으로 침입할까? 뭘 하려는 걸까? 우리를 다 죽이려는 걸까?

이런 밤이 사흘인가 나흘 지났을 때 마침내 남아 있는 용기를 모두 끌어모아 어머니에게 말했다. "누가 계속 내 창문 밖에 있는 것 같아요." 나는 아주 작고 떨리는 목소리로 말했다. "마당에 있어요. 집 안으로 들어와 우리를 붙잡고 해코지하려고 엄마랑 아빠가 밤에 잠들 때를 기다리고 있어요. 그 남자를 쫓아버릴 누군가를 불러야만 돼요. 경찰을 불러야 할까요?"

어머니의 표정이 어찌나 다정한지 눈을 똑바로 쳐다보기가 어려웠다. "오, 아가ㅡ어머니는 내게 애정을 표현할 때면 나를 이렇게 불렀다ㅡ, 밖엔 아무도 없단다. 덤불 속엔 아무도 없어. 우릴 해칠 사람도 없고. 네 상상 속에만 있는 거야. 흠, 우리가 잠들기 전에 이야기책을 너무 많이 읽은 모양이구나. 아니면 저녁을 너무 늦게 먹어서 네 위장이 뇌에게 장난을 치는 건지도 모르겠고. 이제 그런 말도 안 되는 소리는 하지도 마라." 어머니 입장에서는 그걸로 그 일은 끝이었다.

나는 어머니의 말을 믿으려 애썼다. 정말로 그러려고 노력했다. 나는 집에 워런과 둘만 있을 때 워런에게도 그 두려움을 털어놓았고, 우리는 서로를 안심시키기 위해 최선을 다했다. 우리는 있는 용기를 다 끌어

내 함께 문밖에 정말로 누가 있는지 보러 나갔다. 물론 거기엔 아무도 없었다. 하지만 두려움은 사라지지 않았고, 아주 오랫동안 내게 잠드는 일은 어떻게도 할 수 없는 무력함 속으로 빠져드는 일처럼 느껴졌다. 매일 밤 이불을 머리끝까지 덮고 잠에 맞서 싸웠고 그러다 결국 완전히 기진맥진하고 피곤해진 몸에 이끌려 잠속으로 빠져들었다.

일곱 살인가 여덟 살 때쯤, 나는 안락한 우리 집의 어수선한 거실에 서서 햇살 환한 바깥을 내다보고 있다.

"아빠, 우리 수영하러 해변 오두막에 가면 안 돼요?"

아버지가 버럭 화를 낸다. "아빠는 할 일이 있다고 말했잖니, 엘린. 게다가 비가 올지도 모른다고. 똑같은 얘길 몇 번이나 해야 되는 거냐? 넌 사람 말을 도통 귀담아듣지 않는 거니?"

아버지의 말투에 심장이 내려앉는다. 내가 아빠를 실망시켰어.

그때 뭔가 기괴한 일이 벌어진다. (나 자신에 대한, 아버지에 대한, 이 거실에 대한, 우리를 둘러싸고 또한 우리를 넘어선 이 물리적 현실에 대한) 나의 의식이 순식간에 흐릿해진다. 흔들흔들 일렁댄다고 해야 할까. 내가 녹아내리고 있는 것 같다. 내가—내 정신이—느끼기에 나는 밀려왔다 빠져나가는 파도에 모래가 다 휩쓸려 가버리는 모래성이 된 것 같다. 나한테 무슨 일이 벌어지고 있는 거지? 너무 무서워, 제발 그만 멈춰 줘! 내가 꼼짝도 하지 않고 아주 조용히 서 있으면 멈출지도 몰라.

이건 극한의 두려움이나 공포보다 훨씬 더 묘사하기 어렵고 더 기괴한 경험이다. 대부분의 사람은 엄청나게 무섭다는 것이 어떤 느낌인지 안다. 느껴본 적이 없다면 적어도 영화에서 보았거나 책에서 읽었거나 겁먹은 친구와 이야기를 나눠본 적은 있어서, 최소한 상상은 할 수 있다. 하지만 내가 '와해'라고 부르게 된 이 일은 그런 두려움과는 완전히 다른 종류이고 설명하기가 매우 어렵다. 의식이 서서히 응집력을 잃어간다. 한 사람의 중심이 붕괴한다. 중심이 버텨내지 못하는 것이다. '나'라는 것이 희미한 안개가 되고, 현실을 경험할 때 토대가 되는 탄탄한 중심이 질 나쁜 전파신호처럼 흩어진다. 상황을 바라보고 파악하고 무슨 일이 벌어지고 있는지 평가할 수 있는 견고한 전망대가 더 이상 존재하지 않는다. 세상을 바라보고 판단을 내리고 위험을 파악할 렌즈를 제공해 만물이 흩어지지 않도록 붙잡아주는 중심부가 없어진다. 시간에서 마구잡이로 잘려 나온 순간순간이 꼬리를 물고 이어진다. 시각, 소리, 생각, 느낌이 다 제각각이다. 연속되는 순간과 순간이 의미를 구성할 수 있도록 일관적으로 시간 속에 배치하고 연결해주는 조직 원리가 사라진다. 그리고 이 모든 일이 슬로 모션으로 진행된다.

물론 아버지는 무슨 일이 일어났는지 알아차리지 못했다. 그 모든 건 내 안에서만 벌어진 일이니까. 그리고 그 순간 엄청나게 겁을 먹었음에도, 나는 그게 아빠에게, 그리고 다른 모든 사람에게도 숨겨야만 하는 일이라는 걸 직관적으로 알았다. 그리고 이 직관, 내게는 지켜야 할 비밀이 있다는 직관은 내가 병을 관리하는 데 사용하게 된 다른 엄폐 기술과 함께 조현병을 안고 사는 내 경험에서 중심 요소가 되었다.

열 살 때쯤인가 어느 이른 저녁, 한동안 다른 가족은 모두 외출하고 없었고, 지금은 기억나지 않는 어떤 이유로 나 혼자 집에 남아 가족들이 돌아오기를 기다리고 있었다. 한순간 해가 지는가 싶더니 다음 순간 밖이

캄캄했다. 다들 어디 있는 거야? 지금쯤이면 돌아올 거라고 했는데……. 어느 순간 누군가가 집안으로 침입하는 소리를 들었다는 절대적인 확신이 들었다. 사실 그건 소리라기보다는 하나의 확신, 어떤 인식이었고, 위협이었다.

그 남자야, 하고 나는 내게 말했다. 저 사람은 여기 어른이 아무도 없다는 걸 알아, 나만 혼자 있다는 걸 알고 있어. 어떻게 하지? 옷장 안에 숨어야겠다. 조용히 해야 돼. 숨을 살살, 살살 쉬자.

나는 부모님이 돌아올 때까지 공포에 사로잡히고 어둠에 잠긴 채 옷장 속에서 기다렸다. 한 시간쯤이었을 테지만, 영원히 이어진 것 같은 느낌이었다.

"엄마!" 내가 옷장 문을 열며 숨 가쁘게 소리치는 바람에 두 분은 소스라치게 놀랐다. "아빠! 집안에 누가 있어요! 그 남자 봤어요? 엄마, 아빠다 괜찮아요? 왜…… 왜 이렇게 늦게 왔어요?"

두 분은 서로 쳐다보기만 했고, 그러다 아버지가 고개를 저었다.

"여기엔 아무도 없다, 엘린. 아무도 집안에 들어오지 않았어. 네 상상이야."

하지만 나는 생각을 접을 수 없었다. "아니, 아니에요. 내가 그 사람 소리를 들었다고요. 누군가 있었어요. 제발, 가서 좀 보세요." 아버지가 한숨을 쉬고는 집안을 둘러보았다. "아무도 없어." 그 말은 안심시킨다기보다 묵살하는 느낌이었다. 위험이 임박했다는 나의 느낌은 이후에도 결코 끝나지 않았지만, 그 느낌에 관해 부모님에게 말하는 건 그걸로 끝났다.

대부분의 아이들이 이와 똑같은 두려움을 느낀다. 텅 빈 집이나 방도, 심지어 익숙한 침실도 불이 꺼지면 갑자기 이상하게 보인다. 대부분 자라면서 그런 공포에서 벗어나거나, 어떻게든 자신과 그 무서운 존재 사이에 이성적인 정신을 세울 수 있게 된다. 하지만 나는 끝까지 그러지 못했다. 그래서 동생들과의 맹렬한 경쟁이나 내가 받은 좋은 성적에도 불구하고, 수상스키나 자전거를 탈 때 들던 자신이 강하다는 느낌에도 불구하고, 심지어 키가 점점 더 커지고 있음에도 불구하고 나의 내면은 조금씩 쪼그라들기 시작했다. 내가 얼마나 무서워하고 있는지, 얼마나 소심하고 부적합한지 사람들이 다 알아볼 수 있을 거라 확신했다. 내가 어떤 방에 들어갈 때마다, 혹은 나가자마자 사람들이 내 얘기를 수군댈 거라고 확신했다.

열두 살 때는 사춘기가 내 골격에 더해 놓은 체중과 180센티미터에 육박하며 갑자기 쑥 커버린 키에 대해 고통스러울 정도의 자의식을 갖게 되면서 의도적으로 급격하고 집중적인 다이어트에 돌입했다. 그 무렵 부모님은 빵을 완전히 끊었고, 칼로리를 계산해야 하고 매력적이고 건강하고 마른 몸매를 유지해야 한다는 이야기를 수시로 했다. 과체중이 되는 것은 나쁜 일로 여겨졌다. 과체중이란 매력 없는 것이고, 그 사람이 탐욕적이거나 자제력이 없음을 암시하는 일이었다. 어쨌든 부모님은 우리가 먹는 모든 것을 하나하나 면밀히 감시했다.

그때는 우리가 입에 넣는 것(그리고 그 음식이 어디서 왔는지, 단백질 함량과 탄수화물 함량은 얼마인지, 혹은 인슐린 수치는 어느 정도인지)에 대해 의식하는 것이 오늘날만큼 유행이거나 객관적 사실에 근거한 일이기 훨씬 전이었다. 또한 식사장애에 관해 많이 알려지기도 훨씬 전이었다. 당시 거식증과 폭식증은 그 누구의 레이더에도 걸리지 않았고, 우리가 아는 사람

중에 체중 증가나 감소 때문에 혹은 관련된 다른 어떤 문제로도 의사나 의료 전문가를 만나러 간 이는 아무도 없었다. 내가 알았던 것은 내가 살이 쪘으며 다시 마른 몸으로 돌아가야 한다는 것이 다였다. 그래서 정확히 그 일에 착수했다.

나는 먹는 양을 반으로 줄였다. 음식을 먹고 있는 것처럼 보이려고 접시 위에서 음식을 이리 밀었다 저리 밀었다 했다. 감자는 먹지 않겠다고 했고 일요일 아침은 건너뛰었다. 학교에서는 점심을 걸렀다. 고기는 작은 조각으로 자르고 그 조각들을 더욱더 작은 조각으로 잘랐다. 간식은 완전히 끊었고 디저트는 절대 먹지 않았다. 체중이 녹아나가기 시작했지만 한동안은 아무도 눈치채지 못했다. 누군가 알아차렸을 무렵 나는 키가 178센티미터에 몸무게는 45킬로그램이 채 되지 않았다.

어느 저녁 식탁에서 아버지가 목청을 가다듬었는데, 나는 그 소리가 부모 자식 간에 오갈 심각한 대화의 전주곡이라는 걸 알았다. "남자애들, 너희는 이제 숙제하러 가거라." 아버지가 이렇게 말했고 나는 화들짝 놀라며 워런을 쳐다봤다. 뭘 갖고 이러시는 걸까? "엄마와 나는 너희 누나와 사적인 문제로 할 얘기가 있어." 둘은 자리를 뜨면서도 남동생이라면 누구나 아주 잘 짓는, '하하하 누난 이제 큰일났지롱' 하는 표정을 내게 보여주는 일은 빼먹지 않았다. 나는 무릎에 두 손을 포개며 무엇이든 앞으로 닥칠 일에 대한 각오를 다졌다.

"엘린," 하고 어머니가 말을 꺼냈다. "아빠와 나는 좀 걱정되는 게……"

아버지가 어머니의 말을 잘랐다. "너는 충분히 먹고 있지 않아. 너무 말랐어. 이제부터 더 많이 먹어야 한다."

"나는 괜찮아요." 하고 나는 반박했다. "엄마 아빠와 똑같이 먹고 있어요. 모두가 먹는 걸 먹고 있다고요. 그냥 자라는 중이라 그런 거예요."

"아니, 넌 그렇게 먹고 있지 않아." 아버지가 말했다. "키는 크고 있지만 자라고 있는 건 아니다. 피부는 창백하고 까딱하면 식탁 앞에서 혼절할 것 같은 상태야. 네가 먹는 걸로는 쥐 한 마리 목숨도 부지하지 못할 거다. 꼭 전쟁 난민처럼 보인다고. 물론 네가 병에 걸린 건지 알아봐야 한다면 기꺼이 너를 의사한테 보낼 생각이다. 하지만 병에 걸려서 이런 게 아니라면 내 분명히 말하는데 너는 하루에 세 끼를 다 먹어야 한다. 네가 지금은 병들지 않았다 해도 계속 이런 식으로 나가다가는 병이 들 게 뻔하니까."

나는 아버지의 말에 반박하며 내 주장을 펼치고 나의 식사 습관을 옹호했다. "난 내가 뭘 하고 있는지 알고 있고 지금 내 상태는 완벽해요."

"네 태도가 정말 실망스럽구나." 어머니가 말했다. "네 외양에 일어난 변화는 말할 것도 없고 이런 반항도 실망스러워. 너는 통제력을 잃었어. 이건 우리가 네게 바라는 모습이 아니야. 혹시 그게 네가 이러는 이유니?"

이후 몇 주에 걸쳐 이런 식의 대화가 다양한 버전으로 계속 반복됐다. 부모님은 내 입에 들어가는 모든 걸 지켜보았고 내가 입에 넣지 않은 모든 음식도 낱낱이 살폈다. 아침이면 평소보다 일찍 나를 깨우고 내 아침 식사를 만들고 그런 다음 식탁에 나를 앉히고 그걸 먹으려 시도하는 내 모습을 지켜보았다. 주말이면 나를 데리고 나가 점심을 사 먹였고 저녁도 데리고 나가 사 먹였다. 나의 고집스러움에 두 분은 통행금지 시간을 앞당기고 볼 수 있는 영화의 편 수도 줄이겠다고 위협했다. "뭔가 조치를 취할 수밖에" 없다고도 말했다. 호소도 했고 뇌물을 제시하기도 했다. 두 분의 감시와 끊임없는 훈계의 강한 압박 아래 나 자신이 힘없이 시들어가는 느낌이었다.

마침내 나도 더 참을 수 없는 지경에 이르렀다. "엄마 아빠 때문에 내가 미칠 것 같아요!" 나는 항의했다. "난 아프지 않아요. 죽지도 않을 거고 완벽하게 멀쩡하다고요. 나는 내가 뭘 하고 있는지 알아요. 결국 내가 스스로 뺀 체중이니까 내가 원하기만 하면 다시 불릴 수 있다고요."

이 말에 아버지는 아주 계산적인 표정을 지었다. "좋아. 그렇다면 증명해 봐라. 너 자신이 그렇게 전능하다고 생각한다면 그걸 증명해 보라고. 체중을 다시 늘려 봐."

나는 머리끝까지 화가 났다. 아버지는 마침내 그리고 아주 능란하게, 몇 주 동안이나 나를 이끌고자 했던 바로 그 자리로 나를 몰아넣었다. 말로만 하지 말고 행동으로 보이라는 것이다. 나는 아버지의 요구를 받아들일 수밖에 다른 수가 없었다. 그렇지 않으면 아버지는 내가 통제력을 잃었다고 말할 것이고, 그렇게 되면 아버지는 자신이 적절하다고 느끼는 무슨 일(그게 정확히 어떤 일인지는 결코 말하지 않았지만)을 해도 정당한 것이 될 테니까.

그래서 나는 그냥 먹기로 했다. 그게 그렇게 끔찍한 일은 아니었는데, 어차피 나는 항상 모든 음식을 좋아했기 때문이다. 단지 뚱뚱해지기 싫었을 뿐이지. 석 달 뒤 나는 정상 체중으로 돌아갔다. "보셨죠?" 나는 의기양양하게 소리쳤다. "내가 뭘 하고 있는지 잘 알고 있다고 말했었죠? 내가 할 수 있다고 말했고, 해냈잖아요!" 그건 대단한 승리처럼 느껴졌다. 한 방향으로 나를 힘껏 몰아붙였고, 그런 다음 도전을 받자 완전히 반대 방향으로 다시 나를 몰아붙인 것이다. 그리고 그러는 내내 나는 자신을 완전히 통제하고 있었다. 그건 아닌가? 어쨌든 나는 그렇게 생각했다.

　나는 때때로 그 어린 여자애를, 한때의 나였던 그 아이를 생각한다. 아직 온전한 십 대에 도달하지도 못했던 그 아이에게는 감탄스러운 의지력이 있었을지 모른다. 고집스러웠거나 맹렬했거나 강인했거나 겁이 없었을 수도 있다. 아니면 그냥 성질이 고약했던 건지도 모른다. 하지만 그 아이에게 없었던 게 하나 있으니 그건 바로 자기 내면에서 일어나고 있는 일에 대한 온전한 통제력이었다. 그리고 그 아이는 그 사실을 아주 힘들게 배우게 될 터였다.

2장

고등학교 시절 11학년[*]이 시작되기 전 여름에 나는 반 친구 몇 명과 함께 멕시코의 몬테레이로 갔다. 몬테레이 공과대학Instituto Tecnológico de Estudios Superiores de Monterrey이라는 인상적인 이름의 학교(얼마 지나지 않아 우리는 '몬테레이 텍'이라고 줄여 불렀다)에서 여름학기 스페인어와 문화 집중 수업을 받기 위해서였다. 부모님과 함께 여행도 자주 했고 여름 캠프에도 혼자 갔었지만 혼자서 집에서 그렇게 멀리 떨어져 있었던 건 이때가 처음이었다. 그리고 이 여행은 외국의 대학 캠퍼스로 간 것이어서 어른들의 감독도 거의 없었다.

내 마음 한구석은 여행을 떠난다는 사실과 부모님의 엄밀한 감시에서 벗어날 기회에 흥분했지만 한편으로는 염려와 불안에 빠졌고 겁까지

● 한국의 고등학교 2학년에 해당.

집어먹고 있었다. 빠르게 진행되는 언어 프로그램의 어려움 때문은 아니었다. 그 무렵 나는 스페인어를 그럭저럭 소통이 가능할 정도로 말하고 읽을 수 있었고, 마이애미로 온 쿠바인들과 오래전부터 관계를 맺고 있던 멕시코라는 나라에도 진심으로 호기심을 느꼈다. 그러나 낯선 장소에서 스스로 자신을 지켜야 한다는 생각이 들고, 약간이나마 안도감을 주던 예측 가능한 일상의 반복에서 벗어나자 뱃속에 불안의 구덩이가 푹 파인 느낌이 들었다. 그 구덩이는 내가 기숙사 방에 적응하고 그 지역을 돌아다니는 데 익숙해지기 시작하면서 조금은 줄어든 것 같았지만 끝내 완전히 사라지지는 않았다.

몬테레이 텍에는 전 세계에서 온 학생들이 있었고, 평일 낮 시간은 매일 하는 집중적인 교실 수업과 이따금 하는 야외수업―예를 들면 멕시코시티의 역사 유적지에서 하는―으로 채워졌지만 저녁과 주말은 우리만의 시간이었다. 우리는 차츰 식사를 하러 작은 카페나 크고 시끄러운 카페테리아들을 찾아다니기 시작했다. 아침은 주로 카페 콘 레체나 멕시칸 다크 초콜릿을 뿌린 풍미가 짙은 페이스트리로 시작했다. 밤이면 메뉴판을 암호문처럼 해독해 타코스 데 뽀요나 엠파나다 혹은 부리토를 주문해 새콤한 라임에이드와 함께 (더 대담한 몇몇 모험가는 차가운 테킬라와 함께) 먹었다. 그런 다음이면 누군가가 근처 클럽에 가자고 제안하기도 했는데 그런 곳에 가면 나는 대개 한쪽 구석에 서 있기만 했다. 음악은 사랑했지만 댄스플로어에 올라가면 늘 어색한 느낌이었고 다른 사람들, 특히 내가 모르는 사람들이 나를 본다는 것이 싫었다.

때때로 이른 저녁이면 친구들과 소칼로^{zócalo}라 불리는 중앙 광장 근처 그 도시에서 산책하기 '안전하다'고 여겨지는 곳들을 그냥 걸어 다니곤 했다. 여자애들은 멕시코 남자애들을 힐끔거렸고 멕시코 남자애들은 우리 여자애들을 흘끔거렸다. 시시덕거림과 깔깔거림이 있었고 매일 밤 몇 명은 집에서 지키던 귀가 시간을 몇 시간이나 훌쩍 넘겨 비틀거리며 기숙사 방으로 돌아왔다.

함께 몰려다니던 친구들 무리에서 나는 대마초를 피워본 적 없던 소수에 속했다. 흡연은 해서는 안 될 나쁜 일이며 대마초는 한 번 시도해보는 것만으로도 안 좋게 끝날 수 있다는 게 내 확고한 생각이었다. 그런데 그때 우리 무리에서 나를 제외한 마지막 비흡연자마저 대마초를 피우고 말았다. 친구들이 대마초를 태우는 모습을 여러 밤 지켜본 후 마침내 나도 고집을 꺾었다.

나는 한 친구가 자기 옆에 있는 친구에게 불붙은 대마초를 건네받아 그걸 입에 넣고 연기를 빨아들이는 모습을 쳐다보고 있었다. "그만, 멈춰, 아직 내뱉지 마!" 누군가가 요령을 알려줬다. "몇 초만 더 기다려. 됐어, 지금이야." 그러자 친구가 작은 구름처럼 연기를 뱉어냈다. 몇 초가 지나고, 또 몇 초가 지났다.

"어때?" 내가 물었다. "뭐 있어?" 아직 시도도 안 해본 내 가슴 속에서도 이상한 느낌이 들었다. 마치 친구의 머리에서 갑자기 불꽃이라도 피어오르기를 기다리는 듯한 기분이었다.

"으응, 뭔가 있어." 친구가 말했다. "뭐랄까……, 부드러워. 그러니까, 탈 듯이 얼얼한데도 어쩐지 부드러워."

뭐, 아무렴 어때, 하고 나는 생각했다. "저기, 나도 좀 줘 봐. 나도 해보고 싶어."

대마초를 처음 피우는 일을 우아하게 할 수 있는 방식이 있을까. 어차피 불이 붙어 있고 연기가 나고 재가 생기는 일이다. 게다가 물론 불법이다. 그러니까 이 모든 난리는 어렴풋이 은밀한 일이었고 심지어 초조하고 신경이 곤두서게 하는 면도 있었다. 무슨 비밀 단체에 처음 입회하는 것과 비슷한 상황으로, 멍청해 보이지 않으려는, 촌스럽게 긴장한 것처럼 보이지 않으려는 노력에 집중하는 동안에도 머릿속에서는 대마초의 모든 위험성을 열거하는 녹음테이프가 계속 돌아가고 있었다.

대마초를 입술에 가져다 댄 순간, 부모님이 마법처럼 그 현장을 덮치리라는 절대적인 확신이 들었다. 그래서 뭐? 신경 쓰지 마, 하고 나는 생각했다. 말도 안 돼. 수천 마일이나 떨어져 있잖아. 이제 대마초를 빨아들였다. 이어서 당연한 듯 기침이 났고 두 눈은 불타는 것 같았으며 눈물도 나왔다. 그런 다음 다시 한번 빨아들이고 기다렸다. 정말 그랬다. 독하면서도 부드럽다는 말은 완벽한 묘사였다. 이어서 내가 살짝 웃는 소리가 내 귀에 들려왔다. 대체로 그 대마초가 내게 일으킨 효과는 웃고 싶게 만든 것이었다. 더불어 대마초에 대해 품고 있던 커다란 의문도 풀렸다. "이거 완전 괜찮은데" 하고 나는 친구들에게 말했다. "나한테는 괜찮아." 그런 다음 대마초를 내게 건네줬던 친구에게 다시 돌려줬다.

뒤이은 며칠 동안 간간이 내가 한 일에 관해 생각했다. 즐기지 않았던 건 아니지만 당장 또다시 그걸 하러 달려가고 싶은 마음도 없었다. 괜찮았지만 이상하게도 괜찮다는 게 다였다. 대체로 내가 느낀 감정은 마침내 할 일을 해냈다는 흡족함이었다.

오히려 그때 내 관심을 훨씬 더 많이 끌었던 것은 남자애들(그해 여름 내게는 이 방면으로 별 볼 일 없었지만)과 쌉쌀하고도 달콤한 다크 초콜릿, 며칠씩 아무에게도 아무 대답도 할 필요 없이 지내는 생활이었다. 나는 새 친구를 몇 명 사귀었고 아주 좋은 성적을 받았으며 아름다운 멕시코를 보았다. 대마초 실험은 그것만 제외하면 아주 근사했던 여름에 생긴 일순간의 잡음 정도에 지나지 않았다.

멕시코에서 집으로 돌아오고 몇 달이 지나 11학년이 시작된 지도 제법 지난 (그래서 초조하게 대학수능시험을 생각하며 여러 대학의 카탈로그를 주문하며 지내던) 어느 주말 밤 나는 친구들과 드라이브인 영화관에 갔다. 우리는 다른 누군가의 차에 타고 있었다. 나는 운전면허는 있었지만 내 운전 실력이 형편없다는 사실을 알고 있었기 때문에 (어머니를 대동하고 처음으로 차를 운전한 날 하마터면 고양이를 칠 뻔했다) 보통은 다른 사람이 운전하는 차에 동승자로 타는 것을 더 좋아한다.

"나한테 메스칼린●이 좀 있는데." 누군가 불쑥 말했다. "누구 해보고 싶은 사람 있어?"

한 친구가 킬킬거렸고 또 한 친구는 소리를 높여 "그럼, 당연하지, 왜 안 하겠냐?" 하고 말했다. 나는 거기 앉아 앞 차창을 통해 큰 스크린 위에 펼쳐지는 영화를 보면서 어떻게 할지를, 내가 원하는 게 무엇인지를 판단하려 애쓰고 있었다.

"그래." 이윽고 내가 말했다. "나도 할래. 나도 좀 해보고 싶어."

나는 그 작은 알약을 미지근한 콜라 한 모금과 함께 삼켰다. 차 안에는 기이한 느낌의 침묵이 가득했다(물론 창에 부착해둔 스피커를 통해 영화 소리는 들렸지만). 우리 모두 숨을 참은 채 기다리고 있었던 것 같다. 뱃속이

● 일부 선인장 등의 식물에서 자연적으로 발생하는 페닐에틸아민계 환각성 알칼로이드로, LSD와 실로시빈에 맞먹는 환각 효과가 있다고 알려져 있다.

뒤집혔다. 초조해서 그런 걸까? 그 알약 때문일까? 미지의 일이 일어나리라는 예상 때문일까? 그러다 갑자기 뱃속에 아주 따뜻한 느낌이 돌더니 그 온기가 어깨뼈 쪽으로 퍼져 올라왔다. 그때까지 주먹을 꼭 쥐고 있던 나는 이제 손가락들이 풀리고 손바닥을 위로 향한 채 손이 무릎 위에 툭 떨어지는 걸 느꼈다. 그리고 그때, 우리 모두 함께 "오오오오오오, 저거 봐 아아아!" 하고 소리를 내질렀다.

영사막에 비친 이미지들이 물에 번지는 수채화 물감처럼 천천히 흔들리고 있었다. 적어도 내 눈에는 그랬다. 모두가 각자 다른 뭔가를 봤다고 말했다. 나에게는 파랑과 초록이 섞인 색이 오렌지와 핑크가 섞인 색 속으로 흘러들고, 노랑이 천천히 초록과 갈색과 충돌했으며, 배우들의 얼굴 피부는 죽죽 늘어나는 유토처럼 보이기 시작했다. 차창은 모두 내려져 있었는데도, 마치 따뜻한 풀장 속에 떠 있는 것처럼 팔과 얼굴에 닿는 밤공기가 액체처럼 느껴졌다. 바깥에는 꿈속처럼 아른아른 희미한 빛 속에서 벌레 떼가 둥둥 떠다녔다.

"나 뭐 먹고 싶어!" 한 친구가 다급히 말했다. "우리 먹을 것 좀 사러 가자!" 흐음, 하고 나는 생각했다. 그거 좋은 생각 같은데. 나는 천천히 밖으로 나가 매점이 있는 방향으로 걷기 시작했고 친구들은 나보다 몇 미터 앞서가고 있었다. 갑자기 내가 친구에게 소리쳤다. "조심해! 그 울타리 조심하라고!" 친구는 화들짝 놀라며 주위를 둘러보더니 웃음을 터뜨렸다. "울타리는 없어, 엘린. 네가 헛것을 보고 있는 거야. 나도 그렇긴 한데 그래도 울타리는 없어!"

차로 돌아왔을 때 우리는 스피커를 하나 더 가져와서 한 영화를 보면서 다른 영화의 소리를 들었다. 우리 앞에서 혹은 우리 안에서 실제로 어떤 일이 벌어지고 있는지 아는 사람은 우리 중 아무도 없었다. 그런 건 어떻든 상관없었다. 그것은 바라보기 경이로운 불일치였다.

그 밤의 남은 시간은 물론 이튿날이 되고도 한참이 지날 때까지 나는 주변에서 화사한 색깔과 동그라미, 선, 고무밴드 모양 같은 변화하는 패턴이 공중에 둥둥 떠다니는 것을 보았고, 깨진 유리 조각처럼 아주 또렷하고 강렬한 환영을 보았다. 고동치듯 진동하던 그 환영의 이미지에는 아주 먼 곳에서 들려오는 어떤 소리 같은 게 달려 있다는 느낌이 들었다. 어쩌면 이런 게 음파의 모습인지도 몰라, 하고 나는 생각했다.

처음에는 그 모든 특별한 감각에 매혹되었고 심지어 편안함까지 느꼈다. 내 주변과 내 안의 모든 것이 너무나 아름다웠기 때문이다. 하지만 시간이 지날수록 그 모든 게 변하기 시작하고 어쩐지 음침해지기 시작했다. 곡선이 있던 곳에 날카로운 모서리가 생겼다. 무언가가 곧 닥쳐올 것 같았는데, 그 무언가는 상냥한 것과는 거리가 멀었다. 나는 그것들이 사라지기만을 바랐다. 하지만 나로서는 그걸 끌 수도 약하게 만들 수도 없었고, 그것들은 나를 탈진시키고 있었다. 내 머릿속에 다른 뭔가를 보거나 들을 여유 공간이 전혀 남지 않은 것 같았다.

저녁이 되자 환각은 수명이 다했는지 서서히 줄어들다가 완전히 사라졌다. 부모님은 뭔가 잘못되었음을 전혀 눈치채지 못했고, 그즈음 동생들은 어차피 내게 별 관심이 없었다. 혼쭐이 난 나는 다시는 이런 마약을 실험하지 않겠다고 나 자신과 약속했다. 변성의식상태는 나와는 안 맞는 일이었다. 이걸로 끝이라 생각했다.

하지만 그걸로 끝이 아니었다. 환각이 멈추고 난 뒤에도 몸과 뇌를 제대로 작동시키는 게 마음대로 되지 않았다. 그때까지 숙취를 겪어본 적은 없었지만 숙취란 게 이런 느낌이겠다는 생각이 들었다. 나는 둔하게 축 처졌고 토할 것 같은 느낌이었다. 뭔가 언짢고 조금은 슬프고 의기소침하기까지 했으며, 학교 일에도 사교 행사에도 다른 무엇에도 열성을 끌어올릴 수 없었다. 이렇게 며칠을 보내고 나니 겁이 났다. 너무 무서웠다. 내가 내 안의 뭔가를 망가뜨린 걸까? 내 뇌가 뭔가 잘못된 걸까?

그래서 나는 편집증과 허세가 반반 섞인 상태에서 부모님에게 내 마약 사용에 대해, 그러나 대마초에 대해서만 털어놓기로 마음먹었다. 메스칼린까지 자백할 일은 결코 없을 터였다. 부모님에게 무엇을 바라고 그랬는지는 모르겠다. 나를 안심시켜주거나 진정시켜주거나 아니면 즉각적인 치료법을 알려줄 의사에게 데려갈 거라고 생각했을까? 내가 알았던 건 그저 이런 느낌을 더는 나 혼자 감당할 수 없다는 것뿐이었다. 책만 펼치면 페이지 위에서 행진하는 문장들 때문에 머리가 어질어질해졌다. 이대로 계속 갈 수는 없었다. 누군가 이걸 멈춰야만 했다.

목요일 방과 후였다. 금요일에는 온 가족이 (마이애미에서 한 시간 거리도 안 되는) 바하마 제도로 여행을 떠나기로 되어 있었다. 아직 아버지는 집에 돌아오지 않은 때였다. 아버지가 언제 귀가할지 알 수 없었지만 더는 기다릴 수 없다는 판단이 섰다.

"엄마." 나는 약간 초조한 마음으로 입을 뗐다. "엄마한테 할 말이 있는데, 엄마가 좋아할 이야기는 아니에요."

엄마는 당연히 걱정스러운 눈빛으로 나를 보았다. "무슨 일이니?" 어머니가 물었다. "나…… 약을 좀 했어요. 멕시코에서요. 대마초를 좀 피웠어요. 집에 돌아온 뒤로도 몇 번 했고요. 그것 때문에 내가 좀 병든 것 같아요."

어머니의 눈이 엄청나게 커졌다. "병들다니 무슨 말이니? 대마초? 마리화나? 아이고, 맙소사, 엘린."

"뭐, 진짜로 병이 들었다는 말은 아니에요. 그냥…… 정확히는 상태가 좀 이상한 거예요. 토하고 싶거나 뭐 그런 일은 아니고요. 그냥 좀 기묘한 느낌이에요."

어머니는 매우 근심스러운 표정으로 고개를 끄덕였다. 어머니가 딱히 화가 난 것처럼 보이지 않는 것이 나로서는 놀라웠다. "이건 심각한 일이야." 어머니가 말했다. "아주 당혹스러운 일이고. 그 일에 관해서는 이야기를 더 해야겠구나. 하지만 아버지한테는 바하마에서 돌아온 다음까지 기다렸다가 말하자. 주말에는 가족과 좋은 시간을 보내자꾸나. 그리고 돌아왔을 때 이 문제에 대해 다시 의논해 보자."

나는 마음이 놓였다. 어머니의 계획이 그럴듯하게 여겨졌다. 우리는 아름다운 해변의 백사장에 갈 것이고, 아름답고 푸른 바다에서 수영하며 느긋하고 멋진 주말을 보낼 것이다. 월요일이 왔을 때는 어쩌면 아버지한테는 굳이 말하지 않아도 될 만큼 상태가 훨씬 호전될지도 몰랐다.

물론 상황은 그런 식으로 진행되지 않았다. 여행에서 돌아오자마자 어머니는 우리가 꼭 이야기를 나눠야 한다고 고집했고 아버지에게 그 이유를 말했다.

"엘린, 이건 아주 심각한 일이다." 아버지가 위급함이 느껴지는 목소리로 말했다. 1960년대에 자기 자식이 마약을 한다는 사실을 알게 된 부모라면 누구나 느꼈을 그런 위급함이었다. "마약은 위험해. 함부로 장난치듯 손댈 것이 아니란 말이다. 이런 일이 어떤 상황으로 이어질 수 있는지 너는 전혀 모르고 있어. 다시는 약을 하지 않겠다고 나한테 약속해라."

그즈음에는 환각제의 효과가 완전히 사라지고 없었다. 더 이상 무섭지도 불편하지도 않았다. 나는 햇볕에 그을었고 정신이 유리알처럼 맑았으며 훈계 따위 듣고 있을 기분이 아니었다. 그래서 나는 아버지에게 대들었다. "아뇨. 그런 약속 안 할 거예요. 이제 다 괜찮아요, 아빠. 정말이에요. 그냥 작은 대마초 한 개비였을 뿐이에요. 별거 아니라고요. 내가 알아서 대처할 수 있어요."

아버지는 그 말을 믿지 않았다. 사실은 내 태도—그 허세, 아버지의 걱정을 아무렇지 않게 무시한 것, 내 목소리에서 묻어나는 불손함—가 불에 기름을 더 끼얹고 말았다. "이런 건 용납 못 해!" 아버지가 말했다. 이제는 정말 화가 나 있었다. "넌 너에게 이로운 게 뭔지 전혀 모르는 게 분명하다. 네가 이걸로 마약은 끝이라고 내게 맹세하지 않겠다면, 나는 조치를 취할 수밖에 없어."

나는 이 말에서 몇 년 전 다이어트에 관한 대화의 불편한 메아리를 들었다. 그건 아버지가 자신의 의지에 맞춰 나의 의지를 꺾기 위해 '조치'를 취하겠다는 모호한 위협이었다. 그래서 나는 아버지에게 거짓말을 하거나 회유하는 대신, 또한 어머니의 얼굴에 점점 번져가던 공포의 표정에 주의를 기울이는 대신 열일곱 살의 옹고집으로 더욱 강경하게 나갔다. "난 내가 원하는 건 뭐든 다 할 수 있어요, 아빠. 나는 성적도 좋고 무슨 문제를 일으키지도 않았고 내가 뭘 하고 있는지 알 만큼 충분히 똑똑하다고요. 그리고 대마초가 하고 싶다면 나는 할 거예요. 그 일에 대해 아버지가 할 수 있는 일은 별로 없을걸요."

충분히 예상할 수 있듯이 난리가 벌어졌다. 아버지가 목소리를 높였고 그러자 어머니도 목소리를 높였다. 나는 좋은 성적을 받는 것도 더 이상 관심 없고 어차피 다 어리석은 짓이라는 말로 기름을 더 퍼부었다.

이것은 마약 문제로 맞설 때 걱정에 빠진 부모가 자식에게 듣고 싶어 하는 종류의 말이 아니었고, 돌이켜보면 나는 수많은 아이들의 전형에서 그리 벗어나지 않았던 것 같다. 그 모든 엄포와 허세 그리고 닥쳐올 결과에 대해서는 나 몰라라 하는 태도까지 말이다. 다른 한편으로 그건 상식이 있는 여자아이라면 자기가 정말로 마약을 계속할 의도가 있고 부모가 더 이상 잔소리하지 않고 자기를 내버려 두기를 바랄 때 취할 태도도 아니었다. 게다가 때는 1960년대 말로 대마초가 부모에게 공포와 혼란을 안길 수 있는 거의 신화적인 힘을 지니고 있던 시절이었다. 문화는 여러 다양한 수준에서 폭발하고 있었고, 모든 잡지와 신문은 마약 사용이 몰고 오는 결과에 관한 무시무시한 기사를 매일 같이 쏟아내고 있었다.

그로부터 일주일이 채 지나지 않아 나는 침울하고 조마조마한 마음으로 부모님의 차 뒷좌석에 앉아 있었고 부모님은 말없이 앞 좌석에 긴장한 채 앉아 있었다. 오퍼레이션 리엔트리Operation Re-Entry(재진입 작전)라는 곳에서 열리는 공개 행사에 참석하러 가는 길이었다. 그곳은 마이애미의 마약중독치료센터였다. 토요일 밤이었고 차 안 라디오에서는 돈 매클린의 〈아메리칸 파이〉가 흐르고 있었다. 나는 이른바 재활의 여정에 오른 참이었다.

⋯⋯

오퍼레이션 리엔트리는 미국에서 '헛소리를 안 받아주는 강인한 사랑' 접근법으로 물질중독을 치료하는 것으로 유명했던 시나논Synanon 프로그램의 '졸업생들'이 운영했다. 시나논은 1950년대 말 캘리포니아에서 시작되어 재활 성공률로 유명해졌지만, 1970년대 말에 이르러 시나논의 재활 프로그램과 창립자 찰스 디더리치의 명예는 추락했다(디더리치는 시나논을 종교로 선포했을 뿐 아니라 심각한 범죄 혐의를 받았다). 하지만 그 일은 나와는 무관했고, 내가 금세 '센터'라고 부르게 된 오퍼레이션 리엔트리와도 무관했다.

내 세계가 얼마나 순식간에 뒤집혀버렸는지 도무지 믿기지 않았다. 부모님과 흥정하는 일도, 회유하는 일도, 설득하는 일도 불가능했다. 서글픈 진실은 내가 괜한 반항으로 이런 파국을 자초했다는 것, 그리고 이 문제에 대한 논의는 완전히 끝났다는 것이었다. 어떤 거래도 불가능했고 호소해볼 여지도 없었다. 비거주 프로그램이었던 그 센터는 이후 2년 동안 방과 후 나의 목적지였다. 나는 매일 3시에 그곳에 가서 8시까지 있다가 그런 다음 곧바로 집으로 갔다. 여름에는 매일 종일 거기 있었다. 거기엔 어떤 타협의 여지도 없었다.

합리적인 어떤 기준에서 보더라도 내 자백(또는 내가 '멍청하고 한심한 자백'이라고 부르기 시작한 것)에 대한 부모님의 반응은 극단적이었다. 나를 마약중독자 취급하는 것은 분명 엄청난 비약이었다. 게다가 내가 이미 (적어도 나 자신에게는) 털어놓았듯이 나는 내가 경험한 마약의 효과를 그리 좋아하지도 않았다. 하지만 부모님은 겁을 먹었다. 내 반항기의 허세—마약을 그만두지 않겠다고 고집을 부리고 반문화의 가치를 높이 사는 말을 한 것—에 맞닥뜨렸으니 어쩌면 부모님이 겁을 먹은 것도, 해결책을 강구한 것도 온당한 일이었을지 모른다. 하지만 진짜 마약재활센터로 나를 보낸다고? 실제로 마약을 한 사람들 속으로? 내가 대체 무슨 짓을 한 건지!

오퍼레이션 리엔트리라는 이름은 우주 계획의 초창기에서 따온 것이다. 그것은 스페이스 캡슐이 지구로 돌아오기 위해 불이 붙은 채 대기권을 통과하는 과정을 묘사하는 용어다. 우리는 첫 모임에서 그곳 직원 대부분이 한때 중독자였다는 이야기를 들었다. 그들은 우리가 사용할 만한 모든 책략과 거짓말과 속임수를 알고 있으므로 어떤 방법으로도 무사히 빠져나갈 수 없으리라는 말이었다. 이야기가 끝날 무렵 그들은 우리가 마약에서 완전히 벗어나게 될 뿐 아니라, 불법적인 일은 그 무엇도, 심지어 무단횡단조차도 다시는 하지 않게 될 거라고 호언장담했다.

혹자는 내가 편안한 일상에서 갑자기 휙 끌어내어져 재활센터의 제한적인 생활방식 속에 집어 넣어진 일로 갑자기 정신을 차렸을 거라고, 어떤 가르침을 얻었거나 적어도 권위에 대항하는 성향을 조금은 누그러뜨렸을 거라고 생각할지도 모른다. 하지만 그렇지 않았다. 그 프로그램에 들어가고 한 달 만에 열린 그룹 세션에서 나는 대마초를 또 한 번 시도했다는 것을 자백(센터의 표현으로는 '실토')했다. 나와 같은 그룹의 매트라는 남자애도 자백했고, 우리는 금세 제일 친한 친구가 되었다(불행한 자는 남들도 불행한 걸 좋아한다는 사례의 한 예이지 싶다).

센터의 규칙(거기엔 규칙이 많았다)을 어기는 사람은 누구나 즉시 '학습 경험'이라는 호된 징계를 받았다. 학습 경험이란 위반자를 모욕하고 기를 꺾어놓는 동시에 다른 사람들을 교화하려는 구체적인 목적으로 고안된 공개적 처벌이었다. 나와 매트는 신속하고도 고통스러운 벌을 받았다. 우리는 "나는 내게 먹이를 주는 손을 물었습니다. 제발 나를 도와주세요"라고 적힌 팻말을 목에 걸고 다녀야 했다. 매트는 머리카락도 완전히 밀어야 했다. 다행히 여자들은 머리를 미는 모욕적인 일은 피할 수 있었지만, 대신 그들은 내게 못생긴 비니 모자를 주고 쓰고 다니게 했다. 그 시절에는, 그것도 마이애미에서는 그런 모자가 패션 감각의 표현이 아니었다. 나의 굴욕은 팻말과 못생긴 모자에 그치지 않았다. 내게는 센터의 계단에서 모든 사람이 내 곁을 지나가는 동안 칫솔 하나로 계단을 문질러 닦는 형벌도 떨어졌다. 센터 직원은 "저기 얼룩 하나 놓쳤잖아" 하고 으르렁댔다. "맨 아래 칸으로 돌아가서 다시 시작해. 여기는 깨끗해야 해. 한 계단 한 계단 모두 다. 네가 다 닦았을 때 더러운 자국은 단 하나도 내 눈에 띄어선 안 돼." 그리고 이 벌의 핵심은 내게 입 다물고 시키는 대로 하도록 가르치는 것이었기 때문에, 변명이든 항변이든 내가 어떤 식으로든 직원들에게 응수하는 일은 금지되었다. 두 손과 무릎을 바닥에 대고 몸을 숙인 채 나는 남들에게 내 모습을 보이지 않으려 필사적으로 노력했다. 의지의 힘으로 바닥을 열고 나를 집어삼키게 할 수 있었다면 나는 기꺼이 그렇게 했을 것이다.

어쩌면 이 모든 것보다 더 나빴던 것은, 벌의 일부로 나와 같은 프로그램에 속한 다른 회원들이 공식적으로 나를 피하게 만든 것이었다. 그들은 직원들이 달리 지시하기 전까지는 나를 외면하고 자기들끼리만 조용히 대화를 나누고 나에게는 결코 말을 걸지 말라는 지시를 받았다. 나는 언제나 내게 친구가 있는 것, 내가 누군가의 친구가 되는 것에 행복을 느끼던 사람이었다. 그런데 이제 따돌림을 당하는 추방자가 되어 고립된 동시에 그 모습이 전시되고 있었다. 마을 광장에 형틀을 채워 세워둔 죄인 신세가 된 것이다. 그리고 그 일은 내가 충분히 교훈을 얻었다고 센터 직원들이 확신할 때까지 계속될 것이었고, 그때, 오직 그때가 되어야만 나는 센터의 '공동체로 복귀할' 권리를 얻게 될 터였다.

이 지옥은 2주 동안 계속되었다. 낮에는 '정규' 고등학교에 다니며 학업에 집중하려고 애쓰고, 그러다 갑자기 기어를 바꿔 센터에 가서 모욕을 당하고, 그런 다음 밤에는 완전히 지치고 긴장한 상태로 나를 그런 형벌에 처하게 한 부모님에 대한 이루 다 말할 수 없는 분노를 느끼며 집으로 돌아가는, 멀미가 날 것 같은 시간이었다.

물론 궁극적으로 그 학습 경험은 의도한 목적을 이뤄냈다. 내가 다시는 불법 약물을 사용하지 않게 되었으니 말이다. 그리고 그 과정의 밑바닥에 깔려 있던, 나의 기상을 꺾어버리고 그것을 다른 누군가의 구체적인 요구에 맞춰 다시 세우는 (내가 당시에는 몰랐지만 지금은 잘 알고 있는) 과정이 시작되었다.

신망을 회복하기는 했지만 나는 갈수록 조용하고 내향적으로 변해갔다. 이후 그런 상태가 훨씬 더 극단적으로 치달을 때 나는 '나 자신 속에' 들어가 있다는 말로 표현했다. 누가 말을 걸지 않는 한 나는 별로 할 말이 없었다. 심지어 내 말을 남들에게 들려줄 자격이 있는지도 확신이 서지 않았다. 나는 말을 하는 게 사실은 '나쁜' 일이라고 믿기 (아니, 더 정확히는 느끼기) 시작했다. 한번은 요청을 받고 간단한 프레젠테이션을 했더니 한 직원이 내가 그 몇 분 동안 한 말이 지난 몇 달 동안 한 말보다 더 많았다고 말했다. 어쩌면 이것은 내가 세상과 소원해지게 된 출발점이자, 내 병이 최초로 어렴풋한 기미를 드러낸 일이었는지도 모르겠다. 내가 이전에는 전혀 경험해본 적 없는 무엇, 그러나 남은 평생 간간이 나의 특징으로 부각될 마음의 습관이었는지도.

실비아 플라스의 『벨 자 *The Bell Jar*』를 읽은 것도 바로 이 무렵이었다.

그 책은 소설이기는 하지만, 플라스는 주인공이 자신을 산산이 부숴버릴 정신질환의 늪으로 점차 빠져드는 과정을, 스스로 그 고통을 겪어본 사람만이 할 수 있는 방식으로 묘사했다. 나는 그 과정을 내가 겪는 것처럼 느꼈고, 그 주인공을 나와 동일시했다. "이 무화과나무의 갈라진 가지 사이에 앉아 어떤 무화과를 먹어야 할지 결정하지 못해 굶어 죽어 가는 내 모습이 보였다. 나는 그 무화과를 전부 다 먹고 싶었고, 그중 하나를 고른다는 건 나머지 모두를 잃는 것을 의미했다. 그렇게 내가 결정을 내리지 못한 채 거기 앉아 있는 동안 무화과가 전부 쪼그라들고 검게 변하기 시작하더니 하나씩 내 발치로 툭 툭 떨어졌다." 이건 나야, 하고 나는 생각했다. 이 여자는 바로 나야!

플라스는 십 대, 특히 예민하며 곧잘 책의 세계에 푹 빠지는 십 대에게 전형적으로 나타나는 고립과 이탈의 감각(그리고 작지 않은 두려움)을 이런 식으로 묘사함으로써 수많은 십 대 여자아이에게 영향을 미쳤을 것이다. 그 책을 읽은 후 며칠 동안 나는 그 소설 속 여자와 그가 겪은 일에 관한 생각을 멈출 수가 없었다. 무슨 이유에선지 그 소설은 나를 초조하고 산만하게 만들었다. 어느 날 아침 교실에서 플라스를 생각하고 있던 나는 갑자기 당장 일어나 학교에서 나가 집으로 걸어가야 한다고 생각했다. 집까지는 5킬로미터였다.

걸어가는 동안 나는 주변 모든 것의 색깔과 형태가 아주 강렬해지고 있음을 눈치채기 시작했다. 그리고 언제부턴가 내가 지나가는 길가에 늘어선 집들이 나에게 메시지를 보내고 있다는 것도 알아차리기 시작했다. 잘 살펴봐. 너는 특별해. 특별히 나빠. 잘 살펴보면 너도 알게 될 거야. 네가 봐야만 하는 것들이 많아. 봐. 보라고.

나는 이 말을 집이 말을 하고 내가 듣는 것처럼 소리로 들은 것이 아니었다. 그 말들은 그냥 내 머릿속으로 들어왔다. 그 말은 내가 가지고 있는 생각이었다. 하지만 나는 본능적으로 그 생각이 나의 생각이 아니라는 것을 알았다. 그 생각은 그 집들의 생각이었고, 그 집들이 내 머릿속에 그 생각을 집어넣고 있었다.

한 시간 혹은 두 시간쯤 지나 집에 도착해 문을 열고 들어갔을 즈음, 나는 지치고 덥고 극심한 두려움에 휩싸인 상태였다. 나는 당장 어머니에게 오랫동안 걸어서 오는 길에 내게 무슨 일이 일어났는지, 그 집들이 내 머릿속에 집어넣는 그 생각을 가지고 있는 게 얼마나 무서웠는지 말했다. 너무나 불안해진 어머니는 곧바로 일하고 있는 아버지에게 전화를 걸었다. 아버지가 바로 집으로 왔고, 내가 있었던 일을 다시 이야기하자 부모님은 나를 차에 태우고 의사가 아니라 그 센터로 데려갔다. 나는 그 어떤 마약도 하지 않았다고 단호하게 주장했고 상담사들은 내 말을 믿었다. 하루 이틀 정도 주변 사람 모두가 나를 매우 조심스럽게 대하기는 했지만, 금세 그 사건은 아무도 별다른 언급을 하지 않은 채 그냥 흘러가 버렸다.

우리 가족의 삶은 상당 부분 그 센터를 중심으로 재구성되었다. 부모님은 매일 나를 차에 태워 그곳에 데려가고, 거기에 내려주고, 거기서 데려왔다. 센터에 다니는 모든 아이의 부모들은 2주에 한 번씩 그룹 모임에 참석했고, 이따금 가족 소풍이나 기타 사교 행사도 열렸다. 부모님이 나를 고등학교 졸업 때까지 그런 곳에 처박아두었다는 사실에 항상 어느 정도의 원망을 품고 있었음에도, 나는 그곳에서 안정적으로 자리 잡았고 그곳을 편하게 느끼게 되었다.

우리 대부분은 자라면서 우리가 결국에는 두 개의 가족에 속하게 (혹은 그들과 씨름하게) 된다는 것을 알게 된다. 우리가 태어나면서 속하게 된 가족과 우리가 만든 가족이 그 둘이다. 어떤 십 대에게 두 번째 가족은 풋볼팀이나 연극반 혹은 매년 여름 캠프에 같이 가는 아이들로 이루어진다. 이들은 점진적으로 대학 기숙사의 친구들이나 첫 직장의 동료와 친구들로 교체되거나 대체될 수 있다. 나의 경우 두 번째 가족이 만들어지는 과정은 센터에서 시작됐다. 우리 모두에게는 공통된 뭔가가 있었다. 그것은 마약을 하지 않고 나날을 견디기 위해 인공적이거나 화학적인 그 무엇에도 의존하지 않고서 세상을 살아가기로 맹세했다는 점이었다. 우리는 하나의 공통된 목적을 공유했고 서로의 안녕에 대해 진지하게 염려했다. 우리의 기분이 어떤지, 우리의 상태가 어떤지, 세상으로 다시 나갈 때 우리가 어떻게 대처할 것인지가 대화의 중심 주제였다. 강인해지려는 투지, 약에 절대 손대지 않겠다는 결의. 굴복에 대한 거부. 맹렬한 분투. 굴복은 결코, 절대로 괜찮은 게 아니다.

나는 고등학교 학업은 쉽게 따라가고 있었지만(사실 내 성적은 아주 훌륭했고 계속 그런 성적을 유지했다), 내가 그 수업을 듣는 장소나 다른 학생들과 연결되어 있다는 느낌은 갈수록 옅어졌다. 나의 온종일은 비유로도 말 그대로도 센터에 가는 일과 센터 공동체의 일부가 되는 일에 목표가 맞춰져 있었다.

나는 흡연도 센터에서 배웠다. 상담사들(아는 게 아주 많아 보였고, 내가 존경하고 모방할 만한 훌륭한 사람들처럼 보였다)이 담배를 피운다면, 그건 내가 해도 되는 멋진 일일 터였다. 당시는 아무도 니코틴을 마약의 일종이라고, 혹은 흡연이 다른 어떤 중독 못지않게 잠재적 위험을 지닌 중독이라고 말하지 않던 시절이었다. 그 시절에 담배를 피우는 것은 그냥 사람들이 아무렇지 않게 하는 일이었을 뿐이다. 얼마 지나지 않아서 나는 담 뱃갑을 지니고 있지 않으면 몹시 불안해졌다. 내가 흡연 습관을 완전히 끊기까지는 수십 년이 걸릴 터였다.

내가 첫 섹스를 경험한 것도 센터에 다닐 때였다.

잭은 스물한 살이었고 나는 열일곱 살이었다. 열일곱과 스물하나 사 이에는 꽤 큰 나이 차이가 있다. 그것은 고등학교를 다 다니고 대학까지 갈 만큼 걸리는 긴 시간이다. 그 4년 사이에는 전체적이고 대대적인 발달 의 도약이 일어난다. 내 나이를 고려하면 아마 적절한 타이밍일 수도 있 었겠지만, 그 장소와 관계 자체가 잘못되었다고 볼 만한 타당한 이유는 한둘이 아니다.

세계 여행을 한 경험이 있고 회복 중인 중독자였던 잭에게는 예민하 고 침울하며 생생한 상상력을 지닌 여자아이에게 놀랍도록 매력을 발휘 할 만한 뭔가가 있었다. 그는 마약을 한 것을 비롯해 인생의 굴곡으로 심 각하게 손상된 사람이었을 수도 있지만, 내 눈에는 그런 게 보이지 않았 다. 나에게 보인 건 잘생기고 나보다 나이가 더 많으며 '더 현명'한데도 내 말에 귀를 기울여주고 실제로 내 생각을 중요하게 여기는 듯한 사람이었 다. 우리는 몇몇 모임에 함께 참석했고, 복도에서 서로를 지나쳤으며, 두 어 번 함께 커피를 마신 사이였다. 그러니 그가 함께 영화를 보러 가자고 청했을 때 그건 고민할 것도 없는 일이었다.

잭과 손을 잡고 입을 맞추고 입맞춤을 받는 모든 게 설렜다. 그리고 그는 내가 가보지 않은 곳에 가봤고 내가 모르는 것을 아는 사람이었으므 로, 거기서 더 나아갈지 말지를 결정할 때가 왔을 때 나는 그것도 그가 이 끌도록 맡겼다.

열일곱 살의 나에게 그것은 마치 우리가 뭔가 일을 저지르고 무사히 빠져나간 것처럼 (어떤 면에서는 그게 사실이었다) 어지럽고 들뜨게 하는 일이었다. 그런데도, '첫 경험'이 주는 그 모든 흥분에도 불구하고, 나는 그것이 나쁜 섹스라는 걸 알 정도의 감은 있었다. 좋은 '첫 경험'을 한 사람은 거의 없을 거라고 생각하지만, 첫 경험이라는 상황 자체가 내 정신 속에 너무 거대하고 불안하게 드리워 있었기 때문에 그 일을 해치웠다는 것만으로도 솔직히 안도감이 들었다. 대마초를 피웠을 때 내 머리가 폭발하지 않았듯이, 첫 섹스를 했을 때도 내 심장은 멀쩡했고 나는 임신을 하지도 끔찍한 병에 걸리지도 않았다. 훨씬 더 나쁠 수도 있었던 것이다.

내가 고등학교를 졸업하면서 센터 시절은 막을 내렸고, 많은 열여덟 살 아이들이 그렇듯이 나는 인생에서 가장 흥미진진한 시절이 막 시작되고 있다고 확신했다. 센터에서 보낸 시간 덕분에 훨씬 더 강한 사람이 되었으며, 나에게 많은 것을 투자해준 그 공동체 덕에 내가 더 강인해졌다는 데에는 의심의 여지가 없다. 나는 그곳 사람들, 그러니까 상담사들과 다른 '환자들'을 사랑하게 되었고, 그들 역시 나에게 똑같은 마음일 거라 믿었다. 결코 그들을 실망시키거나 그들의 기대를 저버리지 않겠다고 다짐했다.

센터의 마약 반대 사명에 대해 말하자면, 물론 그 역시 성공이었다. 하지만 말할 것도 없이 애초에 나는 마약을 그리 많이 한 것도 아니었다. 센터에서 한 경험은 기본적으로 병이나 나약함에 맞서는 불굴의 의지를 내 안에 단단히 박아 놓았다. 병이나 나약함과는 싸워 이겨라. 너는 그것과 싸울 수 있고 이길 수 있다. 약해지는 것은 실패이고, 경계를 푸는 것은 굴복이며, 포기하는 것은 자신의 의지력을 무시하는 처사다.

하지만 이런 태도에는 근본적인 결함이 있었으니 바로 복잡한 실제 세계와 실제 인간에 내재한 무언가를 무시한다는 점이다. 사실 모든 걸 의지력으로 정복할 수 있다는 것이 꼭 진실은 아니다. 우리가 이해는 고사하고 통제조차 할 수 없는 자연과 상황의 힘이 존재하며, 이 힘에 맞서 승리만 하겠다고 고집하는 것, 승리에 미치지 못하는 것은 그 무엇도 받아들이지 않겠다는 것은 영혼을 두들겨 맞겠다고 자초하는 일일 뿐이다. 모든 싸움에서 이길 수 없다는 것은 너무나 단순한 진실이니까.

3장

내슈빌의 밴더빌트대학교는 아이비로 뒤덮인 오래된 벽돌 건물과 넓은 초록 잔디밭이 펼쳐진 캠퍼스가 아름다웠지만, 1학년 때 나의 기숙사 방은 적잖이 허름하고 지저분했다. 집에 있는 내 침실은 늘 차분하게 정돈이 잘 되어 있었다. 가정부가 깨끗하고 단정하게 유지해주었고, 어머니는 창가에 예쁜 커튼을 달고 침대에는 화사한 침대보를 깔아두는 것과 같은, 나로서는 도무지 알지 못할 세세한 부분을 감독했다. 그러나 밴더빌트에 도착한 뒤 나는 아무 도움도 받지 못하는 처지가 되었고, 가구를 어떻게 배치해야 하는지, 침구가 서로 어울리는지, 책상과 책상 위 물건들의 가장 적합한 위치는 어딘지 판단할 준비가 암담할 정도로 안 되어 있었다. 멀쑥한 키에 외골수인 데다 사회적으로 자신감이 없었던—거의 항상 꾀죄죄한 청바지만 입고(이 학교 캠퍼스에서 너나없이 다 청바지를 입고 다니게 되기 여러 해 전이었다) 아무 개성 없는 헤어스타일로 다녔다—나는 자신을 보살피는 일에서 갑자기 원점으로 돌아온 것이다.

1970년대 초의 밴더빌트는 여전히 1950년대에 혹은 그보다 더 오래 전 시절에 머물러 있으면서도 그런 상태에 해맑게 만족하고 있었다. 사실상 내가 갑자기 남북전쟁 전의 그 옛날 남부에 가게 된 거라고 말해도 큰 무리가 아닐 정도였다. 경직된 사회적 관습과 융통성 없는 남녀 역할 구분을 고수하는 밴더빌트는 내가 갈 수도 있었을 몇몇 다른 학교, 이를테면 (비록 성미가 좀 변덕스럽고 몇 가지 기벽이 있기는 했지만) 괜찮은 여자아이를 좀 더 환영해줬을 만한 학교와는 거리가 멀어도 너무 멀었다. 하지만 그런 학교는 대부분 북부에 있었고, 부모님은 내가 남부에 남아 있기를 원했으므로 결국 내가 갈 학교는 밴더빌트로 정해졌다.

아주 예쁘장한 룸메이트 수지는 나와는 모든 면에서 달랐다. 아담하고 생기발랄한 갈색 머리 소녀로, 거기다 절대 빼놓을 수 없는 느릿느릿한 남부 사투리와 매력도 잔뜩 지니고 있었다. 세상 물정에 밝았고 사교에 능숙했으며 캠퍼스에 도착한 첫날부터 많은 인기를 끌었는데, 특히 남자아이들에게 더 그랬다. 전화가 울리면 그건 항상 수지를 찾는 전화였다. 수지는 내게도 충분히 상냥하게 굴었지만 항상 밖으로, 항상 다른 어딘가로 나갔다.

어느 오후 내가 공부를 하고 있을 때 수지가 방으로 들어와 기숙사에 있는 다른 여학생에 관해 내 조언이 필요하다고 말했다.

"좋아." 나는 뭐든 훤히 아는 사람이 뭐라도 나에게 조언을 구한다니 약간 우쭐한 기분이 되어 말했다. "무슨 일인데?"

"음," 하고 수지가 입을 뗐다. "이게 사실은 좀 곤란한 일이거든. 이 기숙사에 어떤 여자애가 있는데, 음, 좀 안 좋은 냄새가 나. 며칠 전 밤에 우리 몇 명이 모여서 의논했어. 우리는 그 일을 어떻게 하는 게 좋을지 고민 중이야."

"하다니 뭘?" 내가 물었다.

"이를테면 그 애한테 말해주는 거지. 정말이지 가끔은 샤워를 해야 한다고 말이야." 수지는 코에 살짝 주름을 잡았다. "그리고 머리도 감고. 그렇지 않니? 뭐 엄청 거창한 일은 아니야. 그냥…… 아이, 모르겠다. 넌 어떻게 생각해? 그냥 그 애한테 솔직하게 말하는 게 좋을까? 그러면 그 애가 마음이 상할 수도 있어서. 아니면 그냥 어떤 힌트를 남겨두거나, 쪽지를 써두는 게 좋을까? 물론 심한 말을 쓰려는 건 아니고. 뭔가 그 애한테 도움이 될 만한 말."

"아유, 그거 쉽지 않은 문제네. 하지만 그렇게 그 애를 걱정해주다니 너 정말 착하다. 내 생각에는 너희가 그냥 솔직하게 말해주는 게 좋겠어. 사람을 상대할 때는 솔직한 게 항상 최선이거든. 적어도 내 생각에는 그래."

수지가 고개를 끄덕였다. "그래. 나도 그렇게 생각해. 그래도 누군가의 마음을 상하게 할 걸 생각하면…… 뭐, 어쨌든, 내 얘기 들어줘서 고마워."

나중에 나는 수지와 그 친구들이 그 딱한 여자애에 대해 어떻게 하기로 했는지, 그리고 그 아이가 그들에게 어떤 반응을 보였는지 궁금했다. 하지만 물어봐야겠다는 생각은 전혀 못 했다. 그리고 당시에는, 샤워를 해야 하는 기숙사의 그 여자아이, 그들이 말한 그 애가 당연하게도 나라는 생각은 정말이지 한 번도 떠오르지 않았다.

누구나 대충 보기만 해도 수많은 대학 신입생들이 집에서 떠나온 뒤

순식간에 게으름뱅이가 된다는 데 동의할 것이다. 어쨌든 평생 처음으로 옷을 걸라거나 널어놓은 것을 정돈하라고 따라다니며 잔소리하는 사람이 없어진 상황이니까. 하지만 그런 학생들조차 더러운 빨랫감을 천장까지 쌓아놓고 기숙사 방을 가축우리처럼 만들어놓을 때도, 규칙적으로 하는 샤워나 머리감기나 양치질을 등한시하는 이들은 거의 없을 거라고 나는 확신한다. 그랬다가는 사회생활이 즉각 끝장나버릴 게 거의 확실하니 말이다.

그렇다면 나에게는 무슨 일이 벌어지고 있었던 걸까? 어쨌든 부유한 가정에서 매사에 신경을 써주는 부모님 밑에서 자랐고, 게다가 아무 거리낌 없이 "누나 냄새나!" 하고 소리칠 남동생까지 둘이나 있었던 나였다. 그런데 왜 나는 모든 가르침 중 가장 기본적인 것, 청결에 대한 단순한 가르침을 다 잊어버리고 있었던 걸까?

조현병은 느릿느릿한 안개처럼 다가와, 시간이 흐르면서 전혀 티나지 않을 정도로 조금씩 짙어진다. 처음에는 낮이 충분히 밝고 하늘은 맑으며 햇빛은 어깨를 따뜻이 데워준다. 하지만 곧 옅은 실안개가 자기 주변으로 모여들기 시작하고, 공기가 그리 따뜻하지 않다는 것을 눈치챈다. 얼마 후 태양이 두꺼운 천 뒤에 가려진 전구처럼 희미해진다. 지평선은 회색 안개 속으로 사라지고, 오후의 어둠 속에 차갑고 축축한 상태로 서 있는 자신의 폐 속으로 습지가 짙게 들어차는 것을 느낀다.

나에게 (그리고 나와 같은 많은 이들에게) 그 안개의 존재에 대한 첫 증거는 정신보건 분야에서 '자기돌봄 기술' 혹은 '일상생활 활동'이라 부르는, 기본적이고 상식적인 수준의 위생이 점진적으로 무너지는 양상으로 나타났다. 일단 보살펴주던 부모님의 시야에서 벗어나자 나는 당연한 질문을 자신에게 던지는 일을 일관적으로 하지 못했다. 어쩌면 때로는 그런 질문에 대한 정답이 무엇인지 혼란스러워진 것일 수도 있다. 샤워는 정말 꼭 해야 하는 건가? 옷은 얼마나 자주 갈아입어야 하는 거지? 그리고 세탁은 자주 해야 하나? 오늘 내가 뭘 먹기는 했던가? 잠은 정말 매일 잘 필요가 있을까? 양치질을 매일 해야 하는 건가?

어떤 날은 그 답이 너무나 명백했다. 그래, 당연하지. 맙소사, 엘린, 좀 깨끗이 씻어! 그럴 땐 그렇게 했다. 하지만 또 어떤 날에는 그 질문과 답을 연결하는 일이 한마디로 너무 어려웠다. 아, 모르겠어, 도저히 모르겠어. 아니면 단순히 그냥 기억이 나지 않을 때도 있었다. 내가 그걸 벌써 했던가? 어제는 했었나? 나 자신을 보살피는 일은 책을 읽는 일이나 기말 리포트를 완성하는 것으로 끝나지 않았다. 자신을 보살피려면 계획을 세우고 순서에 맞게 준비하고 진행 과정을 추적하는 일이 필요했다. 그리고 때로는 그냥 내 머릿속에 그 모든 걸 다 담아둘 만큼 충분한 공간이 남지 않는 날도 있었다. 나는 이제 센터를 떠났고 부모님도 떠났는데, 그 모든 게 서서히 흩어지기 시작했다.

대부분의 대학 신입생처럼 나 역시 무엇을 전공하고 싶은지 혹은 인생을 어떻게 살아가고 싶은지에 대해 뚜렷한 생각을 품고 진학한 것은 아니다. 하지만 범위를 약간 좁혀두기는 했다. 나는 책과 글쓰기를 무척 좋아했기 때문에, 그건 아마도 언어와 관련된 어떤 일이 될 터였다. 아니면 법조계 일이 될 수도 있었다. 내가 변호사가 되어 법정에서 대단히 중요한 어떤 일에 대해 열정적으로 옹호하거나 반대하는 모습을 그려볼 수 있었다. 어쩌면 누군가를 도울 수도 있을 터였다. 실제로 누군가의 인생을 개선할 수 있을지도 모르고.

나의 밝은 미래에 대한 이런 미화된 환상과 밴더빌트에서 보낸 초기의 실제 현실 사이에는 더할 수 없이 먼 거리가 있었다. 캠퍼스 사교활동의 중심에는 여학생회와 남학생회가 있었다. 전국 다른 대학에서는 온갖 종류의 무정부 상태가 생겨나고 있던 1970년대 초에도, 우리의 나른한 테네시 캠퍼스를 주름잡던 건 젊은 남부 신사들과 그 짝인 예쁜 남부 미녀들이었다. 나는 사교적으로 서툴렀을지는 몰라도 멍청하지는 않았다. 한 사람의 여자로서 나는 남부 미녀와는 가장 거리가 먼 사람이었다. 그렇다고는 해도 자신이 그렇게 금세 외부자가 되어 안을 기웃거리고 있는 신세임을 깨닫는 건 속상한 일이었다.

나는 보통 학교 식당에서 혼자 식사했지만, 그러다 무슨 외계인이나 되는 듯이 나를 빤히 쳐다보는 사람들에게 진절머리가 나서 결국 대학도서관 건너편에 있는 캠퍼스 그릴이라는 레스토랑으로 갔다. 그리고 거기서 나는 용케 한 남자를 만날 수 있었다. 그것도 꽤 괜찮은 남자를.

피터는 정치학과 박사과정 학생이었다. 키가 크고(대부분의 남자들과 달리 나보다도 더 컸다), 머리카락이 새카맸으며, 다정하고 느긋한 성격과 빼어난 지성을 지닌 사람이었다. 그리고 그는 정말로 나를 좋아했다. 우리는 대화를, 진짜배기 대화를 나눴다. 피터는 내가 읽은 책들과 존경하는 작가에 관해 물었고, 다양한 주제에 대한 내 생각을 물었다. 그는 아주 개방적이고 편하게 대화를 나눌 수 있는 사람이어서 내 과도한 수줍음을 녹여버리는 데도 얼마 걸리지 않았고, 그렇게 우리의 데이트가 시작됐다. 우리는 함께 영화를 보러 가고 함께 공부하고 함께 식사했다. 나로선 아주 행복하게도 피터는 캠퍼스 밖에 있는 아파트에서 살고 있었고, 그래서 우리는 밤에도 거기서 함께 지내기 시작했다. 내가 더 좋아했던 게 어느 쪽인지 잘 모르겠다. 피터와 함께 있는 것인지 아니면 나와는 너무 다른, 어쩌면 완전히 다른 세계에 살고 있던 수지와 기숙사 방에 같이 있지 않아도 되는 것인지.

내게 사교적으로 친구를 사귀는 것보다 남자친구를 사귀는 일이 더 쉬웠던 이유가 뭔지는 모르겠다. 사람들은 내가 난처할 정도로 사교성이 부족해 연애든 친구 관계든 다 서툴렀을 거라고 짐작할 것이다. 분명 나는 그리 성적인 매력이 있는 사람도 아니었고, 표면적으로 보면 '연애 관계'라는 것에 많은 시간을 쏟지도 않았다. 구애의 규칙이란 것들은 (적어도 그 시절, 그리고 바로 그 지역에서는) 아주 거추장스러웠고, 나에게는 마치 외국어처럼 느껴졌다. 게다가 나는 대개 공부에 몰두해 있었다. 하지만 피터와는 한 남자와 연결되는 일이 자연스럽게 이루어졌고, 또한 그 일은 축복처럼 여겨지기도 했다.

피터는 다정한 친구이자 지적 동반자였을 뿐 아니라 나에게 단순한 친밀함을, 이를테면 별로 하는 일 없이 그냥 손을 잡고 포옹한 채 특별한 기분을 느끼며 함께 시간을 보내는 일을 즐기는 법도 가르쳐주었다. 또한 피터는 성적인 내밀함을 즐기는 법도 가르쳐주었다. 그건 나중에 내 병이 완연히 맹위를 떨치던 시기에 내게는 어려워지고, 심지어 무서워진 일이었다. 그는 내게서 어떤 조심성을 감지한 것 같았고, 그에 대해 아주 부드럽고 참을성 있게 반응해 주었다.

피터와 사랑을 나누다가도 종종 나는 갑자기 어디까지가 나이고 어디서부터가 그인지 구분하는 감각이 사라져 소스라치게 겁을 먹고는 했다. 자신에 대한 확신이 있는 여자에게는 그러한 방기와 무경계의 감각,

통제를 놓아버리는 감각이 원시적 전율을 안겨줄 것이다. 실제로 그런 감각은 연인들이 함께 감수하는 위험의 핵심이다. 그러나 나에게는 한 남자와 '하나가 되는 것'은 자신을 상실하는 일처럼 느껴졌고, 때로는 마치 그 하나 됨의 저편에 말할 수 없는 뭔가가 도사리고 있는 것처럼, 마치 내가 미지의 심연으로 떨어질 것처럼 공포가 몰려왔다. 나는 책에서 읽은 것들, 이를테면 사랑과 열정, 어떤 위험도 기꺼이 감수하게 할 만큼 깊은 타인과의 연결감을 너무나도 경험하고 싶었다. 그러나 나는 먼저 내 몸과 정신을 신뢰하는 법부터 배워야 했다. 피터를 신뢰할 수 있게 된 것은 좋은 시작이었고, 그렇게 되도록 그가 나를 도와주었지만, 그럼에도 그 시절 나에게 섹스는 때때로 무시무시한 경험이었다.

어느 겨울밤 학교에 있을 때 손님 한 명이 찾아왔다. 우리 가족과 가까운 집안의 딸인 린다라는 아이였다. 나는 린다를 잘 몰랐지만, 린다는 언젠가 자기도 밴더빌트대학교에 다니고 싶어 했고, 린다의 부모님과 우리 부모님이 그 일을 상의한 후 부모님의 주선으로 린다가 내 기숙사에 와 함께 지내도록 이야기가 전개된 터였다.

호리호리하고 아주 예쁘게 생긴 린다도 마약을 한 과거가 있었는데, 내 부모님에게 들은 바로는 강제로 정신병원에서 어느 정도 시간을 보냈다고 했다. 처음에는 함께할 사람이 생기는 걸 기꺼이 받아들였지만 실제로 나타난 린다의 존재는 나를 혼란에 빠트렸다. 린다가 도착한 순간부터 나는 몹시 초조해져 안절부절못했다. 결정적으로 나를 폭발시킨 것이 무엇인지—린다가 겪은 일을 알고 있어서인지, 아니면 점점 복잡하게 뒤얽히고 있던 내 내면의 작용들 때문인지—는 모르겠지만, 그때 일어난 일은 완전히 뜬금없었다. 나는 갑자기 침대 위 담요를 움켜쥐고 밖으로 달려나가 담요로 머리를 감싼 채 마치 날아오를 것처럼 두 팔을 쭉 뻗고서 얼음과 눈 속을 마구 뛰어다녔다.

"'뭐 하는 거야!?" 린다가 나를 따라 기숙사 밖으로 나오며 소리쳤다. "그만둬, 엘린, 나 무서워!"

린다의 말을 들었고 그 목소리에서 진심으로 두려워하는 낌새를 알아차렸음에도, 나는 어떤 엔진의 동력으로 움직이는 것처럼 계속해서 달렸다. "아무도 날 잡지 못해!" 나는 고함치듯 말했다. "나 난다! 난 탈출했다!"

린다의 애처로운 외침이 이윽고 나를 멈춰 세웠다. 린다는 진심으로 겁을 먹었고, 나는 괴상한 광란 상태에 빠진 채로도 그 사실을 알 수 있었다. 어쩌면 린다가 무서워했던 이유는 자기가 병원에서 보았던 종류의 행동을 내가 하고 있다는 걸 알아차렸기 때문인지도 모르겠다. 아니면 내가 완전히 통제를 벗어난 상태여서 나를 본 사람은 누구라도 겁을 먹었을지도. 사실은 나도 내가 무서웠다. 무엇이 나를 덮친 것인지 나도 전혀 알 수 없었다. 짐작도 할 수 없었다.

몇 달 뒤 기숙사 방에서 피터와 수지와 함께 있는데, 또다시 린다가 왔던 그날 밤 같은 기분이 들었다. 나는 갑자기 그들에게 도전했다. "너희가 하라는 뭐든 다 할게!" 하고 나는 큰 소리로 말했다. "내게 뭐든 시켜 봐, 내가 해 보일 테니까!"

처음에는 그들도 웃으며 장단을 맞춰줬다. "노래를 불러 봐." 둘 중 하나가 말했다.

나는 불안정한 소리로 뭔가 노래를 불렀다. 비틀스의 노래였던 것 같다. 음도 틀리고 가사도 뒤죽박죽이었다. 나의 관객은 재미있어하는 것 같았다.

"트위스트를 춰 봐!" 그들이 말했고, 나는 트위스트를 췄다.

"어서, 또 뭐든 시켜 보라니까." 내가 졸라댔다. "내가 셔츠 벗으면 좋겠어?" 나는 셔츠를 벗었다.

내 친구들이 뭔가 심각하게 잘못되었음을 깨달았는지 서로 눈치 보듯 흘깃흘깃 쳐다보았다.

"오리처럼 꽥꽥거려 볼까? 나 오리처럼 꽥꽥거릴 수 있어!" 그리고 나는 그렇게 했다.

"이 아스피린 한 통 다 삼켜버리는 건 어때?" 나는 또 그대로 했다.

그들이 나를 쳐다보는 눈빛의 의미가 갑자기 확 와 닿았다. 둘은 두려움에 어쩔 줄 몰랐다. 그러자 갑자기 나까지 두려워졌다. 우리 모두 내가 한 짓의 위험성을 똑바로 인지했다. 나는 화장실로 달려가 재빨리 토했지만 두려움으로 떨려오는 몸을 가눌 수가 없었다. 피터가 나를 곧바로 밴더빌트 병원 응급실로 데려갔고, 의사들은 내가 자살을 기도한 것이라고 생각했다.

"아니요, 아니에요." 내가 힘없이 말했다. "난 그냥 장난을 치고 있었던 거예요. 멍청한 짓이었죠. 난 정말 괜찮아질 거예요." 그들은 정신과 의사를 부르고 싶어 했지만 나는 그럴 필요 없다고, 완벽하게 괜찮다고 장담했다. 결국 그들은 마지못해 우리를 보내주었다. 나는 충격으로 후들거리고 다소 기운이 빠진 상태로, 그리고 나조차 어리둥절하게 만든 자신에 대한 극심한 당혹감에 휩싸인 채 피터와 함께 병원을 나왔다. 우리 둘 다 방금 대체 무슨 일이 벌어진 건지 판단이 서지 않았다. 우리는 며칠 동안 그 일에 관해 이야기를 나눴고, 그 뒤로는 그때의 감정과 경험의 강렬함이 서서히 옅어지는 것 같았다. 그 일에 관해 생각할 때면 언제나 혼란과 점점 커지는 불안감이 함께 찾아왔다. 그건 대체 뭐였지?

이 두 사건은 서로 고립된 별개의 일들이며 한 시간 정도로 짧게 끝났고, 심지어 내가 스스로 그 상황을 끝낼 수 있었다. 둘 다 충동적이었고 심지어 위험한 일이었다. 이 사건들에 대해 내가 해볼 수 있는 가장 그럴듯한 추측은 내가, 아니 사실상 모든 사람이 실제인 것과 실제가 아닌 것을 구분하도록 도와주는 껍질(더 적합한 단어가 생각나지 않아서 쓴 표현이다)을 나의 병이 쿡쿡 찔러보기 시작했다는 것이다. 이후 몇 년 동안은, 부지불식간에 그 껍질을 튼튼히 유지하려고 애쓰는 나와, 그만큼 열심히 그 껍질을 뚫으려 시도하는 나의 병 사이에서 균형이 위태위태하게 유지되고 있었다.

내 정신이 나를 배신하기 시작하던 바로 그 시기, 나의 정신은 또한 엄청난 만족감의 근원이 되어가고 있었다. 나는 내게 전혀 맞지 않던 학부생 사회라는 협소하고 실망스러운 세계를 넘어 학문의 세계를 발견했고, 위대한 사상과 높은 포부, 그리고 지적 호기심을 통해 세계 속에서 진정한 목적을 찾은 것처럼 보이는 (선생님이건 학생이건 막론하고) 사람들을 발견했다. 꼭 집어 말해서 내가 발견한 것은 철학이었다. 나는 철학을 향한 사랑에 빠졌다. 또한 너무나 기쁘게도 내가 실제로 철학에 아주 능하다는 사실도 발견했다. 나의 성적은 훌륭했고, 학교 친구들은 내게 의견을 구했으며, 교수님들은 내가 연구실에 찾아가는 것을 반겼으며 거기서 내가 무슨 공부를 하고 있는지 이야기를 나누거나 수업 중에 시작된 대화를 이어가는 것을 좋아했다.

철학과 정신증 사이에는 많은 이가, 특히 철학자들이 인정하는 것보다 공통점이 훨씬 더 많다. 그 둘의 유사성은 사람들이 일반적으로 짐작할 만한 것과는 다르다. 그러니까 철학과 정신증에는 법칙이 없으며, 우리는 우주에서 이리저리 아무렇게나 내던져진다는 점이 아니라는 말이다. 오히려 철학과 정신증은 둘 다 매우 엄격한 법칙의 지배를 받는다. 비결은 그 법칙이 무엇인지 알아내는 것인데, 두 경우 모두 그 탐구는 대부분 그 사람의 머릿속에서만 진행된다. 그리고 창의성과 광기를 나누는 선은 면도날처럼 미세할 수 있지만(안타깝게도 사람들은 이 점을 낭만화해왔다), 세계를 남다른 방식으로 검토하고 경험하는 일은 예리하고 유익한 통찰로 이어질 수 있다.

철학은 나에게 경이로운 기쁨만 준 것이 아니라, 그때까지 내가 스스로 갖출 수 없었던 일정한 반복적 일상을 만들어주고 내 정신에도 구조를 부여해주었다. 철학 자체의 엄정함, 그리고 철학과 학생들과 교수들 사이에 오가는 활기찬 의견 교환이 내 일상에 일종의 질서를 만들어준 것이다. 갑자기 내게도 달성 가능한 목표가 생겼고, 생산성과 목적에 대한 의식이, 나의 발전을 측정할 수 있는 구체적인 결과가 생겼다. 1학년 2학기가 되자 철학과에서는 내게 대학원 수업을 들을 수 있도록 허락해주었다. 나는 그해를 (그리고 이후 밴더빌트에서 보낸 모든 해를) 전 과목 A 학점으로 마무리했다.

첫 학년이 끝난 여름, 나는 읽을 책 목록과 마무리 짓지 못한 한 강좌를 위해 해야 할 공부 거리, 다음 학기를 위해 할당받은 연구 거리를 안고 마이애미 집으로 돌아갔다. 그러나 일단 밴더빌트에서 벗어나고, 그곳에서 찾은 공동체와 대학 생활이 내게 마련해준 구조에서 벗어나자마자 나는 즉각 휘청거리기 시작했다. 여름 방학에 대해서도, 가족이나 고등학교 때 친구들과 시간을 보내는 일에 대해서도 아무런 열의를 느낄 수 없었고, 좋은 성적이라는 객관적 증거에도 불구하고 내 성취에 대한 어떠한 자부심도 끌어올릴 수 없었다. 오히려 나는 침울하고 불확실했으며 이상하게도 고갈된 느낌이었다. 내 방에서든 조용하고 시원한 도서관에서든 홀로 고립된 채 공부할 때면 집중하기가 어려웠다. 내가 쓴 글 중에는 독창적이거나 교수님에게 제출할 만큼 충분히 괜찮은 글이 하나도 없었다. 아침에 잠에서 깨면 또 하루를 혼란스럽게 헤치고 지나갈 생각에 두려움으로 가득 찼다. 이렇게 비참한 상태로 몇 주를 보낸 뒤, 나는 부모님에게 내가 이야기를 나눠볼 누군가를 찾아달라고 부탁하기로 했다. 심리치료사라든가 나의 정신을 바로잡고 내 여름을 더 잘 활용하게 도와줄 그런 사람 말이다.

실제로 그전까지 나는 부모님에게 이런 종류의 도움을 청한 적이 한 번도 없었고(센터는 부모님의 아이디어였다), 내가 나의 정신을 제대로 작동시킬 수 없다는 사실을 부모님에게 설명하는 것은 좀 어색한 일이기도 했다. 하지만 훌륭하게도 두 분은 화를 내거나 공황에 빠지거나 나 스스로 "개선하라"고 명령하지도 않았다. 오히려 내 말을 진지하게 받아들이고 자신들이 아는 사람 중에 캐런이라는 정신과 의사를 만나보도록 주선해주었다. 캐런은 첫 만남에서 모두에게 똑같이 적용하는 한 가지 진단을 내린 후 집으로 돌려보낸다는 평판이 나 있었다. 그 진단이란 몇 가지 사소한 생활방식의 변화로 해결하지 못할 만큼 크게 잘못되는 일은 없다는 것이었다. 게다가 캐런은 극단적으로 약물 치료를 반대하는 사람이기도 했다. 실제로 그는 정신과 의사 중에서도 일종의 독불장군으로 널리 알려져 있었다. 책도 한 권 썼길래 나는 그 책을 찾아 재빨리 읽어보았다.

도움을 요청한 건 나였지만 캐런과 보낸 짧은 시간 동안 나는 전혀 진정하거나 안도하지 못했고 깨달음도 얻지 못했다. 오히려 그는 내게 오싹할 정도의 충격을 가했다.

"엘린, 저기 구석에 가서 좀 서 있어요." 처음 만나자마자 캐런이 한 말이다.

나는 무슨 말인가 싶어 구석을 쳐다보고는 다시 캐런을 쳐다봤다. 지금 나한테 무슨 벌이라도 주는 건가? "뭐라고요……? 다시 말해주시겠어요?"

"맞아요, 맞아. 그 구석으로 가서 서요. 그런 다음, 지금 당신 내면에 있는 감정들에 초점을 맞추세요. 준비가 다 되면 그 감정들을 큰소리로 내뱉어요. 그냥 당신이 할 수 있는 제일 큰소리로 고함치면 돼요."

나는 이 여자가 도대체 무슨 소리를 하는 건가 싶었다. 구석에서 소리를 지르라고? 절대 그럴 일은 없었다. 나는 그 여자를 몰랐고, 그도 나를 몰랐다. 내가 그를 신뢰하는지도 알 수 없었다. 내가 말하고 행한 모든 걸 낱낱이 부모님에게 고해바치지 않을 거라고 어떻게 확신할 수 있겠는가?

"어, 그러니까……" 나는 더듬거리며 말을 꺼냈다. "그렇게는 할 수 없어요. 미안합니다. 그냥…… 우리 그냥 앉아서 지금 나를 괴롭히는 이 집중력 문제에 관해 이야기하면 안 될까요? 그러면 당신이 내 정신을 내게 필요한 방식으로 작동시킬 수 있는 몇 가지 요령을 알려주거나 충고를 해줄 수 있지 않을까요?"

캐런은 그 방법은 자기가 전에도 사용했던 것이고 종종 좋은 결과가 나온다고 참을성 있게 설명하면서 내가 생각을 바꾸도록 설득하려 했다. 정말이지 1~2분 만이라도 내가 꼭 그 방법을 시도해봐야 한다는 것이었다.

"아뇨." 나는 단호하게 말했다. "난 할 수 없어요."

그때와 똑같이 당황스러운 두 번째 만남에서(그런데도 세 번째 일정까지 잡았다) 돌아온 뒤 나는 부모님과 일종의 브리핑 회의를 했다. 내 기분이 나아졌나? 딱히 그렇지 않았다. 캐런이 내가 학교 공부와 관련해 겪고 있는 문제를 해결할 수 있는 어떤 운동이나 새로운 루틴을 알려주었는가? 아니, 그러지 않았다. 시간이 조금 지나면 캐런이 나에게 도움이 될 수도 있다고 생각하는가? 모르겠다. 우리는 내가 한두 번 더 캐런을 만나본 뒤에 내 문제를 바로잡을 방법을 생각해보기로 했다. 나 자신을 바로잡을 방법을. 이 문제에 대한 뚜렷한 해결책이 없다는 생각에 부모님의 불안이 점점 더 커지고 있음을 감지할 수 있었다.

게다가 나는 이 일에 부모님의 돈을 쓰고 있다는 것, 그 일을 계속한다면 더 많은 돈이 들 것이라는 점을 의식하고 마음이 불편해졌다. 그게 무슨 소용이지? 게다가 나 자신이 노출된다는 느낌도 불쾌했다. 아침에 커피를 마시면서도 저녁 식탁에서도 가족들은 내 정신의 내적 작동에 관해서만 이야기하려는 것 같았다. 그래서 나는 세 번째로 캐런을 만나러 갔을 때 그것이 우리의 마지막 만남이 될 거라고 말했다.

"그런데 그 이유가 뭐죠, 정확히?" 캐런이 물었다.

"부모님이 우리가 이 문제를 풀지 못했다는 데 화가 났어요. 그리고 당신이 아무 치료 계획을 제시하지 않았다는 점에 대해서도요. 게다가 내가 당신을 만나려면 부모님에게 너무 많은 돈을 쓰게 하는 것이죠." 나는 캐런의 반박을 들을 각오를 했지만, 그는 반박하지 않았다.

"좋아요, 그럼." 캐런이 침착하게 말했다. "우리는 여기서 그만할 거예요. 하지만 내 생각은 말해주죠. 엘린은 정말로 도움이 필요해요. 나중에 도움을 받을 준비가 되면 그때 나를 만나러 와도 돼요. 아니 꼭 와야 한다는 걸 알았으면 좋겠어요."

나는 당황해서 고맙다는 말만 남기고 재빨리 그 방에서 나왔다. 당시 나는, 내가 나보다 부모님을 더 걱정하고 있었다는 생각은 전혀 하지 못했다(캐런은 그렇게 생각했는지 모르지만 그랬다 해도 내게 그런 말을 하지는 않았다).

여름이 끝나고 마이애미를 떠나 2학년 생활을 하러 밴더빌트로 돌아갔다. 사실 학교에 돌아갈 때가 온 것이 정말 기뻤다. 지난해에 사귄 몇 안 되는 친구들이 나를 반겨주었고, 나는 정신적 삶을 살아갈 기대에 또다시 마음이 들떴다. 토요일과 일요일에 도서관이 문을 여는 시간을 알아내고 곧바로 책 속으로 뛰어들었다.

슬프게도 피터와의 관계는 끝났다. 그래도 다른 누구와도 데이트할 수 있다는 충분한 자신감이 생겼고, 내 삶의 한 측면으로서 연애가 이전보다 더 편안하게 느껴졌다.

나는 대학원 수업도 듣기 시작했으므로 곧 대학원생 몇 명과도 친구가 되었다. 대체로 나보다 서너 살 많은 이들이었다. 그들이 나와 더 잘 맞는 것 같았고, 내 모든 결점과 기벽까지 있는 그대로 나를 받아들이는 느낌이었다. 내가 케니 콜린스를 알게 된 것도 이때였다. 그는 1학년 때 나의 영어 선생님이었고 당시 영문학 박사과정 중이었다.

　나보다 여덟 살 많은 케니는 그의 표현으로 "인구가 184명인데 점점 줄고 있는" 테네시의 작은 마을 출신이었다. 그가 대학에서 만나 결혼한 마지는 케니보다 좀 더 내성적이었지만 상냥하고 친절했다. 케니와 마지는 내가 꿈꾸던 삶의 모습을 현실로 보여주었다. 서로 깊이 좋아하는 게 분명한 두 사람, 책과 음악으로 가득한 아파트, 지적인 노력과 탁월함으로 이루어진 작은 공동체. 케니는 남부 사람답게 예절 바르고 고상했지만 (그러나 남부 억양은 거의 느껴지지 않았다), 상황에 따라 필요할 때는 강인하고 요구가 많은 사람이기도 했다. 그는 학생들에 대한 기대치가 높은 선생님이었다. 그건 그가 학생들을 깊이 염려하기 때문만이 아니라 자신이 가르치는 것을 진심으로 사랑하고 존중하기 때문이기도 했다. 부지런하고 놀랍도록 똑똑한 그는 학생들에게 요구하는 것 못지않게 자신의 학문적 연구에 대해서도 그만큼 많은 걸 요구했고, 그래서 깨어 있는 시간은 대부분 도서관에서 보냈다. 나 역시 그랬다.

　진정한 친구들은 우리가 이 세계에서 나아갈 경로를 찾도록 도와준다. 조현병 초기의 이런저런 조짐으로 명료하게 사고하는 능력이 흐려지고 있던 나의 경우에는 케니가 바로 그 숲속의 안내자 같은 존재였다. 무성한 가시덤불과 바위가 복잡하게 막아선 길, 수시로 불쑥 꺾어지는 구불구불한 길을 걷고 있다면, 길을 잃거나 피곤해지거나 용기를 잃기 쉽다. 완전히 포기해버리고 싶은 마음도 든다. 하지만 친절하고 참을성 있는 사람이 그 길을 함께 걸으며 당신의 손을 잡고 "네가 힘들어하고 있다는 거 알아, 자, 나를 따라와, 네가 길을 찾도록 도와줄게"라고 말해준다면, 그 길은 헤쳐나갈 만해지고 여정에 대한 두려움도 줄어든다. 대학 시절 대부분 내게는 케니 콜린스가 바로 그런 사람이었다. 그는 과제물 제출이 늦어지는 걸 용납하지 않았으므로 나는 제시간에 맞춰 끝내도록 집중할 수밖에 없었다. 내가 글을 쓰다 막히면 케니는 내가 말하고 싶어 하는 게 무엇인지 깨닫도록—밀어붙이는 게 아니라—이끌어주었다. 시간이 지날수록 그는 선생님보다는 친구 같은 존재가 되었다. 내가 다른 수업에 제출한 글을 자주 보여달라고 했고, 그러고는 내 글이 엉뚱하게 헤매는 지점을 부드럽게 짚어주거나 글의 방향을 어떻게 바꿔보면 좋을지 제안해주었다. 이따금 그는 심지어 내게 자신의 글을 읽어봐 달라고도 했고 자신의 글에 대한 내 말을 경청해주고 실제로 나의 의견을 가치 있게 여겨주었는데, 내게는 이런 일들 자체가 그에게서 받는 과분한 칭찬이었다.

케니와 마지와 나는 또 다른 영문학 전공 대학원생으로 기막힌 유머 감각을 지닌 팻과도 자주 어울렸다. 우리는 낮에는 도서관에서 보내고 주말 저녁에는 케니와 마지의 아파트나 팻의 아파트에서 보냈다. 디너 파티를 열고(세 사람 다 요리를 할 줄 안다는 것이 내게는 큰 행운이었다), 음악을 듣고, 각자의 공부와 친구들에 관한 이야기를 나누고, 대체로 아주 많이 웃었다.

맥주와 와인은 쉽게 구할 수 있었지만, 얼마 안 가 내가 (잠깐 손댔던 마약과 마찬가지로) 술을 안 좋아한다는 판단이 섰다. 그 맛도 싫고 칼로리도 싫었지만, 술을 마시고 있을 때도 이튿날 아침에도 술이 내게 일으키는 느낌의 변화가 특히 더 싫었다. 게다가 당시에는 맑은 정신일 때가 인생이 훨씬 더 즐거운 것 같았다.

그전까지 나는 깔깔거리며 웃어대는 일이 없었는데, 이 세 사람에게는 늘 내 마음을 가볍게 해주는 뭔가가 있었다. 특히 팻은 하는 말마다 너무 웃겨서 나는 툭하면 배를 잡고 웃어댔고, 그러면 팻도 함께 웃음을 터뜨렸다. 그러다 언제부턴가 공공장소에서 우리의 다정한 남부 신사 친구를 창피하게 만드는 일이 하나의 놀이가 됐다. 팻과 나는 숙녀다움과는 정반대로 웃고 깔깔대고 장난을 쳐댔고, 그럴 때면 마지는 살짝 창피해했고 케니는 얼굴이 새빨개졌다.

"너희 당장 그만둬." 어느 레스토랑에서 케니가 투덜대며 말했다. "사람들이 우리를 빤히 쳐다보고 있어. 엘린, 팻, 그만둬. 그런 행동은 용납할 수 없어!" 그가 더 당황할수록 (혹은 당황한 척할수록) 우리는 더 심하게 웃어댔고 숨이 차서 더 웃을 수 없을 때가 되어서야 할 수 없이 웃음을 그쳤다. 좋은 친구들과 함께 편안한 마음으로 있을 수 있고 순전히 내가 원해서 바보처럼 굴 수 있는 것은 나에게 경이로운 종류의 자유였고, 나로서는 아주 드물게 자의식에서 벗어나는 순간이었다.

내가 4학년이 되었을 때, 이미 대학원 과정을 마친 케니는 대학에서 교편을 잡을 수 있는 괜찮은 자리를 제안받았다. 그런데 그곳은 밴더빌트가 아니었다. 나는 그를 위해 기뻐하기보다 마음에 큰 상처를 입었다. 그보다 더 나쁜 것은 내가 공황에 빠졌다는 것이다. 팻 역시 대학원 과정을 마쳐서 캠퍼스를 떠나기로 되어 있었다. 내게는 다른 친구들도 있었고, 철학과에서도 나의 자리를 찾았지만, 케니와 마지와 팻과 보낸 시간은 나에게는 마치 집에 가 있는 것처럼 편안한 느낌이었다. 그들은 내게 가족 같은 존재였고, 내 진짜 가족보다 나를 더 잘 받아들여 줄 때가 많았다. 그 시점에는 확실히 그들이 내 가족보다 나를 더 잘 알았다. 그런데 이제 그 모든 게 끝이었다. 그들의 우정 없이, 함께 웃는 웃음 없이, 케니의 안내와 지혜 없이 내가 어떻게 여기 남아 있을 수 있을까?

물론 케니는 차분함과 배려로 나를 안심시키려 최선을 다하며, 내게 는 학부 경력을 성공적으로 마무리할 능력이 차고 넘친다고, 게다가 우리 는 항상 연락을 유지할 거라고 말했다. 우리의 생활은 변하겠지만 우정은 변하지 않을 것이고, 그렇게 지내는 동안 전화도 하고 편지도 하며, 방학 때는 서로 방문할 거라고 말이다.

내 뇌의 일부는 케니의 말을 듣고 그 말을 믿었지만, 또 다른 일부는 왔다 갔다 동요하기 시작했다. 낮에는 정신없이 허둥거렸고, 밤에는 잠을 자지 못했다. 내 행동은 금세 1학년 때의 그 혼란스럽던 상태와 비슷해졌 다. 나는 다시 너무 시끄럽게 굴거나, 제어할 수 없는 상태가 되어 어리석 고 위험한 일을 벌이고 바보 같은 짓을 했고, 때로는 웃다가 웃는 속도가 점점 빨라지며 히스테리 같은 흥분 상태로 치달았다. 사람들이 놀라고 불 안한 표정으로 나를 쳐다본다는 걸 알아챈 적도 몇 번 있었다. 그러거나 말거나, 하고 나는 생각했다. 상관없어. 모두 다 지옥으로 갈 텐데.

케니와 마지가 차를 타고 밴더빌트를 떠난 날 나는 가눌 수 없는 슬 픔에 몇 시간이나 흐느껴 울었다. 몇 주 동안 힘이 하나도 없었고 무엇에 도 집중할 수 없었다. 나는 계속해서 캠퍼스에서 케니를 본 듯한 착각에 빠졌다. 무리 속에서 바로 내 앞에 있는 모습, 저 멀리 나무 그늘에 서 있 는 모습. 물론 나도 그게 신기루란 건 알았다. 삶은 계속됐지만 순조롭지 는 않았고, 대학에서 보낸 마지막 한 해 내내 나는 끊임없이 케니를 그리 워했고, 끊임없이 그의 부재를, 또한 그가 내 인생에 부여해준 감정적 질 서의 부재를 의식했다.

나 역시 졸업할 시기가 다가오면서 몇 가지 결정을 내려야 했다. 4년 동안 나는 완벽한 학업성적을 기록했고 마지막에는 졸업생 대표로 선정되었다. 내가 졸업식에서 고별사를 해야 하는 건 아니었지만 연단에 불려나가 소개되고 박수를 받았는데, 이 일은 내 안에서 복잡한 반응을 일으켰다. 성취에 대해 인정받는 일은 자랑스러웠지만 나는 남들 사이에서 내 존재가 두드러지는 것을 좋아하지 않았고, 특히 다른 사람들이 나를 쳐다보는 것이 싫었다. 게다가 나는 미래라는 개념 전체(그리고 실제로 미래에 대한 계획을 세워야 한다는 생각)에 주눅이 들어 있는 상태였다. 미래는 변화와 불확실함을 의미했고, 둘 다 내게 편안하게 느껴진 적은 한 번도 없었다. 발밑의 땅이 당장이라도 흔들릴 것처럼 항상 불안정한 느낌이었다. 다음에 무슨 일인가는 일어나야 하는데, 그게 뭘까?

철학을 공부할 때 나는 아리스토텔레스의 저작을 탐구하며 거듭 매혹되었다. 2000년 전에 아리스토텔레스는 인간의 특징을 능숙하게 분석했고, 오늘날 우리가 논의하고 있는 것과 똑같은 도덕적·윤리적 문제를 논했다. 고대 그리스어 수업도 충분히 받아서 아리스토텔레스를 원전으로 읽을 수 있었던 나는 아리스토텔레스를 더 연구하고 싶다는 결론에 이르렀다. 그래서 지도 교수님들과 의논한 후 옥스퍼드대학원 과정에 지원하기로 결정했다. 나를 거기 보내줄 수 있는 장학제도로는 로즈 장학금과 마셜 장학금 둘이 있었는데, 지원 과정은 둘 다 엄청나게 경쟁이 심하고 피를 말리는 일이었다.

마셜 장학 위원회에서 한 면접은 처참했다. 조지아주 애틀랜타에 있는 영국 영사관의 아주 크고 화려하게 장식된 방에서 면접이 진행됐다. 우리는 테이블 하나를 가운데 두고 등받이가 높은 옛날식 의자에 둘러앉아 있었다. 거기에 모인 사람은 열 명쯤이었는데, 나를 제외한 모든 사람이 나를 쳐다보고 있었다. 나 자신에게 점점 신경을 쓰지 않게 되면서—나는 주기적으로 자기 관리를 깜빡했는데, 이 문제는 스트레스가 심할 때면 항상 더 악화됐다—그 난감한 부작용으로 귀에 귀지가 꽉 찬 바람에 사람들이 하는 말이 잘 들리지 않았다.

"그러니까, 엘린, 왜 옥스퍼드에 가고 싶은지 말해보세요." 그들이 말을 시작했다.

나는 연습한 대로 말했다. "고대 철학의 탁월한 전통에서 옥스퍼드를 앞서는 곳은 없을 겁니다. 저는 아리스토텔레스를 읽고 그에 관해 생각하는 일을 아주 좋아합니다. 제가 고대 그리스어를 배운 한 가지 이유가 바로 그의 글을 원문으로 읽기 위함이었어요. 저에게 고대 철학에 대한 교육을 옥스퍼드보다 더 잘 해줄 곳은 없습니다. 또한 새로운 문화에서 생활하면 더욱 개방적인 정신을 갖게 될 거라고 생각합니다." 됐어, 하고 나는 생각했다. 모든 단어를 정확히 말했어. 그런데도 내 머리는 불안으로 윙윙거렸다. 내가 충분히 크게 말했나? 소리가 너무 큰 건 아닐까? 내가 질문을 정확히 듣기는 한 건가?

그들의 질문과 내 답변 사이에는 긴 침묵이 있었고, 내가 말을 하고 난 다음에는 더 긴 침묵이 이어졌다. 목소리는 메아리가 되어 울리는 것처럼 들렸다. 누군가 기침을 했고, 또 다른 누군가가 의자에서 몸을 들썩였으며, 그 의자에서는 끽끽거리는 소리가 났다. 내가 그들을 따분하게 만든 건가?

정확하게 들은 질문 하나는 내가 받은 물리 수업에 대해 어떻게 생각하느냐는 것이었다. 촐싹대는 나의 대답은 내 상황판단력이 얼마나 한심한 지경이었는지를 잘 보여준다. "그 물리 수업은 식은 죽 먹기였어요!"

한 여자 심사위원이 내게 물었다. "여성운동이 시작된 후로 당신 인생에 일어난 변화가 있나요?" 잠시 멈춰서 그 방에 있던 여성들의 과거—그들이 그 자리에 도달하기까지 겪었을 일들과 그들이 감수했을 고생들—를 숙고하거나 고려해보지도 않은 채 나는 냉큼 아니라고, 어떤 변화도 알아채지 못했다고, 사실 나는 어떤 차별도 받아본 적이 없다고 대답했다. 그러고는 마치 고등학교 졸업 연보에 서명이라도 하는 것처럼 거기 있는 모든 여성 심사위원에게 "여러분이 하시는 모든 일에 행운을 빕니다!"라고 씩씩하게 말했다. 또다시 긴 침묵이 이어졌다.

이제 면접이 다 끝난 게 분명했다. 예의 바른 감사와 작별의 인사가 오가고, 나는 그들이 어떻게 생각할지 혹은 내가 통과할 가능성이 얼마나 될지 전혀 감을 잡지 못한 채 어색하게 그곳을 떠났다. 운이 없었다. 가망도 없었다. 그 사람들이 도대체 무엇 때문에 이토록 어설픈 사람을 지원해 주고 싶겠는가?

다행히 로즈 장학금 면접은 좀 더 성공적으로 진행되었다. 마셜 면접이 내게 예행 연습을 시켜준 것처럼 느껴질 정도였다. 질문들은 비슷했지만 내 대답이 좀 더 무난하게 나온 것 같았다. 내 말도 들어줄 만하네, 하고 나는 생각했다. 이만하면 들어줄 만해. 하지만 즐겨 하는 스포츠가 있냐는 질문을 받았을 때 내 판단력은 순식간에 샛길로 빠졌다. 내가 하는 가장 주된 운동은 매일 60개비의 담배를 내 입까지 들어 올리는 거라고 나불댄 것이다. 그 문장이 내 입을 떠나는 순간 나도 그것이 부적절한 발언이었음을 알았다. 마치 다과회에서 징을 크게 울려버린 것 같았달까. 나중에 면접관들은 내 생활에 육체적 레크리에이션 활동이 전혀 없다는 점만 아니었다면 나를 1차 면접에서 통과시켰을 거라고 썼다.

다행히도 마셜의 심사위원단은 내 흡연 습관도 서툰 대화 태도도 나를 나쁘게 판단할 요인으로 보지 않았던 모양이다. 너무나 놀랍게도 나는 철학과 대학원 철학 학사[B.Phil.] 과정에 합격했고, 마셜 장학재단이 학비와 지원금을 지급해주기로 했다. 그것도 파운드화로. 당시에는 파운드화가 강했다. 계획을 제대로 세운다면 심지어 돈이 좀 남을 수도 있을 정도였다. 나는 8월에 옥스퍼드로 건너가 코퍼스 크리스티 칼리지의 일원이 될 예정이었다.

물론 나는 자랑스러웠지만, 그해 여름 내내 내가 텍사스에 있는 코퍼스 크리스티 칼리지에 진학하는 거라고 착각하는 사람을 볼 때마다 그냥 계속 그렇게 생각하도록 내버려 두었던 것은, 내 안에서 인정받고 싶은 마음과 튀지 않고 싶은 마음이 얼마나 끊임없이 갈등을 일으키는지를 보여주는 증거였다.

● 철학 학사Bachelor of Philosophy(B.Phil)는 논문이나 연구 프로젝트를 통한 상당한 연구를 진행해야 하는 학위로, 다른 학사 학위와 달리 학부 학위를 마친 사람들이 대학원 과정에서 밟는 학위 단계이다. 옥스퍼드대학교의 철학 학사는 매우 어려운 것으로 알려져 있으며 철학을 연구한 학문적 배경이 있어야만 입학 허가를 받을 수 있다.

4장

1977년 6월에 밴더빌트대학교를 졸업한 나는 여름을 보내러 마이애미의 집으로 돌아갔다. 비행기를 타고 마이애미로 가는 내내 밴더빌트를 떠나는 큰 슬픔과 옥스퍼드에 대한 두려움, 집에 가야만 한다는 끔찍함으로 너무나도 심란했다. 나에게 과도기는 언제나 힘들었지만—나는 스스로 계획하고 통제하는 예측 가능한 루틴을 따를 때 가장 행복하다—이번에는 완전히 압도되는 느낌이었다. 그동안은 밴더빌트의 도서관과 캠퍼스 그릴, 건물과 보도와 나무, 내가 매일 걸어 다녔던 장소와 마침내 내가 사귀었던 친구들, 하루의 거의 모든 순간을 어떻게 보낼지 정해주던 일정이 내 생활에 엄밀한 질서와 관리 가능성을 부여해주었다. 이 모든 게 사라진 그해 여름, 뜨거운 온도와 습도로 부글부글 끓어오르는 마이애미에서 가족이 각자의 루틴에 맞춰 오고 가는 동안 나는 하루가 다르게 점점 더 풀어지며 무너지고 있었다.

나는 대학에 있는 내내 그랬던 것처럼 규칙적인 생활 패턴을 다시 확립하려고 최선을 다했다. 아침에 커피를 마신 후 바로 공립도서관으로 가서 낮 동안 아리스토텔레스와 다른 철학자들의 글을 읽으며 보냈다. 내가 받은 철학 교육에는 여기저기 공백이 있었고, 나는 그 공백을 채워야 했다. 낮에는 근처 드러그스토어에 가서 그릴드 치즈 샌드위치와 커피로 점심을 때웠고, 저녁에는 보통 부모님과 동생들과 함께 둘러앉아 식사하면서, 오늘은 어떻게 보냈느냐는 질문과 괜찮았다는 대답 같은 최소한의 사교적 관심을 표현하는 일에도 애를 먹었다. 밤에는 내 방에서 음악을 들으며 끝없이 담배를 피우고 책을 좀 더 읽었다. 아무도 나를 귀찮게 하지 않았다. 주말마다 하던 가족 나들이는 그만둔 지 오래였다. 동생들은 각자 자신의 삶을 살았고, 부모님 역시 자신들의 삶을 꾸려갔다. 내가 물리적으로는 거기 있지만 실질적으로는 가족과 함께 있는 게 아니었음을 가족 중 알아차린 이가 있는지 모르겠다. 만약 알아차렸다 해도 그런 말을 한 사람은 아무도 없었다. 나를 보면서도 내 내면에서 폭풍우가 일고 있다는 건 아무도 몰랐을 것이다. 하지만 내 안에는 폭풍우가, 그것도 무시무시한 폭풍우가 몰아치고 있었다.

대학 교과과정에 따른 반복적 일과가 사라지고 나자 아주 강렬하고 피하기 힘든, 너무나도 이상한 환상이 주기적으로 나를 침범했다. 엄밀히 말해 환각이나 백일몽은 아니었지만 극도로 생생해서 나로서는 현실과 완전히 구분할 수 없었다. 그 환상은 난데없이, 아무 경고도 없이, 내가 이해할 수 있는 어떤 이유도 없이 닥쳐왔다. 밴더빌트에서 내가 익숙해져 있던 규칙적 일상이 사라지자 마치 그 공백을 메우려고 나타난 것 같았고, 내 힘으로는 차단할 수가 없었다. 밤이면 그 환상이 만들어낸 또 다른 우주에 틀어박혀 내 머릿속에서 무슨 일이 벌어지고 있는지 해독하려 끙끙대는 동안 몇 시간이 통째로 훌쩍 지나가 버리고는 했다. 이런저런 시나리오가 제멋대로 왔다가 다시 가버렸다. 미치광이 같은 영화가 밤새 끝도 없이 상영되는 동안 도저히 극장에서 빠져나갈 수 없는 것 같은 상태였다. 나는 마약을 했다는 누명을 쓰고 거주 마약 치료 프로그램에 집어넣어졌다. 오퍼레이션 리엔트리의 직원들이 거기서 일하고 있다. 그 프로그램에서 나는 아무와도 시간을 함께 보내지 않는다. 말도 거의 하지 않는다. 나는 아리스토텔레스의 책을 어디에나 가지고 다닌다. 직원들이 나를 부르더니 내가 사람들과 더 어울려야 한다고 말한다. 나는 그럴 수 없다. 나는 다시 불려가고, 직원이 나에게 말을 시작하라고 명령한다. 그들은 나의 아리스토텔레스가 목발이라며 내가 그걸 가지고 다니는 걸 그만 둬야 한다고 말한다. "안 돼." 나는 울부짖는다. "나는 내 아리스토텔레스를 포기하지 않을 거야!" 직원들이 완력으로 내 아리스토텔레스를 빼앗아간다. 나는 자제력을 잃고 난폭한 광란 상태에서 사무실을 부수고 폐가터지도록 힘껏 고함을 지른다. 직원들이 나를 강박한다. 몇 명이 나를 붙잡아 누르고 911에 전화를 건다. 앰뷸런스가 나를 응급실로 데려간다.

원래 말을 하는 건 나와 맞지 않는 일이고, 특히 나 자신에 관한 말은 하지 말아야 한다는 확신이 들었다. 나는 그 무엇도 요구해서는 안 되며, 드러그스토어에서 커피를 리필해 달라고 요구하는 정도도 하면 안 되었다. 오래전 그날 내게 '넌 나빠'라고 말했던 그 집들, 어쩌면 그 집들이 옳았는지도 모른다.

그리고 내가 어렸을 때 밤에 창문으로 들여다보고 있다고 믿었던 그 남자……. 그 남자가 돌아왔다는 생각이 들기 시작했고, 방금 밖에서 무슨 소리가 나는 걸 들었다고 생각했다. 매일 밤 집안이 고요해지고 다른 가족이 모두 잠들고 한참이 지나고 나면, 내 심장이 마구 달음질치기 시작하는 순간이 찾아왔다. 식은땀이 흘렀고 호흡은 빠르고 얕아졌다. 나는 이런 것이 공황발작이라는 사실을 알지 못했다. 내가 아는 건 그냥 이제 곧 내 심장이 터져서 가슴 밖으로 튀어 나가리라는 것뿐이었고, 그게 너무나 무서웠다. 그거야, 하고 나는 생각했다. 내 심장이 뭔가 잘못된 거야.

부모님에게 이야기하자 즉각 나를 심장전문의에게 데리고 갔다. 의사가 몇 가지 검사를 했지만 어떤 검사에서도 심장에 문제가 있다는 결과는 나오지 않았다. 의사는 내가 단지 불안한 상태인 것 같다고 말했고, 진정제는 집중하는 걸 더 어렵게 만들 테니 진정제는 쓰지 말라고 충고했다. 어차피 나는 진정제는 먹으라고 해도 먹지 않았을 것이다. 내가 오퍼레이션 리엔트리에서 얻은 게 하나 있다면 그것은 정신 상태를 바꿔놓을 수 있는 약은 절대 쓰지 않겠다는 확고한 결심이었다. 의사는 대신 인데랄이라는 베타차단제를 처방했는데, 나는 그 약이 내 심장을 차분하게 만들어주는 약이라 믿었다(하지만 그 약은 공황발작과 불안증, 신경성 긴장에도 처방한다). 나는 인데랄의 부작용 중에 우울증도 포함된다는 것을 알지 못했다. 실제로 그 약을 먹자 잠시 만에 슬픔과 졸음이 함께 찾아왔다. 하지만 내가 당장이라도 몸 밖으로 튀어 나갈 것 같은 느낌은 더 이상 들지 않았다. 밤은 대체로 잠잠해졌고, 나는 해야 할 공부를 마칠 수 있었다.

·····

여름이 끝나면 나는 비행기를 타고 워싱턴 D.C.로 가서 영국 대사관에서 다른 마셜 장학생들을 만나 그들과 함께 옥스퍼드로 가는 여정을 이어갈 예정이었다. 나는 이런 상황에서 어떻게 행동해야 하는지 하나도 몰랐다. 총영사 앞에서 할 적절한 행동이란 게 어떤 것이란 말인가? 불안이 점점 심해졌다. 내가 이 일을, 그런 다음 옥스퍼드를, 그리고 나의 공부를 어떻게 감당하게 될지 전혀 알 수 없었다.

옷 사는 일은 어머니가 도와주었다. 그건 내가 가장 안 좋아하는 일 중 하나였다. 옷을 고를 때는 선택해야 할 것들이 너무 많아서 도저히 마음을 정하지 못했고, 내가 이 새 옷들을 입게 될 상황을 상상해보려 할 때마다 그 생각 하나만으로도 불안해졌다.

우리는 주로 LL빈L.L.Bean 카탈로그를 보고 스웨터와 괜찮아 보이는 바지를 주문했고, 정장이 필요할 경우를 대비해 정장 두 벌과 블라우스를 샀다. 코트도 하나, 재킷도 하나 필요했고, 스니커즈가 아닌 신발도 필요했다. 어쩌면 우산도 하나 필요할 것이다. 어쨌든 내가 가는 곳은 영국이니까. 적합한 물건을 갖추는 것은 어쩐지 영국에서 대학원 공부를 시작할 때 필요한 장비를 갖추는 일처럼 느껴졌다.

워싱턴 D.C.에서 처음 만난 사람들과 인사를 나누는 일은 안개에 휩싸인 듯한 상태에서 스치듯 흘러갔다. 소개받는 즉시 모든 사람의 이름을 잊었는데, 그래도 다른 사람들도 거의 다 나만큼 초조해하는 것처럼 보여 마음이 놓였다. 물론 의례라는 게 있었고, 너무나 다행히도 나는 그 어느 것에도 어긋나는 행동은 하지 않았다. 적어도 내가 판단할 수 있는 선에서는 그랬다. 그런 다음 우리는 옥스퍼드로 출발했다.

같은 언어를 사용하는데도 불구하고 영국과 미국이 어마어마하게 다른 나라라는 건 누구나 아는 사실이다. 아마도 가장 큰 차이는 영국인의 그 전설적인 신중함일 것이다. 미국인에게는 아주 자연스럽게 느껴지는 일상적인 대화 중에 영국에서는 완전히 금지된 것이 많다. 그리고 내가 새로운 환경에서 그 사실을 배우기까지는 그리 오래 걸리지 않았다. 어느 날 한 영국인 친구에게 연휴를 어디서 보낼 계획이냐고 물었더니 그는 어이가 없는 듯한 표정을 지었다. 나중에 나는 그런 질문에 대한 대답은 그 사람의 계층적 배경을 드러낼 수 있으므로 절대 하면 안 된다는 것을 알게 되었다. 훨씬 더 오래되고 더 예절 바른 옥스퍼드라는 고립된 영토는 라틴 문화가 가미된 마이애미의 쾌활하고 개방적인 관습과 밴더빌트의 옛 남부 풍 우아함과는 완전히 다른 세상 같았다. 예를 들어 그곳의 계산원들은 우리가 돈을 내고 물건을 받을 때마다 항상 듣는 "또 오세요!"라든가 "좋은 하루 보내세요!" 같은 말을 절대 하지 않았다. 식료품이나 포장 상자를 팔에 끼고 상점을 나올 때면 종종 내가 뭘 잘못했길래 이렇게 냉정한 대접을 받는 걸까 궁금해하곤 했다. 내가 어떤 하루를 보내든 자기들은 아무 상관없다는 거야?

날씨는 더 서늘했고, 햇빛은 더 옅었으며, 낮은 더 짧았다. 낯선 곳에서 느끼는 정신의 혼미함은 학부 때와는 너무 다른 교육시스템 때문에 더욱 심해졌다. 옥스퍼드의 프로그램은 대학 전반에 걸쳐 진행되며 선택해서 들을 수 있는 강의 및 세미나, 그리고 일주일에 한 번 한 시간 이하로 튜터, 즉 개인지도교수와 단둘이 하는 개인교습으로 이루어진다. 시험은 2년이나 3년 과정이 끝날 때 본다. 매주 하는 개인교습을 위해 학생은 몇 편의 논문을 읽은 다음 과제물을 제출하고, 그런 다음 튜터가 그 글에 대해 논평한다. 나는 한 주에 짧은 과제물 한 편을 쓰는 게 아니라, 4개월에 걸쳐 2~3편의 긴 과제물을 쓰는 데 익숙해져 있었다. 내가 그걸 해낼 수 있으리라고는 상상도 되지 않았다.

나는 미국에서 온 친구 한 명을 사귀었는데, 진이라는 이름의 여자로 런던에서 공부하고 있었다. 우리는 영국 대사관 화장실에서 담배를 피우다가 만났다. 나만큼이나 키가 크고 아주 마르고 예쁜 진은 간호사가 되기 위한 공부를 하다가 리처드라는 남자를 만나 약혼했는데 의사인 그가 진에게 학교로 돌아가 대학 학위를 마치도록 격려해주었다고 했다. 진은 공부를 아주 잘했고 결국 런던의 유니버시티 칼리지에서 언어학을 공부할 수 있도록 마셜 장학금을 받았다. 진은 따뜻하고 붙임성이 좋았다. 나는 진이 좋았고 진도 나를 좋아하는 것 같았다. 하지만 진은 런던에, 나는 옥스퍼드에 있었다. 우리는 일주일에 한 번 정도 통화를 했지만 그래도 진은 한 시간이나 걸리는 거리에 있었다.

때때로 나는 기숙사에서 만난 다른 여자 친구와도 함께 시간을 보냈다. 캐나다에서 온 친구였는데, 처음에 우리의 우정은 전망이 꽤 좋아 보였다. 그러나 그 전 여름에 시작되었던 어떤 현상이 내게 다시 나타났고, 그것이 막 피어나려던 우리의 우정을 짧게 끝내버렸다. 내가 말을 하기가 어려워진 것이었다. 말 그대로 머릿속에 있는 단어가 입 밖으로 나오려 하지 않았다. 우리가 저녁을 먹으며 나누던 대화는 점점 더 일방적인 대화로 변했고, 나는 동의의 표시로 고개를 끄덕이는 것밖에 할 수 없게 되어서, 입안에 음식이 가득해 말할 수 없는 것처럼 연기하면서 내 모든 생각을 표정으로 표현하려고 노력했다. 우리의 친구 사이는 슬며시 끝나버렸다.

게다가 나는 미국에 있는 가족이나 친구들과 전화 통화도 할 수 없었다. 그 비용이 너무 비싸다는 생각이 들었고, 그래서 그건 '금지된' 일이라고 판단했다. 누가 금지한 것인지는 나도 알 수 없었지만, 아무튼 통화를 저지하는 어떤 모호하지만 절대적인 규칙이 존재하는 것 같았다. 물론 우리 가족은 기꺼이 전화요금을 내주었겠지만, 나의 왜곡된 판단력은 내가 자신을 위해 그런 돈을 쓰거나 남들이 나에게 돈을 쓰게 할 자격이 없다고 말했다. 게다가 내가 하는 말은 모두 들을 가치가 없었고, 적어도 내 정신은 그렇다고 판단했다. 말을 하는 건 잘못된 일이야. 말을 한다는 건 뭔가 할 말이 있다는 의미지. 나는 할 말이 하나도 없어. 나는 아무도 아니고, 아무것도 아니야. 말을 하는 건 공간과 시간을 잡아먹어. 너는 말할 자격이 없어. 조용히 있어. 내가 옥스퍼드에 도착하고 몇 주가 지나자 내가 하는 모든 말은 한 음절짜리뿐이었다.

계속 고립이 더 심해지면서 나는 길을 걸으며 혼잣말을 웅얼거리고 혼자서 손짓 발짓을 하기 시작했다. 밴더빌트에서 겪은 최악의 날들에도 그 전 여름 마이애미에서도 한 적 없는 행동이었다. 내가 내는 소리를 들으며 나는 동요하지도 놀라지도 않았다. 무슨 이유에선지 그런 혼잣말은 마음을 차분히 하는 데 도움이 됐다. 혼잣말이 나와 내 옆으로 지나가는 사람들 사이에 팔길이만큼의 거리를 확보해주는 것 같았다. 기이하게도 그 거리감이 나를 진정시켜주었다. 마치 겁먹은 아이에게 오래도록 익숙한 낡은 담요를 움켜쥐는 일이 그런 것처럼. 그리하여 내 머리 바깥에는 어떤 기준점(친구들, 익숙함, 학교에서 무엇이든 성취할 수 있는 능력)도 없는 상태로, 나는 전적으로 내 머릿속에서만 살기 시작했다.

그리고 지난여름의 그 생생한 환상도 나를 따라 대서양을 건너왔다. 나의 의사가 구석에 움츠리고 있는 나를 발견한다. 그는 내가 같은 프로그램에서 교육받는 사람들과 사귀기를 원한다. 나는 그러고 싶지 않다.

그들은 다른 사람들이 있는 어떤 방으로 나를 강제로 데려간다. 나는 그들에게 말하도록 되어 있다. 한 남자가 자기 소개를 한다. "안녕, 내 이름은 조너선이에요." 나는 대답하지 않는다. "당신 이름은 뭐예요?" 이번에도 나는 대답하지 않는다. "여기 학생이에요?" 나는 뭔가 혼잣말을 웅얼거린다. 의사가 다가오더니 이 젊은 남자에게 말을 해보라고 나를 격려한다. 나는 비명을 지르며 방안을 거칠게 뛰어다니기 시작한다. 간호사 몇 명이 힘으로 나를 강박한다.

어느 게 현실이고, 어느 게 현실이 아니었을까? 나는 그 차이를 판단할 수 없었고, 이런 상태는 나를 몹시 지치게 했다. 학교 공부에도 집중할 수 없었다. 내가 읽고 있는 것을 이해할 수도, 수업 내용을 따라갈 수도 없었다. 그리고 물론 이치가 닿는 어떤 글도 쓸 수 없었다. 그래서 나는 개인 교습 때마다 튜터에게 뭐라도 과제물로 제출하기 위해 무슨 뜻인지 알아볼 수도 없는 글을 썼다. 당연하게도 튜터는 당황했다.

"이건 받아들일 수 없어요, 색스 양." 그는 화를 내거나 냉정하게 굴지 않았고, 다만 도저히 믿기지 않는 눈치였다. "내 말에 색스 양도 분명 동의하겠죠? 알겠지만 이 글은 도저히 말이 안 되잖아요."

나는 멍하니 고개를 끄덕이며 나를 받치고 있는 나무 의자의 딱딱한 느낌을 의식하고 있었다. 간신히 한두 음절을 짜냈다. "네. 네, 알아요." 단지 그 문제를 어떻게 해야 할지 모를 뿐이었다.

간호사로 일했던 런던 친구 진은 전화 통화에서 뭔가가 몹시 잘못돼 가고 있음을 눈치챘다. 나는 진에게 요즘 필수적으로 해야 할 공부를 하는 것이 힘들다고 말했지만, 진은 내가 한 뭔가 다른 말로, 혹은 내가 말을 하는 방식으로 내가 자해하고 싶은 생각과 씨름하고 있다는 것을 알았다.

어느 날 통화에서 진은 정신과 의사에게 진료를 받는 일에 관해 의사와 의논해 보라고 부드럽게 제안했다.

"아, 그건 안돼." 내 목소리가 가볍게 들리도록 애쓰며 내가 말했다. "나는 미치거나 그런 게 아니야. 그냥 좀…… 이러지도 저러지도 못하고 있을 뿐이야." 내면에서는 또 다른 대화가 진행됐다. 나는 미친 게 아니라 나쁜 거야. 병들지 않았지만 병들었다고 해도 도움받을 자격이 없어. 나는 무가치하니까.

몇 주 뒤 진의 약혼자 리처드가 옥스퍼드에 왔다. 신경과 의사이며 진과 나보다 약간 나이가 많은 리처드에게서는 부담스럽지 않은 정도의 권위가 느껴졌다. 리처드는 어떤 사람들한테는 세상에 나가 전문가가 되는 것보다 학생으로 사는 게 더 어렵다는 걸 자연스럽게 이해하는 것 같았다. 그는 전혀 위협적이지 않았고 오히려 안심시켜주는 분위기를 풍겼다. 게다가 큰 키와 통통한 몸집 때문에 크고 너그러운 테디베어처럼 보였다.

"진과 나는 당신 걱정을 많이 하고 있어요." 그가 조용히 말했다. "우리는 당신이 많이 아픈 걸지도 모른다고 생각해요. 내가 몇 가지 질문을 해도 될까요?"

"난 안 아파요." 내가 대답했다. "그냥 똑똑하지 못한 거예요. 하지만 질문은 좋아요. 물어보세요."

"기분이 가라앉았나요?"

"네."

"일상적인 활동에서 기쁨이 느껴지지 않고요?"

"네."

"잠자기가 어려워요?"

"네."

"식욕이 없어졌어요?"

"네."

"지난달에 체중이 얼마나 줄었나요?"

"7킬로그램 정도요."

"당신이 나쁜 사람 같나요?"

"네."

"나한테 그 얘기를 좀 해주세요."

"할 말 없어요. 난 아무짝에도 쓸모없는 쓰레기예요."

"자기 자신을 해칠 생각을 하고 있어요?"

나는 잠시 가만있다가 대답했다. "네."

리처드는 그러고도 질문을 더 했고, 나는 모든 질문에 다 그렇다고 대답했다. 아주 둔한 상태였는데도 리처드의 얼굴에 나타나는 걱정과 두려움을 알아보는 것은 어렵지 않았다.

"당장 정신과 의사와 상담해야 해요." 리처드가 아주 신중한 말투로 말했다. "항우울제를 쓸 필요가 있어요. 당신은 위험한 상태예요, 엘린." 그는 아주 심각한 일이라고 설명했다. 더 지체할 여유가 없다고 했다.

나는 리처드와 진에게 걱정해줘서 고맙다고, 그들이 말한 모든 걸 잘 생각해보겠다고 말했다. 하지만 나는 그들에게 설득되지 않았다.

알약? 화학적인 뭔가를 내 몸속에 집어넣고 빈둥거리라고? 아니, 그건 옳지 않은 일이야. 그게 내가 오퍼레이션 리엔트리에서 받은 가르침이고, 나의 신념이었다. 아버지의 목소리도 들리는 듯했다. 스스로 너 자신을 똑바로 세워라, 엘린. 약 따위는 있을 수 없었다. 모든 것이 다 나에게 달린 일이었다. 그리고 나는 그다지 가치가 없었다. 난 아픈 게 아니야. 나는 그냥 나쁘고, 결함이 있고, 멍청하고, 사악한 사람일 뿐이야. 말을 더 적게 한다면 나의 악을 덜 퍼뜨릴 수 있을지 몰라.

주간 세미나에 또 하나의 과제물을 제출해야 했지만 도무지 글이라는 걸 쓸 수가 없었다. 발등에 불이 떨어진 상태로 밤을 새우고 났더니 허튼소리로 가득한 서너 페이지 과제물이 나왔다. 횡설수설. 쓰레기. 그러거나 말거나 나는 큰 소리로 그 글을 읽었다. 사람들이 눈썹을 치켜올렸다. 하지만 웃음은 없었고, 오직 침묵뿐이었다. 옥스퍼드 동료들 앞에서 철저히 굴욕적인 모습을 보이고 말았다. 옥스퍼드까지 와서 실패하고 말았어. 나는 나쁜 인간이야. 난 죽어도 싸.

별안간 나는 평생 알았던 그 무엇보다 더 확실하게, 만약 내가 자살을 시도한다면 성공하리라는 것을 알았다. 리처드의 말이 다시 떠올랐고 이번에는 그 말이 정말 실감나게 와 닿았다. 나는 위험한 상태인 게 맞았다. 심각한 일이다. 내가 죽을 수도 있다. 그리고 많은 사람이, 나의 부모와 동생들, 친구들, 내가 마음을 열고 좋아했던 사람들이 큰 상처를 입을 것이다. 내가 아무리 큰 고통을 느끼더라도, 이 고통을 끝내는 일이 흐릿하게나마 아무리 매력적으로 보이더라도, 내가 사랑하고 나를 사랑하는 사람들에게 그런 고통을 줄 수는 없었다.

여기서 벗어날 방법을 궁리하거나 심사숙고하거나 전략을 짤 만한 시간이 남아 있지 않았다. 나는 영국에 도착했을 때 내 담당으로 지정된 일반의인 닥터 존슨에게 전화를 걸어 바로 그날 만나달라고 다급하게 요청했다.

닥터 존슨의 진료실에 들어서자마자 나는 우울한 기분이라고 말했다. 그는 왜냐고 물었고, 한 음절짜리 나의 대답을 들은 그는 대화가 필요하다고 느낄 때면 자기를 찾아와도 된다며 안심시켜주었다. 그는 분명 심한 스트레스에 시달리는 학생들을 충분히 봐왔을 테고, 어쩌면 그에게 나는 그런 또 한 명의 학생에 지나지 않았을 것이다.

"정신과 의사에게 진찰을 받아야 할 것 같습니다." 내가 말했다.

"내가 당신을 도울 수 있을 것 같아요. 당신이 허락한다면." 그가 말했다. 나는 며칠째 자지도, 씻지도, 옷을 갈아입지도 않았다. 나조차도 내 꼴이 엉망진창이란 걸 알겠는데, 어떻게 이 의사는 그걸 모를 수 있을까? 왜 더 걱정하지 않는 거지? 안 보이나? 모르는 건가?

닥터 존슨은 리처드가 물었던 것과 똑같은 질문을 하기 시작했다. 나는 슬픈가? 평소 즐겁게 하던 일들에 대한 즐거움이 사라졌는가? 잠자는 것과 먹는 것은 어떤가? 내 대답은 리처드에게 했던 대답과 같았는데도, 닥터 존슨은 여전히 별로 걱정이 안 되는 모양이었다. 그러다 그가 자신을 해치는 일에 관해 생각하느냐고 물었다.

"네." 하고 내가 말했다.

"실제로 그런 일을 한 적이 있습니까?"

"네." 그러면서 나는 손에 생긴 동전 크기만 한 화상을 보여주었다. 전기히터에 일부러 손을 대서 생긴 것이었다.

그의 표정이 아주 살짝 변했다. "자살에 대해서는요? 자살 생각도 해봤어요?"

"네."

"어떻게 할 건데요?" 그가 상체를 내 쪽으로 기울이며 물었다.

"나한테는 인데랄이 한 통 가득 있어요. 어떤 친구가 그걸 먹으면 죽을 거라고 말했어요." 내가 말했다. 나는 그 약을 더 이상 먹지 않았지만 버리지도 않았다. 또 기숙사 방에 있는 전기히터의 전열선을 만져서 나를 감전사시킬까 하는 생각도 해봤다고 말했다. "아니면 휘발유를 내 몸에 흠뻑 끼얹고 불을 붙일 수도 있겠죠. 이게 제일 좋겠네요. 왜냐하면 나는 나쁜 인간이고 고통받아 싸니까요." 그리고 나는 횡설수설을 주절거리기 시작했다. 이건 그때껏 아는 사람 앞에서는 한 번도 한 적 없는 말이었다. 닥터 존슨은 내게 잠시 밖에 나가서 기다리라고 했다가 나중에 다시 들어오게 한 후, 옥스퍼드대학교 의과대학 정신과에 소속된 원퍼드^{Warneford} 병원에 오후 1시로 진료 예약을 해두었다고 말했다.

"당신 거기 갈 수 있겠어요?" 그가 물었다.

"네."

"갈 거예요?"

"네." 나는 절박했다. 내 손에 내 목숨이 들려 있는데, 갑자기 그 목숨이 계속 들고 있기에 너무 무거워졌다.

나는 기숙사 전화로 택시를 불렀다. '스카우트'(옥스퍼드에서는 청소부를 이렇게 불렀다) 한 사람이 내가 원퍼드 병원이라고 말하는 소리를 들었다. 곁눈질로 쳐다보는 그의 시선에 내 몸이 움찔했다. 네, 네, 당신 생각이 맞아요, 나는 쓰레기죠, 그러니까 나쁜 사람들을 위한 장소로 가려는 거라고요.

원퍼드에 도착하자 나는 곧바로 창이 없고 벽이 베이지색인 작은 방으로 안내되었다. 모래색 머리카락에 주근깨가 조금 있는 젊은 여성이 자신을 닥터 스마이스라고 소개했다. 닥터 스마이스의 태도는 전혀 험악하거나 딱딱하지 않았고, 나는 그의 질문에 정중하게 주의를 기울일 수 있도록 마음을 진정하려고 노력했다. 하지만 내 머리는 마치 그 방에서 나를 끌고 나가고 싶은 것처럼 계속 문 쪽 방향으로 홱 홱 돌아갔다.

대화는 두세 시간 정도 계속된 것 같다. 내 유년기에 관한 질문이 많았고, 당시의 내 인생에 관한 질문은 더 많았다. 스마이스 선생이 나를 좋아하지 않는 것 같다고 생각했던 기억이 난다. 어차피 그 시점에 나는 아무도 나를 좋아하지 않는다고 확신하고 있었다. 나에게는 좋아할 만한 점이 하나도 없어.

마침내 스마이스 선생은 내게 대기실에 나가 있으라고 했고, 나는 거기서 20분쯤 초조하게 앉아서 다음에는 무슨 일이 일어날지 궁금해하고 있었다. 스마이스 선생이 나를 다시 진료실로 불러들였을 때, 거기에는 대여섯 명의 의사가 있었고, 대부분 중년에서 노년의 남자들이었다. 갑자기 내가 과녁의 중심에 있는 것처럼 더럭 겁이 났다.

스마이스 선생은 나를 닥터 러셀에게 소개했는데, 이 사람이 치료팀의 대표였다. 이어서 그가 (아까 스마이스 선생이 했던 것과 거의 같은) 질문을 했는데, 나는 그의 엄격한 태도가 갈수록 불편해졌다. 그의 어조에는 의도적인 비판과 경멸이 실려 있었다. 형식적인 언어였지만, 그런데도 어딘지 무례했다. 마치 '여기서 결정은 내가 내리고 당신은 내가 시키는 대로 하게 될 것이다'라고 말하는 것 같았다.

마침내 러셀 선생이 말했다. "우리는 당신이 우리 낮병원의 환자가 되었으면 합니다."

겁을 먹은 (그리고 그 제안에도, 내게 말하는 그의 태도에도 화가 난) 나는 딱 잘라 거절했다. 나는 도움을 원한 것이지 감금을 원한 것이 아니었다.

나는 러셀 선생 뒤에 있는 문을 쳐다보았다. 밖으로 통하는 문이었다. 바깥으로.

"낮병원말입니다, 색스 양. 밤에는 집에 가서 당신 침대에서 잘 수 있어요."

"싫어요." 나는 단호하게 말했다. "나는 병원에 안 맞아요. 나는 미치지 않았어요. 여긴 나한테 맞는 장소가 아니라고요."

그는 꿈쩍도 하지 않았다. "당신한테는 낮병원의 지원과 도움이 필요하다는 게 우리의 의견이에요." 다른 의사들은 유리단지에 담긴 표본이라도 보는 눈빛으로 나를 쳐다보고 있었다.

나는 고집을 꺾지 않았다. "한 주에 한 번이나 두 번 정신과 의사를 만날 수만 있으면 나는 괜찮아질 거예요."

"그걸로는 충분하지 않을 거요." 러셀이 강경하게 말했다. "당신은 정말로 낮병원에 들어와야 해요."

"절대 안 돼요!" 나는 의자에서 튀듯이 일어나 내가 낼 수 있는 최고 속력으로 그 방에서, 그 병원에서 달려 나갔다. 내 뒤를 따르는 발소리와 그들의 화난 목소리와 누군가 "저 여자 붙잡아!" 고함치는 소리가 들리기를 계속 기다렸다. 하지만 그런 일은 일어나지 않았다. 나는 그들을 남겨두고 빠져나온 것이다.

도로에 도착하자 처음에는 어느 방향으로 걸어야 할지 알 수 없었고, 택시를 부를 전화부스도 보이지 않았다. 그래서 그냥 계속 걸었다. 호흡이 너무 빠르고 거칠었고, 심장은 너무 세게 쿵쾅거려서 지나가는 사람도 척 보면 내 심장이 뛰는 걸 알아볼 거란 생각이 들었다.

거의 3킬로미터를 더 걸어서 기숙사까지 갔다. 일단 기숙사에 도착하자 진과 리처드에게 전화를 걸어 무슨 일이 있었는지 말했다. 그들은 즉각 내가 그 의사의 권고를 따라야 한다고 주장했다. "싫어!"라고 말한 뒤, 반항심과 두려움과 이제 뭘 해야 할지 알 수 없는 막막함에 전화를 끊어버렸다.

그 밤은 끔찍했다. 나는 땀에 흥건히 젖은 채 잠들지 못하고 깬 채로 누워 있었고, 머릿속에서는 주문이 계속 맴돌았다. 나는 쓰레기이고 죽어도 싸다. 나는 쓰레기이고 죽어도 싸다. 나는 쓰레기이고 죽어도 싸다. 시간이 멈췄다. 자정쯤 되자 낮이 다시는 오지 않을 거라는 확신이 들었다. 죽음에 관한 생각이 나를 온통 에워싸고 있었다. 그때 죽음에 관한 생각이 지난여름에 시작되었음을 깨달았다. 내가 물살을 헤치며 걷고 있던 개천에 스며든 작은 물방울 하나처럼. 그때 이후로 그 개천의 수위는 계속 높아지고 있었다. 이제는 물살도 깊고 빨라졌고 서서히 내 머리 위까지 덮칠 듯 위협하고 있었다.

이튿날 아침 나는 지치고 초췌한 몰골로 간신히 그 병원에 전화를 걸어 스마이스 선생을 찾았다. "전화해줘서 기뻐요." 스마이스 선생이 말했다. "부디, 가능한 한 빨리 오세요."

그 외로운 밤은 목적을 달성했다. 아무도 내 의지를 거스르고 나를 가두지 않았다. 나는 자발적으로 병원에 들어갔다. 만약 내가 정신병원 환자가 될 거라면, 최소한 그건 다른 누구도 아닌 나의 선택에 따른 일이어야 했다.

5장

옥스퍼드셔의 부드럽게 굽이지는 푸른 언덕과 언덕 사이에 자리 잡은 원퍼드 병원은 영국 시골 부자의 거대하게 뻗어나가는 사유지로 착각하기 쉽다. 거기로 나를 데리고 가는 택시 안에서 너무나 초조하고 산만한 상태였던 당시의 나는 그 풀밭 위로 겁먹은 여우를 쫓아 달리는 말과 사냥개를 보았다고 해도 놀라지 않았을 것이다.

1800년대 초에 건설되었고, 한때는 원퍼드 정신병원Warneford Lunatic Asylum이라 불렸던 이 병원은 원래 '사회 고위 계층에 속한 정신병자를 수용하기 위해' 설립되었다. 그 시절 그 병원에서는 통상적으로 환자의 '피를 뽑았다'. 그렇게 하면 나쁜 피가 몸 밖으로 나가면서 과열된 뇌를 식혀줄 거라고 믿었기 때문이다. 그게 그렇게 간단한 일이라면 무슨 문제가 있겠는가.

낮병원은 본관 건물에서 떨어진, 나무 그늘이 드리운 오래된 건물에 있었다. 처음에 나는 오퍼레이션 리엔트리 같은 프로그램을 예상했다. 그러니까 강렬하고 대립하기 좋아하는 사람들 무리와 언제라도 환자의 모든 속임수를 추적하고 폭로할 태세를 갖추고 있는 직원 말이다. 그러나 도착한 지 한 시간쯤 지났을 때 내가 그와는 아주 다른 곳에 와 있다는 걸 깨달았다. 매일의 일상은 그룹 치료, 정신과 의사와의 일대일 면담, 희곡 큰소리로 읽기, 보드게임(주로 스크래블 게임이었는데 나도 하기는 했지만 똑바로 생각할 수가 없어서 한 번도 이기지는 못했다)으로 이루어졌다. 하지만 우리는 대부분의 시간을 주간 휴게실에 앉아서 보냈다. 그곳은 거실처럼 꾸며져 있었고, 우리가 대화를 나누거나 담배를 피우거나 그냥 조용히 허공을 쳐다볼 수 있는 방이었다. 그렇지만 거실은 아니었다. 그곳이 정신과 환자들을 위한 장소라는 건 누구라도 단박에 알 수 있었다.

한구석에 젊은 남자 한 명이 의자에 앉아 몸을 앞뒤로 흔들며 혼잣말로 횡설수설하고 있었는데, 눈빛은 퀭하고 머리는 몇 주나 감지 않은 상태였으며, 몸과 주변에는 조금 전 식사 시간에 흘린 음식이 흩어져 있었다. 그가 부유하고 성공한 상류층 집안 출신이라는 말을 들었다. 그의 형제자매들은 모두 옥스퍼드로 갔는데, 그는 옥스퍼드 대신 여기에 들어오게 된 거라고 했다.

이 사람은 내가 평생 처음으로 본 중증 정신질환자였다. 그를 보니 겁이 나 죽을 것 같았다. 그때 처음으로 나도 저렇게 아플 수도 있겠다는 생각이 들었다. 나도 결국 저 사람처럼 될까?

원퍼드에서 보낸 날들이 한 주가 지나고 두 주째가 되었다. 나는 분명 몹시 어설프게 들렸을 핑계를 대며 튜터와 예정된 개인교습 시간 약속을 취소했다(한편으로 생각하면, 심적 상태가 들쑥날쑥한 대학원생들이 이따금 예상치 못하게 나타나거나 사라지는 일이 그에게는 꽤 익숙했을지도 모른다). 강의에서는 출석을 부르지 않았으므로 나의 결석은 눈에 띄지 않고 지나갔다. 공부 자체에 대해서는 읽어야 할 것들을 계속 읽을 수 있고 어떻게든 따라잡을 수 있을 거라고 확신했다. 어쨌든 이건 일시적인 일일 테니까. 심한 감기나 한차례 지나가는 독감 같은 것이었다. 뭔가가 잘못되었지만 그게 뭔지 찾아내고 고치기만 하면 될 일이었다.

나는 매일 밤 내 침대에서 잤고, 불을 끄기 전까지 책을 읽으려고 노력했으며, 다음 날에는 일어나 터덜터덜 원퍼드로 돌아갔다. 내 인생이 나란히 이어진 두 궤도 위 두 대의 기차처럼 움직이기 시작한 때가 바로 이 시기다. 한 궤도 위 기차에는 '실제 세계'에 속한 것들, 그러니까 학업 일정, 내가 책임져야 할 일, 내 책, 가족과의 관계(이때까지 나는 다행히도 아주 짧은 장거리 통화를 통해 가족들에게 걱정은 고맙지만 옥스퍼드에서는 모든 일이 잘돼가고 있다고 확신시킬 수 있었다)가 실려 있었다. 다른 궤도에는 점점 더 혼란스러워지고 심지어 무시무시해지는 내 정신의 내적 작동이 있었다. 두 기차가 평행한 각자의 궤도를 유지하도록 하는 것, 갑자기 서로 격하게 충돌하지 않도록 유지하는 것이 내가 고군분투하며 해내야 할 일이었다.

나의 사고는 매일 점점 더 와해됐다. 한 문장을 시작했다가 이내 내가 무슨 말을 하려고 했는지 기억하지 못했다. 심하게 말을 더듬기 시작했고, 한 가지 생각조차 끝까지 다 말하지 못하는 지경에 이르렀다. 내가 말하는 걸 참고 들을 수 있는 사람은 아무도 없었고 몇몇 환자들은 나를 놀려댔다. 나는 주간 휴게실에서 주변과 완전히 유리된 채 누가 들어오고 나가는지 알아채지도 못하고 아무 말도 하지 않으면서 계속 다리를 흔들며 (아무리 애를 써도 가만히 있을 수 없었다) 한 번에 몇 시간씩 앉아 있었다. 나는 내가 사악한 존재라고 확신했다. 아니면 미친 건가? 어쨌든 정신병원에 앉아 있잖아? 사악해, 미쳤어, 사악해, 미쳤어. 어느 쪽이지? 둘 다인가?

직원들이 한 명씩 돌아가며 나에게 항우울제를 쓰도록 설득하려 했다. 그들의 제안을 듣고 나는 깜짝 놀랐다. 내 몸을 진정시키거나 온전히 말하게 해줄 무언가를 먹일 거라고 생각했었는데. 항불안제든 항우울제든 나는 둘 다 단호히 거절했다. 정신에 변화를 일으키는 모든 약은 나쁜 거야. 나는 약한 거야, 그냥 더 강해지기만 하면 돼. 좀 더 노력하면 모든 게 좋아질 거야. 이렇게 말하는 건 내 정신의 지각 있는 부분일까, 망가진 부분일까? 나로서는 판단이 서지 않았다.

어느 절망적인 주말에는 대학 근처 크라이스트 처치 초원이라는 아름다운 곳을 혼자 걸으며 대부분의 시간을 보냈다. 하지만 주변의 아름다움은 나에게 아무런 인상도 남기지 못했다. 내가 걷던 곳이 지하 동굴이었다 해도 나는 전혀 몰랐을 것이다. 내가 느낀 건 오직 절망감, 그리고 매일 내 안으로 점점 더 깊이 파고 들어오던 극심한 고립감뿐이었다. 내가 숨을 들이마시는 건 산소를 얼마나 낭비하는 일인가. 갑자기 해결책이 나타났다. 나를 죽이는 것이었다. 또다시 그 생각이 찾아왔다. 그게 최선의 선택 같았다. 나를 휘발유로 흠뻑 적시고 성냥으로 불을 붙일 거야. 나처럼 사악한 인간에게 어울리는 최후지.

내가 터벅터벅 원퍼드로 돌아가 그곳 직원들에게 나의 주말 산책이 어땠는지 보고하자, 그들은 단계를 더 올렸다. "엘린, 당신은 이제 입원 병동으로 들어가야 해요. 병원에 와서 머물 필요가 있어요. 그러지 않으면

심각한 위험에 처할 거예요." 많은 설득은 필요하지 않았다. 혼자 내버려
둔다면 내가 무슨 짓을 할지 모른다는 두려움에, 나는 기숙사 방으로 돌아가 소지품을 챙겨 정신병원으로 나를 데려다줄 버스에 올랐다.

그런데 엉뚱한 버스를 탔다. 내가 어디에 있는지, 어디로 가야 하는지, 거기에 정확히 어떻게 가야 하는지 확신이 서지 않는 채로 헤매다 마침내 몇 시간 뒤 원퍼드에 도착했다.

나는 훌륭한 정신과 환자가 될 모든 요건을 갖추고 있었다.

처음에 낮병원에 갔을 때는 적어도 밤에는 옥스퍼드의 기숙사로 돌아갔고, 그래서 나 자신에게 내가 학생이라고 계속 말할 수 있었다. 하루를 보내는 동안 그 사이 어딘가에 끼어있다는 느낌이 종종 들었다. 내가 정신과 환자인 건가, 학생인 건가? 내가 진짜 소속된 곳은 옥스퍼드일까, 원퍼드일까? 도서관에서 시간을 보내야 하나, 집단치료세션에서 보내야 하나? 선택은 언제나 나의 몫인 것 같았다.

그러나 입원 병동에 들어가는 순간부터는 더 이상 학생인 척할 수가 없었다. 나는 정신질환자들을 위한 병원에 있는 정신과 환자였다. 그러나 미국의 입원 병동과 달리 이 병동에서는 문을 잠가 두는 일이 없었다. 원할 때 언제든 떠날 수 있어. 이런 말로 나를 안심시켰다. 결국 내가 계속 머무른다면 그건 내가 그러기로 결정했기 때문일 터였다.

입원 절차의 일부로 스마이스 선생은 나에게 전반적인 신체 검사를 실시했다. 처음에는 그의 부드러운 손길을 느끼고, 모든 게 괜찮을 거라며 안심시키는 목소리를 듣는 것이 위안이 되었다. 스마이스 선생의 태도는 순수한 친절함이었다. 내가 마지막으로 친절을 경험한 것이 언제였던

가? 애정으로 볼 수 있는 종류의 배려와 온화한 태도는 고사하고 다른 누군가가 마지막으로 내 몸에 손을 댄 것이 언제였던가?

그런데 그때 내 정신이 갑자기 배배 꼬였다. 나는 취약해, 공격에 노출돼 있어, 나는 닥터 스마이스 앞에 노출되어 있고 이 여자는 내게 상처를 입힐 거야. 검사가 끝나자마자 나는 재빨리 일어나 앉아 옷을 여미고, 스마이스 선생이 검사 결과를 기록하고 있는 동안 똑바로 앞을 응시하고 있었다. 미친 사람들 중에서도 가장 미친 사람만 정신병원에 오는 거야. 내가 방심했어. 충분히 열심히 싸우지 않았어. 정말 열심히 노력했다면 여기 있을 필요도 없을 텐데.

병동마다 일인실이 몇 개 있기는 했지만, 나를 포함해 대부분의 환자는 커다란 방 하나에 침대가 열 개 정도 있는 다인실에서 잠을 잤다. 내가 여기서 만나고 함께 식사를 하던 같은 그룹 사람들은 낮병원에서 만났던 사람들과 그리 다르지 않았다. 그중 린이라는 이름의 유쾌한 젊은 여성은 간호사였는데, 사람들이 주차하는 방식을 통해 자신에게 암호 메시지를 보내고 있다고 믿었다. 린은 전형적인 영국인답게 흰 피부에 금발 머리, 중간 키에 약간 통통한 외모였다. 나는 너무 외로웠고 린은 붙임성이 있었다. 우리는 곧 친구가 되었다.

린과 나는 종종 원퍼드 부지를 오래 산책했고 때로는 몇 시간씩 걷기도 했다. 린이 가장 좋아하는 대화 주제는 자신이 복용하고 있는 여러 가지 약에 관한 것이었다. "그들이 내게 위약을 약이라고 주고 있어." 린이 웃으며 말했다. "진짜 약이 아니라고!" 그러고는 그 위약이 실제로 효과가 난다는 게 너무 경이롭고 기쁘다고 했다. 몇 달 뒤 우리 둘 다 세상으로 돌아가고 한참이 지나서, 나는 약 때문에 뚱뚱해진 모습으로 옥스퍼드 주변을 멍하니 걷고 있는 린을 보았다.

원퍼드에 두 번째 입원한 나이 많은 한 여성 환자는 자신의 재발 상태에 관한 정보를 사무적으로 늘어놓았다. 마치 그 정보가 드문 것이 아니며 심지어 좋은 일이기라도 한 듯이 말이다. 단순히 말하면 그는 지난해에 "들어왔었고", 한동안 떠나 있다가 지금 다시 여기로 돌아왔다는 것이었다. 나는 다수의 환자가 여기 처음 온 것이 아니라, 두 번째 혹은 세 번째로 왔다는 사실을 차츰 깨달았다. 아니야, 하고 나는 생각했다. 난 아니야. 이건 내 첫 입원이야. 그리고 나의 마지막이자 유일한 입원.

스마이스 선생도 다른 직원들과 함께 항우울제 사용을 계속 주장했다. 나는 계속 버텼고, 그들은 계속 압력을 가했다. "당신의 상태는 의지력에 생긴 결함이 아니에요, 엘린." 선생이 설명했다. "생화학적 결함이라고요. 치료하지 않는 우울증은 1년 이상 계속될 수도 있어요. 당신 정말 그렇게 오래 기다리고 싶은 거예요? 약을 먹으면 몇 주 안에 기분이 나아질 거예요. 이 약은 마약이 아니라 당신을 낫게 해주는 수단이라고요."

나는 거부했다. "사람은 자기가 열심히 노력해서 나아야지 무슨 약을 먹어서 나으려 해서는 안 돼요. 약을 먹는 건 편법이에요." 오퍼레이션 리엔트리의 상담사들이 했던 말이 커다란 놋쇠 종소리처럼 내 머릿속에서 울렸다. 너 자신을 스스로 책임져라. 내 입에 알약을 집어넣는다는 건 생각만 해도 역겨웠다. 내가 회복하려면 약이 필요할 정도로 허약한 인격의 소유자가 되었다는 생각 역시 그만큼 역겨웠다. 나는 단언했다. "나는 아픈 게 아니에요. 나쁜 거지."

그러던 어느 날 내 사고방식을, 아니 모든 것을 바꿔놓은 일이 벌어졌다.

거울 속 나를 본 것이다.

내 모습을 본 건 몇 주 만에 처음이었다. 복부를 주먹으로 세게 강타당한 느낌이 들었다. 이런, 맙소사. 저게 누구야? 나는 몹시 야위었고, 실제보다 서너 배 나이 든 사람처럼 자세는 구부정했다. 수척해진 얼굴은 음산했고 퀭한 눈에는 공포가 짙게 서려 있었다. 머리카락은 더럽고 제멋대로 뻗쳐 있었으며 옷은 구깃구깃하고 때가 잔뜩 묻어 있었다. 정신병원 뒤쪽 병동에서 오래도록 잊힌 채 살아온 미친 사람의 외양이었다.

나는 죽을까 봐 겁이 났지만, 거울에서 본 모습이 죽는 것보다 더 무서웠다. 나를 마주 보던 그 여자는 뭔가 몹시 끔찍한 곤경에 빠진 사람이었다. 나는 그 여자를 여기서 빼낼 수 있는 일이라면 무엇이든 하겠다고 맹세했다.

선택은 명백해 보였다. 약 아니면 죽음이었다. 나는 당장 스마이스 선생을 찾아갔다. "좋아요. 알았어요. 선생님이 말한 그 약 먹을게요." 공황에 사로잡힌 나는 엉망진창 뒤죽박죽인 채로 단어들을 뱉어냈는데, 다행히도 스마이스 선생은 내 말을 이해했다. 그가 답으로 내게 미소를 보였다.

"아, 엘린. 정말 기뻐요. 이제 이게 당신을 위한 최선이라는 걸 당신도 알게 될 거예요."

그러고는 자기는 한동안 외국에 나가 있게 되었다며, 닥터 에드윈 해밀턴이 나의 새 주치의가 될 거라고 말했다. 이튿날 나는 닥터 해밀턴을 처음으로 만났다. 그리고 마침내 처음으로 처방된 정신과 약을 먹었다. 아미트립틸린이라는 항우울제였다. 하루에 세 번 병원의 징이 울렸고, 나는 하루에 세 번 약을 받기 위해 다른 환자들과 함께 줄을 섰다.

아미트립틸린의 가장 두드러진 부작용은 진정이었다. 나는 즉시 말하는 속도가 느려지고 흥분도 줄었고, 세상은 슬로 모션으로 움직이는 것 같았다. 게다가 입안은 언제나 말라 있었고 항상 어지러웠다. 몹시 불쾌했지만 (그리고 내 정신이 너무 느릿느릿 움직이는 것 같아 몹시 화도 났지만) 내가 시작한 일을 끝까지 마무리하겠다는 내 결정은 단호했다. 좋은 소식은 곧바로 밤새 깨지 않고 잠자기 시작했다는 것이었다. 마지막으로 그렇게 잤던 게 언제인지 기억나지 않았다. 그 전 여름이었던가?

약이 효과를 내기 시작한 후 첫 치료 세션에서 해밀턴 선생이 내게 기분이 어떠냐고 물었다. 나는 부작용들을 말하고, 그런 다음 잠시 더 생각해보았다. "이상하게도 화가 덜 나네요."

"그거 아주 흥미롭군요." 해밀턴 선생이 말했다. "정말 흥미로워요."

그 순간에야 비로소 나는 내가 그동안 얼마나 큰 분노를 느껴왔는지 깨달았다. 그건 대체로 나 자신을 향한 분노였다. 마치 등에 커다란 모래주머니를 지고 다닌 것 같았는데, 이제는 그 모래의 일부가, 약간이지만 그래도 일부가 덜어진 것 같았다. 그리고 이제 짐이 조금은 가벼워졌으니, 다른 종류의 어려운 일도 시작할 수 있을 터였다.

나는 이내 닥터 해밀턴을 신뢰하게 되었다. 그는 아주 호감 가는 사람일 뿐 아니라 눈으로 보기에도 쉽게 좋아할 수 있는 사람이었다. 어머니가 외국인인 그는 외양도 행동거지도 내가 전형적인 영국인다움으로 여기던 것과는 달랐고, 내가 옥스퍼드에서 만난 어떤 사람보다 더 개방적이고 다가가기 쉬운 사람 같았다. 그는 농담도 아무렇지 않게 잘했고, 내게도 친구 대하듯 말했으며, 나를 염려하는 것 같았다. 우리가 대화를 나누는 게 아무리 어려워져도 나는 해밀턴 선생과의 예정된 진료 시간을 고대했다. 그것은 내가 목말라 있던 인간적인 접촉의 시간이었다.

내가 부정적인 생각이나 감정에 관해 말할 때 해밀턴 선생은 그것이 무엇에 관한 생각과 감정인지 밝혀내는 일에는 별 관심을 두지 않았다. 대신 그는 그 생각과 감정을 사라지게 할 방법에 초점을 맞췄다. 나의 과거나 무의식을 파고들려 하기보다는 전적으로 나의 현재에만, 그러니까 '지금 당장' 상황을 개선하고 내가 우울증에서 빠져나오기 위해 할 수 있는 일에만 집중했다. 선생은 몇 가지 단순하고 구체적인 일을 제안했다. 이를테면 내가 해야 할 일(그리고 빨래하기처럼 내가 계속 잊어버리는 일)을 버거워하지 않고 잘 처리할 수 있도록 할 일 목록과 일정을 적어두라는 식이었다.

그의 접근법은 내가 참여하고 있던 일상 활동 그룹과도 잘 맞았다. 그룹에서는 내가 작은 일들을 이뤄내도록 격려했다. 예를 들어 스크래블 게임에서 단어를 잘 떠올리는 것이나 식탁 차리는 일 돕기 같은, 당연하게 여겼지만 이제는 해내면 뭔가 큰 성취감과 심지어 자부심까지 느끼게 해주는 일이었다.

나는 해밀턴 선생을 흠모했고, 그를 위해 나아질 수 있는 일이면 뭐든 할 작정이었다. 프로이트는 1900년대 초에 이런 현상을 파악하고 '전이'라는 이름을 붙였다. 선생님을 짝사랑하는 여학생처럼 나는 내 정신건강을 윤이 나게 잘 갈고닦아 그것을 나의 훌륭한 의사 선생님에게 선사하고 싶은 마음이 간절했다.

겨우 일주일이 지나서 나는 해밀턴 선생에게 어서 퇴원하고 싶다고 말했다. 그리고 또 일주일이 지나서는 내가 본격적으로 떠날 준비가 되었다고 단호하게 선언했다.

"엘린, 정말 그렇게 확신해요?" 하고 그가 물었다. 나는 그의 말투에서 의구심과 진심 어린 염려를 감지할 수 있었다. "병을 치료하는 동안 병원에 있는 것은 전혀 부끄러운 일이 아니에요. 알죠?"

네, 아무렴요. 나는 확신했다. "다시 공부를 계속하고 싶어요." 하고 나는 말했다. "그런데 내가 여기를 떠나도 선생님은 나를 외래환자로 계속 봐주실 건가요?"

마침내 떠나고 싶은 내 마음을 존중하며 외래환자로 계속 봐주겠다고 말했을 때 나는 그가 정말 고마웠다. 하지만 나머지 직원들은 표정으로도 말로도 큰 걱정을 표했다. 간호사들은 내게 어떤 계획이 있는지 물었고 세상으로 돌아간 생활에 대해 내가 품을 기대에 대해서도 주의를 주었다. "다시 돌아오게 되더라도 너무 마음 상해하지는 말아요. 때때로 그런 일도 생기거든요." 아니, 나한테는 그런 일 안 생길 거거든.

입원한 지 겨우 2주 만에 나는 병원을 떠나 기숙사와 학문의 세계로 돌아갔다. 나는 어떻게 된 것인지 묻는 모든 사람에게 휴가를 다녀왔으며 새 학기를 열렬히 고대했다고 말했다. 예전 튜터는 안식년 휴가를 떠난 뒤였고, 다행히 새 튜터는 유연한 사람이어서 함께 더 긴밀히 공부할 수 있을 것 같았다. 내 핸드백 안에는 다음 주 예약 시간이 적힌 해밀턴 선생의 명함이 들어 있었다. 이제 모든 게 다 잘 될 터였다.

두 번째로 외래 진료를 받으러 간 날은 내가 아미트립틸린 복용을 시작한 지 4주가 된 시점이었는데, 내가 그 약을 먹기로 동의한 목적을 그 약이 잘 달성해주고 있다는 것을 우리 둘 다 분명히 알 수 있었다. 나는 더 밝아졌고 슬픔은 줄어들었다. 몸의 기력은 내가 원하는 수준으로 돌아오지 않았지만, 그래도 정신적으로 더 기민하고 초점이 잘 잡힌 느낌이었고, 자살에 대한 생각도 거의 다 사라졌다. 일상생활에서도 즐거움이 느껴지기 시작했다. 음식이 맛있게 느껴졌고, 바깥 공기와 심지어 영국의 비 오는 날씨까지도 기분 좋게 느껴졌으며, 무엇보다 이제 집중을 할 수 있었다. 어느 밤 나는 난해한 교과서를 세 시간 동안 읽고 나서, 그때까지 한 번도 읽기를 멈추고 읽은 부분을 다시 읽지도, 뒤죽박죽된 텍스트의 의미를 정리하려 애쓰다 두 손으로 머리를 움켜잡고 좌절감에 울지도 않았다는 사실을 깨닫고 뛸 듯이 기뻤다. 그러기는커녕 나는 그 글을 이해하고 있었다. 나는 차츰 여기저기 걸어 다니며 기숙사와 캠퍼스에서 사람들과 이야기를 나누기 시작했다. 몇 가지 학내 행사에도 참가했고, 심지어 외식을 하러 나가기도 했다. 모든 조각이 다시 제자리를 찾아 들어갔다. 나는 아침에 일어나 밖으로 나갔으며 수업을 받았고 사람들에게 말을 했고 사람들은 내게 말을 했다. 나는 먹고 공부하고 잠을 잤다. 단순한 즐거움과 목표, 이 모든 게 가능해 보였다. 오퍼레이션 리엔트리에서 받은 '훈련'에도 불구하고 나는 조금씩 생각을 바꾸기 시작했다. 약이 내게 뭔가 해줄 수 있는 것도 있지 않을까?

놀랍게도 그 학기 전체가 아주 순조로웠다. 나는 필수적으로 읽어야 할 분량을 다 따라잡았고, 결국 7개의 과제물을 썼으며 그 글들은 튜터에게 깊은 인상을 남겼다. 그 학기가 끝났을 때 튜터는 내 성적표에 매우 긍정적인 평가를 써주었다. 해밀턴 선생과의 외래 진료 세션 역시 아주 순조롭게 진행되었다. 나는 매일 아침 하루의 일정을 정하고 그 일정을 잘 지키라는, 그가 나에게 내준 단순한 '숙제'를 아무 문제 없이 해냈고, 저녁에는 아리스토텔레스의 『형이상학』을 고대 그리스어 원문으로 읽었다. 나는 정신과 환자인 동시에 학생으로서 둘 사이에 능숙하게 균형을 잡았고, 나에게 맞는 속도를 찾아 일을 처리했다.

그러다 학기말이 다가오면서 나는 갑자기 무너졌다. 무슨 이유인지 학기 마지막 과제물을 완성하기가 몹시 어려웠다. 정해진 자료를 모두 읽었는데도 할 말이 전혀 떠오르지 않았다. 잇달아 어설픈 서두를 몇 번이나 썼다가 종이를 구겨 바닥에 던져 버렸다. 셋째 문장, 둘째 문단, 넷째 페이지. 아무것도 나오지 않았다. 흩어진 점과 점 사이를 연결할 수가 없었다. 다른 사람이라면 그냥 답답해하며 넘길 수 있는 지체이거나 글을 쓰다 막히는 경험, 계획을 바꿔 하루 이틀 글에서 손을 떼고 영화를 보거나 맥주 한 잔 마시면 될 일이었겠지만, 나는 두려움으로 제정신이 아니었다. 내가 다시 후퇴하고 있는 건가? 닥터 해밀턴과 내가, 아미트립틸린이 이 문제를 다 해결한 게 아니었던가? 모든 게 일종의 화학적 속임수였나? 뭔가 단단한 것으로 내 머리를 치고 싶었다. 튜터를 만나 과제물에 관해 이야기할 생각만 해도 도저히 가눌 수 없는 울음이 터졌다. 할 말이 하나도 없어. 난 실패자야. 사람들이 내가 멍청하다는 걸, 그리고 미쳤다는 걸 알아차리는 건 시간 문제야.

원퍼드의 직원들이 내가 아직 병원을 떠날 준비가 안 됐다고 경고했지만, 나는 그들의 말을 듣지 않았었다. 보아하니 이제 내가 할 수 있는 일은 또다시 모든 게 내 손아귀에서 빠져나가는 걸 속수무책으로 바라보는 것뿐인 듯했다. 다시 체중이 줄기 시작했고 몇 주 만에 43킬로그램까지 내려갔다. 내 모습은 고문 피해자 같았다.

하지만 해밀턴 선생은 나의 체중 감소 문제에 초점을 맞추려 하지 않았다. "그건 엉뚱한 곳으로 관심을 분산하는 잡음일 뿐이에요." 그가 차분하게 말했다. "진짜 당신에게 벌어지고 있는 일은 그게 아니에요."

나는 암담했다. "그러면 내 문제가 뭔가요? 먹지 못하는 거요? 이거 거식증이에요? 내가 죽어가고 있는 건가요?"

거식증이란 마구잡이로 갖다 붙인 용어일 뿐이라고 선생은 말했다. "우리는 증상이나 명칭에 초점을 맞추지 않을 거예요, 엘린. 그보다는 당신의 과제를 끝내는 일에 초점을 맞춥시다. 그리고 일단은 그냥 좀 더 먹어요, 알았죠?"

내 체중 감소에 대한 그의 단순하게 들리는 접근법은 별로 도움이 되지 않았지만, 그렇다고 그에 대한 나의 감정을 바꿔놓지도 않았다. 그는 정말 똑똑하고 세심하고 친절했다. 해밀턴 선생님은 누구보다 나를 잘 알아, 하고 나는 생각했다. 그리고 뭐가 최선인지도 알지. 나는 일시적 확신을 얻은 채 그의 진료실을 나왔다. 뭐, 그게 해밀턴 선생의 생각이라면 분명 맞는 거겠지. 그러나 밖으로 나오자마자 나는 진실의 벽에 쾅 하고 부딪혔다. 모든 게 심각하게 잘못되어가고 있었다. 내가 다시 혼잣말을 중얼거리기 시작한 것이다. 나는 나쁜 인간이야, 나는 고통받아도 싸. 사람들이 내 얘기를 하고 있어. 저 사람들 봐, 나를 빤히 쳐다보고 있잖아. 내 얘기를 하고 있는 거야. 아마 적어도 이 부분은 편집증의 결과가 아니었을 것이다. 내 몰골을 감안하면 사람들이 정말로 내 말을 하고 있었을 가능성이 컸다.

이러는 내내 나는 부모님에게 나의 병이나 입원에 관해 한 번도 말하지 않았다. 두 분을 걱정시키고 싶지 않았다. 그보다 더 중요한 건, 두 분이 나를 좋지 않게 생각하는 것, 어떤 식으로든 나약하거나 미친 실패자로 생각하게 되는 것이 싫었다. 나는 자신을 고치고 싶었고, 나의 문제가 어떤 식으로든 부모님의 삶으로 새어들게 하고 싶지 않았다. 하지만 비밀을 유지하던 시간도 끝나가고 있었다. 부모님은 내게 파리로 여행할 것임을 알려왔고, 아주 당연하게도 나도 파리로 건너가 당신들과 함께 시간을 보낼 거라고 기대했다.

나는 꼬챙이처럼 비쩍 마른 몸에 내 그림자만 봐도 놀라서 펄쩍 뛰며 거의 아무와도 말을 주고받지 않고 혼잣말을 중얼대며 돌아다니면서도 부모님이 아무 눈치도 채지 않기를 바랐다. 내가 티 내지 않을 수 있을 거라 믿었다는 사실이야말로 내 판단력이 얼마나 망가져 있었는지를 잘 보여주는 신호다. 하지만 나를 보자마자 충격으로 멍해진 부모님의 표정은 내가 무사히 빠져나갈 수 없으리라는 걸 깨우쳐주었다.

하지만 다 함께 삶의 환희를 즐기는 척하면서 나흘인가 닷새를 보내고 나서야 마침내 아버지가 내 방문을 두드리며 할 말이 있다고 말했다.

"네 어머니와 나는 너 때문에 걱정이 이만저만이 아니다." 아버지의 목소리에서 강렬함이 느껴졌고 침착한 표정을 유지하려는 아버지의 노력이 보였다. "우리는 네게 무슨 일인지 말할 기회를 몇 번이나 주려고 했다만, 너는 도통 말하려 하지 않는구나. 우리는 너무 걱정스럽다, 엘린. 우린 한숨도 못 자고 있어. 무슨 일인지 제발 말해다오."

나는 숨을 한 번 깊이 들이쉬고 용기를 내 말했다. "말씀 안 드려서 죄송해요. 올해 내내 우울증을 앓았어요."

아버지 얼굴의 저 표정은 안도의 표정인가? 그 표정을 보니 아버지와 어머니가 지난 며칠간 무슨 상상을 하고 있었는지 궁금해졌다. 매일 밤 당신들의 방에서 나에 관해 얘기하고 있었던 걸까? "네가 너무 말라서 우리는 네가 암에 걸렸다고 확신했단다."

"아니에요. 그냥 우울증이에요."

"병원에서는 네 우울증을 어떻게 치료했니?" 하고 아버지가 물었다. "치료는 받고 있겠지, 그렇지?"

올 것이 왔다. "저 정신병원에 있었어요."

아버지는 잠시 가만히 있다가 말했다. "그들이 너한테 무슨 약 같은 걸 줬니? 지금은 우울증을 치료하는 약이 있잖니?"

"네. 약을 줬어요. 나는 약을 먹고 싶지 않았는데, 결국에는 먹었고, 그게 도움이 됐어요."

그래, 그런 약이 있었어. 확실히 아버지의 얼굴에서 내가 본 건 안도였다. "네 어머니한테도 가서 이야기해주자."

아버지와 나는 아무 말 없이 부모님의 방으로 갔다.

어머니는 의자 가장자리에 걸터앉아 있었는데, 나의 임박한 죽음과 관련된 비참한 소식을 듣게 될 거라 각오하고 있는 게 분명한 모습이었다. 내가 나에게 실제로 무슨 일이 일어나고 있는지를 (물론 아버지에게 말한 것과 같이 짧고 단순한 버전으로) 말했을 때 어머니는 처음에는 그 소식에 움찔했지만 약물 치료에 관해 듣고는 긴장을 풀었다. 그건 하나의 문제였으나 해결책이 있었고 이제는 해결된 일이었다. 그 이야기는 그렇게 마무리됐다. 여전히 각자의 프라이버시와 존엄성은 그럭저럭 멀쩡히 유지되었다. 자, 그러면 이제 저녁을 먹으러 어디로 가는 게 좋을까? "엘린, 그냥 넌 더 많이 먹어야 돼."

우리 사이에서 일어난 일은 나에게 그리 위안도 안심도 되지 않았지만, 최소한 내 최악의 환상은 실현되지 않았다. 부모님은 나와 의절하지도 않았고 내가 실패자라고 말하거나 약을 먹는 나약한 존재가 되었다고 비난하지도 않았다. 사실 부모님은 다정했고 나를 염려하고 도우려 했다. 하지만 나 자신에게 나는 끔찍할 정도로 실망스러웠다. 그런데 어째서 부모님에게는 내가 실망스럽지 않을 수 있는 거지?

남아 있는 파리 여행 기간 내내 부모님은 나에게 음식 먹기를 강요했다. 이걸 한 입 먹어봐라, 저것 좀 맛봐라. 나는 할 수 있는 최대한 유쾌한 태도로 조금씩 맛을 보고 한입 먹어보는 척했지만 실제로는 계속 음식을 거부했다. 난 나빠. 착한 사람들만 음식을 먹는 거야. 나는 굶어 죽는 게 싸. 고문당하는 게 싸. 굶겨 죽이는 게 나에게 딱 맞는 고문이지.

파리에서 옥스퍼드로 돌아간 뒤로 상황은 더 나빠졌다. 나는 나의 첫 튜터에게 돌아가야 한다고 느꼈다. 왜냐하면 그가 옥스퍼드 고대 철학 부문의 일인자였고, 나는 가장 뛰어난 사람과 공부하고 싶었기 때문이다. 하지만 그 결정은 완전한 실패로 돌아갔다. 그의 태도는 소원했고 심지어 나를 무시하는 투였다. 내가 보기에 그는 나를 매우 낮게 평가하고 있었다. 망했다는 느낌이 들었다. 나는 집중할 수가 없었다. 글을 쓰지 않았다. 잠을 자지 않았고, 먹지도 않았다. 목욕도 하지 않았다.

나는 점점 더 많은 시간을 혼잣말로 횡설수설하며 보냈고, 사람들이 나에 관해 뭐라고 말할지 상상하면서 옥스퍼드의 거리를 초조하게 걸어다녔다. 나는 걸어가면서 혼잣말로 상황을 중계했다. 지금 여자가 거리를 걸어가고 있다. 아주 못생긴 여자다. 사람들이 여자를 쳐다보고 있다. 사람들은 믿을 게 못 돼. 조심해. 바짝 경계하라고. 그들이 널 해칠 테니까. 저 남자의 얼굴이 방금 괴물의 얼굴로 변했어. 남들 눈에 띄지 마. 그들이 널 보게 하지 마.

환상도 나타났다.

닥터 해밀턴이 혼란에 빠지고 초췌해진 나를 내 침대에서 발견한다. 나는 몇 주째 침대에서 나오지 못한 상태다. 선생은 친절하게 자기가 나를 도울 수 있다고 안심시킨다. 그가 나를 도울 수 있다는 걸 믿고 싶다. 내가 침대에서 나오도록 그가 도와주지만, 그의 도움을 받고서도 나는 거의 걸을 수가 없다. 너무 힘이 없다. 나는 나약하다.

자살 생각이 다시 몰려왔고, 그와 함께 내가 정확히 어떻게 자살할 것인지 그 내용이 담긴 강렬한 환상도 나타났다. 강물에 나를 던져. 내 몸에 불을 붙여. 나는 특히 후자에 끌렸다. 결국 나는 마녀니까. 기둥에 묶여 불태워지는 것이 특히 잘 맞는 것 같았다. 그것만이 나에게 마땅한 일이었다.

그러는 동안 나는 해밀턴 선생에게 내 머릿속에서 벌어지는 일을 거의 다가 아니라 일부만 이야기하고 있었다. 그는 전부터 나의 어두운 자아는 파고들고 싶지 않다고 분명히 밝혀왔고, 나는 여전히 그의 마음에 들려고 필사적으로 노력하고 있었다. 그러니 그렇게 흉한 이야기를 어떻게 그에게 할 수 있었겠는가? 제발 나를 좋아해 주세요, 제발 나를 돕고 싶어 해주요, 제발 나를 역겨워하지 말아 주세요. 그는 계속해서 내게 음식을 더 먹으라고 다그쳤고, 내가 쓰는 약을 검토해봐야 할지도 모르겠다고 했다(어쩌면 그러자는 내 요청을 받아들인 것일 수도 있다. 지금은 어느 쪽인지 기억나지 않는다). 어쩌면 내가 나를 실패자로 만들고 있는 것이 아니라, 약이 내게 듣지 않는 건지도 모를 일이었다.

내가 그런 가능성을 예상하거나 파악할 시간도 갖기 전에, 해밀턴 선생은 불쑥 우리가 만나는 일정을 2주에 한 번으로 바꿀 때가 왔으니 자기에게 너무 많이 의존하지 않는 게 좋겠다고 말했다.

공포가 몰려왔다. 내게 필요한 건 치료를 줄이는 게 아니라 늘리는 것이었다. 병세가 점점 악화되고 있기는 했어도 나는 그 사실만은 잘 알고 있었다. 게다가 당혹스럽기도 했다. 따지고 보면 그는 우리가 함께하는 시간을 절반으로 줄인 것이다. 이건 거부일까? 내가 그에게 그렇게 실망스러웠던 걸까? 마침내 해밀턴 선생이 자기 근무지가 바뀔 예정이어서라고 설명했다. 다음 달에는 다른 병동으로 옮겨가게 되어 있다는 얘기였다. 그러니까 그 소식은 내가 생각했던 것보다 더 나빴다. 이제 그는 나를 전혀 치료할 수 없게 되는 것이다.

충분히 납득이 가는 설명이었지만, 아무리 그래도 상실이라고밖에 느껴지지 않았다. 지난번엔 해밀턴 선생이 나를 어두운 숲에서 데리고 나와 줬는데, 이제는 그 숲에서 어떻게 나와야 하지? 다음번 진료를 보러 왔을 때 내 상태는 더욱 심하게 악화되어 있었다. 말도 거의 하지 못했고 해밀턴 선생의 눈을 마주 보지도 못했다.

몇 년 뒤 원퍼드 병원에서 내 의료기록을 받아보았을 때 그날 나를 본 후 해밀턴 선생이 써둔 메모가 남아 있었다. "송장처럼 보임."

그는 내게 자살 생각을 하고 있느냐고 물었다.

"네." 나는 다시 몸을 구부정하게 숙이고 눈은 바닥에 고정하고 있었다. 나를 쳐다보지 말아요, 나를 보지 말아요.

"당장 병원으로 돌아와야 해요, 엘린. 지금 당장."

그리하여 내가 빠른 해결책에 대한 헛된 희망을 품고 찾아와, "내가 학생인가 미친 사람인가?"라는 두 대의 기차 수수께끼에 처음으로 맞닥뜨렸던 첫 입원 후 여덟 달 만에 나는 다시 지친 몸으로 원퍼드 병원에서 두 번째로 입원 절차를 밟고 공식적인 '재입원' 환자가 되었다. 당시 입원 기록지에 상황이 아주 잘 요약되어 있다. "마름, 키가 큼, 줄담배를 피움, 슬퍼함, 때때로 부적절하게 웃음. 신체적 정신적 지체를 보임."

내가 너무 싫었다.

6장

원퍼드에 두 번째로 입원하고 처음 몇 시간 동안은 주간 휴게실에 홀로 서서 마치 구속복을 입은 것처럼 두 팔로 몸을 감싼 채, 엄마가 우는 아기를 달래려 할 때처럼 내 몸을 앞뒤로 흔들고 있었다. 이 한결같은 동작의 규칙성이 나를 진정시켜주었다. 피골이 상접한 데다 지저분한 몰골로 연결되지도 않는 음절들을 숨죽여 웅얼거리고 끊임없이 몸을 흔들면서, 매 순간 나는 점점 더 깊이 내 머릿속 세상으로 미끄러져 들어갔다. 의사들과 병원 직원들, 다른 환자들이 그 방을 들락날락하고 복도를 지나다녔지만 내게는 그들이 거의 보이지도 들리지도 않았고 전혀 신경쓰이지도 않았다.

마침내 한 간호사가 조심스럽게 다가와 내 얼굴 바로 앞에 섰다. "엘린, 당신 너무 초조해 보여요." 제 발을 잘근잘근 씹고 있는 동물에게 다가갈 때 쓸 법한 신중하게 조절된 말투로 간호사가 말했다. "당직 의사 선생님을 만나보는 게 좋겠어요."

나는 머리를 저었고, 그러자 방이 내 주위로 빙빙 돌았다. "아뇨. 그럴 필요 없어요." 내가 웅얼웅얼 말했다. "나 괜찮아요. 아무튼 고마워요."

간호사가 의사를 찾으러 재빨리 그 방을 나가자(내 자가 진단을 신뢰하지 못한 게 분명했다), 나도 그만큼 재빨리 다른 쪽으로 방향을 틀어 병원 밖으로 나가서 마당을 돌아다녔다. 때는 1월이었고, 춥고 습하고 으슬으슬했으며, 흰서리가 지표면을 살짝 덮고 있었다. 청바지와 티셔츠에 스니커즈만 신고 있던 나는 뼛속까지 한기를 느꼈다. 하지만 당시 상황을 고려하면 다운 재킷을 입고 털모자를 쓰고 무거운 방한 부츠를 신고 있었대도 나는 똑같은 정도로 추위를 느꼈을 것이다.

다리에 힘이 풀리며 천천히 바닥에 주저앉았다. 주저앉은 그 자리에 공처럼 동그랗게 몸을 웅크리고서 적어도 한 시간쯤은 그대로 있었던 것 같다. 나에게 무슨 일이 일어나고 있는 걸까? 내게 무슨 일이 일어난 걸까? 누가 나를 도와줄까? 하지만 아무도 와주지 않았다. 아무도 절대로 오지 않을 거야, 하고 나는 생각했다. 나는 무가치해, 심지어 내 정신도 통제하지 못하잖아. 아무라도 이런 나를 왜 구해주고 싶겠어? 이윽고 나는 지친 몸을 일으켜 힘겹게 안으로 들어갔고, 휘청거리며 돌아다니고 있으니 누군가 잠을 잘 장소로 나를 안내해주었다. 그날 밤에는 끝내 의사를 아무도 만나지 못했다.

이튿날 대여섯 명의 의사가 단체로 나를 보러 왔는데, 그들 말로는 입원 검사를 위한 과정이라고 했다. 그 만남이 이루어진 장소는 아주 크고 위압적인 진료실이었다. 나를 보고 미소를 지으며 안심시키려는 듯 알은체하는 스마이스 선생을 보니 마음이 놓였다. 그런 다음 문답이 시작되었다.

"무척 말랐군요, 엘린. 왜 그렇게 체중이 많이 줄었는지 우리한테 말해줄 수 있어요?"

"나는 먹는 것이 옳지 않다고 생각해요." 내가 말했다. "그래서 먹지 않아요."

"왜 그렇게 생각하죠?" 그들이 물었다.

"음식은 사악해요. 그리고 어쨌든 나는 음식을 먹을 자격이 없고요. 나 역시 사악하고, 음식은 그런 나에게 양분을 공급할 뿐이니까요. 선생님들이 보기에 악에게 양분을 공급하는 게 사리에 맞는 일 같으세요? 아뇨, 그건 사리에 맞지 않아요."

몇 차례 문답이 더 오고 간 후 의사들은 자신들이 권고하는 바를 신중하게 나에게 설명했다. 영국에서 치료 권고는 언제나 딱 바로 그것, 그러니까 그냥 권고일 뿐이다. 병원을 떠나거나 남아 있거나 약을 먹거나 그룹 활동에 참여하거나 하지 않거나, 그들은 결코 어느 것도 강요하지 않았고 매번 그 결정은 나의 몫이었다. 극도로 제정신이 아닌 그 상태에서도 나는 그것을 존중의 표현으로 해석했다. 당신이 정말로 미쳤을 때, 존중은 누군가가 당신에게 던져주는 생명의 동아줄이다. 그걸 꽉 붙잡는다면 익사하지 않을지도 모른다.

먼저 그들은 내가 아미트립틸린을 다시 쓰기를 원했고 나도 동의했다. 둘째로 그들은 내가 한동안 계속 병원에 있기를 원했는데, 그 기간이 얼마가 될지는 그들도 아직 확실히 모른다고 했다. 이 역시 나도 받아들일 수 있었다. 비록 정신이 혼미한 상태이기는 해도 나는 이제 내가 병원에서 멀리 벗어나 있을 수 없다는 것을 알았다. 그러나 그들이 내게 입원 기간이 끝나면 옥스퍼드를 완전히 그만두라고 제안했을 때, 그런 다음 부모님에게 연락해 나에게 무슨 일이 벌어지고 있는지 알려야 하지 않겠느냐고 물었을 때, 그들은 넘지 말아야 할 선을 넘고 말았다.

나는 있는 힘을 다해 맞받아쳤다.

"나는 옥스퍼드대학교 학생으로 남아 있을 겁니다. 나는 고대 철학 학위를 받을 거예요. 학업을 끝내기 전에는 미국으로 돌아가지 않을 거고요. 그리고 어떤 상황에서도 당신들은 내 부모님에게 연락해서는 안 됩니다." 이는 내가 몇 주 동안 한 말 중 가장 일관된 말이었다. 그런 말이 어디서 나왔는지는 나도 알 수 없었지만, 어쨌든 그 말을 하고 나니 몹시 지쳤다. 그리고 놀랍게도 그 의사들은 내가 내건 조건에 묵묵히 동의했다.

어쩌면 나는 부모님에게 내가 어떤 상태인지 알리기를 원했어야 마땅한지도 모르고, 그건 부모님이 꼭 알았어야 마땅할 일인지도 모른다. 또 우리가 파리에서 만나 내가 나의 힘든 상태를 '고백'한 뒤로 부모님이 내 건강에 그리 신경 쓰지 않는 것 같다는 사실에 상처를 받았어야 맞는 건지도 모른다. 하지만 나 역시 부모님에게 완전히 솔직하지는 않았다. 당시 파리에 살고 있던 동생 워런이 옥스퍼드에 나를 만나러 왔지만, 나는 워런에게 내 상태가 얼마나 엉망인지 부모님에게 말하지 않겠다고 맹세하게 했다. 일주일에 한 번 정도 병원에서 몇 분 거리에 있는 전화부스까지 걸어가 거기서 플로리다에 있는 부모님에게 수신자 부담으로 전화를 걸었다. 대화는 늘 짧고 빈약했지만, 그래도 걱정을 불러일으킬 정도는 분명 아니었던 것 같다. 나의 기본적인 대본은 이랬다. "나는 괜찮아요, 옥스퍼드에서 하는 공부는 잘 진행되고 있고요, 가족들은 다 어때요?" 그 외에는 대부분 부모님이 이야기했고, 그동안 나는 부스에 기대서 대답하는 게 적절한 부분에서 주로 한 음절 단어로 대답만 했다. 내가 가치 있게 여기는 모든 것이 붕괴하는 것을 지켜보면서, 그래도 어떻게든 나의 자율성은, 나 자신만은 놓치지 않으려 분투했다. 내가 싸우고 있는 대상이 무엇이든 그것은 내 문제였다. 나는 부모님에게 도움을 청하거나 부모님이 나를 못마땅해할 일을 초래하지 않으면서 그 해결책을 찾아야만 할 터였다.

내가 원퍼드에 재입원한 시점은 해밀턴 선생이 다른 병동으로 옮겨가는 시점과 겹쳤다. 그 일이 벌어질 것을 알고는 있었지만 마지막 만남에서 그가 이제부터 나를 치료하게 될 닥터 반스라는 젊은 여자 의사에게 나를 소개할 때 나는 불안과 슬픔을 가눌 수 없었다. "떠나기 전에 다시 와서 작별 인사를 할 거예요, 엘린." 해밀턴 선생은 이렇게 약속했다. "그때 당신을 만나서 어떻게 지내는지 한 번 볼게요."

해밀턴 선생의 후임자에게 인계되자 현실감이 닥쳐왔다. 그가 정말 나를 떠나는 것이다. 비록 겨우 병실 몇 개 더 멀리 가는 것일 뿐이었지만, 바다 너머로 가는 것과 별반 다를 게 없었다. 왜냐하면 그의 이동은 앞으로 우리의 관계가 이어질 가능성을 차단하는 것이었기 때문이다. 설상가상으로 그는 작별 인사를 하러 오겠다던 약속을 지키지 않았다. 해밀턴 선생은 두 번 다시 돌아오지 않았다. 그를 생각할 때면 심장이 갈라질 것 같은 느낌이 들었다.

첫 번째 입원 때와 달리 이번에는 병동에서 진행되는 활동에 전혀 참여할 수가 없었다. 전에는 적어도 조금이라도 도움이 되는 것 같았던 그룹 활동, 예를 들어 식탁 차리기를 돕는 일 같은 것도 이제는 아무 소용이 없었다. 감정적으로도 육체적으로도 끔찍할 정도로 고통스러웠다. 머리도 아팠고 팔다리도, 허리도 아팠다. 몸 안팎으로 아프지 않은 데가 하나도 없었다. 수면 패턴도 다시 뒤죽박죽되어서 나는 항상 탈진한 상태였고 무엇에도 집중할 수가 없었다. 숟가락과 포크가 접시의 오른쪽에 놓이든 왼쪽에 놓이든 대체 내게 무슨 차이가 있다는 말인가? 대신 나는 음악실에 끌렸고, 거기서 몇 시간씩 클래식 음악을 들으며 보냈다. 때로는 나보다 열 살쯤 많아 보이는 다소 과체중인 여자 한 명이 함께 있었다. 나처럼 그도 거의 말을 하지 않았고, 여러 해 전 세상을 떠났다는 자기 어머니에 관해 이따금 한두 마디 하는 게 다였다. 그나마 말을 할 때도 그 내용은 아주 적었다. 정신과 의사들이 '언어 빈곤'이라고 말하는 증상 때문이었다. 그래도 우리는 일종의 동료애 같은 걸 공유했다. 모차르트나 브람스의 음악이 우리를 침착하게 하고 위로해주는 것 같았다. 유난히 마음을 뒤흔드는 악절에서는 이따금 우리의 눈이 마주쳤고, 그러면 우리는 서로 이해한다는 듯 마주 보며 고개를 끄덕였다.

다른 환자들은 나를 무서워하는 것 같았다. 아니면 매일 두 손에 얼굴을 파묻고 있는 나를 보면서 그냥 가만히 내버려 두는 게 제일 낫겠다고 생각한 건지도 모른다. 내가 낮병원에서 처음 보았던 헝클어진 머리의 그 옥스퍼드 청년도 이제 이 입원 병동에 와 있었는데, 전보다 상태가 훨씬 더 나빴다. 그는 자기가 아기라고 믿었고 식사하고 나면 토했고 아무 뜻 없는 음절을 옹알거렸다. 나도 저렇게 되겠지, 하고 나는 생각했다. 난 저 상태를 향해 가고 있는 거야.

어느 날 잘생긴 중년 남자가 입원했는데 금세 다시 사라졌다. 나중에 나는 병원 직원이 생각 없이 내뱉은 말을 듣고 내 모습이 그 남자를 유난히 불안하게 만들었다는 걸 알았다. 그 후 그는 병원에서 밤을 보내기를 거부했고, 나처럼 병세가 심한 환자들과는 같이 있지 않겠다며 낮병원의 환자로 지내는 데만 동의했다. 원퍼드에는 불안의 계층이 있는 것 같았다. 더 병든 사람들은 나를 불안하게 만들었고, 나는 나보다 병세가 덜한 사람들을 불안하게 만들었다.

한동안 나는 루신다라는 여자와 친구로 지냈다. 루신다는 나와 동갑이었고 거식증과 싸우고 있었다. 병원은 루신다에게 정해진 날짜까지 정해진 체중을 불리지 못하면 종일 침대에만 있게 하는 조치를 취했다. 나역시 몹시 말랐지만 의사들은 체중 감소가 나의 기본 진단(중증 우울증) 때문이지 거식증 때문은 아니라고 판단했다. 루신다도 어느 시점에 닥터 해밀턴에게 치료를 받았었는데 자기는 그를 몹시 싫어했다고 말했다. 이 말에 나는 몹시 놀랐다. 어떻게 닥터 해밀턴을 좋아하지 않는 사람이 있을 수 있지?

내가 입원한 지 한 달이 되자 직원들은 나를 일인실에서 다른 환자가 열 명이 넘는 다인실로 옮기고는, 영국인 특유의 절제된 표현으로 내가 너무 "자기 자신하고만 어울린다"며 다른 환자들과 함께 있는 게 나를 다시 사교적으로 만들지도 모른다고 설명했다. 병실을 옮긴 것은 그들이 바라던 효과를 내지 못했다. 나는 그냥 화장실로 들어가 몇 시간씩 화장실 바닥에 앉아서 앞뒤로 몸을 흔들며 담배를 피우고 내게만 들리게 작은 소리로 구시렁거렸다. 그 화장실은 여느 정신병원의 화장실만큼 더러웠지만 나는 개의치 않았다. 내가 원한 건 혼자 있는 것뿐이었다. 혼자 있기 위해 화장실 바닥에 앉아 사람의 배설물이 튀어 있는 벽에 기대야만 한다면 그냥 그럴 수밖에.

한때 내 인생에는 생각이란 것이 반가운 것이고 좋아하는 책의 페이지처럼 그 생각에 골똘히 파고들던 때가 있었다. 그냥 빈둥거리며 날씨나 미래, 수업을 위해 쓰고 있던 과제물의 주제, 만나서 커피를 마시기로 한 친구 등에 관해 이런저런 생각을 하는 것은 너무나 단순하고 당연한 일처럼 느껴졌다. 그러나 이제는 생각이 누군가가 (혹은 무언가가) 나의 정신을 향해 끊임없이 힘껏 던져대는 돌덩어리처럼 날아와 부딪혔다. 그 생각은 험악하고 분노에 차 있으며 가장자리는 들쑥날쑥하고 통제되지 않았다. 나는 생각을 견딜 수 없었고, 그것에 맞서 나를 어떻게 방어해야 하는지 알지 못했으며, 내가 생각으로 고통받고 있을 때 근처에 누구라도 있는 것을 참을 수 없었다. 너는 쓰레기야. 사람들 곁에 있을 자격이 없어. 넌 아무것도 아니야. 다른 사람들도 그걸 알게 될 거야. 그들은 널 미워할 거야. 널 미워하게 되고 널 해치고 싶어질 거야. 그들은 널 해칠 수 있어. 그들은 힘이 세. 너는 약하지. 넌 아무것도 아니야.

반스 선생은 나를 위해 열심히 노력하는 것 같았다. 나와 만날 때 그의 태도는 아주 진지하고 집요해서, 마치 우리가 함께 진실을 캐내는 고고학자들인 것처럼 느껴졌다. 하지만 우리는 한마디로 서로 잘 통하지 않았다. 반스 선생은 아주 격식을 차리는 성격으로 다소 거리감이 느껴지고 심지어 냉담한 편이었으며, 분명 내가 그를 불안하게 만드는 면도 있는 듯했다. 방안에 우리 둘만 있을 때면 반스 선생은 눈에 띄게 불편해했다. 나는 그를 신뢰하지 않았고, 그 역시 나를 어떻게 해야 할지 전혀 몰랐을 거라고 확신한다. 소용없어, 다 소용없어.

말할 것도 없이 반스 선생이 아무리 유능한 의사였다고 해도 별로 달라지는 건 없었을 것이다. 내가 늘 그를 가혹할 정도로 해밀턴 선생과 비교하면서 부족하다고 생각했으니 말이다. 나는 해밀턴 선생을 애타게 그리워했고, 그가 복도를 오가는 모습을 볼 수 있을까 하는 기대에 병동 문간에서 말없이 몸을 앞뒤로 움직이며 몇 시간씩 서 있곤 했다.

이 집착을 나와 공유하는 동료가 또 한 명 있다는 사실을 알고 나는 깜짝 놀랐다. 이십 대인가 삼십 대 초반인 또 다른 여자 환자였다. 그는 오랫동안 해밀턴 선생에게 치료를 받았고, 나처럼 해밀턴 선생에 대한 강력하고 긍정적인 전이가 생겨났다. 실제로 그는 해밀턴 선생을 사랑하고 있는 게 분명했다. 아침 8시부터 저녁 8시까지 낮병원에서 지내는 그는 그곳에서 가장 심하게 불안정한 환자로 여겨졌다. 어느 밤에는 집에 있다가 갑자기 아무도 알 수 없는 이유로 자기 머리를 다 밀어버렸다. 말은 하지 않았지만 (적어도 내게는 하지 않았다), 우리의 공통점은 해밀턴 선생에 대한 집착만이 아니었다. 그 역시 하루의 대부분을 한 자리에서 몸을 앞뒤로 흔들며 보냈다.

해밀턴 선생이 우리 병동을 완전히 떠나고 얼마 후, 나와 같은 마음인 그 환자는 평소보다 더 불안정해 보였다. 나는 종일 몹시 흥분한 상태로 복도를 걸어 다니는 그의 모습을 지켜보았다. 이튿날 아침 나의 음악실 친구가 내게 지나가는 말처럼 그 환자가 전날 밤 목을 매어 자살했다고 알려주었다. 나는 충격으로 멍해졌다. 그 친구가 전해준 소식 못지않게 그토록 차분한 그의 어조도 충격적이었다. 그 환자는 해밀턴 선생 때문에 자살한 거야, 하고 나는 생각했다. 직원들은 왜 그를 몰아대는 문제가 무엇인지 알아내서 대책을 세우지 않았을까? 왜 나는 아무것도 하지 않았을까? 그건 그가 아닌 내 일이 될 수도 있었다는 걸 아무도 알아차리지 못한 걸까?

나는 고립과 침묵의 안개 속에서, 내가 어떤 명령을 받고 있다고 느끼기 시작했다. 이를테면 병원 밑에 뚫려 있는 오래전 버려진 터널을 따라 혼자 걸으라는 식의 명령이었다. 명령이 오는 근원은 어딘지 분명하지 않았다. 내 정신이 느끼기에 그것은 어떤 존재가 보내는 명령이었다. 이름이나 얼굴이 있는 실제 사람들이 아니라 내 머릿속에 생각을 집어넣고 (목소리가 아니라) 그 생각으로써 나를 조종하는, 형체는 없지만 강력한 존재였다. 터널 속을 걷고 회개해라. 이제 누워서 움직이지 마라. 꼼짝도 하지 말아야 한다. 너는 사악하다. 그 시기에 그런 명령이 밤낮으로 나에게 미치는 영향은 막강했다. 그 명령에 복종하지 않으면 어떤 일이 일어날지 전혀 알 수 없었지만, 어쨌든 내가 불복종을 선택할 수도 있다는 생각은 한 번도 떠오르지 않았다. 규칙은 내가 만드는 게 아니야. 나는 그저 규칙을 따를 뿐이지.

그 오래된 터널 안은 조용하고 어두웠고, 딱 내가 모퉁이를 알아보고 따라 돌 수 있을 만큼의 은은한 빛이 들었다. 공기는 퀴퀴하고 축축했다. 머리 위 분주한 병원에서 나는 소리는 전혀 들리지 않았지만, 나는 그 병원 건물을 의식하고 있었고, 그 건물은 내 머리 위에서 자주 신음 소리를 내는 것 같았다. 이 병원을 거쳐 간 환자들이 몇백 명, 아니 몇천 명이나 되는지, 그들에게 무슨 일이 일어났는지 궁금했다.

내가 지속적으로 받은 또 다른 명령 혹은 생각 혹은 메시지는 나를 해하라는 것이었다. 내게 마땅한 것은 고통뿐이므로 나 자신에게 고통을 가하라는 것이었다. 그래서 나는 담배로, 라이터로(당시에는 나처럼 다른 사람들도 모두 담배를 피웠으므로 구하기가 쉬웠다), 전기히터로, 끓는 물로 내 몸에 화상을 입혔다. 내 몸에서 아무도 못 볼 거라고 생각되는 부분의 살을 데게 한 것이다. 화장실에 아무도 없을 때나, 터널에 내려갔을 때, 또는 마당에 나갔을 때 그랬다. 한번은 음악실에서 최선을 다해 양말에 불을 붙이려 애쓰고 있는데 한 간호사가 지나가며 내가 하고 있던 짓을 보더니 부드러운 말투로 혀를 차며 말했다. "엘린, 참 나, 그래 봐야 아무 소용없어요. 아무리 해도 불이 안 붙는다니까요."

사실 많은 직원이 무슨 일이 벌어지는지 알고 있었다. 어쨌든 내 상처에 붕대를 감고 덴 자리에 연고를 발라주고 언제 어디서 그랬는지 차트에 기록하는 건 그들이었으니 말이다. 치료 중에 한 직원이 내게 말했다. "여름에 수영복 입을 때 이 흉터가 보일 텐데 걱정 안 돼요?"

"당신은 이해 못 할 거예요." 내가 참을성 있게 말했다. "나는 올해를 버텨내지 못할 거예요. 미래의 수영이나 수영복을 입은 내 모습 따위엔 아무 관심 없어요."

직원들과 반스 선생은 내가 하는 짓을 알고는 있었지만 그 이유를 알거나 이해하는 사람은 아무도 없는 것 같았고, 그런 행동을 촉발하는 힘, 나에게 명령하는 힘이 내 머릿속에서 오기는 하지만 나의 것은 아니라는 걸 내가 그들에게 말해줄 리도 없었다. 내게 명령을 내리는 건 내가 아닌 다른 어떤 존재였다. 나는 직원들에게 비웃음을 당할까 봐 두려웠다. 나는 몹시 두려움에 질린 상태였지만 비웃음을 당한다는 생각은 그보다 훨씬 더 두려웠다. 돌이켜 보면 그들에게 그 사실을 숨긴 건 내 목숨을 위태롭게 하는 일이었다. 주기적으로 반복되는 가슴 통증을 창피하다는 이유로 심장 전문의에게 숨기는 것과 비슷하다고나 할까.

입원 후 넉 달 가까운 시간이 이런 식으로 지나갔지만 아무 차도도 없었고 사실 더 나빠지기만 했다. 스물한 살에 나는 내가 곧 죽을 거라고 확신했고, 그 확신은 미래에 관한 대화라면 무조건 거부할 정도로 강했다. 나는 대부분의 시간을 음악실이나 화장실에서 내 몸에 화상을 입히거나, 끙끙거리며 몸을 굴리거나, 나를 해칠 수도 있는 보이지 않는 세력에 맞서 나를 보호하려는 듯 내 몸을 끌어안은 채 보냈다. 조금이라도 움직일 수 있을 때는 병원 밑 터널 속을 돌아다녔다.

내 건강이 개선되지 않고 있음을 알면서도 원퍼드의 의사들은 하나둘 이제 내가 병원을 떠날 때가 되었다고 말했다. 어쩌면 그들은 내가 얼른 퇴원하지 않으면 영원히 퇴원하지 못할 거라고 걱정한 건지도 모른다. 이런 점을 고려하여 그들은 유명한 정신과 의사이자 정신분석학자로 원퍼드 병원에 고문 역할을 해주고 있던 닥터 앤서니 스토에게 나를 보냈다.

처음에 스토 선생은 내게 다른 의사들도 늘 하는 질문을 던지고 답변을 들었는데, 이 대화에는 뭔가 다른 면이 있었고, 이 선생님 역시 그랬다. 스토 선생은 내가 익히 보아왔던 다른 의사들보다 더 예민하게 주의를 기울였고, 내 마음속에 있는 모든 것에 관한 이야기를 듣는 데 진심으로 관심이 있는 것처럼 보였다. 나를 평가하는 게 아니라 실제로 내 말에 귀 기울인다는 것을 피부로 느낄 수 있었다. 그래서 나는 해밀턴 선생에게 했던 것과 달리 스토 선생에게는 내 안의 가장 어두운 생각을 숨기지 않고 전혀 편집하지 않고 그대로 다 말했다. 스토 선생은 눈을 크게 치뜨며 놀라움이나 끔찍함을 표현하는 일도 없었다. 혀를 차며 나무라지도 않았고 경악하며 고개를 젓지도 않았다. 그는 그저 앞으로 몸을 숙이고 내 눈을 계속 바라보면서 전혀 위축되지 않고 내 입에서 나오는 모든 단어를 집중해서 들었다.

이어서 스토 선생이 한 제안은 단순했을 뿐 아니라, 넉 달 전 나에게 학교를 그만두고 입원하라고 했던 의사들의 제안과는 정반대였다. "당신의 정신은 몹시 병든 상태예요." 그가 차분히 말했다. "내가 병든 몸에 대해 하는 충고와 마찬가지로, 지금 당신의 정신에도 치유되도록 도울 특정한 종류의 운동이 필요해요. 이 말은 당신이 사랑하는 공부를 다시 시작해야 한다는 뜻이에요. 공부는 당신을 행복하게 하고, 당신에게 목적을 부여하며, 당신에게 도전할 거리를 주죠. 그러니까 당신은 옥스퍼드에서 당신이 하던 프로그램에 계속 남아 있어야 해요."

나는 환희했고, 또한 안도했다. 스토 선생은 내 말을 들어주었을 뿐 아니라, 어떻게 그럴 수 있었는지 몰라도 나를 이해하기까지 한 것이다.

"하지만 여기엔 좀 까다로운 조건이 있어요." 스토 선생이 말했고, 나는 숨을 멈췄다.

"당신은 집중적인 대화 치료를 받을 필요가 있어요. 집중적이어야 해요, 엘린. 혹독하고, 종종 어렵기도 할 것이며, 만약 우리가 시간을 그렇게 조절할 수만 있다면 매일 해야 해요. 그리고 단기적인 것도 아니고 오랫동안 해야 하죠. 앞으로 당분간은 그래요. 내가 하는 말 이해해요?"

네, 네, 네, 선생님이 무슨 말을 하시든지요. 이때 분명 나는 실로 조종하는 꼭두각시 인형처럼 고개를 끄덕였을 것이다. 사실 그 시점에 그가 "당신에게 매일 한 시간 동안 깨진 유리 조각 위를 맨발로 걸을 것을 권합니다"라고 말했다 해도 나는 기꺼이 그렇게 했을 것이다.

스토 선생은 금세 나를 치료할 수 있을 만한 정신분석가 다섯 명의 명단을 추렸는데, 그 명단에서 당장 시간을 낼 수 있는 이는 엘리자베스 존스라는 사람뿐이었다.

나는 혼잣말로 그 이름을 되뇌었다. 엘리자베스 존스, 엘리자베스 존스. 나는 이 엘리자베스 존스라는 사람이 무엇이든 내 인생에 남아 있는 모든 걸 되찾게 도와줄 수 있는 사람이기를 간절히 바랐다.

나는 야망과 이상을 품은 젊은이로 옥스퍼드에 왔다. 새로운 친구들을 사귀고 싶었고, 사람들이 나를 좋아하기를 원했다. 내가 사랑하던 주제를 공부하고 그 공부를 잘 해내서 학위를 받고 어엿한 학자로 성장해 내가 존경하던 학자들의 공동체에 들어가기를 원했다. 하지만 그 일 중 어느 것도 이뤄지지 않았다. 아무리 노력했어도 내가 얻은 것은 정신과 환자라는 낙인뿐이었다. 여러 해가 지나서 닥터 스토가 그때 보고서에 쓴 글을 보니 그는 선견지명이 있었던 것 같다. "이런 사람에게는 정신분석 아니면 아무 희망이 없다."

엘리자베스 존스의 상담실은 지은 지 백 년도 더 된, 옥스퍼드의 전형적인 오래되고 퀴퀴한 집의 이층에 있는 방이었다. 정문에서 나를 맞이한 존스 부인은 키가 크고 기골이 장대하고 위풍당당했으며 자락이 신발 위에 닿는 긴 꽃무늬 드레스를 입고 있었다. 존스 부인은 의문의 여지 없이 내가 본 이 중 가장 못생긴 여자였다.

"안녕하세요, 닥터 존스. 제 이름은 엘린 색스입니다." 내 말이 우물 바닥에서 메아리쳐 올라오는 목소리처럼 들렸다. 손은 축축하고 덜덜 떨렸다. 나는 그가 나를 도울 수 있기를 바라는 소망과 돕지 못할 거라는 두려움, 심지어 돕고 싶어 하지 않을 거라는 두려움 사이 중간쯤에 있었다.

"어서 들어오세요." 하고 그가 친절히 말했다. "앉아서 얘기해 봅시다. 아, 그런데 나는 정신분석가예요, 엘린. 닥터가 아니라 존스 부인이라고 불러줘요."

닥터가 아니라고? 이 사실은 좀 놀랍고 걱정스러웠다. 이 사람이 자기가 하는 일을 잘 알고나 있을까? 만약 제대로 모르는 거라면 내겐 다른 어떤 선택이 남아 있을까? 내가 선택할 수 있는 게 남아 있기나 한지 확신할 수 없었다.

존스 부인은 온통 갈색과 녹색으로 꾸며진 위층의 작은 거실로 나를 안내했다. 지저분하지는 않았지만 딱히 깔끔하게 정리된 방도 아니었다. 나중에 나는 존스 부인이 런던에 있는 (또 하나의 집에) 또 하나의 상담실을 갖고 있다는 것을 알게 되었다. 옥스퍼드에 있는 이 수수한 집은 오랫동안 살아서 익숙하고 편하게 낡은 것처럼 보였다. 나는 존스 부인이 나를 사적인 장소로 반가이 맞아들였다는 느낌을 받았고, 이 때문에 그를 신뢰할 수 있겠다는 생각이 들었다.

우리가 자리에 앉자 존스 부인은 정신분석이 어떻게 진행되는지 설명했다. 내가 몇 주 뒤 퇴원하면 그때부터 우리는 일주일에 세 번씩 만날 예정이었다. 부인이 자신의 일정에서 두 번 정도 시간을 더 낼 수 있다면, 나는 일주일에 다섯 번 그를 볼 수 있을 터였다. 한 세션마다 8파운드를 지불하기로 했는데 이는 1970년대 후반인 당시 가치로 대략 12달러에 해당했다. 미국에서였다면 존스 부인과 같은 수준의 분석가는 그보다 몇 배는 더 청구했을 것이다. 존스 부인은 우리의 작업에 대해 단 한 가지 규칙만을 정했다. 내가 마음에 떠오르는 모든 것을, 아무리 창피하거나 사소하거나 부적절해 보여도 모두 다 말해야 한다는 것이었다. 우리가 함께한 몇 년 동안 나는 이 규칙을 딱 한 번 어겼다. 존스 부인에게 내가 자기를 얼마나 못생겼다고 생각하는지 한 번도 말하지 않은 것이다.

3주 후 나는 공식적으로 윈퍼드 병원에서 퇴원했다. 나의 공식적인 예후는 '매우 나쁨'이었다. 나는 넉 달 동안 떠나 있던 기숙사와 학업으로 복귀했다. 그간의 내 행방에 관해 묻는 사람은 아무도 없었다.

7장

나는 구조되기를 바라는 절박한 마음으로 비틀거리듯 엘리자베스 존스의 상담실로 뛰어들었고, 그와 함께 내 삶에서 정말 특이한 경험 하나가 시작되었다. 당시 내 삶은 순전한 지옥일 때가 많았다. 내가 존스 부인과 함께 시작한 대화 치료는 보통 미국인들이 짐작하거나 직접 경험하는 일반적인 '상담'이나 '테라피'가 아니었다. 그것은 프로이트의 연구에 기원을 둔 치료의 한 방법인 클라인 학파의 정신분석으로, 가장 밀도 높고 지적으로 엄격하며 전적인 몰두를 요구하며 깊은 불안을 자극하는 종류의 대화 치료다.

프로이트는 인간의 '무의식' 개념, 즉 우리가 생각하고 느끼고 행하는 모든 것은 자신도 완전히 의식하지 못하는 무언가의 산물이라는 관념을 바탕으로 정신에 관한 이론과 치료 방법을 구축했다. 그는 무의식이 서로 다투는 원시적 힘의 세력들, 말 그대로 우리를 행동으로 몰아가는 갖가지 추동력이 가득 담긴 채 '펄펄 끓는 가마솥'이라고 믿었다. 정신분석에 관한 프로이트의 관념에서 중심이 되는 것은 환자, 즉 피분석자와 분석가 사이의 강력한 관계이며 이 관계에서 '전이'가 발생한다. 전이란 환자가 초기 삶의 기억에서 상기해낸 자신의 강렬한 감정, 믿음, 태도를 무의식적으로 분석가에게 전가하는 것을 가리켜 프로이트가 붙인 용어다. 분석해야 하는 것은 바로 이 전이 자체이며, 그러므로 전이는 분석가와 피분석자가 여러 해 동안 함께 캐내야 할 원재료를 제공한다.

하지만 프로이트는 정신증이 있는 피분석자와 함께 이뤄낼 수 있는 일에 대해서는 상당히 유보적인 태도를 취했다. 그는 정신증이 너무 자기애적이고 너무 내면만 들여다보게 하기 때문에 정신증 환자는 분석가와 전이 관계를 형성할 수 없다고 생각했고, 전이가 생기지 않으면 정신분석이라는 맷돌에 넣고 갈 알곡도 없다고 보았다. 당시 내 병을 조현병이라고 진단한 사람은 아무도 없었다. 심지어 '정신증'이라는 단어조차 아직 한 번도 언급된 적이 없었다. 하지만 나는 여전히 우울증 상태에다 괴상하게 행동했으며, 사람들은 내가 망상에 시달리고 있다고 강력히 의심하고 있었다. 이 시점에 나는 정신분석이라는 새로운 일을 시작함으로써 내가 한 번도 가본 적 없고 잠재적으로 몹시 험난할 수도 있는 영역으로 들어가고 있다는 걸 알기에 충분한 정도로는 프로이트를 읽은 상태였다.

그러나 엘리자베스 존스는 '클라인 학파'였다. 이는 프로이트 정신분석의 한 분파로, 1920년대에 런던으로 이주한 오스트리아의 정신분석가 멜라니 클라인이 만든 정신분석 방법이다. 프로이트(그리고 나중에는 그의 딸 안나 프로이트까지)와 달리 클라인은 정신증이 있는 사람도 분석에서 혜택을 얻을 수 있고 필수적인 전이 관계를 형성할 수 있다고 믿었다. 정신증 환자들은 거대한 불안으로 가득하고 심지어 그 불안에 끌려다니는데, 불안을 줄일 방법은 그 가장 깊은 근원에 곧바로 초점을 맞추는 것이라는 게 클라인의 이론이었다.

사람의 불안은 대부분 신체 부위 및 신체 기능에 관한 아주 원시적인 환상, 즉 유아기의 환상에서 기인한다고 보기 때문에, 직접적인 성격을 띠는 클라인 학파는 분석할 때 환자가 환상을 표현할 때 쓰는 것과 같은 종류의 언어를 써야 한다. 이를 위해 클라인 학파 분석가는 피분석자가 사용하는 단어와 이미지를 사용하며, 그 결과 클라인 학파 분석가들이 하는 말은 때때로 환자들의 말만큼이나 미친 소리처럼 들린다. 분석가와 피분석자 사이에 오가는 단순하면서도 때로 경악스러운 대화는 피분석자의 마음을 불편하게 만드는 것을 정확히 겨냥해 날아가는 화살처럼 작동한다. 화살에 맞으면 과녁이 뚫린다. 그 결과 밸브가 열리고 오랫동안 갇혀 있던 증기가 빠져나가는 것과 비슷한 일이 일어난다.

전통적 정신분석과 클라인 학파 정신분석에 공통된 중심 원리는, 치료자가 환자에게 반드시 익명의 상태로 남아야 한다는 것이다. 치료자는 자기 자신에 관한 질문에 답하지 않고, 벽에 자기 가족사진을 걸어두지 않으며, 어느 학교를 다녔는지, 휴가 때는 어디에 가는지 말하지 않는다. 실제로 세션 중에 피분석자는 분석가를 보지도 않는다. 분석가가 자기와 자기 말에 어떻게 반응하는지 볼 수 없는 것이다. 피분석자는 소파에 누워 있다. 이렇게 하는 데는 단순한 이유가 있다. 분석가가 이른바 빈 서판이라면, 환자가 분석가의 특징이라고 말하는 것들은 기본적으로 분석가보다는 환자 자신에게서 온 것이 된다. 바로 거기서 전이가 생겨나며, 이리하여 환자는 자신의 정신이 어떻게 작동하는지 더 잘 알 수 있게 된다.

바로 이것이 엘리자베스 존스와 내가 막 착수하려던 과정, 그리고 이상적으로는 그 결실을 수확하려던 과정이었다.

존스 부인의 인생에 관해서는 아는 게 거의 없었지만 상담실에서 아량과 인내와 이해로 내게 반응하는 방식을 통해 나는 그를 꽤 잘 알게 되었다. 부인의 목소리는 차분하게 마음을 진정시켜주는 데가 있었다. 분명 쉽게 겁먹는 사람도 아니었다. 동시에 극도로 감정이입을 잘하고 엄격할 정도로 정직했다. 게다가 존스 부인은 내가 알게 된, 직업적으로 성공한 최초의 여성이기도 했다.

존스 부인과 함께한 분석 세션에서 나는 속삭이듯이 말했다. 옆집이나 건넛집에 사는 사람들이 내가 하는 말을 들을 수 있을 거라고 확신했기 때문이었다. 얼마 지나지 않아 윈퍼드에 있을 때 시작된 몇 가지 믿음(예를 들어 하늘에 있는 존재가 내 생각을 통제하고 나를 해치려 한다는)이 또다시 내 사고의 중심을 차지하기 시작했다. 나는 완전히 말도 안 되는 소리, 연결되지 않는 단어와 운율을 중얼거렸다. 그 말을 큰소리로 웅얼거리는 그 순간에는 나 자신조차 너무나 부끄러울 정도였다. 절대적으로 '모든 걸 다 말해야 한다'는 규칙에도 불구하고 나는 존스 부인이 그 말을 듣지 않기를 바랐다.

나: "그들이 태아를 가지고 장난을 치고 있어요. 그들은 그게 우리라고 생각해. 사실은 신인데. 목소리들이 가고 있어요, 예배소로, 시간의 가장자리로. 시간. 시간은 너무 낮아. 굉음을 낮춰. TV가 나를 놀리고 있어. 등장인물들이 나를 비웃어. 그들은 내가 실패자이고 고통받아 마땅하다고 생각해요. 그걸 보는 모든 사람이 알고 있어요. TV가 내 인생사를 말하고 있어."

원퍼드 병원의 의사들은 나를 대할 때 경직되고 형식적인 태도를 취했고, 내 머릿속에서 무슨 일이 벌어지고 있는지 알아내는 일보다는 나에게 충고하는 일—"더 먹어요, 엘린!"—에 더 관심이 많아 보였다. 존스 부인은 달랐다. 부인이 받은 교육은 그를 내게 잘 맞는 사람으로 만들어놓았다. 부인은 곧바로 문제의 핵심으로 다가갔으며, 그 과정에서 나의 감정도, 고상한 영국인 부인이라면 어떤 식으로 말해야 한다는 내 기대치도 봐주는 법이 없었다.

존스 부인: "대학에서 당신이 겪은 어려움에 관해 말해봐요."

나: "난 충분히 똑똑하지 않아요. 나는 공부를 할 수 없어요."

존스 부인: "당신은 밴더빌트에서 1등을 했죠. 지금 당신은 옥스퍼드에서도 최고가 되고 싶은데 그러지 못할까 두려워서 속이 상한 거예요. 당신은 자기가 어머니 엉덩이에서 떨어진 똥 덩어리 같다고 느끼고 있죠."

나: "지금부터 커튼을 칠 거예요. 길 건너에 있는 사람들이 나를 쳐다보고 있잖아요. 내가 하는 말이 그들에게 다 들려요. 그들은 화가 났어요. 그래서 나를 해치고 싶어 해요."

존스 부인: "당신은 자신의 화나고 적대적인 감정을 그 사람들에게 쏟아내고 있어요. 화가 나고 비판적인 건 당신이에요. 그리고 당신은 여기서 일어나고 있는 일을 통제하고 싶어 하죠."

나: "내가 통제하고 있어요. 난 세상을 통제해요. 세상은 내 변덕대로 움직여요. 나는 세상과 그 안에 있는 모든 걸 통제해요."

존스 부인: "당신은 사실 몹시 무력하기 때문에 자기가 통제한다고 느끼고 싶은 거예요."

나: "꿈을 꿨는데, 내가 태아로 골프공을 만들고 있었어요."

존스 부인: "거봐요, 당신은 아기를 죽이고, 그걸 놀이로 삼고 싶어 해요. 당신은 아기를 질투하는 거예요. 당신의 동생들을 질투하고, 나의 다른 환자들을 질투하고. 당신은 그들을 죽이고 싶어 해요. 그리고 그들을 다시 때릴 수 있도록 작은 공으로 만들고 싶어 하죠. 당신은 당신의 어머니와 내가 당신만 사랑하기를 원해요."

존스 부인이 내게 말한 내용이 항상 위로가 되는 건 아니었지만(오히려 나를 경악하고 화들짝 놀라게 만드는 적이 더 많았다), 그 방에 있는 부인의 존재감은 항상 위로가 되었다. 부인이나 내가 사용하는 단어와 이미지가 아무리 괴상해도 부인은 지극히 침착하고 이성적이었다. 내가 부인에게 무슨 말을 해도, 아무리 역겹거나 무시무시한 말을 해도 부인이 내 말에 움츠러드는 일은 결코 없었다. 부인에게 나의 생각과 감정은 옳거나 그른 것, 좋거나 나쁜 것이 아니라 그냥 그렇게 존재하는 것일 뿐이었다.

옥스퍼드 캠퍼스에서 분명 나는 아주 괴상하게 보였을 것이다. 정해진 일정에 맞춰 장소를 이동할 때면 늘 혼자였고, 여전히 때때로 혼잣말을 중얼거렸으며, 여전히 위생을 챙기는 일을 (심하게) 깜빡했고, 식사하는 걸 까먹었으며, 강한 바람이 불면 날아갈 만큼 여위었고, 항상, 언제나, 책을 가득 담은 커다란 가방을 짊어지고 다녔으니 말이다. 그 가방 안에는 학업을 위해 필요한 교재뿐 아니라 다른 책도 있었다. 정신의학 서적, 이상심리학abnormal psychology 서적, 몇 달 전 해밀턴 선생이 추천한 자살에 관한 책 한 권, 정신병리를 구성하는 기본 요소인 성격유형에 관해 앤서니 스토 선생이 쓴 책('우울한' 성격과 '편집적' 성격이 특히 내게 공감을 일으켰다) 등이었다.

이상한 일이지만 나는 내가 딱히 미쳤다고 생각하지도 않았고, 내가 자주 갖는 생각이나 느낌이 나에게만 일어나는 거라고도 생각하지 않았다. 오히려 그런 생각이나 감정은 모든 사람이 갖고 있으며, 악을 행하라거나 파괴적인 일을 하라고 몰아대는 어떤 힘 혹은 사악한 에너지는 모두가 느끼는 거라고 믿었다. 그들이 나와 다른 점은 그것들을 잘 다루고 감추고 통제하는 법을 알고 있다는 것이라 생각했다. 그렇게 하는 것이 사회적 범절에 맞는 일이니까. 그들은 나보다 의지력이 더 강하고 대처 기술이 더 뛰어났을 뿐이다. 그들은 자신의 악령을 억제할 줄 알았고 나는 그러지 못했다. 하지만 어쩌면 나도 그 방법을 배울 수 있을지도 몰랐다. 내가 저런 책을 읽은 건 그래서였다.

존스 부인과 한 상담 세션이 쌓여가고 내가 내 정신의 괴상한 산물을 풀어내는 일에 익숙해지면서 나의 편집증에도 차도가 생기기 시작했다. 저 하늘의 이름도 얼굴도 없는 존재가 내 두려움과 사고에 미치는 힘이 줄어든 건 아니지만, 내가 일상적으로 돌아다니며 마주치는 실제 사람들은 덜 무서워지고 더 다가가기 쉬워졌다. 이제 사람들은 나를 판단하거나 잠재적으로 나를 해치기 위해서만 (또는 내가 해칠 표적으로서만) 존재하던, 얼굴 없는 위협 덩어리가 아니라 한 명 한 명 개별적인 사람이 되어갔다. 나처럼 취약하고, 흥미로우며, 어쩌면 나와 공통점도 있고 심지어 우정을 나눌 수도 있는 사람들 말이다. 나는 차츰 친구를 한 명 사귀고, 또 두 명을 사귀었다. 어느 저녁에는 강의를 함께 들을 동료가 생겼고, 며칠 뒤에는 작은 디너 파티에 참석했다. 나는 마치 그간 동굴 속에 있었던 것처럼, 그래서 빛은 반갑지만 적응이 필요한 것처럼 눈을 깜빡이고 휘청거리면서 다시 세상 속으로 들어가기 시작했다.

시간이 지나면서 나는 실제로 세 학생과 친구가 되었다. 다이나와 패트릭이라는 두 영국인과 샘이라는 미국인이었다. 다이나는 나처럼 키가 크고 무척 말랐지만, 옥스퍼드 학자임에도 종종 멋 부리는 학부생처럼 옷을 입고 다녔다. 대학 졸업 후 우울증으로 잠깐 입원한 적이 있다고 했는데, 이 점은 내가 다이나를 더 가깝게, 나를 덜 괴상하게 느끼게 해주었다. 반면 패트릭은 매력적이고 느긋한 성격에 적응을 잘하고 자신을 편안하게 느끼는 것처럼 보였다.

역시 키가 꽤 크고 잘생겼으며 눈이 커다랗고 표정이 풍부한 샘은 돈 문제로 자주 불안해했고, 공부량에 대해서는 나보다도 더 심하게 불안해했다. 오랜 시간 힘겨워도 묵묵히 나아가고 있으면서도 자기가 공부를 제대로 해내고 제시간에 학위 과정을 마칠 수 있을지 확신하지 못했다. 런던에 여자친구가 있었는데도 나보다 더 외톨이처럼 보였다. 샘은 기타를 연주하고 작곡도 했으며, 대학 기숙사를 걸어 다니며 혼잣말도 자주 했는데, 이런 샘의 행동은 (다이나의 치료 경험처럼) 나 혼자만 정신이 이상한 게 아니라는 확신을 주었다.

우리 넷은 곧 떨어질 수 없는 사이가 되었다. 모여서 요리를 함께 하기도 하고 그럭저럭 괜찮은 미국 음식과 영국 음식을 팔던 옥스퍼드 북쪽의 레스토랑 '브라운스'에도 함께 다녔다. 우리는 영화를 보러 가지도 않았고 텔레비전도 전혀 보지 않았다. 나는 문화에 대한 의무감으로 오페라를 몇 번 보러 가기는 했지만 별로 좋아하지는 않았다. 대신 우리는 기숙사 방에서 또는 날씨가 허락할 때는 기숙사 지붕 위 굴뚝 근처에 앉아서 밤이 깊도록 몇 시간씩 끝도 없이 이야기를 나누었다.

초기의 새롭던 친구 관계가 더 편안한 우정으로 넘어가면 흔히 그러듯이 나는 마침내 그 친구들에게 나에 관해 좀 더 이야기하기 시작했고, 좀 말하기 어려운 부분까지 포함해 나의 과거를 털어놓았다. 어쨌든 그들도 내게 그렇게 했기 때문에 나 역시 말하는 게 공평한 일 같았다. 신뢰하는 법을 배우고, 말해도 안전한 비밀이 무엇인지 배우는 것. 이는 모두 그때 내가 막 운행법을 배우고 있던 까다로운 지형의 일부였다.

그래서 그들은 내가 간헐적으로 입원을 했고, 지금은 정신분석을 받으며 힘겹게 헤쳐나가고 있다는 것을 알았다. 하지만 내가 필사적으로 감추려 노력한 부분도 아주 많았다. 예를 들어 여전히 계속되는 악에 관한 나의 망상, 특히 내가 악한 존재라는 부분과 내가 끔찍한 폭력 행위를 자행할 수 있다는 나의 전적인 확신에 관해서는 말하면 안 된다는 걸 알고 있었다. 그 생각이 잘못된 것이라 여겨서가 아니었다. 나는 모든 사람이 이런 식으로 생각하지만 그에 관해서는 말하지 않는 것이 양식이라고 믿었다. 모두가 방귀를 뀌지만 남들이 있을 때는 뀌지 않는 것처럼 말이다. 하지만 내가 아무리 조심해도, 때로는 잘못된 단어가 내가 불러내지도 않았는데 입술 사이로 빠져나가는 일이 있었다. 예를 들어 잊지 못할 어느 밤, 모두 함께 지붕 위에 앉아 있을 때 나는 아무렇지도 않게 아이를 많이 죽였다고 말하고 말았다.

"농담이야!" 나는 친구들의 얼굴에 떠오른 표정을 알아차리고 불안을 느끼며 최대한 재빨리 덧붙였다. 처음엔 설마설마하던 친구들의 표정은 서서히 공포의 기미를 띠었다.

"그냥 멍청한 농담이라니까! 아이, 왜들 이래. 누구나 가끔 아이들을 죽이고 싶어 하잖아, 안 그래? 물론 실제로 그러지는 않지만. 거참, 내가 실제로 죽였다는 말이 아니라니까! 그럴 거란 말도 아니고. 알지? 그렇지?" 친구들은 모두 그렇다고, 분명히 안다고, 당연한 소리를 왜 하느냐고 했다. 그들은 내가 자기들한테 장난친 거라는 걸 알고, 나에 대해 걱정하지 않으며, 나 때문에 겁먹은 게 아니라고 말했다. 하지만 분명 그들은 내 말에 겁을 먹었고, 나는 그 사실을 알고 있었다. 통제력을 놓쳐선 안 돼, 하고 나는 생각했다. 정신 바짝 차려. 정신줄 놓지 마.

이따금 내가 하는 이런 실수에도 불구하고 소중한 세 친구는 너무나 오랫동안 무엇에서도 행복을 느껴보지 못한 나를 행복하게 해주었다. 그들은 뭔가 채울 것이 필요했던 내 가슴 속의 한곳을 채워주었다. 마치 케니와 마지와 팻과 누렸던 우정이 다시 시작된 것만 같았다. 함께 웃고 함께 공부하며, 책과 마감 날짜에 초점이 맞춰지고(실은 그것들이 우리를 하나로 묶어줬다고 할 수도 있다) 지적인 엄격함을 강조하는 인생을 함께하는 친구들의 작은 무리. 나는 생각했다. 내가 이런 친구들을 사귈 수 있다면, 나를 구할 방법도 찾을 수 있을 거라고.

때로는 상태가 너무 나빠 공부를 할 수 없을 때도 있었지만, 그래도 내 학위 과정은 진척되고 있었다. 어떤 날들은 그 과정이 너무 느리고 어려워서 바위를 깎는 것처럼 느껴질 때도 있었고, 내가 나의 연구에 만족하거나 어느 정도 받아들여질 수 있는 수준의 논문을 완성할 수 있을 거라는 자신감이 사라질 때도 있었다. 하지만 매일의 반복적 일과가 계속 정신을 집중하고 사악한 존재를 옆으로 밀쳐내도록 나를 밀어붙여 주었다. 이 시점에는 필수적으로 들어야 할 수업이 없었고, 유일하게 정해진 일정은 존스 부인과 하는 분석뿐이었으므로 글을 쓸 수 있는 큰 덩어리의 시간이 아주 많았다. 학위 프로그램도 논문을 쓰는 프로그램으로 바꿨기 때문에, 여러 편의 짧은 논문을 쓰는 대신 한 편의 긴 논문만 쓰면 되었고 시험도 치지 않아도 되었다. 나는 아리스토텔레스의 정신 철학에 관한 논문을 쓰기로 하고 그 주제에 대한 중세의 중요한 주해서를 읽기 위해 프랑스어도 독학으로 공부했다. 항상 그 일을 해낼 수 있는 상태는 아니었지만, 한 걸음 후퇴할 때마다 나는 그냥 두 걸음 더 앞으로 나아가겠다고 결의를 다졌다. 더 열심히 해, 더 오래 해, 계속해.

존스 부인과의 관계가 나에게 유익하다는 걸 알게 되면서 내가 부인에게 느끼는 강렬한 감정이 어떤 문을 하나 열어젖혔고, 매 분석 세션이 지날 때마다 점점 더 난폭해지는 정신증적 사고가 그 문을 통해 성큼성큼 걸어 나왔다.

나: "꿈을 하나 꿨어요. 어머니와 내가 바깥에 서 있었어요. 우리는 폭발음을 듣고 먼 곳을 바라봤죠. 핵폭발로 버섯구름이 피어나는 게 보였어요. 어머니와 나는 서로 끌어안고 울면서 서로 사랑한다고 말했고, 그런 다음 우리 둘 다 죽었어요."

존스 부인: "당신의 분노가 지구를 파괴할 만큼 거대하군요. 당신의 어머니―그리고 나―는 당신을 보호하지 않아요. 그 때문에 당신은 우리 둘을 미워하죠. 당신의 미워하는 감정이 세계의 폭발을 초래한 거예요. 당신은 어머니에게 사랑한다고 말했고, 당신은 어머니와 나와 접촉을 원하죠. 하지만 그러다가 당신의 분노가 모두를 죽여버린 거예요."

얼마 안 가 존스 부인이 내 환상의 공공연한 대상이 되었다. 프로이트의 믿음과는 달리 나의 정신증은 내가 존스 부인에게 강렬하게 전이하는 것을 가로막지 않았으며, 내 전이의 양상은 몹시 볼썽사나웠다. "당신이 내 분석가라고 말한다는 거 알아요." 어느 오후에 나는 존스 부인에게

으르렁대며 말했다. "하지만 난 진실도 알고 있어요. 당신은 사악한 괴물이고, 어쩌면 악마일지도 몰라. 난 당신이 나를 죽이도록 내버려두지 않을 거예요. 당신은 사악해, 당신은 마녀야. 나는 맞서 싸울 거야."

존스 부인은 앉은 의자에서 털끝 하나 움직이지 않았고, 절도 있고 차분한 말투로 대답했다. "당신은 나를 향한 증오의 감정을 품고 있어요, 엘린. 당신은 자기가 모르는 것들을 내가 알고 있다는 사실이 싫은 거예요. 당신이 나를 필요로 한다고 느끼는 것도 싫죠. 당신은 증오 가득한 자신의 감정을 나에게 투사했고, 그 때문에 나를 위험하다고 생각하는 거예요. 당신이 두려워하는 건 자기 자신의 그 나쁜 부분이에요."

"당신, 나를 죽이려는 거야?" 내가 식식거리며 말했다. "나는 폭탄에 관해 잘 알아. 폭탄을 만들 수도 있다고. 당신은 악마야. 당신은 나를 죽이려 하고 있어. 나는 악해. 나는 오늘도 당신을 세 번이나 죽였어. 한 번 더 죽일 수도 있어. 나를 방해하지 마. 난 내 생각으로 수십만 명을 죽였다고."

편집 증상이 있는 정신증 환자가 무서운 일을 저지르는 이유는 그들 자신이 무서워하고 있기 때문이다. 그리고 정신증과 편집증이 동시에 있다는 건, 악몽을 꾸다 놀라서 벌떡 일어나 앉았지만 아직은 그 꿈이 현실이 아니란 걸 깨닫지 못한 찰나, 땀에 젖은 한밤중의 그 순간과 같다. 하지만 이 악몽은 대낮에도 내내 계속된다. 존스 부인을 더 가깝게 느낄수록 나는 점점 더 겁을 먹었다. 부인은 나를 해칠 터였다. 심지어 나를 죽이려 할지도 몰랐다. 나는 그런 일이 일어나는 걸 막을 대책을 세워야 했다.

주방용품 판매점 앞을 지나다가 나는 진열창을 통해 식칼을 뚫어지게 바라보며 저걸 하나 사서 다음 세션에 가져가야겠다고 생각했다. 한번은 철물점 안으로 들어가 도끼를 둘러보면서, 도끼로 나를 보호할 수 있다면 그중 어떤 게 적당할지 머리를 굴렸다. 한동안은 분석 세션에 갈 때마다 만약의 상황에 대비해 톱니 모양의 식칼과 커터칼 하나를 가방에 넣어 다녔다. 부인은 악하고 위험해. 계속 나를 죽이고 있어. 부인은 괴물이야. 내게 사악한 짓을 못 하도록 부인을 죽이거나 위협해야 해. 그건 부인이 해치고 있는 다른 모든 사람을 위해서도 축복일 거야.

나는 존스 부인을 무척 두려워하면서도 동시에 그를 잃게 되는 일도 그만큼 두려워했다. 그 두려움이 얼마나 컸던지 이틀 동안 부인을 만나지 못하는 주말은 견디기가 너무 힘들었다. 나는 목요일부터 무너지기 시작해 화요일까지 좀처럼 달랠 수 없는 상태로 지냈다. 그 사이 내 머릿속에서 벌어지는 일로부터 나 자신과 친구들을 보호하기 위해서는 내가 지닌 모든 힘을 긁어모아야 했다. "그래, 당연히 좋지. 햄버거 먹으러 가자. 그래. 우리 둘 다 읽은 그 책에 관해 토론하는 게 좋겠네." 그러는 내내 존스 부인이 나를 버리지 못하게 막을 방법을 몰래 구상했다. 부인을 납치해서 내 옷장 안에 꽁꽁 묶어둬야지. 내가 잘 돌봐줄 거야. 음식과 옷도 주고. 내가 부인에게 정신분석을 받을 필요가 생길 때마다 부인은 언제나 거기 있겠지.

그러다가 다시 존스 부인의 상담실에 가면 나는 온갖 사악한 말을 하나도 빠짐없이 다 뱉어냈다.

나: "올해 당신이 휴가를 떠나게 냐두지 않을 거예요. 나한테는 무기가 있어요. 당신을 내 방으로 데려가서 옷장 안에 가둬둘 거예요. 당신은 나와 함께 있을 거예요. 당신한테는 선택의 여지가 없을걸요. 내가 당신을 보내주지 않을 거니까. 어디 한번 해보시지."

부인: "당신은 아기처럼 나한테 절대적으로 의존하고 있다고 느끼고, 그게 당신을 화나게 하네요. 당신은 나를 당신 가까이 둘 방법을 상상하고, 그중 어떤 방법에는 폭력적인 요소도 있는데, 그건 당신이 나보다 더 강하다는 걸 나에게 보여주기 위한 것이죠."

존스 부인은 무한한 아량과 이해심을 보였고, 한결같고 차분한 그 태도가 나를 억제해주었다. 부인은 마치 흩어지는 내 조각들을 한데 붙잡아주는 접착제 같았다. 나는 분해되고, 조각조각 날아가 흩어지고, 폭발하고 있었지만, 부인은 나 대신 나의 조각들을 한데 모아 지켜주었다.

정신증은 표나지 않게 은밀히 퍼지는 전염병처럼 일부 능력은 멀쩡하게 남겨둔다. 예를 들어 정신병원에서는 가장 상태가 심각한 조현병 환자들도 식사 시간에 맞춰서 나타나고, 화재경보가 울리면 병동을 빠져나간다. 나는 완전히 망상에 사로잡혀 있으면서도 여전히 세상이 작동하는 방식의 핵심적인 양상을 이해하고 있었다. 예컨대 나는 학교 공부를 마무리해가고 있었고, 사람들이 모인 환경에서는 내가 가장 신뢰하는 사람들에게조차 나의 정신증적 사고에 관해 정신없이 떠들어대서는 안 된다는 규칙을 어렴풋이 인지하고 있었다. 아이들을 죽이거나 온 세상을 불태우는 일에 관해 말하는 것, 혹은 내 생각으로 도시를 파괴할 수 있다고 말하는 것은 예의 바른 대화에 속하지 않았다.

그러나 때로는 정신증 증세가 너무 심해서 도저히 자제하지 못할 때도 있었다. 망상이 본격적인 환각으로 심화되고, 그 환각 속에서 나는 사람들이 속삭이는 소리를 분명히 들을 수 있었다. 물리적으로 주변에 아무도 없을 때, 도서관 모퉁이나 늦은 밤 혼자 자고 있던 침실에서 누가 내 이름을 부르는 소리가 들렸다. 때로는 내게 들리는 소음이 너무 압도적이어서 다른 모든 소리를 묻어버리기도 했다. 그만해, 그만, 그만. 싫어. 그만. 누구라도 주변에 있는 걸 견딜 수 없는 상태로 며칠이 흘러갔다. 존스 부인을 만날 때를 제외하고는 문을 잠그고 불을 끈 채 내 방에 혼자 틀어박혀 있었다.

"엘린, 나한테 화났어?" 어느 날 오후 샘이 물었다.

"아니." 내가 말했다. "왜?"

"네가 날 계속 피하니까. 넌 우리랑 저녁 먹으러 나오지도 않았고, 어젯밤도 그제 밤도 문을 두드려도 대답하지도 않았고, 그리고 지금은 나를 험악하게 노려보고 있잖아."

그건 네 말이 안 들리기 때문이야, 하고 나는 샘에게 말하고 싶었다. 그 소리가 네 소리보다 크고, 만약 내 에너지가 너에게 가면 내겐 그 소리에 맞서 싸울 힘이 남지 않을 거야. 그러면 난 그 소리를 저지할 수 없게 되겠지. 너희는 위험에 처하게 되고, 우리 모두 끔찍한 위험에 처할 거야. 나는 대부분의 시간 동안 내가 생각하고 있던 것이 실제가 아니라는 걸, 혹은 샘에게는 실제가 아니라는 걸 알 만큼, 딱 그만큼만 현실 세계에 남아 있었다.

심한 독감에 걸렸지만 집에서 이불 덮고 누워 있을 수만은 없는 상황을 생각해 보라. 당신에게는 처리해야 할 일이 있고 책임져야 할 일이 있다. 그래서 도저히 없을 것 같던 힘을 쥐어짜 진땀을 흘리고 몸을 떨면서 동료들에게 예의 바르게 인사를 하고 간신히 구토를 참으면서 어떻게든 하루를 버텨낸다. 그렇게 일과를 버텨낼 수만 있다면 그다음에는 당신의 소파가 (혹은 침대 혹은 욕조의 뜨거운 물 혹은 무엇이든 당신이 편안함과 안전함으로 정의하는 것이) 기다리고 있는 집으로 돌아갈 수 있다는 걸 알기 때문이다. 간신히 멀쩡한 상태를 유지하다가 일단 집에 돌아오면 쓰러지는 것이다.

2년 내내 나는 내가 할 수 있는 최선을 다해 공부하고 해야 할 의무를 다하며 하루하루를 버텨냈고, 그런 다음 존스 부인의 집으로 달아났고, 거기 도착하면 즉각 내 마음에 채워두었던 사슬을 풀고 무너져내렸다.

8장

옥스퍼드에 온 지 4년이 지난 1981년에야 마침내 나는 대학원 과정을 마무리했다. 이 전체 과정에는 그 오래된 캠퍼스를 처음으로 걸어보았던 오래전 그날 내가 예상했던 것보다 두 배의 시간이 걸렸다. 나는 병에게 꽉 찬 2년을 빼앗겼다.

내가 제정신인지 아닌지에 대한 판단은 (적어도 나에게는) 아직 확실히 내려지지 않은 것 같았지만, 내가 꽤 총명하다는 데 대해서는 어느 정도 객관적 합의가 이루어진 것 같았다. 내 논문에 대한 심사위원들의 반응은 옥스퍼드의 기준에 비추어 탁월하다는 것이었고, 이는 내가 기대한 것보다 훨씬 높은 평가였다. 그들은 심사평가서에서 내 논문의 범위는 내가 받은 석사학위Master of Letters(M.Litt.)에 적합하지만, 논문의 질은 옥스퍼드에서 주는 가장 높은 학위인 철학박사Doctor of Philosophy(D.Phil.) 논문 수준이라고 평했다.

다행히 나에게는 나 자신과 내가 이룬 일을 자랑스러워해도 될 만큼은 충분한 정신이 남아 있었다. 나는 포기하지 않았다. 2년 동안 병원에 가지 않는 상태를 유지할 수 있었고, 그 시간 동안 이룬 학문적 성과는 나에게 친절하게 대해줄 이유가 전혀 없는 객관적인 평가자들에게 우수하다는 평가를 받았다. 그리고 이 모든 일에서 결정적인 요인이 존스 부인이었다는 사실은 결코 부인할 수 없다.

그래서 나는 그 문제를 신중하게 생각해 본 뒤 이 시점에서는 존스 부인과의 세션을 계속할 수 있도록 영국에 1년 더 머물러 있는 것이 가장 유익하다는 결론을 내렸다. 나에게는 그렇게 할 수 있는 금전적 여력이 있었다. 부모님은 해마다 우리 세 남매에게 선물로 일정 금액을 주었는데, 그 돈을 어떻게 쓸지는 나에게 달려 있었기 때문이다. 당시 나는 내 정신건강보다 더 나은 투자처는 상상할 수 없었다. 게다가 치료 비용도 미국보다 영국에서 훨씬 저렴했으므로(당시 시간당 영국은 12달러이고 미국은 60달러였다), 내가 있던 곳에 그대로 머무르며 나를 잘 알고 나의 과거를 알며 나의 신뢰를 얻은 분석가와 계속 작업하는 것이 이치에 맞는 일이었다.

하지만 이제 나는 학생이 아니었으므로 대학 기숙사에서 나가 새 거처를 구해야 했다. 한 친구를 통해 재닛이라는 이혼한 젊은 여성을 알게 되었다. 재닛은 네 살짜리 딸 올리비아와 함께 오래된 집에서 살면서 세입자를 구하고 있었다. 나는 만나자마자 곧바로 재닛이 마음에 들었다. 집은 따뜻하고 안락했으며 내가 지낼 방은 내가 바라던 조건을 그대로 갖추고 있었다. 나는 곧 그 집으로 들어가기로 했다. 내게는 2년쯤 전 당시로서는 어울리지 않는 현란한 자기과시욕이 발동해 구입했던 모페드●도 있었다. 그리하여 이제 내게는 친구들도 있었고, 어느 정도의 자유와 사랑스럽고 평화로운 나만의 방도 생겼다. 내게는 이중 단 하나라도 가질 수 있을 거라고 상상할 수 없었던 시절이 있었고, 그건 그리 오래전 일도 아니었다.

존스 부인과 3년째 분석작업에 접어들던 그 시기에 내 인생의 몇몇 분야가 매일 조금씩 개선되는 걸 지켜보는 일은 내게 큰 용기를 주었다. 물론 데이트는 생각도 할 수 없는 일이었다. 내가 낭만적 연애를 하는 게 가능한 일인지, 가능하다면 언제쯤 그럴 수 있을지 나로서는 알 수 없었다. 하지만 나에게는 친구들이, 그것도 좋은 친구들이 있었다. 내게는 괜찮은 주거지가 있었고, 재닛의 집에서 보낸 모든 날 모든 시간을 환하게 밝혀준 올리비아—리비—라는 다정한 금발 소녀의 존재도 보너스처럼 주어졌다. 그리고 나는 내 미래를 위한 실제적인 계획도 세우기 시작했다.

이제는 더 이상 옥스퍼드에서 수업을 받지 않았지만, 그래도 자주 그곳의 강좌를 들으러 다녔고, 내가 읽을 책의 목록도 자진해서 만들었다. 나는 철학을 계속하는 것이 불가능하다고 판단했다. 정신증에 시달리는 와중에 너무나도 밀도 높은 문헌을 파헤치느라 애를 먹었던 지난 4년 동안 힘들었던 기억이 너무 많이 남았다. 대신 나는 점점 더 심리학과 법학 공부에 끌리고 있었다. 이를테면 정신이상 항변과 비자의非自意 치료 등 정신보건법상의 복잡한 민권 사안에 큰 관심을 느꼈다. 심리학과 정신의학, 법학 서적을 읽다 보면 거기 적힌 사례들이 종종 섬뜩할 정도로 익숙하게

● 소형 엔진을 장착한 자전거

느껴졌고, 잘못하면 나도 그들 중 한 명이 될 수도 있을 것 같았다. 여차했으면 나도 파도 밑으로 휩쓸려가 다시 물 밖으로 나오지 못했을 수도 있었다. 내가 너무나도 잘 이해하는 종류의 고통에 시달리는 사람들의 삶에서 내가 어떤 역할을 할 수 있을지 알고 싶었다.

나의 생활 환경은 생각하기도 쉽고 치유하기도 쉬운 환경을 만들어주었다. 가족과 함께하는 좋은 시간을 보내본 지 아주 오래되었던 나를 위해, 재닛은 무리를 하면서까지 식사 시간이나 휴일에 나를 자기 가족의 시간에 끼워주려고 노력했다. 이따금 저녁에는 거실에서 그때까지 내가 별로 본 적 없던 괜찮은 영국 텔레비전 방송을 함께 보았다. 재닛의 어머니이자 화가인 캐서린도 자주 우리와 함께했다.

말투가 온화하고 친절한 재닛은 경이로울 정도로 자연스러운 엄마의 본능을 지닌 사람이었다. 자기 얘기를 많이 하는 사람은 아니었지만 나는 재닛이 항상 순탄하게 산 것은 아님을 알 만큼은 재닛의 삶에 관해 알게 되었다. 올리비아의 아빠는 그들의 삶에 전혀 등장하지 않았고, 재닛의 아버지는 재닛이 어렸을 때 세상을 떠났다. 재닛은 엄마 캐서린과 아주 가까웠는데, 캐서린은 한 번씩 닥쳐오는 우울증으로 힘들어했다. 나는 두세 달쯤 지나서야 재닛에게 내가 입원했었다는 말을 했지만, 마침내 그 이야기를 했을 때도 우울증 때문에 입원했던 것처럼 표현했다. 정신증이나 무시무시한 환상에 대해서는 미미한 암시도 하지 않았다. 재닛이 어떻게 생각할지 생각만 해도 수치스러웠고, 혹시라도 나를 자기 딸에게 위협적인 존재로 볼까 봐 두려웠다. 지금의 나는 재닛에게라면 무슨 말이든 털어놓아도 괜찮았을 것이라 확신한다. 그날 내가 재닛의 거실에서 초조한 마음으로 내가 밝힐 수 있는 최대한의 진실을 말하는 위험을 감수했을 때, 재닛은 그 무엇도 따지지 않고 그저 이해와 연민으로 받아주었다.

그리고 물론 거기에는 언제나 사랑스러운 리비도 있었다. 정이 많고 쾌활한 리비는 그림 그리기와 색칠하기를 정말 좋아했고, 내가 선생님이고 자기는 학생인 시나리오를 짜서 학교 놀이를 하는 것도 좋아했다. 리비는 어서 글 읽기를 배우고 싶어 했고, 동네의 더 큰 다른 아이들처럼 학교에 다니고 싶어 했다. 내가 책을 읽어 줄 때면 내 무릎에 앉아 품에 폭 파묻혀 있는 것도 좋아했지만, 내게 서쪽의 나쁜 마녀 역할을 시키는 것도 그만큼 좋아했다. 내게 킬킬거리는 마녀 웃음소리를 내달라고 하고는 카펫 위에 쓰러져 배꼽을 잡고 깔깔 웃어댔다. 지금 나와 함께하는 어린 아이와 그 순간을 즐기는 것 외에 아무런 목적도 계획도 없이 바보처럼 마냥 웃을 수 있는 일, 그건 꼭 오랜 장마 끝에 다시 나온 햇살을 만나는 느낌이었다.

매일 존스 부인을 만나고, 내 인생의 다음 단계를 준비하며 연구하고 책을 읽고 있었음에도 여전히 내게는 여유 시간이 너무 많이 남아돌았고, 나는 이런 상태가 나에게 이로운 적이 없다는 걸 잘 알고 있었다. 그 빈 시간을 채울 방법을 찾아내야 했다.

내가 어떤 식으로든 세상에 기여하고 싶어 한다는 판단이 섰고, 나를 잘 보살펴준 전문가들에게 빚을 갚고 그러는 과정에서 다른 사람들을 도울 수도 있다면 좋겠다고 생각했다. 나는 내가 정신병원 환자의 경험을 병원 직원들(적어도 대부분의 직원들)은 이해할 수 없는 방식으로 이해한다고 믿었고, 그러므로 논리적으로 내가 좋은 자원봉사자가 될 수 있다고 생각했다.

원퍼드 병원에 가지 않은 지도 오래되었으니 이제 거기 가도 사람들이 나를 알아보지 못할 거라고 믿었다. 그래서 어느 아침 겉모습을 신경 써서 매만지고 면접 시 바람직한 행동을 예행 연습한 후 원퍼드의 자원봉사 관리자를 만나러 갔다. 이야기를 나누기 시작했을 때는 아주 좋은 결과에 도달할 것처럼 보였다.

"오늘 만나주셔서 감사합니다." 내가 말했다.

"제가 감사하죠." 관리자가 고개를 끄덕이며 미소를 지었다. "자, 이제 당신에 관해 모두 말해보세요, 색스 양. 왜 여기서 자원봉사를 하고 싶은지요."

"음, 나는 옥스퍼드 졸업생인데, 미국으로 돌아갔을 때 심리학을 공부할지 법학을 공부할지 고민하고 있어요. 결국 어떤 선택을 하게 되든 나는 그 선택이 정신질환이 있는 사람들을 돕는 일과 관련된 것이기를 바라요. 그래서 여기서 자원봉사를 하는 것이 그 가능성을 탐색해보고, 게다가 가치 있는 경험도 얻을 좋은 기회일 거라고 생각했죠."

관리자는 절제된 열의를 보이며—나를 적격자로 여긴다는 의사를 전하려는 것 같았다—원퍼드에서 내가 쓸모있는 역할을 할 만한 몇몇 곳에 관해 이야기하기 시작했다. 이야기를 나누는 동안 나는 용기가 솟았고 심지어 낙관적인 기분도 들었다. 이 일은 어떤 식으로든 내가 처음으로 '전문적' 역량을 경험해보는 일이 될 것이며, 그것을 바로 이 병원에서 하게 되는 것은 아주 걸맞은 일인 것 같았다.

그러던 중 관리자는 내가 환자로 있었던 바로 그 병동을 언급했다. 나는 순간적으로 뭐라고 말해야 할지 몰라 의자에서 등을 곧게 펴며 자세를 고쳐 앉았다.

"어, 거기가 나한테 가장 적합한 곳일지는 잘 모르겠네요." 이윽고 내가 말했다. "내가 예전에 그곳 환자였거든요. 처음에는 낮병원에 있었다가 나중에는 한동안 입원환자로 있었어요. 음, 그러니까, 거기 직원들이 어떻게 느낄지 모르겠어요. 뭐, 그래도 안 될 건 없겠지만 한편으로는 다른 곳이 더 낫지 않을까 싶은데요. 최소한 처음에는요." 이제 그만 말해, 엘린. 이 일은 절대 안 될 거야.

관리자의 얼굴에 어떤 표정이 스치다가 다음 순간 사라졌고 이어 긴장된 얼굴에 미소를 지어보려는 노력이 뒤를 이었다. "그렇군요" 하고 말하며 그는 책상 위 서류 일부를 한 더미에서 다른 더미로 옮기고는 두 손을 포갰다. 경험상 이건 좋은 신호일 리 없었다. "저기, 색스 양, 이 일은 좀 더 살펴봐야 할 것 같네요. 현재 실제로 자원봉사 자리가 비어 있는지 확실히 모르겠어요. 분명 이해해주리라 믿어요. 어쨌든 와줘서 고마워요. 상황을 더 확실히 알게 되면 바로 연락드리죠."

병원 건물을 나서며 처음의 낙관을 놓지 않으려 애썼다. 머릿속으로 대화를 다시 되짚어 보고—얘기가 잘되고 있던 거 아냐?—그런 다음 내 작은 모페드를 타고 집으로 돌아갔다. 그리고 기다렸다.

이틀 동안 전화가 오지 않자 내가 전화를 걸어 메시지를 남겼다. 이틀날 또 전화해서 또다시 메시지를 남겼다. 여전히 아무 연락이 없었다. 세 번째로 전화를 걸고 이번에도 아무 응답이 없자 솔직히 털어놓은 내 행동이 어떤 결과를 가져왔는지 마침내 분명히 깨달을 수 있었다. 교훈을 얻는 방법치고는 고통스러웠지만, 그 교훈은 내가 지난 25년 동안 줄곧 잘 간직해온 것이기도 하다. 네가 말하지 않아도 되는 건 절대 아무것도 말하지 마. 사람들이 요청하지 않은 정보를 절대 자진해서 알려주지 마.

나는 하루 이틀 정도 더 분노를 터뜨리고 존스 부인에게 내 실망감을 투덜투덜 늘어놓으며 상처를 다독였다. 그런 다음 이번에는 옥스퍼드에 있는 또다른 정신병원인 리틀모어 병원에서 또다시 자원봉사 일자리에 지원했다. 가난한 사람들을 위해 지어진 리틀모어는 원퍼드와 비슷하게 1800년대 중반에 건설되었고, 역시나 원퍼드와 비슷하게 암울하고 불길한 분위기를 풍겼다. 나는 면접 중에도 지원서에도 나 자신의 정신과 병력에 대해서는 한마디도 하지 않았다. 그들은 나를 즉각 받아들이고, 매주 5~10시간 거기서 일하도록 일정을 짜주었다.

리틀모어에서 나는 주로 활동실에서 일했다. 대부분 만성인 환자들이 매일 시간을 보내려 찾아오는 곳이었다. 운동그룹과 미술그룹을 이끌었고, 때로는 그냥 휴게실에 앉아 환자들과 조용히 담소를 나눌 때도 있었다. 처음부터 그들과 함께 있는 것이 전혀 초조하거나 불안하지 않았고, 내가 거기서 무슨 일이든 누군가에게 병의 짐을 조금이나마 덜어주는 일을 한다는 사실이 지극히 자연스럽게 느껴졌다.

내가 좋아한 환자 중에 톰이란 이가 있었는데 그는 키가 크고 잘생겼으며 체중이 좀 많이 나갔다(아마 체중을 불리는 부작용으로 유명한 약을 복용하고 있었기 때문일 것이다). 톰은 좋은 집안 출신이었고, 1960년대에 유명했던 '반反정신의학' 기치를 내건 정신의학자 R. D. 랭의 환자였다고 했다. 지적이고 자기표현이 분명한 톰은 랭이 자기 환자들을 위해 숲속에서 열곤 했던 LSD 파티에 관한 이야기로 나를 즐겁게 해주었다. 그가 도대체 왜 이 병동에 있는지 궁금했지만, 저렇게 멀쩡하고 일관된 상태를 유지하기 위해서는 이런 종류의 틀이 필요한 모양이라고 짐작했다.

로버트라는 키가 작고 근육질인 환자도 있었는데, 처음에 내게 그는 전혀 아픈 사람처럼 보이지 않았다. 그러다가 나는 그가 리틀모어로 오기 전, 영국에서 범죄를 저지른 정신질환자들을 수용하는 그 유명한 런던 브로드무어 치료감호병원의 환자였다는 사실을 알게 되었다. 어느 날 내가 낮에 시내로 단체 외출을 할 환자들을 모으고 있을 때 로버트가 주먹을 움켜쥔 채 화가 나 벌게진 얼굴로 내게 걸어오더니 알아듣지 못할 소리를 웅얼웅얼 뱉어냈다. 나로서는 위협적인 으르렁거림이라고밖에 생각할 수 없는 태도였다. 도대체 무슨 일이지? 좀 놀란 나는 직원들에게 무슨 일인지 물었다.

"아, 로버트는 자기 첫째 아내를 죽였어요." 그들은 아무렇지도 않은 일처럼 말했다. "그게 애초에 그가 브로드무어에 있었던 이유죠. 그리고 얼마 전에 약혼을 했는데, 아마 그래서 좀 신경이 곤두서 있을 거예요."

그러니까 그 남자는 그냥 미친 게 아니었다. 실제로 누군가를 죽인 것이다. 내가 순간적으로 로버트에게 자기 아내를 떠올리게 한 것인지 궁금했다. 그리고 이튿날에는 나와 함께 시내에 가기를 원하는 환자가 로버트뿐이란 걸 알고는 뱃속에서 뭔가 내려앉는 느낌을 받았다. 그가 나에게 화가 난 걸까? 한 여자를 죽였고, 어쩌면 보이지 않는 힘들의 부추김으로 또 한 여자를 죽일지도 모를 이 남자 때문에 내가 위험에 처하는 건 아닐까?

그날 외출에서 그는 갈 때도 올 때도 아무 문제도 일으키지 않았다. 그날 나는 내가 아무리 선의를 갖고 있다고 해도 정신질환의 낙인을 받는 쪽이면서 동시에 낙인을 찍는 쪽일 수도 있음을 깨달았다.

어느 오후에는 활동실에서 헨리라는 환자가 아무도 도발하지 않은 것 같았는데도 갑자기 온몸을 날려 다른 환자를 덮치며 난폭하게 비명을 질러댔다. 직원들과 다른 환자 몇 명이 그를 떼어내 다른 구석으로 데려갔고 헨리는 거기 앉아 스스로 흥분을 가라앉혔다. 한 시간쯤 지나자 의사 한 명이 와서 헨리 옆에 앉더니 그가 한 일은 부적절하며 다시는 일어나서는 안 된다고 조용히 말했다. 잘못에 대한 벌도 없었고, 덩치 큰 남자 간호조무사들이 만약의 상황에 대처할 준비를 한 채 대기하고 있지도 않았으며, 어떤 물리적 억제도 없었다. 구속복도 입히지 않았고, 가죽끈으로 침대나 의자에 헨리를 묶어두지도 않았다. 실제로 영국의 정신병원은 (심지어 지금까지도, 대부분의 미국 병원과는 무척 대조적으로) 200년 이상 어떠한 기계적 강박도 사용하지 않았다. 극단적인 소수의 경우를 제외하고, 헨리가 막 벌인 것과 같은 소동 이후에 극적인 방식으로 대응하는 경우는 매우 드물다. 그저 단순하고 인간적이며 명료한 태도로, 환자의 손상된 정신 능력이 아니라 그가 한 행동의 부적절함에 대해 기본적인 메시지를 전할 뿐이다.

환자들이 나를 일종의 권위적 인물로—말하자면 '약국 카운터 건너편에 있는' 인물로—인식하고 있었음에도 나는 보통 병원 직원들보다는 환자들에게 더 공감했다. 진실을 말하자면 때때로 나는 괴상하게도 환자들에게 경쟁심을 느끼며 마음속으로 그들과 나 가운데 누가 더 많이 병든 상태인지 저울질하곤 했다. 어쨌든 나는 매일 존스 부인을 만나고 있었고, 정신증적 사고가 계속되고 있었으니 말이다. 그런데도 그 병원에서는 겉으로 완벽한 통제를 유지하는 것처럼, '바깥' 세계, 다시 말해 온전한 정신의 세계에서 작동할 완벽한 자격을 갖춘 것 같은 모습으로 자립적으로 활동하고 있었다. 그렇다. 나의 일부는 내가 보살피는 사람이라는 걸 자랑스러워했지만, 또 다른 부분은 그 환자들처럼 보살핌을 받고 싶어 했다.

그들의 기분과 감정은 항상 모든 곳에 드러나 있었고 병원은 거기에 맞춰 주었다. 반면 나는 내 머릿속 사운드트랙이 내가 악한 존재이며 잠재적으로 재앙을 불러올 수 있다고 떠들어대고 있는 와중에도, 잘 집중하고 규율이 잡히고 정확하게 계산된 행동을 하리라는 기대를 받고 있었다. 병원을 나올 때마다 내가 지독한 사기꾼 같다는 생각이 들었다.

그래도 나는 그곳에서 맡은 일을 성실하게 잘 수행했고 거기서 큰 만족감을 얻었다. 책 속에 파묻힌 상태 혹은 내 머릿속 그물에 걸린 상태로만 몇 년을 보낸 후 이렇게 다른 사람들과 연결을 맺으며 보내는 동안 내게는 어떤 목적의식이 생겨났다. 나는 무언가 가치 있는 일을 하고 있었고, 그렇다는 걸 알고 있었다. 내가 느꼈던 감정은 오만이 아니라 자부심, A로 가득 찬 성적표를 받아 부모님에게 보여주었을 때 느꼈던 만큼의 자부심이었다. 내가 리틀모어를 떠날 때가 되었을 때 그곳 환자들은 각자 서명을 담아 만든 작별 카드를 나에게 주었다. 많은 이들이 내가 자기들과 함께 시간을 보내준 것에 감사하는 글을 적어놓았다. 그날 밤 내 방에서 그 카드를 계속 다시 열어보며 그들이 쓴 말을 읽었고, 그게 내가 그들에게 쓴 말이 아니라 그들이 나에게 쓴 말이라는 사실에 경탄하지 않을 수 없었다.

존스 부인과 3년째 분석을 진행하던 시기가 어느 정도 지났을 때, 내가 어쩐지 건강염려증환자처럼 변해가고 있음을 깨닫고 당황했다. 감기, 종이에 벤 일, 두통, 발가락을 찧은 일까지 내 몸에 일어난 거의 모든 일은 당장 심각한 걱정거리가 되었고, 의사의 진료를 받으러 가야 할 이유이자 잠재적으로 치명적인 질병이 되었다. 어느 날 모페드를 타고 달리고 있을 때 차 한 대가 갑자기 내 앞을 가로막았고 그 순간 나는 길에 넘어지며 머리를 바닥에 찧었다. 나는 쓰러지면서 의식을 잃었고, 나중에 내 상태를 점검한 병원에서는 내게 밤새 병원에 머물며 상태를 지켜봐야 한다고 고집했다. 나는 두부외상이 가져올 수 있는 모든 나쁜 시나리오(죽음, 기억상실증, 실명, 뇌손상, 경련······)를 생각하며 불안해했지만, 이상하게도 동시에 내가 죽지 않고 살아남았다는 사실 때문에 엄청나게 신이 났다. 전반적으로 그 병원의 환경―냄새, 소리, 절대 꺼지지 않는 머리 위 전등, 제복을 입고 주위를 걸어 다니며 자기들만 이해할 수 있는 암호로 대화하는 얼굴 없는 사람들―은 나를 철저히 불안하게 했다. 내가 생각할 수 있는 것은 뭔가 다른 일이 생기기 전에 거기를 빠져나가야만 한다는 것뿐이었다.

하, 근데 이거 아주 흥미로운걸, 하고 나는 생각했다. 내가 죽는 걸 이렇게 두려워한다면, 어쩌면 그건 내가 더 이상 죽고 싶어 하지 않는다는 뜻이잖아. 사실은 내가 살아남아서 다음에 무슨 일이 일어날지 알고 싶어 한다는 뜻인지도 몰라.

존스 부인과 함께한 3년이 끝나갈 무렵, 예전 기숙사 친구였던 패트릭이 맨체스터에서 결혼식을 하게 되었다. 몇 사람이 모여서 차 한 대를 타고 함께 결혼식에 갔다. 내가 어쩌다 그 무리에 들어가게 되었는지 잘 기억나지 않는다. 동행자들이 내가 모르는 사람들이었기 때문이다. 아마도 내가 아는 누군가와 또 다른 누군가가 이렇게 저렇게 사람들을 모았던 것 같다. 그 여행 내내 내가 한 말은 열 단어를 넘지 않았다. 나는 완전히 내 머릿속에만 틀어박혀, 존스 부인에 관한, 그리고 존스 부인을 떠나지 않을 방법에 관한 갖가지 공상에 빠져 있었다. 존스 부인과 나는 이제 내가 미국으로 돌아가 그곳에서의 삶을 다시 시작할 때가 되었다는 데 의견의 일치를 본 터였다. 우리가 함께한 작업이 논리적인 종결에 다가가고 있다는 데도 우리의 의견은 일치했다. 그런데도 그 '끝'을 생각하는 것만으로도 내 정신과 불안은 서로 내달리며 충돌하기 시작했다.

결혼식에 갔다 오는 차 안에서 다른 모든 사람은 즐겁게 잡담을 나누었지만—맨체스터로 가는 길에는 결혼식과 행사를 기대하는 이야기였고, 돌아오는 길에는 그날 있었던 여러 순간과 사건을 다시 곱씹는 이야기였다—나는 완전히 침묵을 지키고 있었다. 그것이 나의 방식이었다. 공상들이 나를 사로잡을 때면 내게는 오직 그 공상만 보였다. 그리고 공상에 빠져 있는 동안에는 내가 끌어낼 수 있는 모든 의지력을 모아 내 머릿속에서 벌어지는 일을 아무도 모르게 하려고 애썼다.

오래된 아름다운 교회에서 열린 결혼식은 내가 예상했던 것보다 종교적 색채가 더 짙었고, 나는 신랑과 신부가 서약의 말을 주고받을 때 내 눈에 눈물이 고이는 걸 느끼고 깜짝 놀랐다. 그것은 나 자신을 위한 눈물이 아니라, 언제나 내게 아주 다정했던, 착하고 친절한 친구 패트릭을 위한 눈물이었다. 패트릭은 행복할 자격이 충분한 친구였고, 나는 그가 행복하기를 진심으로 바랐다. 그러나 결혼식과 이후 피로연은 대체로 뿌옇고 몽롱하게 지나갔다. 그냥 내가 참여할 수 없고 어떤 역할도 할 수 없는 끝없는 시간의 흐름처럼 느껴졌다.

나는 분석을 받으러 간다. 칼로 존스 부인을 위협한다. 나는 정신증이 매우 심한 상태라 자신을 통제할 수 없다. 존스 부인은 친절하고 점잖다. 부인이 내게 칼을 달라고 말하고 나는 부인에게 칼을 넘겨준다. 내가 비명을 지르기 시작한다. 내 몸을 벽에 힘껏 부딪는다. 존스 부인과 남편이 나를 제압한다. 앰뷸런스가 도착해 나를 병원으로 데려간다. 나는 다시 통제할 수 없는 상태가 되었다가 제압된다. 존스 부인을 떠나지 않을 거라고 흐느끼며 말한다.

정신증 상태가 되면 환상과 현실을 나누고 있던 벽이 녹아내린다. 내 머릿속에서는 그 환상이 현실이고 모두 실제로 일어나는 일이다. 내가 보는 이미지와 내가 하는 행동 모두가 실제이며, 그것들이 나를 미쳐 날뛰게 만든다. 존스 부인은 내가 흩어지지 않게 유지해주는 접착제 같은 존재였다. 이제 곧 그 접착제가 사라지게 생겼으니, 나는 천 개의 조각으로 산산이 흩어져버리지 않을까? 이런 불안이 나를 압도했고, 우리의 세션은 더욱더 강렬하고 환각적으로 변해갔다.

나: "당신은 떠날 수 없어. 내가 그렇게 안 둘 거야. 다중가책● 문제를 해결해야address 해. 그건 드레스dress야. 제발 나랑 같이 집에 가줄래요?"

부인: "내 생각에 당신은 이별의 고통을 회피하고 싶어서 자신을 혼란한 상태로 만들고 있어요. 나에게 당신과 별개인 나만의 인생이 있다고 생각하면 속이 상하죠. 당신은 내 안에서 살려고 하고 있어요."

나: "난 당신 안에 있어요! 당신의 장기는 꼭 당신처럼 끈적끈적해. 당신은 당신이 나를 소유했다고 생각하지만 내가 당신을 소유하고 있어. 내가 내리는 모든 명령이 곧 당신의 소원이 되지. 당신은 존재하지 않아."

부인: "내가 당신과 분리된 존재라고 생각하느니 차라리 나를 죽여 없애겠다는 거군요."

나: "난 진실을 봐. 당신은 거짓을 보지. 내 마음속에서 나는 캐롤라이나로 가고 있어."

● Plupenitenary. 존재하지 않는 단어. 신조어를 만들어내는 것도, address와 dress처럼 아무 연관 없지만 소리나 철자가 비슷한 단어를 나열하는 것도 조현병의 증상이다.

부인: "당신이 떠나는 일에 대해 이렇게 속이 상한 이유는 떠나는 일이 나를 소유하고 있다는 당신의 환상을 무너뜨리기 때문이에요. 당신은 내가 완전히 당신의 통제 아래 있다는 환상을 품고 있었죠. 그러면 당신의 소유욕이 나를 망쳐놓죠. 그래도 당신은 무슨 수를 써서라도 나를 당신의 통제하에 남겨두어야만 하겠죠."

나: "당신은 내 통제 아래 있어! 내가 가는 곳이면 당신도 가야 해. 분리는 없을 거야. 난 전에도 사람들을 죽였고 또 죽일 거야. 나는 생명을 주고 생명을 빼앗지. 당신에겐 선택권이 없어. 나는 신이야. 무로부터 오는 건 아무것도 없어. 아무것도. 신. 빼앗김."

부인: "당신의 환상이 이별의 고통을 회피하도록 도와주는군요."

나, 목소리를 높이며: "그건 환상이 아니야! 그건 실제야. 나는 신이야. 내가 바로 그 존재야. 하나. 둘. 엉망진창이야."

실로 엉망진창이었다. 매 세션이 끝나면 완전히 진이 빠졌다. 나는 재닛의 집으로 돌아가도 될 만큼 충분히 침착함을 되찾을 때까지 몇 시간 동안 돌아다녔고, 재닛의 집에 돌아가서는 차를 마시고 바닥에 앉아 리비에게 동화책을 읽어 주었다.

많은 고민과 조사 끝에 결국 나는 심리학과 대학원이 아니라 법학대학원에 지원하기로 마음먹었다. 가고 싶은 학교를 예일, 하버드, 스탠퍼드로 야심 차게 뽑았고, 다가오는 법학대학원 입학시험LSAT을 준비하느라 어느 때보다 집중적으로 책을 읽고, 거기에 더해 법학과 심리학 강의, 그리고 정신의학과 법학을 접목한 강의 하나를 찾아 들으러 다녔다. 매일 밤 겨우 몇 시간밖에 잠을 못 자 이튿날 집중하기가 어려웠다. 나는 흥분을 가라앉히고 쉬어야 했으며, 어떻게든 정신을 집중해야 했다. 평생 처음으로 실제로 약을 복용하고 싶은 마음이 생겼다. 주치의를 찾아가 상황을 설명하자 그는 내가 잠을 자게 도와줄 할시온을 주었다. 이번에는 그 누구도 내게 약을 먹으라고 설득할 필요가 없었다. 사실은 매일 밤 그 약이 효과를 내면서 내가 무의식으로 빠져드는 걸 느낄 때, 나는 짧은 순간이나마 깊은 고마움을 느꼈다.

이 심한 피로가 다음에 일어난 일의 한 원인이었을 것이다. 또 한 번의 모페드 사고였다. 내가 LSAT 시험을 보러 런던에 가기로 한 이틀 전, 내 뒤에서 자전거를 타고 오던 사람이 나를 추월하더니 갑자기 내 앞에서 방향을 돌렸다. 나는 그의 자전거와 부딪히며 또 다시 바닥에 쓰러졌고 이번에는 쇄골이 골절되고 말았다. 세상에 그보다 더 심한 통증이 있으리라고는 상상도 할 수 없다. 의사들은 내가 6주 동안 팔걸이를 하고 있어야 한다고 말했다. 그건 LSAT를 연기해야 한다는 뜻이었고, 뼈가 제자리에 다시 붙을 때까지 가만히 못 있고 자꾸 움직이는 내 몸을 최대한 가만히 있게 붙들어둬야 한다는 뜻이었다.

존스 부인과의 문제는 나쁜 단계에서 더 나쁜 단계로 넘어가고 있었다. 세션 중에는 가만히 있지 못하고 왔다 갔다 걸어 다니거나, 한구석에 몸을 웅크리고 앉아 고통과 슬픔으로 신음했다. 때때로 바닥에 드러누워 존스 부인의 다리를 붙잡고 부인 없이는 살 수 없다고 웅얼거렸다. 내가 언제 다시 이 방을 보게 될까? 내가 어떻게 이 이별을 감당할 수 있을까? 심지어 나는 욕실에 들어가 문을 잠그기까지 했다. 이 문제는 존스 부인의 남편이자 미국에서 이민 온 닥터 브랜트라는 분석가가 문에서 잠금장치를 제거해버림으로써 바로 해결됐다.

세션이 끝난 후에도 내가 상담실을 떠나지 못하는 일도 자주 있었다. 존스 부인은 아주 침착하게 작별 인사를 했고, 그러면 닥터 브랜트가 나를 상담실에서 데리고 나가 집 밖으로 안내했다. 몇 번은 그렇게 밖으로 내보내진 뒤 문 앞에 서서 몸을 앞뒤로 흔들며 작은 소리로 신음하며 슬피 울었다. 그러면 할 수 없이 닥터 브랜트가 나와서 점잖지만 단호한 말투로 제발 집에 가라고 말했다.

마침내 LSAT 시험을 치르러 런던에 가는 날이 왔다. 시험 전날 밤 나는 아침을 제공하는 숙박업소에 묵었는데, 내 바로 아래층 방에 투숙한 부부가 밤새 큰 소리로 싸웠고, 밀물과 썰물처럼 솟았다 잦아들었다 하는 그 싸움의 기류는 무슨 유독성 기체처럼 마루널을 통해 내 방으로 전해졌다. 기껏해야 두 시간쯤 토막잠을 잤고, 이튿날 시험을 보는 내내 내가 멍청하고 어설프게 느껴졌다. 나는 시험을 완전히 망쳤다고 확신했다. 그러나 결과가 도착했을 때 나는 진학에 필요한 정도만큼은 시험을 잘 보았다는 걸 알게 되었다. 모든 학교에서 나를 받아준 것이다. 나는 그중 예일을 선택했다.

아주 잠깐이지만 나는 어마어마한 안도감을 느꼈다. 이듬해에 대한 계획은 서 있었다. 내게는 구조와 도전이 필요했고, 나는 그걸 알 만큼은 나 자신을 파악하고 있었다. 그리고 이제 다시 한번 내가 넘을 목표를 높이 잡았다. 이렇게 하는 게 맞아, 하고 나는 생각했다. 나는 괜찮을 거야. 괜찮아야만 해.

존스 부인과의 마지막 세션 날이 왔다. 도저히 믿을 수 없어 멍해진 나는 그 마지막 시간의 대부분을 말이 없는 상태로 보냈고, 세션이 끝나는 시간이 되자 대기실로 달려 나가 주저앉아 흐느껴 울었다. 존스 부인이 바로 나를 따라 나왔다.

"엘린, 이젠 가야 해요. 곧 다른 환자가 올 거고, 우리가 함께하는 시간은 끝났어요." 존스 부인과 남편은 이 상황에 대비하고 있었던 게 분명했다. 갑자기 그도 그 자리에 나타난 걸 보면 말이다. 그는 줄담배를 피우는 사람이라 그의 몸과 옷에서 나는 담배 냄새가 대기실을 가득 채웠다. 마치 내가 공기를 얻기 위해 싸우고 있는 느낌이 들었다.

"이제 우리를 떠나야 할 시간이에요." 닥터 브랜트가 말했다. "자, 엘린, 이래 봐야 소용없어요. 우리 그냥 여기서 작별 인사를 나눕시다. 자, 어때요?"

"싫어요." 나는 마치 그들이 나를 때릴 것을 예상하는 듯 어깨를 움츠렸다. "난 여길 안 떠날 거예요. 난 떠날 수 없어요."

"아뇨. 아뇨, 당신은 떠날 수 있어요." 두 사람이 이제 한목소리로 말했다.

나는 고개를 저었다. 나는 그들을 올려다보며 몸짓과 눈빛으로 호소했다. "못 가요, 이해 못 하세요? 난 부인을 떠날 수 없어요. 부인을 떠나지 않을 거예요."

"다른 환자들이 오고 있어요, 엘린." 존스 부인이 부드럽지만 단호하게 말했다. "이런 당신을 보면 그들이 얼마나 당황하겠어요. 당신이 예약 시간에 맞춰 여기 왔는데, 나와 다른 환자가 이러고 있는 장면을 맞닥뜨린다면 어떨지 상상해봐요. 그건 온당한 일이 아니겠죠. 안 그래요? 당신은 이보다 더 현명하게 행동할 수 있어요. 자, 이제 시간 됐어요."

닥터 브랜트가 부드럽지만 신중하게 내 쪽으로 걸어왔고, 그가 전에도 여러 번 그랬듯이 나를 방에서 내보내려고 내 팔을 붙잡으려는 순간, 나는 벽을 따라 나 있는 파이프를 향해 몸을 날려 최대한 센 힘으로 파이프를 꽉 움켜잡았다. 난방용 파이프였는데 그때가 여름이었으니 망정이지 그렇지 않았다면 나는 심한 화상을 입었을 것이다. 차가운 파이프는 내게 존스 부인과 닥터 브랜트 두 사람의 더해진 힘에 대항할 수 있는 일종의 균형추가 되어주었다. 그간 우리가 서로에게 어떤 존재였는데 이제 와서 존스 부인이 내게 이럴 수가 있단 말인가? 말이든 행동이든 내가 부인의 마음을 움직여 다시 내게 돌아오게 할 방법이 분명 있지 않을까?

"난 안 가요!" 파이프를 움켜쥔 손에 힘을 더 주며 내가 소리쳤다.

두 사람이 갑자기 나를 붙잡고 떼어내려 했고, 그런 그들의 동작은 내게 번개에 맞은 것 같은 느낌을 주었다. 하지만 두 사람 다 나보다 키가 작았고, 파이프도 내게 힘을 보태 주었다. 닥터 브랜트는 내 손아귀를 풀려고 했고, 존스 부인은 내 머리카락을 잡아당겼다. 우리 모두 완전히 통제를 잃었고, 나는 훌쩍거리며 정신없이 비명을 질러댔다. 나의 존스 부인이 어떻게 내 머리카락을 잡아당길 수 있지? 제발 이렇게 야박하게 굴지 말라는 나의 울부짖음을 어떻게 무시할 수 있냐고?

"경찰을 불러야겠어요." 부인이 남편에게 말했다. 나 때문에? 경찰을?

"아니, 안 돼요." 닥터 브랜트가 말했다. "경찰은 엘린을 정신병원으로 데려갈 거예요."

"난 안 간다니까!" 나는 목청껏 소리를 질렀다.

마침내 존스 부인은 패배를 받아들이고 다음 세션을 위해 대기실에서 나갔다.

"당신이 저 사람한테 이런 행동을 보이다니, 부끄러워할 일이요, 엘린." 닥터 브랜트가 말했다. 하지만 난 그 말에 끄떡도 하지 않았다. 존스 부인의 배신에 어안이 벙벙해졌지만, 그래도 부인을 남겨두고 떠날 수는 없었다.

결국 그들은 나를 그냥 내버려 두기로 했다. 둘 다 각자 몇 명의 환자들과 상담했고, 그러는 내내 나는 대기실에서 조용히 흐느껴 울고 있었다. 몇 시간이 지나고 하루의 끝이 가까워졌을 때 닥트 브랜트가 다시 내게 왔다.

"엘린, 존스 부인이 당신에게 작별 인사를 하려고 아래층에서 기다리고 있어요." 그가 말했다. "스스로 떠날 수 없다면 우린 경찰을 부를 수밖에 없어요. 이제 끝내야 해요. 갈 준비 됐어요?"

지독한 혼란과 고통 속에서도 나는 그가 허투루 말하는 게 아니란 걸 알았다. 나는 뭔가가 혹은 누군가가 심하게 다치지 않는 선에서 내가 할 수 있는 한계까지 상황을 밀어붙였다는 걸 알았다. "예, 준비됐어요." 나는 조용히 말하고 그와 함께 아래층으로 내려갔다. 어깨는 구부정하게 움츠렸고 두 다리는 한쪽에 1000파운드는 나가는 것 같았다. 두 팔로 존스 부인을 포옹하자 가눌 수 없는 울음이 터져 부인의 어깨를 눈물로 흠뻑 적시고 말았다. 존스 부인은 개의 목줄처럼 나를 묶어 바깥세상에서 내가 움직이는 범위를 제한해주는 밧줄이었고, 나의 가장 어두운 생각들을 담아두는 보관소였으며, 내 안에 있는 모든 나쁘고 악한 것을 너그럽게 봐주고 결코 함부로 판단하지 않는 사람이었다. 나 자신이 자주 외계인처럼 느껴지는 세상에서 나의 통역자이기도 했다. 이 세상에서 부인 없이 어떻게 살아남을 수 있을까?

존스 부인은 내 등을 토닥이며 내 포옹을 풀었다.

"용기를 가져요, 엘린. 용기를."

내가 어떻게 집까지 갔는지 모르겠지만, 집에 도착했을 때는 불이 다 꺼져 있었고, 재닛과 리비는 오래전에 침대에서 잠들어 있었다. 나는 밤새도록 흐느껴 울었다.

미국으로 돌아가는 비행기는 다음 날 출발했다. 긴 비행 동안, 텁텁한 공기와 맛없는 음식, 간간이 들리는 짜증 내는 아기와 기침하는 승객의 소리 속에서 나는 춥고 외로웠으며, 환상과 비탄 속에 푹 빠져 있었다. 나는 지난 5년을 계속 되풀이해 재연하며, 매 순간 내 머릿속의 악령들이 비행기에 침입해 다른 승객들을 포악하게 공격하는 것을 막으려 안간힘을 다했다. 때때로 나는 승무원에게 내가 비상구로 뛰어내려도 괜찮을지 물어볼까 말까 고민했다. 그 외에는 별일 없는 평범한 비행이었다.

9장

언제나 그랬듯 우리 가족은 마이애미 공항으로 나와 나를 맞이해주었다. 마지막 만남 이후로 부모님이 약간 나이가 들었다는 낌새를 어렴풋이 알아챘지만, 다른 사람들 눈에는 부모님이 나보다 훨씬 더 정정하고 활달해 보일 거라는 생각이 들었다. 짐을 찾아오고 통관업무 처리를 기다리는 동안 소용돌이치듯 우리 주위를 돌아다니던 수많은 햇볕 그을린 건강한 얼굴들은 마치 개인적으로 나를 겨냥한 비난처럼 느껴졌다. 나는 책에 코를 박고 정신은 요동치는 혼란에 빠트린 채 오랫동안 실내에서만 지낸 사람답게 내 안색이 창백하다는 걸 자각하고 있었다.

집에 도착한 후 부모님에게 두 번째 입원에 관해 털어놓기는 했지만 세세한 부분은 의도적으로 말하지 않았다. 그래서 부모님은 세세한 내용은 몰랐고 캐묻지도 않았는데, 어차피 나는 세세한 부분은 알리지 않을 작정이었다. 그래 봐야 부모님의 불안을 더 키우고 내 자의식에 수치심만

더하는 것 외에 무슨 소용이 있겠는가? 그래서 차를 타고 집으로 돌아오는 동안 우리의 대화는 학문적 성과에 대한 축하 정도로 신중하게 표면에만 머물렀다. 학문적으로 훌륭한 성과를 낸 것 축하한다. 마침내 네가 미국으로 돌아와서 기쁘구나. 법학대학원으로 예일을 선택하다니 정말 장하다. 그런데 너 지독하게 창백하고 야위었구나, 엘린, 햇빛 아래서 시간을 좀 보내는 게 좋겠다.

부모님은 내가 스스로 인생 경로를 그려나갈 수 있고 어떤 도움도 필요하지 않다고 판단한 것처럼 보였다. 나는 대개 우리의 대화가 아무 일 없이 끝나면 항상 안도했지만, 때로는 단 한 번만이라도 우리 대화에서 무언가가 삐져나온다면 어떻게 될지 궁금해했다. 그러나 우리 사이에는 항상 적절성이라는 벽이 서 있었다. 사실 그 벽은 한쪽에서는 내가 나만의 특유한 도구로, 또 한쪽에서는 부모님이 선택한 자신들의 도구로 수년에 걸쳐 우리가 함께 신중하게 쌓아온 것이었다. 공연히 불쾌한 일이 벌어지지 않는 한 (내가 상황을 엉망으로 만들지 않으면서 부모님과 상호작용할 수 있을 만큼은 충분히 자신을 억제하는 한), 우리가 함께한 그 첫날에도, 그리고 끝나지 않을 것 같던 그 여름의 남은 모든 날에도 모든 것이 차분히 유지됐다.

"오늘 하루 어땠어?"

"아, 좋았어요. 난 여러 일을 했는데, 엄마는 어땠어요?"

"어, 뭐 평소랑 똑같지. 자, 이 토마토 정말 싱싱하구나. 좀 먹어보렴."

아무것도, 아무것도, 그 무엇도 없었다.

그 여름에는 아무 수업도 듣지 않았다. 실은 몰두해서 하는 일이 하나도 없었다. 정해진 일정과 조직된 생활의 구조가 사라지자 나는 금세 휘청거렸다. 게다가 수면제 외에는 아무 약도 쓰지 않고 있었고, 때로는 수면제조차 먹지 않았다. 그리하여 나는 하루 대부분을 내 방에 틀어박혀 정신없이 타자기를 두드리며 존스 부인에게 보낼 비탄에 찬 편지를 연거푸 써댔다. 내내 흐느껴 울면서 한 번에 열 장, 열다섯 장씩 썼고, 집안에서 아무도 내 울음소리를 못 듣도록 클래식 음악을 크게 틀어놓았다. 우리 사이의 거리가 주는 비통함 때문에 몸을 반으로 접고 바닥에 웅크리고 있던 때도 종종 있었다. 눈을 멀게 할 것 같은 마이애미의 여름 햇빛, 무겁게 짓누르는 습도, 큰맘 먹고 밖으로 나가볼 때마다 마주치는 사람들의 쾌활한 수다와 바쁜 모습. 나를 사로잡고 있던 환상이 어떤 것인지 그 누가 알 수 있었겠는가? 혹은 내가 밤마다 씨름하던 악령에 대해, 낮이면 '실례합니다', '감사합니다', '뭐라고 하셨나요?' 같은 단순한 예의의 말들을 내뱉기 위해 내가 얼마나 이를 악물어야 했는지에 대해. 제발요, 존스 부인. 제발, 제발.

때로 존스 부인에게서 절도 있고 신중하며 친절하게 주의를 주는 말투의 답장이 왔다. 이런 어조는 아마도 우리가 이제는 분석가와 피분석자의 관계가 아니므로, 어떤 경계선을 유지해야 한다는 걸 잘 알고 있었기 때문일 것이다. 부인이 답장을 보낼 때마다 나는 깊이 안도했다. 그건 부인이 죽지 않았다는 뜻이고, 나 역시 최소한 부인의 마음속에서 죽지 않았다는 뜻이었으니까. 존스 부인은 말로써 나를 달래려 했다. 내가 이 과도기에 힘든 시간을 보내고 있을 것임을 알고 있고, 곧 모든 게 나아지기를 바랐다. 부인은 내가 자기를 그리워한다는 것을 알고 있었다. 굳건히 버텨요, 그러면 다 괜찮아질 테니까.

그러다 갑자기 직장 내 총격 사건, 불만을 품은 우편배달부, 그의 격분으로 목숨을 잃은 직장 동료들에 관한 뉴스 기사가 쏟아져나왔다. 그 우편배달부는 자기 생각을 녹음한 테이프 하나를 남겼다. 종잡을 수 없이 뚝뚝 끊어지는 정신증 상태의 횡설수설은 나의 횡설수설과 그리 다르지 않게 들렸다. 그 남자의 말은 미친 사람의 말로 들렸다. 나도 저럴 수 있을까? 내가 이미 저런 짓을 한 건 아닐까? 내가 대량 학살범인가? 내가 저 사람인가? 내가 저 사람들에게 총을 쏜 건가? 엉뚱한 사람이 죽은 건가? 이런 생각이 몇 주 동안 나를 따라다니며 괴롭혔고, 어떤 식으로인지 내가 그 살인에 관여했다는 걱정에서 벗어날 수 없었다. 엉뚱한 사람이 기소된 거 아닐까? 경찰서에 가서 자백을 해야 하나? 난 사악해. 목소리와 명령이 있어. 사람은 그 목소리가 시키는 대로 할 수밖에 없다고. 그들에게 꺼지라고 말해줘!

밴더빌트 시절의 내 오랜 친구 케니와 마지 콜린스 부부는 일리노이주 카본데일에 살고 있었고 케니는 서던일리노이대학교에서 6년째 영어를 가르치고 있었다. 우리는 가깝게 연락을 유지하고 있었는데, 그들이 자기들을 만나러 오라고 나를 초대했다. 내게는 환경의 변화가 절실히 필요했고 그들의 우정이 늘 내게 주었던 단순한 확실성에 대한 애틋한 그리움으로 나는 짐을 싸고 좋은 여행이 될 거라는 희망을 품고 마이애미를 떠났다.

비행기 여행의 첫 단계는 직항으로 세인트루이스로 가는 것이었다. 거기서 프롭제트기를 타고 카본데일에서 가장 가까운 공항으로 가야 했다. 이 프롭제트기는 내게 익숙한 종류의 비행기보다 작았고 소음이 훨씬 더 컸다. 게다가 대서양횡단 제트기에 비해 훨씬 낮게 날아서 농장과

강, 길, 차량 들이 뚜렷이 보였고 그 때문에 나는 우리 아래로 지나가는 지면을 과도하게 의식할 수밖에 없었다. 시간이 지날수록 나는 뭔가 끔찍한 일이 벌어질 것이라 예상했고, 비행기가 추락해서 불에 탈 터인데 오직 나의 집중력과 의지력만이 그 사고를 막을 수 있다고 확신하게 되었다. 어쩌면 내가 숨을 참는다면. 어쩌면 내가 눈을 감고 숫자를 센다면. 아니다. 죽음과 파괴의 환상 한가운데서 눈을 감는 것은 결코 좋은 생각이 아니다. 정신을 바짝 차리고 경계해야 한다.

물론 아무 일도 일어나지 않았다. 비행은 평탄했고 우리는 멀쩡히 착륙했으며, 나를 맞이해주는 다정한 친구들의 미소 띤 얼굴이 가까스로 나의 환상을 억눌러주었다. 조금씩 제정신이 돌아오기 시작하자 나는 오랜 시간 떨어져 있다가 다시 만난 옛친구들과 두서없이 지난 소식을 나누는 대화를 이어가기 위해 최선을 다했다. 나는 옥스퍼드에 관해, 영국에서 보낸 세월에 관해, 사는 장소가 바뀌는 일의 어려움과 예일에서 앞으로 마주하게 될 어려운 도전에 관해 까치처럼 시끄럽게 떠들어댔다. 내가 입을 다무는 순간 무슨 일이 벌어질지 모른다고 두려워했던 것 같다.

케니와 마지는 크고 안락한 오래된 집에서 살고 있었고, 내가 긴장을 풀고 내 집처럼 편안히 지내게 하려고 자기들이 할 수 있는 최선을 다했다. 그들이 함께하는 삶은 아주 평화롭고 정상적인 것 같았다. 케니는 자기 직업과 제자들과 동료들을 좋아하는 것 같았고, 지역 보육원에서 교사 일을 하고 있던 마지도 케니만큼 가르치는 일에 만족하는 것 같았다. 그들은 내가 입원했던 사실을 알고 있었지만, 그들에게 내 정신증에 대해서는 전혀 말하지 않았다. 나는 그들이 나를 좋게 생각하기를 바랐다. 그들이 나를 볼 때 미친 사람을 보는 듯한 눈길은 받고 싶지 않았다. 무엇보다 나는 그들과 더 오래 함께 머물고 싶었고, 그러면서 그들의 정상성을 흡수하고 그들이 예전부터 갖고 있던, 내가 좋은 친구이고 괜찮은 사람이라는 신뢰에서 용기를 얻고 싶었다. 그런 가운데서도 존스 부인에게 편지를 쓰는 걸 그만둘 수 없었고, 밤이면 울음을 그칠 수 없었다.

마이애미로 돌아오고 얼마 지나지 않아 예일이 있는 북쪽으로 떠날 준비를 해야 할 시간이 왔다. 무척 기대하던 일이었음에도 실제로 계획을 세우고 결정을 내릴 일이 닥쳐오자 나는 완전히 당황했고, 심지어 공황에 빠졌다. 해야 할 일의 목록을 만들고, 그런 다음 재빨리 줄을 그어 지우고 또 다른 일을 써넣었다. 뉴헤이븐과는 두 시간 거리인 뉴욕의 라과디아 공항으로 가야 할까? 만약 그리로 간다면 그다음에 학교로는 어떻게 가지? 아니면 항공편이 더 적기는 하지만 거리가 더 가까운 하트포드로 가는 게 좋을까? 하루 중 어느 시간대에 비행기를 타는 게 좋을까? 짐을 모두 내가 가지고 가야 할까, 아니면 짐과 겨울옷을 미리 보내놓아야 할까? 그리고 옷은 어쩌지? 법학대학원, 아이비리그 대학…… 어머니와 쇼핑하러 다니는 일은 생각만 해도 몸서리가 쳐졌고(어머니 입장에서도 그랬을 거라고 생각한다), 그래서 이번에도 L.L. 빈 카탈로그를 통해 대부분 색이 어둡고 튼튼한 바지와 셔츠, 스웨터를 주문했다. 어머니는 보일락 말락 하게 눈썹을 치켜올렸지만 나는 어머니의 우려를 무시했다. 여태도 겉모습에 신경 써본 적이 없는데 이제 와서 왜 신경을 쓰겠는가. 더구나 머릿속 혼돈에 가까스로 대처하는 일에 너무나 많은 집중력을 쏟고 있었으므로, 외양에 쏟을 에너지는 전혀 남아 있지 않았다.

예일 법학대학원─스털링 법학대학원 건물─은 뉴헤이븐 도심의 한 블록 전체를 차지하면서 대학도서관 본관과 길 하나를 사이에 두고 마주하고 있었다. 대공황기에 지은 이 건물은 그 시기의 대학건물에 빠지지 않는 조각과 조형물, 화려한 색상의 원형 무늬가 들어간 스테인드글래스 창이 있는 웅장한 고딕풍 구조물로 이루어져 있다. 듣기에는 굉장한 것 같지만 내가 다니던 시절 그 건물은 외풍이 심하고 매우 낡았으며 관리가 몹시 허술했다. 너무나 절실히 필요했던, 수백만 달러가 들어가고 5년이 소요됐던 건물 보수는 1995년이 되어서야 마무리될 터였다.

나는 침실 두 개에 공동 거실이 딸린 스위트 숙소에서 지내게 되었는데, 나와 거실을 함께 쓰는 이는 부유한 집안 출신으로 빨간 머리에 생기발랄한 에밀리였다. 에밀리는 그곳에 오게 된 것에 아주 신이 나 있었고, 다른 사람은 누구나 에밀리의 쾌활한 열정에 전염되었을 것이다. 그러나 나는 아니었다. 나는 예일 법학대학원처럼 벅찬 장소는 말할 것도 없고 그 어느 곳의 생활도 처음부터 다시 시작할 만한 상태가 전혀 아니었다.

일단 수업이 시작되자 해야 할 공부의 양이 너무 많아 존스 부인에게 편지 쓰는 걸 그만둘 수밖에 없었다. 우리는 일주일에 거의 열두 시간 수업을 받았고, 수업 전과 후, 그리고 밤늦게까지 도서관에서 추가로 공부해야 했다. 법학대학원과 숙소 건물은 안마당을 공유하는 사각형을 형성하고 있었으므로 우리 대부분은 침대에서 굴러 나와 곧바로 강의실로 들어가는 식으로 생활했다. 옥스퍼드도 만만치 않았지만 거기서는 내 시간과 노력에 대한 제약이 이렇게 심하지는 않았다. 예일에서 수업이 시작되고 며칠 지나지 않아 나는 정지 버튼 없는 러닝머신 위를 달리고 있는 기분이었다.

나의 사교생활은 내가 새로운 상황에 닥칠 때마다 늘 보이던 것과 같은 상태였다. 나는 사람들을 만나고는 있었지만 실제로 친구를 사귀고 있지는 않았다. 나는 그 누구에게도 진실이 발각될 위험을 감수할 수 없었다. 내가 신뢰할 수 있는 사람, 내 정신의 움직임에 불쾌감을 느끼고 달아나지 않을 사람은 아무도 없었다. 나는 늘 외계인처럼 느끼며 살아왔지만, 뉴헤이븐에서 보낸 처음 몇 달에는 그 느낌이 유난히 심했다. 때는 1982년이었고 나는 5년 동안 외국에서 지내다 돌아온 터였다. 미국 문화나 최근 유행이나 유명인에 관해 거의 아무것도 몰랐고, 관심은 더더욱 없었다. 정치적 대화는 나로서는 이해가 되지 않아 그냥 머리 위로 스치고 지나갔다. 내가 미국에 없는 동안 누군가 레이건 대통령을 암살하려 시도했다는데, 그 사실은 내 의식 속으로 거의 들어오지 않았다. 사람들은 캠퍼스에서 작은 카세트 플레이어에 헤드폰을 끼워 음악을 들었고 록 비디오에 관해 이야기했다. 나는 록 비디오란 것을 (혹은 케이블 텔레비전은 말할 것도 없고 막 생겨나 발돋움하던 록 텔레비전 방송국 MTV도) 본 적도 들은 적도 없었고, 5년 동안 나온 영화를 모두 놓쳤다. 옥스퍼드에서는 왜 그랬는지 모르겠지만 나와 친구들은 영화를 전혀 보러 가지 않았다. 나는 여전히 진한 남색 스니커즈를 신고 다녔지만, 다른 사람들은 모두 당시 유행이던 운동화로 옮겨간 뒤였다. 내 말투에는 영국식 억양이 약간 섞여 있었는데, 다수의 미국인에게는 영국식이라고 느껴지고 영국인은 즉각 미국식 억양임을 알아차릴 정도였지만, 이런 말투 때문에 내 말은 분명 잘난체하는 것처럼 들렸을 것이다. 실제로 나는 무의식적으로 영국인들과 많이 비슷하게 행동하고 있었다. 모르는 사람과는 팔 하나만큼 거리를 두었고, 학생들이 몇몇 교수들을 성 없이 이름으로만 부르거나 개인적인 질문을 하거나 내게는 무례하거나 주제넘어 보이는 말을 하는 걸 들으면 깜짝 놀랐다. 지난 5년 동안 공식적인 자리에서 나는 '색스 양'이라고 불렸기 때문에 호칭이 '엘린'으로 바뀌자 이상하고 조금 어리둥절한 느낌이 들었다.

존스 부인과 편지를 주고받는 일은 내게 일종의 안전밸브 역할을, 혹은 내 모든 미친 장광설을 안전하게 넣어두는 보관실 역할을 해주었었다. 내 편지를 읽는 사람이 나를 알고 이해하며 내가 어떤 맥락에서 그 편지를 쓰는지 이해한다는 걸 믿을 수 있었다. 그런데 이제 편지 쓸 시간이 없어지자 내 안의 광기가 갈 곳을 잃으면서 차츰 압력이 쌓여가기 시작했다. 게다가 나는 어떤 치료나 상담도 받지 않고 어떤 약도 쓰지 않는 상태였다. 누군가와 상의하거나 뭔가 약을 먹거나 아무튼 뭐라도 조치를 취해야 한다는 신호는 많았다. 나도 거기까지는 알고 있었다. 어쨌든 나도 바보는 아니니까. 하지만 약은 나쁜 것이 아닌가. 목발은 나쁜 것이다. 내가 목발을 필요로 한다면 그건 내가 온전치 않다는 의미였다. 내가 내 힘으로 자신을 통제할 만큼 충분히 강하지 않다는 뜻이었고, 약하고 무가치하다는 뜻이었다. 나에게 나의 가치란 공부로써, 공부에 의해 정의되는 것이었다.

난 공부를 해야 해. 나는 법적 연구를 가르치는 교수가 강의 중에 나에 관해 경멸적인 말을 하고 있다고 확신했지만, 그 점을 무시하려 애썼다. 또한 당연히 내가 사악하고 결함이 있다고 믿고 있었으며, 내 귀에 안 들릴 정도의 거리에 있으면 나에 관한 이야기를 쑥덕거릴 다른 학생들에게도 신경 쓰지 않으려 노력했다. 숙소에서는 평화도 휴식도 찾을 수 없었다. 그곳은 끊임없이 쾌활하기만 한 룸메이트가 공부하는 곳이었다. 존스 부인에게 전화하고 싶었지만 에밀리가 언제나 거기 있었고 에밀리가 우리 대화를 듣게 되는 건 생각만 해도 모골이 송연해졌다. 그냥 내가 충분히 열심히 노력하고 충분히 열심히 집중하면 나만의 힘으로 이놈을 무찌를 수 있을 터였다.

그러다가 나는 계약법을 가르치는 젊고 똑똑하고 웃기며 열정으로 가득해 내가 금세 이상화하기 시작한 여자 교수에 관한 심각한 정신증적 사고에 빠져들기 시작했다. 그분이 나를 보살피고 있어. 교수님은 신이야. 나를 위해 모든 일이 괜찮아지도록 만들 힘을 갖고 있어. 교수님은 나의 살인에 관해 알고 있고 돕고 싶어 해. 하지만 난 교수님이 나를 죽이게 두지는 않을 거야. 교수님은 나를 돕고 싶어 해. 나를 보살펴줄 거야. 교수님은 신이니까 그럴 힘이 있어. 난 교수님이 비춰주는 신적인 빛을 쬘 거야. 매일 밤 이런 생각에 휩싸여 몇 시간을 보냈고, 교수님이 나를 위해 해주는 이 모든 일에 대해 감사의 말을 전해야 할지 고민했다. 무슨 선물 같은 거라도 드려야 할까? 아니면 감사의 편지를 쓰는 게 나을까?

이런 생각을 하면 항상 머리가 아팠다. 쿵쿵 고동치고 불로 지지는 것 같은 진짜 통증이었지만 두통의 물리적인 고통과는 다르고, 대신 내 두개골 안쪽 어디선가 욱신욱신하는 극심한 통증이었다. 내 뇌가 실제로 뜨겁게 달아오르다 폭발할지도 모른다는 두려움에 시달린 날도 있었다. 나는 터져 나온 뇌가 방에서 사방으로 날아다니고 벽에 튀는 모습을 상상했다. 책상에 앉아 글을 읽으려 할 때마다 뇌를 머릿속에 붙잡아두려고 나도 모르게 두 손으로 머리 양쪽을 감싸고 있었다.

어느 날 에밀리와 이야기를 나눈 뒤 돌아섰는데 수염이 나고 비쩍 마르고 거친 눈빛을 한 남자가 커다란 칼을 들고 막 덮치려는 자세로 내 뒤에 서 있는 게 보였다. 공포에 숨이 턱 막혔다. 환각은 곧바로 사라졌다.

"엘린, 뭐 잘못됐어?" 에밀리가 물었다.

"아니야. 잘못된 거 없어."

학기가 시작되고 겨우 2주가 지났을 때 나는 더 이상 견딜 수 없는 지경이 되어 학생건강서비스를 찾아가야 한다고 판단했다. 첫 만남에서 내가 만난 사람은 옥스퍼드에서 나를 치료했던 좀 운 나쁜 젊은 정신과 의사 반스 선생의 미국인 버전 같은 사람이었다. 이제 막 인턴을 시작한 베어드 선생은 거의 알아들을 수 없는 내 횡설수설에 척 봐도 몹시 놀란 게 틀림없었다. 그때 내가 하던 말(소리는 비슷하지만 서로 관련이 없는 단어를 연달아 말하는 것)을 가리키는 전문용어는 '단어 샐러드'인데, 내 경우에는 '과일 샐러드'라고 하는 것이 더 적절했을 것이다.

"내 이름은 엘린이에요. 그들은 나를 '엘린, 엘린, 수박'이라고 불렀죠. 학교에서요. 내가 다녔던 곳. 지금 내가 있고 문제를 겪고 있는 곳."

"어떤 종류의 문제인가요?"

"문제가 있어요. 바로 여기 강의 도시에. 뉴헤이븐New Haven 사람들의 고향. 새로운 것이든 오래된 것이든 안식처haven라고는 없는 곳. 난 그냥 안식처를 찾고 있을 뿐이에요. 당신이 내게 안식처를 줄 수 있어요? 당신은 너무 젊은 것 아니에요? 당신은 왜 울어요? 내가 우는 건 그 목소리들이 시간의 끝에 있기 때문이에요. 시간은 너무 오래됐어요. 난 많은 사람을 죽였어요."

"어, 그게……, 자 그러면, 엘린" 베어드 선생이 처음에는 자기 노트를 쳐다보고 다음에는 나를 쳐다보면서 말을 꺼냈다. "내 생각에 당신은 어떤 심리적인 어려움을 겪고 있는 것 같아요. '망상'이라는 단어가 있는데요, 이건 뒷받침할 증거가 없는데도 불구하고 어떤 일에 대해 흔들리지 않는 잘못된 믿음을 갖고 있는 걸 뜻해요. 이게 당신에게 일어나고 있는 일 같네요."

나는 가르쳐줘서 고맙다고 말했다. 베어드 선생은 노트를 덮더니 다음 주에 다시 만나자고 말했다.

거기서 나오며 나는 겁에 질렸다. 내가 통제할 수 없는 상황인데, 어디서 도움을 구해야 할지 알 수 없었다. 내 기분을 나아지게 할 수 있는 사람이 한 사람 있지만 그는 바다 건너에 있었다. 내 머리가 말 그대로 폭발할 경우 다치게 될지도 모를 사람들에 대한 걱정이 특히 컸다. 우연히 곁에 있다가 피해를 입게 되는 무고한 구경꾼 문제가 발생할 수 있었다.

며칠 뒤 금요일 오후, 주말을 버틸 수 없을 거라는 확신이 들어 학생 건강서비스를 다시 찾아갔다. 당직 정신과 의사는 상냥했고, 처음에 만난 젊은 인턴보다 뭔가 좀 더 잘 아는 사람이었다. 라틴 억양의 이 젊은 정신건강 전문가는 남의 마음을 정말 잘 이해해주는 사람 같았다. 그런데 그를 만나고 몇 분이 지나자 나는 그 의사의 작은 옷장에 들어가서 대화를 이어가야겠다는 판단이 섰다. 나는 벌떡 일어나 옷장으로 걸어간 다음 그 속에 몸을 밀어 넣었다. 그는 그런 나를 봐줄 마음이 없었다.

"엘린, 지금 당장 나오지 않으면 당신을 입원시킬 수밖에 없어요."

나는 고분고분 옷장에서 나와 의자에 앉았다. "중국에서 전쟁이 벌어지고 있어요. 중무장할 필요가 있어요. 당신은 신인가요? 누구든 죽여본 적 있어요?"

"아뇨, 아뇨. 죽인 적 없어요." 의사가 조용히 말했다. "엘린, 우리 얘기가 끝난 다음에 당신 방으로 돌아가면 남은 주말 동안 어떻게 대처할 생각이에요?"

나는 고개를 저었다. 내 입에서는 또 횡설수설이 흘러나왔다.

의사는 다른 치료사를 진료실로 불렀다. 젊은 남자 사회복지사로 작고 마른 체격에 헛소리는 안 봐줄 것 같은 사람이었다. 괜찮은 사람이야, 하고 나는 생각했다. 이 남자는 무섭지 않아. 아직은 안 무서워.

그들은 내게 몇 가지 질문을 더 했고, 그런 수고에도 별 뾰족한 수가 나오지 않았다. 그러자 이제는 내게 약을 주는 게 최선인 것 같다고 말했다.

"트릴라폰이라는 약이에요." 의사가 말했다. "신경이완제죠. 당신의 혼란에 빠진 생각에 도움이 될 거예요."

나는 신경이완제가 뭔지 정확히 알고 있었다. 심한 진정 작용으로 팔이나 다리가 계속 떨리고(때로 돌이킬 수 없는 경우도 있다), 최악의 시나리오에는 죽음까지 포함되는 끔찍한 부작용이 있는 항정신병약이었다. 내가 그들의 그 멍청한 약을 먹을 일은 절대 없었다. 내가 한 거라고는 다른 사람들도 다 생각하지만 무슨 이유에선지 말하지 않을 뿐인 생각을 말한 것뿐인데 왜 약을 먹어야 하지? 누구나 다 그렇게 생각하잖아. 우리 뇌는 모두 이런 식이야. 내가 정신병에 걸리거나 뭐 그런 게 아니라고. 내가 이 말을 밖으로 소리 나게 했던가? 그건 잘 모르겠다.

둘은 전화로 한 사람을 더 불렀다. 정신과 과장으로 키가 작고 나이가 더 많으며 백발에 음산하면서 위엄이 있는 인물이었다. 셋이 합세해 약을 먹으라고 나를 몰아댔다.

"아니요. 싫어요." 내가 말했다. "그럴 순 없어요. 내 친구 진의 남편에게 전화해봐요. 리처드는 신경과 의사예요. 영국에서 나와 알고 지냈는데, 지금은 워싱턴 D.C.에 있어요. 그들이 말해줄 거예요. 리처드는 내 뇌에 관해 다 알아요. 어떻게 하는 게 제일 좋은지 리처드가 알 거예요."

그들은 고개를 저었다. 그 사람들이 인형처럼 보이기 시작했다. 꼭두 각시 인형들. "엘린, 당신이 약을 먹는 데 동의하지 않는다면 우리가 당신을 입원시켜야만 할 수도 있어요."

그 말이 내 온몸을 쇼크처럼 훑고 지나가 나는 정신을 집중하지 않을 수 없었고, 말을 또렷이 하고 내 입에서 나오는 단어가 대리석처럼 단단해지도록 나의 말을 다잡아야만 했다. 나는 할 수 있는 최대한 확고하게 말했다. "그냥 여기 와서 당신들과 이야기를 나눈 것만으로 지금은 상태가 좋아졌어요. 당신들이 나를 병원으로 데려간다면 그들은 나를 돌려보낼 거예요. 나처럼 멀쩡한 사람을 붙잡아 둘 수는 없을 테니까요. 나는 바로 나올 거예요."

그건 연기였지만 효과가 있었다. 그들은 입원 대신 내가 학생건강서비스의 보건실에서 주말을 보내게 해주기로 했다. 계속 트릴라폰을 먹어야 한다고 주장하기는 했지만, 강제로 먹이지는 않겠다고 약속했다.

나는 이 전투에서 승리했다. 하지만 곧 더 큰 전쟁에서 패배할 터였다.

내가 필요한 물건을 챙기러 기숙사 방에 가는 길에 그 사회복지사가 동행했다. 그런 다음 나는 다시 돌아와 학생건강서비스 건물 제일 위층에 자리한 보건실에 입실했다. 만족스럽지는 않았지만 최대한 나 자신을 잘 달래보려 애썼다. 적어도 병원에 들어간 건 아니잖아. 하마터면 입원할 뻔했어.

나는 꽤 길게 느껴진 몇 분 동안 침대 가장자리에 앉아 있다가 주위를 둘러봐야겠다는 생각이 들었다. 알고 보니 놀랍게도 그 누구의 제지도 없이 엘리베이터까지 쉽게 갈 수 있었고 엘리베이터를 타고 맨 아래층까지 내려갈 수도 있었다. 그게 정확히 내가 한 일이다. 건물 밖으로 나가 입구 계단 위에 서서 담배를 피우며 이제 뭘 해야 할지 생각했다. 그렇게 최소한 30분이 흘렀다.

맑은 하늘에 별이 가득한 뉴잉글랜드의 아름다운 가을밤이었다. 상쾌한 공기가 기운을 북돋워 주었고, 캠퍼스에서는 평화와 질서가 느껴졌다. 난 여기 있을 사람이 아니야, 하고 나는 생각했다. 도서관에서 공부를 하고 있어야지. 이 모든 일은 그냥 하나의 큰 실수, 난처한 오해일 뿐이야. 하지만 최소한 열 시는 됐겠는데, 이 근처를 혼자서 걸어 다니는 건 너무 위험해. 내가 없어진 걸 알면 그 사람들이 당황하거나 화를 낼 거야. 에잇, 할 수 없지. 위층으로 올라가 여기서 밤을 보내는 게 제일 낫겠어. 나는 아름다운 밤을 뒤로한 채 한숨을 쉬며 다시 안으로 들어가 엘리베이터를 향해 걸어갔다.

다시 걸어 들어가는 나를 한 간호사가 발견했다. "저기 있어요!" 하고 그 간호사가 소리쳤다.

나는 깜짝 놀라 사냥개의 으르렁거리는 소리를 들은 여우처럼 날쌔게 뛰었다. 가장 가까운 문으로 돌진해 들어가 화재 비상계단을 달려 내려가는데 그들이 나를 쫓아오는 소리가 들렸다. 그들의 목소리가 메아리치고 그들의 신발이 철제계단을 밟는 소리가 쿵쿵 울렸다. 나는 그들보다 간신히 계단 한 층 정도 앞서 달리고 있었는데, 내가 도착한 어느 층에서 문 하나가 열려 있는 게 보였다. 아이들의 놀이방 같았다. 나는 숨을 헐떡이며 몸을 웅크리고 작은 탁자 밑으로 기어들어가 최대한 몸을 작게 접고 말았다. 그 상태로 바깥에서 벌어지는 북새통 소리를 들었다. 사람들이 내 이름을 부르며 나를 찾아 복도를 이리저리 뛰어다녔다. 마침내 누군가가 내가 숨어 있던 방으로 들어와 불을 켰다.

"찾았어요!"

나는 앞뒤도 안 맞는 말로 호소했다. "마스티프 떼가 오고 있어요! 이 떼거리들, 질병들! 그들이 내게 왜 이러는 걸까요? 왜요?"

직원들이 재빨리 달려와 내가 달아나지 못하게 가까이서 지켜보며 의견을 나눴다. 의료진이 도착했을 때 나는 내 방으로 돌아가 침대 위에 차분히 앉아 있었고, 알아들을 수 있는 문장을 말할 수 있는 상태가 되었다.

"엘린, 무슨 일이에요?" 사회복지사가 물었다.

나는 어깨를 으쓱했다. "따분해져서 산책을 좀 했어요."

"그렇군요. 그런데 산책하는 동안 여기서 나가려는 생각도 했어요?"

"생각은 해봤는데요," 하고 나는 인정했다. "하지만 남기로 했어요."

"잘한 결정이네요." 사회복지사가 이렇게 말하더니 미소를 지었다. "지금은 기분이 어때요?"

"괜찮아요. 난 괜찮아요. 모두 다 좋아요."

"그래요. 정말 지금은 우리가 보기에도 괜찮은 것 같네요." 그가 말했다. "하지만 보건실 직원들은 당신이 너무 위험해서 감당할 수가 없대요. 그러니까 당신은 여기 있을 수 없어요."

친절한 말투였지만 요지는 분명했다. 나는 학생건강서비스 건물에서 내쫓긴 것이다. 수치스러웠다. 웃어야 할지 울어야 할지 종잡을 수 없었다.

심리학자와 사회복지사가 내게 기숙사 방으로 돌아가 밤을 보내고 내일 아침 다시 와서 자기들에게 내 상태를 알려달라고 했다. 나는 그러겠다고 했다. 그들은 내게 트릴라폰이 든 작은 상자를 하나 주고는 그걸 먹으면 기분이 좋아질 거라고 했다.

나는 트릴라폰을 한 알도 먹지 않았다. 그 약의 존재를 의식한 유일한 순간은 그로부터 며칠 후, 헌법 수업이 끝나고 내 주머니에서 떨어진 그 약상자를 다음 날 교수님이 다소 당황한 태도로 내게 돌려주었을 때였다.

하지만 이튿날 아침 학생건강서비스를 다시 찾아가기로 한 약속은 잘 지켰다. 나는 밤새 한잠도 못 잤고, 환상이 방안을 가득 채웠으며, 그 심리학자와 사회복지사를 만나기로 한 시간이 되었을 때는 정상적으로 말할 수 없는 상태가 되어 있었다.

"하나. 시간의 속도. 시간은 숫자예요." 내가 말했다.

"오늘은 상태가 안 좋아 보이네요, 엘린. 기분이 어떤지 우리한테 말해줄 수 있어요?"

"학살 현장이 보여요." 내가 말했다. "머리가 폭발하고. 난 아무 잘못 안 했어요. 그들은 그냥 '진동quake, 가짜fake, 호수lake'라고 말했어요. 난 스키를 타곤 했어요. 당신들 나를 죽이려는 거예요?"

"아뇨. 물론 아니에요. 우리는 당신을 도우려고 온 것뿐이에요. 그 약 먹는 거 생각 좀 해봤어요?"

그 순간 나는 책상 밑으로 기어들어가 신음하며 몸을 앞뒤로 굴리기 시작했다. 나에게만 보이는 얼굴 없는 존재들이 근처에 둥둥 떠 있으면서 나를 산산조각 찢어발기려 하고 있었다. "그들이 나를 죽이고 있어요. 그들이 나를 죽여요! 난 시도해야 해. 죽어Die. 거짓말해Lie. 울어Cry."

"우리는 당신이 도움을 받게 해주고 싶어요, 엘린." 심리학자는 통화를 좀 해야 해서 자기 사무실로 갈 것이며 사회복지사는 나와 남아 있을 거라고 했다. 나는 책상 아래서 그대로 웅크린 몸을 오뚝이처럼 굴리며 신음했다. 괴물들은 나를 죽이고 싶어 했고, 의사들은 나를 병원에 보내고 싶어 했다. 나는 이를 절대적으로 확신했다. 거기서 빠져나가야 했다. 책상 아래에서 기어 나와 상냥한 사회복지사에게 조용히 물을 좀 마셔야 겠다고 말했다. 그는 그 방에서 나와 식수대가 있는 곳까지 나를 따라왔다. 나는 아래층으로 내려갈 수 있기를 바라며 재빨리 옆문으로 달려갔지만, 움직임이 나보다 더 빠른 그가 몇 걸음 만에 나를 따라잡고 움직이지 못하게 붙잡았다. 그는 몸집은 작았지만 힘이 아주 셌고, 그가 나를 그 방으로 다시 데려가는 동안 나는 그에게 붙잡힌 채 꼼짝도 하지 못했다.

"이렇게 해서 미안해요." 그가 사과하는 투로 말했다. "아시다시피 내가 해야만 하는 일인데, 그래도 미안해요." 나는 비록 온전하지 못한 상태였지만 그래도 그의 말을 믿었다. 그는 나에게 친절히 대하고 싶어 했지만, 내가 무슨 이유에선지 그가 그러는 걸 어렵게 만들고 있었다.

심리학자가 돌아와 주말이라 병원 침상을 찾기가 어렵다고 말했다. 그러자 사회복지사는 자기가 몇 군데 전화를 걸어 자리가 있는지 알아볼 수 있다고 했다. 그는 전화하러 갔고, 심리학자가 나와 남아 있었다.

나는 세 번째로 입원을 하게 되리란 걸 알았다. 또다시 입원환자가 될 것이고, 그들은 내게 약을 먹일 것이다. 내 몸의 모든 신경이 비명을 질러댔다. 나는 병원을 원한 게 아니었다. 약을 원한 게 아니었다. 그냥 도움을 원했을 뿐이다.

목소리에 담긴 공포를 가누려 애쓰며 나는 심리학자에게 공손하게 내가 물을 마실 수 있도록 함께 복도로 갈 수 있겠느냐고 물었다. 그가 나를 따라 나와 식수대로 향했지만, 이번에도 나는 계단이 있는 옆문을 향해 잽싸게 달려갔다. 심리학자가 나를 향해 소리쳤다. "멈춰요, 엘린. 나는 당신을 따라잡을 수 없어요. 제발 지금 멈춰요." 싫어 싫어 싫어 싫어 싫어. 장애물들, 다른 학생들, 나를 빤히 쳐다보고 있었을 모든 사람은 안중에도 없이 나는 한달음에 캠퍼스를 가로질러 내 방까지 달려갔다. 다행히 룸메이트는 방에 없었다.

법률 분야의 내 경력은 이렇게 불길하게 시작되었다.

10장

　　나는 학생건강서비스에서 나를 잡으러 학내 경찰을 보낼 거라고 확신했고, 그래서 그들이 도착할 것을 각오하고 있었다. 그들이 나를 잡아갈 거야. 나를 잡아 가둘 거야. 나는 오랫동안 내 방에서 움츠린 채 문 두드리는 소리가 나기를 기다렸다. 그러나 아무도 오지 않았다. 겁은 났지만 너무 초조했던 나는 방에 숨어 있거나 위험을 무릅쓰고 밖으로 나가거나 둘 중 하나를 선택해야 한다고 생각했다. 그리고 나를 진정시킬 수 있는 게 정확히 무엇인지 알고 있었으므로 나는 곤경에 빠졌을 때면 항상 하던 일을 하기로 했다. 책을 싸 들고 도서관으로 간 것이다.

　　도서관 문을 들어서는 순간 바로 숨쉬기가 편해졌다. 그날은 종일 도서관에서 시간을 보냈다. 책을 읽고 노트를 다시 보며 다음 주에 할 수업들에 생각을 집중하려 애썼다. 종종 어깨 너머로 쳐다봤지만 아무도 내게 주의를 기울이지 않았다. 그날이 끝날 즈음에는 가까스로 나를 진정시킬 수 있었다.

그날 저녁 방으로 돌아갔을 때 에밀리가 내 앞으로 온 전화 메시지를 받아 적어둔 게 보였다. 학생건강서비스의 심리학자가 건 전화였는데, 그가 자기 신분을 밝히지 않은 것은 전문가답고 친절한 일이라 느껴졌다. 심리학자는 자기에게 전화를 해달라는 말을 남겼다. 나는 잠시 생각해봤다. 내가 그의 요청대로 하지 않을 경우 일어날 수 있는 최악의 일은 무엇일까? 그러다가 지난 며칠의 내 상태를 생각하면 전화를 하는 것이 좋겠다는 판단이 섰다.

알고 보니 내 담당의가 다른 의사로 바뀌어 있었다. 한스 프리처라는 중견 심리학자이자 정신분석가로, 나중에 알게 된 사실이지만 학생건강서비스에서 '가장 골치 아픈 환자들'을 처리하는 실력으로 큰 인정을 받는 사람이었다.

닥터 프리처는 다부진 체격에 붉은 머리와 흰 피부의 오스트리아 사람으로, 말에서 진한 독일어 억양이 묻어났다. 그가 발음하는 s는 대개 z처럼 들렸다. "당신 이번 주말에 상당한 소동을 일으켰더군요." 처음 만났을 때 그는 마치 무단결석한 딸을 염려하는 아버지처럼 고개를 살짝 흔들면서 이렇게 말했다. 지스 비크엔드. 왠지 나는 긴장이 좀 풀렸다. "엘린, 이제 우리 그런 일을 방지할 수 있도록 함께 노력할 필요가 있어요. 오늘은 기분이 어때요?"

모르는 사람이 그 질문을 할 때면 거의 항상 그러듯이 나는 재빨리 이렇게 뇌까렸다. "좋아졌어요. 훨씬 좋아졌어요. 고맙습니다."

"아니, 내가 보기에 그 말은 사실이 아닌데요." 그가 말했다. "내 생각에는 당신 머릿속에서 무슨 일인가 벌어지고 있어요. 당신은 내게 당신이 생각하고 있는 걸 말해야만 해요. 그래야 우리가 이 문제를 풀고 해결할 수 있지요." 비 캔 벅 즈루우우우 지스. 프로이트의 말도 이렇게 들렸을지 궁금해졌다. 프로이트가 자기 환자들을 복잡하게 뒤엉킨 정신에서 빠져나오도록 인도할 때도 이렇게 미끄러지는 v 발음과 z 발음이 났을까? 내 정신은 또다시 내가 가만히 앉아 있지 못하게 속도를 올리고 있었다.

"사람들이 나를 조종해요, 그들이 내 머릿속에 생각을 집어넣고 있어요. 난 그들에게 저항할 수 없어요. 그들이 내게 그런 짓을 하고 있다고요. 나중엔 내가 그들을 죽여야만 할 거예요. 당신이 나를 조종하고 있는 건가요? 그들이 나를 당신의 진료실 안에서 돌아다니게 만들어요. 나는 생명을 주고 생명을 빼앗아요."

걸음을 옮기며 이렇게 내뱉고 있는데 갑자기 보이지 않는 무언가 혹은 누군가가 나를 꼼짝 못 하게 만들어 나는 중간에 말을 멈춰야 했고, 그러고는 다시 몸을 굴리며 신음하기 시작했다. 나는 프리처 선생의 소파에 눕고 싶었지만 그가 그걸 허락하지 않는다는 걸 알고 경악했다. "눕는 건 사람을 퇴행하게 만들어요. 게다가 당신은 이미 너무 퇴행한 상태고요."

놀랍게도 그는 내 병이 조현병이 아니라고 생각한다고 말했다. "당신은 나와 연결되기 위해 무척 노력하고 있는 것처럼 보이네요." 그가 자신이 관찰한 바를 말했다. "그리고 당신은 세상에서 매우 성공적으로 활동해 왔죠. 하지만 조현병의 주요 특징은 연결하지 않는 것이고, 제 기능을 하지 못하는 거예요. 이게 적어도 지금까지의 내 생각이에요."

"약은 어떻게 할 거예요?" 내가 물었다. "선생님은 나한테 약을 먹일 건가요? 왜냐하면 난 약을 먹고 싶지 않거든요. 난 그럴 수 없어요. 약은 나쁜 거잖아요."

"어떻게 될지 좀 두고봅시다. 나중에 그 점에 대해 의논할 거고, 좀 더 상황이 파악된 다음에 우리가 함께 그 결정을 내리게 될 겁니다."

나는 이 솔직담백하게 말하는 구세계의 신사를, 유일한 죄라면 나의 사랑하는 존스 부인이 아니라는 점뿐인 이 사람을 너무나도 신뢰하고 싶었다. 우리는 매주 두 번씩 만나기로 합의했다.

그런 다음 프리처 선생은 내가 갈 시간이 됐다고 말했다.

"난……, 난 못 가요." 내가 말했다. 전에는 잠시도 가만히 있지 못하던 내 다리가 돌처럼 변했다.

다시 한번 그가 가볍게 고개를 저었다. "아, 엘린, 당신은 가야만 해요. 이제 시간이 됐어요. 나는 다른 환자도 봐야 해요. 우리 금세 다시 만나게 될 거예요."

너무나 내키지 않았지만 나는 천천히 터덜터덜 걸어서 대기실로 나와 앉았다. 어떤 힘들이 내가 그곳을 떠나는 걸 막고 있었고 나는 바깥으로 나가는 문까지 도저히 갈 수가 없었다. 잠시 후 프리처 선생이 대기실로 나와 다음 환자에게 인사하며 진료실로 안내했다. 그러다 갑자기 그가 다시 내 앞에 나타났다. "이제는 갈 수 있을 것 같아요, 엘린?" 하고 그가 물었다. 나는 내가 다시 가기로 마음먹기만 하면 갈 수 있다는 걸 깨닫고 안도했다. 그렇게 나는 그곳을 떠났다.

이후 우리의 세션이 끝날 때마다 나는 대기실에서 혼자 여분의 시간을 보냈다. 마치 그 안전한 장소를 떠날 수 있으려면 힘을 정비하고 모으는 과정이 필요한 것처럼. 하지만 프리처 선생은 내가 언제 갈 준비가 되는지 스스로 판단하도록 허락해주었고, 매번 나는 어떻게든 스스로 그 결정을 내릴 수 있었다.

그러는 동안에도 나는 계속 수업을 받으러 다녔고, 공부를 해낼 수 있을 만큼 충분히 정신을 집중하려고 안간힘을 썼다. 그러나 나의 계약법 선생님이 나를 특별히 보살피고 있다는 확신은 여전했다. 어쩌면 교수님과 프리처 선생님이 내 사례를 함께 담당하고 있는 건지도 몰라. 둘이 결혼한 사이인가? 어쩌면 사악한 뭔가가 있는지도 몰라. 그거야. 이건 실험이야! 계약법 선생님이 심리학자와 협업하고 있어. 그들은 내 인생에 대한 계약을 맺었어. 계약 사례들을 통해 메시지를 전달하는 실험 치료인 거야.

어느 날 프리츠 선생과의 세션 중에 나는 진료실의 한쪽에서 다른 쪽으로 격한 걸음으로 왔다 갔다 했고, 생각이 점점 더 난폭하게 변하면서 점점 더 심한 흥분 상태에 빠져들었다. "난 사람들을 죽였고 앞으로 또 죽일 거예요." 내가 선언하듯 말했다. 나는 선생을 향해 거의 으르렁대고 있었다. "이 진료실 안에 우리 말고 또 누가 있죠? 당신은 사람인가요?" 나는 구석에 있는 크고 잎이 무성한 화분 앞으로 걸어가 그 잎 하나를 똑 떼어 냈다. "봤죠? 이게 내가 사람들에게 할 수 있는 일이라고요!"

"그런 짓은 하지 말았어야 해요, 엘린." 프리처 선생이 엄하게 말했다. "그건 내가 아끼는 식물이에요. 다시는 그런 짓 하면 안 돼요."

꾸지람을 들은 나는 고분고분하게 자리에 앉았고 남은 세션 동안 가만히 있으려고 노력했다. 그는 한계를 설정하고 있었고 나는 그 한계를 지키려 노력했지만 적어도 내 머릿속에서는 도저히 지킬 수 없었다. 하루하루 지날수록 내가 위험에 처해 있다는 느낌이 점점 더 강해졌다. 절벽 끄트머리에 매달려 있는데 붙잡은 손의 힘이 점점 약해지는 느낌.

수업에서는 첫 법률 의견서를 준비하라는 과제를 받았다. 의견서의 목적은 매우 세밀하고 특수한 법률적 내용을 간단명료하고 설득력 있게 설명하는 것이다. 의견서는 양쪽 당사자가 제시하는 문제를 모두 포함해야 한다. 반면 준비서면에서는 한쪽에 유리한 주장을 제시한다. 이 과제는 제출기한 2주 전에 미리 정해진 포맷과 함께 할당되었고 분량은 15페이지를 넘지 않아야 했다. 나는 다른 모든 한계에 대해 그러듯 이 한계도 바로 넘어버렸다. 다른 세 수업의 과제와 병행하면서 나는 이 의견서를 밤낮으로 몇 시간씩 잠도 안 자고 작성했다. 그리고 의견서 작성이 끝났을 때 분량은 거의 50페이지에 달했다. 나중에 나는 과제 점수를 매긴 이가 나의 의견서를 그해 모든 학생이 제출한 과제 중에 가장 뛰어난 둘 중 하나로 평가했다는 걸 알게 되었다. 하지만 그건 내게 주어진 과제가 아니었다. 그 조교는 "매우 훌륭해요" 하고 말했다. "하지만 그건 의견서가 아니에요. 굳이 꼽자면 논문에 더 가깝죠."

법은 엄밀하다. 내게도 엄밀할 것이 기대되었다. 나도 그렇기를 바랐다. 하지만 매번 내 안의 뭔가가 내가 원래 가야 할 지점보다 더 멀리 나를 밀어붙였다. 그 과제는 받아들여지지 않았다. 내가 받아들여지지 않은 것이다.

그러다 두 번째 법률 의견서 과제가 내게 주어졌다. 이 시점에는 스니커즈를 신고 에베레스트산 오르는 법을 배우고 있는 것 같은 상태였다. 너무 불안해서 글을 읽을 수 없었고 내 눈에는 페이지 위 글자들이 아무 일관성 없이 뒤죽박죽되어있는 것처럼 보였다. 더 나쁜 건 그 순간까지 읽었던 게 아무것도 기억나지 않았으며 글을 쓰려고 하면 횡설수설만 흘러나온다는 것이었다. 문맥 안에서도 밖에서도 아무 뜻도 통하지 않는 얼토당토않은 단어와 문구가 이어질 뿐이었다. 옥스퍼드에서 상태가 가장 나빴을 때 일어났던 일과 정확히 똑같았다. 존스 부인, 당신은 어디 있어요? 내겐 당신이 필요해요. 우린 전에도 이곳에 함께 있었고, 당신이 나를 여기서 빼내 줬잖아요. 당신은 어디 있는 거예요?

평생 책은 나의 구명보트였고 안전한 피난처였으며 아무 방법도 효과가 없을 때 내가 달려가 의지할 수 있는 곳이었다. 그런데 이제는 아무리 페이지를 넘겨 봐도 뜻을 알 수 있는 게 하나도 보이지 않았다. 공황에 빠진 나는 낡은 아리스토텔레스의 책을 꺼내 들었지만 그 책마저 나를 배신했다. 아무것도 알 수 없어. 아무것도.

나는 예일 법학대학원 도서관에서 반 친구 두 명을 만났다. 금요일 밤 10시 정각이었다.

한 명은 앨라배마 출신인 레벨(반항아라는 의미인데, 그는 "내가 태어날 때 거꾸로 발부터 나왔기 때문이야"라고 설명했다)이고, 또 한 명은 밸이라는 여학생이었다. 둘 다 나와 같은 소그룹 소속, 그러니까 예일에서 첫 학기 법학대학원생들의 유일한 소규모 수업을 나와 함께 듣는 이들이었다. 그들은 도서관에 와 있는 게 딱히 만족스러운 것 같지 않았다. 어쨌든 주말이었고 금요일 밤 10시에 그들이 할 수 있는 일은 아주 많았을 테니까. 하지만 내 고집에 못 이겨 우리는 두 번째 의견서 과제를 할 시간 약속을 이때로 잡았다. 자신의 의견서에 대한 책임은 각자에게 있었지만 함께 전략을 세우는 것은 허용되었다. 우리는 그 전략을 세워야 했고, 그 과제를 끝내야 했고, 그걸 작성해야 했는데…….

"의견서는 방문하는 거야" 하고 나는 두 친구에게 알려줬다. "의견서는 어떤 요점을 주장하는 거야. 그 요점은 너희 머리에 있는 거고. 팻이 그런 말을 하곤 했어. 너희 누구 죽여본 적 있어?"

레벨과 밸은 얼음물이라도 뒤집어쓴 표정으로, 혹은 내가 얼음물을 뒤집어쓴 걸 보기라도 한 표정으로 나를 쳐다봤다. "농담하는 거지?" "무슨 소리 하는 거야, 엘린?"

"아, 그냥 흔히들 하는 얘기 있잖아. 천국이니 지옥이니, 누가 무엇인지 무엇이 누구인지 하는. 아, 애들아!" 나는 이렇게 말하며 의자에서 벌떡 일어난다. "지붕 위로 나가자. 괜찮아. 안전해."

나는 가장 가까운 큰 창으로 잽싸게 달려가 창문을 연 다음 그 문을 통과해 지붕 위로 나갔다. 평평한 표면이라 전혀 무섭지 않았다. 잠시 후 레벨과 밸도 나를 따라 나왔다. "경찰이 우릴 보면 당연히 특수화기전술조SWAT를 보내겠지." 내가 웃으며 말했다. "상상이 되지 않니? '1-9-9, 1-9-9, 예일 법학대학원 도서관으로 침입하려는 자들에 대한 지명 수배가 내렸다.' 그렇지? 마치 여기 무슨 귀중한 물건이라도 있는 것처럼."

두 친구는 피식 웃더니, 내게 대체 왜 그렇게 이상하게 구느냐고 물었다.

"이게 진짜 나야." 나는 두 팔을 머리 위로 흔들며 말했다. 그리고 금요일 늦은 밤, 나는 예일 법학대학원 도서관 지붕 위에서 노래를, 그것도 큰 소리로 부르기 시작했다. "플로리다의 햇빛 덤불로 오세요. 너희 춤추고 싶어?"

친구들의 얼굴에서 미소가 재빨리 지워졌다. "너 약했니?" 한 친구가 물었다. "지금 약에 취한 거야?"

"취했냐고? 내가? 말도 안 돼. 약은 절대 안 돼! 어서, 춤추자! 플로리다 햇빛 덤불로 오라. 그들이 레몬을 만드는 곳으로. 악령이 있는 곳으로.

여기 우리 말고 또 누구 있어? 얘들아, 잠깐만, 너희 왜 그래? 어디 가는 거야?"

레벨과 밸 둘 다 돌아서서 안으로 들어가고 있었다. "너 때문에 무섭잖아." 한 명이 말했다. 나는 어깨를 으쓱했다. "좋아. 나도 들어가지 뭐. 하지만 그 안엔 아무것도 없어. 아무것도."

우리가 엉금엉금 창문으로 다시 들어가는 동안, 두 친구 중 하나가 학생건강센터 이야기를 꺼냈다. "어쩌면 너, 음, 그러니까 거기 가서 누구 만나보는 게 좋겠어."

"나 이미 거기서 누구 만나고 있어." 내가 말했다. "한 주에 두 번씩."

"아, 그랬구나. 그런데 지금 당장 거기 가보는 게 어때?"

나는 고개를 저었다. "아니. 지금은 안 가. 난 공부해야 돼. 우리한테는 이 의견서 과제가 있잖아."

우리 모두 다시 책상에 둘러앉았고 나는 교과서를 작은 탑처럼 조심스럽게 쌓아 올리기 시작했다. 그다음에는 필기한 낱장 페이지들을 다시 배열했다. 마음에 들지 않아서 또다시 재배열했다. "너희도 지금 나처럼 단어들이 이 페이지 저 페이지로 이리저리 뛰어다니는 거 본 적 있어?" 내가 말했다. "누군가 내가 복사해온 이 소송 자료에 침입한 것 같아. 우리는 범행 장소를 미리 답사해야 해. 나는 관절을 믿지 않아. 그것들이 우리 몸을 연결해주기는 하지만."

이제 두 친구가 감당할 수 있는 정도를 넘어섰다. "자정이 다 됐어. 오늘 여기서 끝낼 수 있는 건 없어. 가자. 내일 다시 하면 되잖아."

"아니, 아니, 난 아직 갈 수 없어. 과제를 해야 하니까. 자연의. 기벽."

"엘린, 우린 가야 해." 그들이 책을 챙기고 불안하게 열람실 안을 둘러보며 말한다. 뭔가에 겁을 먹은 게 분명하다. "제발. 너도 우리랑 같이 가는 게 좋겠어."

"아니, 난 갈 수 없어. 난 공부해야 해. 난 여기 있을 거야. 책더미 속에 숨어서."

나는 그들이 간 뒤로도 오랫동안 도서관에 남아 책으로 쌓은 두 탑 사이 바닥에 혼자 앉아 혼잣말을 웅얼거리고 있었다. 도서관은 더욱더 조용해졌고 이 구역 저 구역 차례로 불이 꺼졌다. 이윽고 밤새 안에 갇혀 있을까 두려워진 나는 바닥에서 일어나 도서관을 나갔다. 혹시라도 같은 수업을 듣는 동료들과 눈이 마주치지 않도록 고개를 숙이고 나갔지만 어차피 그 시간에 그런 일이 일어날 가능성은 별로 없었다. 거기 남아 있던 유일한 사람은 정문에 있던 아무것도 모르는 경비원뿐인 것 같았다.

당연히 바깥은 완전히 캄캄했다. 내가 그런 식의 어둠을 편안히 느껴본 적은 한 번도 없었다. 최소한 땅에서는 그랬다. 지붕 위에 있는 게 훨씬 더 기분이 좋았다. 방으로 돌아가는 동안 온몸이 덜덜 떨렸다. 그리고 일단 방에 도착하자 도저히 진정할 수가 없었다. 잠을 잘 수 없었다. 내 머릿속에는 소음이 가득 들어차 있었다. 레몬, 내가 쓸 수 없는 법률 의견서, 내가 책임져야 할 대량 학살로 너무 꽉 차 있었다. 나는 침대 위에 앉아 몸을 앞뒤로 굴리며 두려움과 고립감에 신음했다.

마침내 내가 그 짓을 하고 말았다. 남들이 보는 데서, 내 동료들 앞에서, 내 법학대학원 친구들 앞에서 미친 모습을 보이고 만 것이다. 내가 누구인지 어떤 존재인지가 다 드러났다. 이제 모든 사람이 진실을, 나의 무가치함을, 나의 악함을 알 것이다. 옥스퍼드에서는 상태가 이렇게 나쁠 때도 다른 사람들과 함께 있거나 끝내야 할 공부가 있을 때 곧 존스 부인을 만날 수 있다는 생각이 정신증적 사고를 억제하는 데 도움이 되었다. 하지만 이제 존스 부인에게 나의 광기를 가져다 풀어 놓을 수도 없고 공부에서도 위안을 얻지 못하니, 길르앗에도 유향은 없었다.● 꽉 쥐고 있던 내 손의 악력을 무언가가 손가락을 하나씩 당겨 느슨하게 풀고 있었고, 금세 나는 허공에서 추락하고 있었다.

한잠도 못 자고 밤을 보낸 후 나는 끈덕지게 도서관으로 다시 가 의견서를 작성하려 했지만 도저히 머리를 작동시킬 수 없었다. 공황에 빠진 나는 글자 그대로 뛰어서 교수님의 연구실로 갔다. 거기엔 아무도 없었다. 나는 기다렸다. M 교수님이 도착하더니 미심쩍은 눈빛으로 나를 쳐다보았다.

"의견서와 관련해 드릴 말씀이 있어서 왔어요" 하고 내가 말했다. "죄송합니다만 기한 연장이 필요합니다."

"내 연구실에 들어가 이야기하는 게 어떻겠나?" 교수님이 말했다. 교수님의 책상 앞 의자에 앉은 나는 그가 때릴 걸 예상하기라도 한 듯 등을 둥글게 구부리고 어깨를 귀까지 끌어올렸다.

"의견서 자료에 뭔가 침입했어요." 나는 신발을 쳐다보며 말했다. "자료들이 껑충껑충 뛰며 돌아다녀요. 예전에 난 멀리뛰기를 잘했거든요. 난 키가 크니까요. 나는 넘어져요. 이 방안에 다른 누가 있나요? 그건 요점의 문제예요. 작전이 있어요. 사람들이 나한테 뭔가를 주입하고는 그게 내

● "길르앗에는 유향이 있다네There Is A Balm in Gilead"라는 제목의 흑인영가에 빗대어 한 말. 구약성서에 언급된 길르앗의 유향은 길르앗에서 자라는 아라비아발삼나무의 수지로, 아픔을 덜어주고 병을 낫게 하는 치료제에 대한 은유로 쓰인다.

잘못이라고 말해요. 난 예전에는 신이었는데 지금은 강등당했죠. 교수님은 신인가요?"

M 교수는 완벽하게 침착한 상태를 유지했다. "엘린, 자네 상당히 혼란한 상태인 것 같네."

머리에서 윙윙거리는 소리가 났다. 레몬과 의견서와 대량 학살.

"뭐, 그 모든 살인을 생각하면 내가 혼란에 빠지는 것도 당연해요." 나는 이렇게 말하고는 또 플로리다 주스 노래를 부르며 새의 날개처럼 두 팔을 뻗고 연구실 안을 빙글빙글 돌아다녔다. 그러다가 한쪽 모퉁이에 가 앉아서 계속 노래를 불렀다.

M 교수님이 나를 쳐다봤다. 표정을 해석하기가 어려웠다. 내게 겁을 먹었던 걸까? 당황한 것일까? 어쩌면 본인도 어느 쪽인지 몰랐을 것이다.

"자네가 좀 걱정이 되는군, 엘린." 마침내 교수님이 말했다. "나는 지금 해야 할 일이 좀 있는데, 일이 끝나면 자네도 같이 가서 우리 가족과 함께 식사하면 어떻겠나? 그럴 수 있겠나?"

정말 합리적인 말처럼 들렸다. "네" 하고 나는 말했다. "아주 즐거운 일일 것 같아요. 그런데 교수님이 괜찮으시다면 나는 이 창으로 나가서 지붕 위에서 교수님을 기다릴게요. 우리가 갈 시간이 될 때까지요." 교수님은 그게 좋은 생각이 아니라고 생각했을지도 모르지만, 그렇다고 해도 내게 그런 말을 하지는 않았다. 나는 창을 통해 지붕으로 나갔다.

나는 그렇게 예일 법학대학원 지붕 위에서 웃고 노래하고 횡설수설하며 한 시간 정도를 보냈다. 거기서 1미터쯤 되는 전화선을 발견하고 그걸 허리띠처럼 둘렀다. 또 지붕 위 여기저기에 널려 있는 금속으로 된 갖가지 물건을 집어 그 전화선 허리띠에 매달았다. 거기서 찾은 물건 중 제일 좋은 것은 15센티미터쯤 되는 긴 못이었다. 난 그 못을 바지 주머니에 넣었다. 혹시 호신용으로 필요할지도 모른다. 나를 보호해줄 물건이 언제 필요하게 될지는 모르는 일이니까.

"엘린? 이제 연구실 안으로 들어오겠나?" M 교수님이 다시 창가에 나타났다. "내 아내와 통화를 했는데, 우리는 자네가 저녁 식사뿐 아니라 괜찮다면 우리 집에서 함께 밤을 보내면 좋겠네."

그건 지나칠 정도로 관대한 제안이었고, 나는 교수님에게 친절에 정말 감사한다고 말했다. 집에서 한 음식으로 식사를 하고 좋은 사람들과 이야기를 나누며 시간을 보낸다니……. 그러면 내 머리가 폭발해서 벽에 흩뿌려지는 일을 막을 수 있을지도 몰랐다.

그리하여 그 아름다운 가을의 토요일 오후 나는 전화선 허리띠를 두른 채로 M 교수님과 함께 예일대학교 캠퍼스를 한가롭게 걸어갔다. 교수님 집에서의 저녁 식사는 순조롭지 않았고, 결국 M 교수님은 학생건강센터에 전화를 걸어 당직 정신과 의사와 이야기를 나눴다. 이 정신과 의사는 이제부터 '그 의사'라고 부를 것이다.

M 교수님이 내게 수화기를 건네자 그 의사는 활기찬 말투로 전날 밤 법학대학원의 누군가가 전화를 해서 내가 몹시 이상한 상태였다는 말을 했다고 전했다. 이어서 그는 내게 몇 가지 질문을 했고 나는 거기에 엉뚱한 답변을 했다. 그랬더니 내게 센터로 와서 자기를 만나보는 게 어떻겠느냐고 했다. 말투를 들어 보니 그는 내 대답을 기다리는 동안 시계를 들여다보며 발로 바닥을 톡톡 두드리고 있을 것 같은 느낌이었다. "글쎄요." 하고 내가 말했다. "아뇨. 사실 난 그러고 싶지 않아요."

그 의사는 내 대답에 놀란 것 같았고 내게 다시 생각해 보는 게 좋을 거라고 말했다(그건 그렇고, 내 경험상 "이제 흥분을 가라앉혀요"라는 말은 항상 그 말을 듣는 사람에게 정반대의 결과를 이끌어내는 것 같다). "그거 알아요? 당신은 진짜 나쁜 놈이야." 나는 이렇게 말하고 전화를 끊었다.

"내가 보기에도 그 사람 상황을 별로 잘 처리하지 못하는 것 같군, 엘린." M 교수님이 자신이 그 의사와 나눈 대화를 떠올리며 말했다.

"내 친구 리처드와 이야기를 해봐야 할 것 같아요." 내가 말했다. "그는 신경과 의사거든요." 내게 무슨 일인가 일어나려 하고 있었다. 그게 뭔지는 확실히 알 수 없었지만 유쾌한 일이 아니라는 것만은 분명했다. 내세력을 결집하는 일이 시급할 것 같았다.

M 교수님이 전화를 걸어주고 내 옛 친구 진이 전화를 받자 내가 말했다. "나야. 너랑 리처드랑 이야기하려고 전화했어."

"네 목소리 이상해" 하고 진이 말했다. "무슨 일 있어? 너 상태 어때?"

"어, 뭐, 난 위에 있어. 아래에도 있고. 그리고 사방팔방에 있어." 내가 말했다. "내 머릿속에 들어온 명령에 관련된 문제야." 그런 다음 나는 가능한 한 작은 소리로, 그러나 매우 긴박한 말투로 내가 최선을 다하고 있다고 속삭였다. 나는 정말 최선을 다하고 있었다. "하지만 흉악한 일이 벌어지고 있어. 나는 코너에 몰렸고 뾰족한 점이 겨눠졌어. 나를 죽이려는 시도가 진행 중이야." 나는 주머니에 손을 넣었다. 법학대학원 지붕에서 가져온 못이 아직 거기 있었다.

리처드의 목소리가 수화기를 통해 전해졌다. "엘린? 무슨 문제 있는 거야?"

"플로리다 햇빛 나무에게로 오세요." 나는 노랫말로 리처드에게 하는 인사를 대신했다. 잠시 침묵이 이어지더니 그가 물었다. "그게 무슨 말이야?"

"당연히 신선한 레몬주스 말이지. 천연 화산이 있어. 그들이 내 머리에 그걸 넣었지. 화산이 폭발하고 있어. 난 많은 사람을 죽였어. 어린애들을 죽였어. 책꽂이에 꽃이 한 송이 있어. 그 꽃이 피어나는 게 보여. 리처드, 누구 죽여본 적 있어? 우리 선생님은 신이야. 난 전에 신이었다가 강등됐지. 그게 킬리만자로의 질문이라고 생각해?"

"얼마나 오랫동안 이런 기분이었던 거야?" 리처드가 물었다. "이건 기분의 문제가 아니야." 내가 말했다. "나에게 일어나고 있는 일의 문제지. 나는 생명을 주고 생명을 앗아가. 젠장, 나한테 간섭할 생각하지 마, 리처드. 난 당신보다 더 좋은 사람들도 죽였어. 어린애들. 레몬주스. 포인트."

"엘린, 나를 두려워할 필요는 전혀 없다는 거 이제는 잘 알 거야. 진과 나는 당신에게 가장 이로운 일을 원해. 우리는 한 번도 당신에게 해로운 일을 하지 않았고, 다른 누구도 그렇게 하도록 허락하지 않을 거야."

"하지만 사람들이 나를 죽이려 하고 있다고." 내가 끙끙대며 말했다. "난 어떻게 해야 할까? 그들은 하늘에 있어. 그들이 나를 죽이고 있어. 내가 그런 게 아니라고."

리처드는 친절하고 부드러운 목소리로 내가 얼마나 마음이 상했는지 이해한다고 말했다. "당신의 친구 M 교수님과 통화 좀 하게 해줘." 나는 고분고분하게 교수님에게 수화기를 넘겼다.

M 교수님의 표정을 보니 리처드에게서 무시무시한 이야기를 듣고 있다는 걸 알 수 있었다. 리처드는 내가 정신증 발작을 겪고 있으며 가능한 한 빨리 병원에 가야 한다고 말했다. 내가 위험해질 가능성도 있으며, 심지어 교수님의 아이에게까지 위험할 수 있었다(나는 그 누구도 해친 적이

없다. 하지만 당시 전화로 내가 한 말을 생각하면 리처드가 내가 누군가를 해칠지도 모른다고 두려워한 것이 터무니없는 일은 아니다).

M 교수님이 즉시 그 의사에게 전화를 걸어 나를 당장 응급실로 데려가겠다고 말한 것 역시 놀라운 일은 아니다.

"제발요, 안 돼요. 안 돼요." 나는 애원했다. "나를 병원으로 데려가지 마세요. 그러면 난 더 악화될 거예요. 제발 나를 거기 보내지 마세요. 난 괜찮아요. 아까는 좀 정신이 없었는데, 지금은 괜찮아요. 제발 나를 응급실로 데려가지 마세요."

M 교수님은 나를 안심시키려 하면서도 단호했다. "아니. 내 생각엔 우리가 응급실에 꼭 가야 할 것 같네, 엘린. 자네는 똑똑한 젊은이야. 그런데 지금은 평소의 자네가 아닐세. 그리고 자네를 알고 걱정하는 리처드도 우리가 응급실에 가야 한다고 생각해. 어쨌든 자네는 지금 혼자 있으면 안 되는 상태이고, 미안하지만 우리 집에 계속 머물게 할 수도 없네. 병원에 가면 자네를 도울 수 있는 누군가와 이야기할 수 있을 거야."

나는 흥분을 가라앉히려고 애썼고 교수님을 설득하는 데 집중하려고 애썼다.

"감사합니다. 하지만 아니에요. 나는 그렇게 생각하지 않아요. 이제 택시를 불렀으면 좋겠어요. 내 방으로 돌아가게요."

하지만 교수님은 생각을 바꾸지 않았다. 교수님은 나와 함께 차까지 걸어가 조수석 문을 열고 부드럽지만 단호하게 나를 조수석에 태웠다. 나는 예일 뉴헤이븐 병원으로 가는 내내 초조하게 계속 떠들어댔다.

"아이고 이런. 너무 늦었네요. 나하고 같이 있어 주실 필요 없어요. 하지만 교수님한테 돈을 좀 빌릴 수 있을까요? 이 진료가 끝나면 바로 택시를 타고 방으로 돌아가야 하거든요. 길어 봐야 5분이나 10분 정도 걸릴 거예요. 그 사람들이 내가 완전히 멀쩡한 상태라고 교수님한테 말해줄 거예요. 난 그렇게 확신해요."

"그래. 물론이지. 내가 돈을 빌려주겠네."

응급실 입구에 차가 섰을 때 나는 M 교수님이 차의 시동을 끄기도 전에 차에서 뛰쳐나가 반대 방향으로 달리기 시작했다. 달아날 계획은 아니었지만 나는 겁이 났다. 모든 게 나를 향해 포위망을 좁혀오고 있었다. 학생들도 알고 교수님도 알고 리처드도 알았다. 이제 끝이야. 끝.

그곳은 수중에 돈 한 푼 없고 자기가 어디로 가고 있는지 전혀 알지 못하는 여자가—혹은 누구라도—혼자서 어둠 속에서 뛰어 돌아다닐 수 있는 그런 동네가 아니었다. 다행히 M 교수님이 한 블록이 끝나는 지점에서 나를 따라잡았고 내 팔을 단단히 붙잡아 나를 응급실 쪽으로 데려갔다. "이게 최선이네." 교수님이 말했다.

우리 둘이 필요한 서류를 작성하기 위해 접수 간호사 앞에 앉았을 때 나는 재빨리 내 친구 M 교수님이 심한 복통이 있어서 당장 입원해야 한다고 설명했다. 그러고는 발작적으로 웃어댔다.

몇 분 뒤 정신을 차려보니 나는 작은 방에서 그 의사를 기다리고 있었다. 내 수호천사 역할을 끝낸 M 교수님은 집에 돌아가고 없었다. 교수님이 비운 내 옆자리에는 이제 온화한 얼굴과 부드러운 목소리의 덩치 큰 간호조무사가 있었다. "몇 분이면 될 거예요. 이제 걱정하지 마세요."

"춤추실래요?" 내가 그에게 물었다. 그는 미소를 지으며 거절했다.

"그래도 난 출래요. 당신이 개의치 않는다면." 나는 이렇게 말하고는 방안을 껑충껑충 돌아다니면서 나의 상황을 설명하려고 시도했다. "사람들이 나를 죽이려 하고 있어요. 그들은 오늘도 벌써 여러 번 나를 죽였어요. 당신한테도 옮을지 몰라요." 나는 허리에 차고 있던 전화선을 풀어 공중에서 휙휙 돌리기 시작했다. "이건 아주 강력한 무기예요." 내가 말했다.

"그렇네요." 간호조무사가 말했다. "그게 말입니다. 내가 그걸 당신한테서 빼앗아야 할 것 같네요. 이 안에서 당신이 그걸 갖고 있는 건 아마 좋은 생각이 아닐 겁니다."

나는 뒤로 물러섰다. "안 돼요."

"괜찮아요." 그가 말했다. "미안합니다. 제발 그거 나한테 주실래요?"

나는 할 수 없이 전화선 허리띠를 그에게 내줬다. "하지만 내 못은 못 줘요." 나는 주머니를 톡톡 치며 말했다.

그는 내가 뉴헤이븐에서 뭘 하느냐고 물었다.

"나는 법을 공부하는 학생이에요."

"아, 그거 흥미롭군요." 그가 말했다. "분명 무척 어려운 공부겠죠. 며칠 전에도 정신적 문제가 있는 법대생이 여기 왔었는데, 이름이 ○○○라는 사람이었어요."

얼마 후에는 이 친절한 남자가 누군가에게 나에 관해서도 이야기할까? 만약 내 머리가 폭발한다면 머릿속에 있던 내용물이 이 방 안 사방팔방으로 튈 텐데, 그것도 누군가 한가롭게 이야기할 잡담거리가 될까? 나는 건강에 관한 내용은 비밀에 부쳐야 하는 게 아닌가 하고 생각했다(실제로 M 교수님마저—물론 선의의 동기에서 그랬겠지만—내가 정신적으로 무너져 입원했다는 사실을 내 세미나 동료들에게 말했다).

"그 사람은 어떻게 됐어요?" 하고 내가 물었다. "그 법대생 말이에요."

"아, 의사들이 그 학생에게 약을 좀 주고는 집으로 돌려보냈어요." 그

대답은 비밀 유지에 대한 내 우려마저 거의 지워버렸다. 입원하지 않았다고? 그냥 약을 먹었더니 보내줬단 말이지? 그때까지 나는 그런 식으로는 한 번도 생각해 본 적 없었다. 나는 입원하지 않은 지 3년이 되었고, 그만큼 이어온 이 상태를 이제 와서 끝낼 생각은 없었다. 약을 먹는 게 유일한 협상카드라면 기꺼이 고려해볼 작정이었다.

그때 그 의사가 도착했다.

그는 내가 전화 통화할 때 상상했던 것과 완전히 똑같았다. 키가 작고 관료적이며 (짤깍짤깍 눌러대는 볼펜까지) 권위적이고 참을성이 없었다. 기차가 정확한 시간에 맞춰 달리게 만드는 부류였다. 나는 주머니에 손을 넣어 내 무기인 못을 손가락으로 감쌌다. 그의 시선이 내 손을 따라 움직였다.

"그거 나한테 넘겨요." 그가 말했다.

"싫어요."

그가 즉각 안전요원을 불렀다. 또 한 명의 간호조무사가 왔는데, 이 사람은 그리 상냥하지도 않았고 내가 못을 그냥 갖고 있게 해줄 마음은 전혀 없는 사람이었다. 그가 내 손아귀에서 못을 빼앗아감과 동시에 나는 그걸로 끝이었다. 몇 초 뒤 그 의사와 응급실 패거리가 모두 달려들어 덮치듯 나를 붙잡더니 의자에서 나를 번쩍 들어 올려 근처에 있는 침대에 내동댕이쳤다. 어찌나 세게 내던졌는지 눈앞에 별이 번쩍였다. 이어서 그들은 두꺼운 가죽끈으로 철제 침대에 내 팔다리를 묶었다.

내 입에서 그때까지 한 번도 들어 본 적 없는 소리가 나왔다. 고통의 신음이면서 절규이며, 거의 인간의 소리 같지 않은, 순전한 공포의 소리였다. 그 소리는 다시 한번 뱃속 깊은 곳에서 밀려 나오며 목구멍을 따갑게 긁어댄다. "안돼애애애애애." 내가 소리쳤다. "멈춰. 나한테 이러지 마!" 시선을 들어 보니 철제문 창으로 이 모든 장면을 지켜보고 있는 얼굴 하나가 보인다. 저 여자는 왜 나를 보고 있는 거지? 누구야? 나는 하나의 전시물, 하나의 표본, 핀에 찔려 달아날 수 없는 벌레 한 마리다. "제발요." 나는 애원했다. "제발, 이건 중세에나 하던 짓이에요. 제발. 안돼!" 이 혼돈 속 어딘가에서 생각 하나가 떠올랐다. 존스 부인이 여기 있었다면 이런 일은 일어나지 않았을 거라는 생각. 존스 부인이라면 이런 일을 절대 허락하지 않았을 것이다. 존스 부인과 함께 사용했던 도구는 가죽끈이 아니라 언어였다. 존스 부인이라면 누군가가 나를 아프게 하거나 내게 겁을 주거나 내게 무력함이나 외로움을 느끼게 만드는 것을 결코 그냥 두고 보지 않았을 것이다.

"100부터 7씩 줄이며 거꾸로 숫자를 세요." 그 의사가 말한다. 나는 정신 나간 사람 보듯 그 의사를 쳐다봤다. 숫자를 세라고? 저 작자가 시키는 대로? 뭐든 그를 위해 한다고? 나는 겁에 질리고 혼란스럽고 편집증에 빠진 상태로 병원에 갔다. 지금까지 그는 상황을 개선할 어떤 일도 하지 않았다. 그리고 보라, 저기 또 나타났다. 창밖의 저 얼굴. 누군가 미친 여자를 보려고 관람료라도 낸 것인가?

간호사 한 명이 쟁반 하나를 들고 들어왔다. 쟁반 위에는 작은 종이컵이 하나 놓여 있다. "이거 마시세요." 간호사가 말했다.

"싫어요." 내가 말했다. "당신이나 마셔요."

"당신이 마시지 않는다면 주사로 놓을 수밖에 없어요." 간호사가 무표정한 얼굴로 말했다. 손발이 묶인 나로서는 선택의 여지가 없었다. 나는 목에 걸리는 물약 때문에 컥컥거리는 와중에 물약이 못 들어오게 막으려고 이를 앙다물어 봤지만 아무 소용없었다. 그것이 내가 처음으로 복용한 항정신병약이었다.

내가 사라지고 있는 듯한 공포에 아직 내가 여기 존재한다는 것을 확인하기 위해 가죽끈에 묶인 팔다리를 버둥거렸다. 내가 줄어들고 있어, 줄어들고 있어. 강박 당한 손발은 아팠다. 아주 많이. 하지만 그 아픔은 적어도 내가 아직은 증발하지 않았다는 뜻이었다.

그 의사의 이해와 통찰의 수준은 한결같았다. 교사가 아이들을 꾸짖을 때처럼 혀를 끌끌 차며 못마땅한 듯 눈알을 굴려댔다. 나는 저런 사람이 왜 정신의학계에 들어왔는지 진심으로 궁금했다. "당신은 병원에 있고 싶은 사람처럼 행동하는군요." 그가 말했다. "그러니 우리가 당신이 있을 병원 침상을 찾아줄게요."

그러니까 이 모든 게 내가 그냥 행동만 똑바로 하면 되는 문제란 건가? 그는 마치 내가 가장 두려워할 일은 우유도 쿠키도 주지 않고 침대에 보내버리는 일인 것처럼 말했다. "고맙지만 됐어요." 내가 대답했다. "그리고 제발 이 강박 좀 풀어줄래요? 아프다고요. 게다가 모멸적이에요."

"안 돼요. 난 당신이 스스로 정신병원에 입원하기를 원해요."

"당신 미쳤어요?" 내가 쏘아붙였다. "정신병원에 있을 사람은 당신이야. 난 괜찮아요. 이제 집에 갈래요. 해야 할 일이 있다고요. 이거 풀어요."

그 의사는 이제 곧 병원이 나를 15일 동안 붙잡아둘 수 있게 하는 '의사의 응급상황 증명서'를 쓸 작정이라고 말했다. 나중에 나는 그가 그 증명서에서 나를 "자기 자신과 타인에게 위험한 상태"라고 썼다는 걸 알게 됐다. 게다가 나를 "심각한 장애 상태"라고 표현했다. 그에 대해 그가 제시한 근거는? 내가 법학대학원 과제를 할 수 없었기 때문이란다. 15일이 지난 뒤에는 내가 원한다면 비자의 입원 청문회를 요청할 권리가 주어질 터였다.

물론 내가 이런 세부 사항을 알게 된 것은 훨씬 뒤의 일이다. 당시 알았던 건 내가 병원에 입원하게 된다는 사실뿐이었다. 아무리 발버둥을 치더라도.

그러나 알고 보니 예일 뉴헤이븐 병원 정신과에는 내가 있을 병실이 없었고, 그래서 그들은 시내를 가로질러 가야 있는 예일정신의료원^{Yale} Psychiatric Institute 으로 나를 보냈다. "거기 가면 당신은 안전할 거요." 그 의사가 말했다.

"나는 집에 있어도 그만큼 안전할 거예요. 어쨌든 당신으로부터는 안전하겠네요." 내가 말했다.

나를 앰뷸런스로 실어 갈 응급구조사들이 들어왔을 때 그중 한 사람이 너무 잘생겨서 나는 충격을 받았다. "당신 영화배우예요?" 내가 물었다. "나는 당신이 영화배우라고 확신해요. 당신 이름이 혀끝에서 맴도는데, 지금은 생각이 안 나네요."

그들이 침대에 묶어두었던 강박에서 나를 풀었을 때 내가 느낀 안도감은 10초 만에 다시 사라졌다. 그들은 곧바로 나를 앰뷸런스에 실을 바퀴 달린 들것에 묶었다. "왜 이래요?" 나는 그 젊고 잘생긴 응급구조사에게 물었다. "왜 꼭 이렇게 해야 하는 건데요?"

그는 약간 당황한 얼굴로 내 시선을 피했다.

"그게 규칙이에요. 미안합니다."

규칙. 새로운 규칙. 나는 아주 많은 새 규칙을 배워야 할 터였다. "나가기 전에 내 얼굴에 담요를 좀 덮어주실래요?" 내가 애원했다. "이런 꼴 아무한테도 보이고 싶지 않아요."

그는 아주 부드럽게 하얀 시트로 내 머리를 덮었고 들것은 응급실을 떠나 앰뷸런스로 굴러갔다. 죽는 게 어쩌면 이런 느낌일지도 몰라.

11장

예일정신의료원에 도착하자 응급구조사들은 들것에 실어 나를 위층으로 데려갔고, 거기에는 간호사와 간호조무사 들이 기다리고 있었다. 복도는 좁고 우중충했고 실내는 기관 특유의 전형적인 스타일로 장식되어 있었다. 여기 있는 사람들은 모두 미쳤는데 병원이 흥하든 말든 누가 상관하겠는가?

나는 '격리실'로 옮겨졌다. 침대 하나를 제외하고는 텅 빈 방이었다. 주변을 관찰하면서도 나는 아무런 반응도 하지 않았다. 이미 자정을 한참 지난 데다가 약효 때문에 흐리멍덩한 상태였기 때문이다. 내가 원한 것은 오직 잠을 자는 것뿐이었고 그 침대도 그럭저럭 나쁘지 않아 보였다.

그날 밤 당직 의사는 밝은 밤색 머리의 젊은 여성인 닥터 그리피스였는데, 아까 그 의사와는 몇 광년이나 떨어진 태도를 지닌 사람이었다. 부드러운 미소, 안심시켜주는 태도. 그런데 그 인상은 닥터 그리피스가 하는 말을 듣는 순간 깨져버렸다. "우리는 당신이 스스로 강박을 찼으면 좋겠어요, 엘린." 닥터 그리피스가 침대 쪽을 가리키며 말했다.

아니. 난 그럴 수 없어. "제발요. 꼭 그러지 않아도 되잖아요." 나는 그들에게, 이 생경한 날 한밤중에 낯선 곳에서 만난 한 무리의 낯선 이들에게 애원했다.

제법 덩치가 큰 한 남자—나중에 알게 된 바로는 신학생이었다—가 내 위로 불길하게 다가오더니 우렁우렁 울리는 목소리로 말했다. "당신 스스로 강박을 차지 않는다면 우리가 채울 겁니다. 당신에게 달렸어요."

나는 비록 정신증 상태였지만 위험을 감지하는 안테나는 여전히 꽤 잘 작동하고 있었다. "당신이 여기서 어깨 역할을 맡고 있나 보죠?" 내가 웅얼웅얼 말했다.

"좋아요, 알았어요." 그리피스 선생이 그 힘쓰는 남자에게 물러나라는 손짓을 하며 말했다. "그러면 그냥 누워요. 그런 다음 얘기합시다. 강박은 안 할게요."

안도의 물결이 나를 덮쳤고 오로지 머리를 베개에 얹을 생각뿐이었던 나는 침대 위에서 몸을 뒤로 뉘었고 바로 그 순간 그 방 안에 있던 모든 사람이 아까 병원 응급실 사람들이 했던 것과 똑같이 행동했다. 몇 초 만에 내 팔과 다리가 붙들리고 꼼짝없이 눌리고 가죽끈으로 침대에 묶였다.

나는 목청이 떠나가라 비명을 지르며 나를 내리누르는 그 무리에 대항해 발버둥을 쳤지만, 내 힘으로는 그들에게 상대가 안 됐고 가죽끈은 금세 단단히 고정되었다. 내 팔과 다리를 묶는 것만으로는 충분하지 않았던지 이어서 더 지독한 일이 벌어졌다. 그들은 내 몸 위에 그물을, 말 그대로 진짜 그물을 올리더니 목 끝에서 발목까지 내 다리와 몸통과 가슴을

다 덮었다. 그런 다음 네 귀퉁이에서 팽팽하게 잡아당겼다. 나는 전혀 움직일 수 없었고 모든 숨이 내 몸에서 빠져나가는 느낌이었다.

"숨 안 쉬어져, 숨!" 내가 소리쳤다.

"아니, 당신 숨 쉴 수 있어요." 그들이 한목소리로 말했다. 그들은 내 위에서 나를 내려다보며 서 있었다. 나는 계속 숨을 헐떡이며 애원했고, 이윽고 그들이 그물을 조금 헐겁게 해주니 그때서야 숨을 들이마실 수 있었다(나중에 나는 매년 미국에서 강박을 당하는 도중에 혹은 강박된 상태에서 죽는 사람이 100명쯤 된다는 사실을 알게 됐다).

나를 단단히 고정하고—그 의사라면 '안전한 상태로 만들고'라고 말했을 것이다—나자 사람들은 가버렸다. 그리피스 선생까지. 그러나 그 신학생은 남아서 열어놓은 문밖에 앉아 보초를 섰다.

원퍼드 병원에서 겪은 어떤 일도 이 일만큼 끔찍하고 경악스러운 건 없었다. 내가 통제할 수 없었던 어떤 환각도, 어떤 악령의 위협이나 충동도 나를 이렇게 인질로 붙잡은 적은 없었다. 내가 아는 그 누구도, 나를 사랑하는 그 누구도 내가 여기서 그물로 몸이 옥죄인 채 침대에 묶여 있다는 걸 알지 못했다. 그 밤 나는 혼자였고, 악령은 내 안과 밖 양쪽에서 나를 공격했다. 그때 나는 '병원hospital'이라는 단어의 옛 의미가 '보호소'였다는 사실을 도저히 믿을 수 없었다.

피난처. 위안. 돌봄. 천만에!

겁을 먹기도 했지만 또 그만큼 격분하기도 했던 나는 반항을 표현할 방법을 찾으려 정신없이 머리를 굴렸다. 몸의 네 군데가 강박되고 참치 그물로 내리눌린 상태에서 하기 쉬운 일은 아니었다. 내 몸은 묶여 있었지만…… 재갈을 물지는 않았다! 그래서 나는 숨을 최대한 깊이 들이마시고 좋아하는 베토벤의 곡을 힘차게 부르기 시작했다. 당연한 이유에서 '환희의 송가'는 물론 아니었고, 교향곡 5번이었다. 바바바 바! 바바바 바! 자, 이 단순한 네 개의 음만으로 베토벤이 얼마나 강력한 힘을 만들어냈는지 보라! 그 소리는 복도에 멋지게 메아리쳤고, 그래서 나는 다시 한번 불렀다.

내 안에 남아 있는 모든 힘을 모아 몇 시간 동안 그 소리를 노래하고 외치고 고함쳤다. 나를 공격하고 있던 존재와 싸우는 동시에 강박된 손발을 당기며 버둥대고, 심장이 터져라 노래했다. 간호사 한 명이 간간이 물약으로 된 항정신병약이 든 작은 잔을 하나씩 가지고 찾아왔다. 나는 들이붓는 물약을 꼼짝없이 삼켰고, 그런 다음 그 약이 만들어낸 안개 속으로 가라앉지 않으려 분투했다. 바바바 바!

마침내 탈진한 나는 잠이 들었고 진땀에 젖어 수시로 몸부림을 치며 온몸이 쑤시는 상태로 잠을 잤다. 한 시간쯤 잤을 때 닥터 그리피스가 자신을 지도하는 의사인 닥터 그린과 함께 다시 나타났다. 다음에 벌어질 일을 좌지우지할 권력을 지닌 사람치고 그는 놀랍도록 젊어 보였다. "지금 기분은 어때요?" 그린 선생이 물었다.

"이봐요, 나를 침대에 묶어놓고 내 목구멍으로 약을 들이붓는 사람들이 가득한 방에서 유쾌한 기분을 느끼기는 쉽지 않죠!" 하고 쏘아붙이고 싶었다. 하지만 그러지 않았다.

"기분이 한결 나아졌어요." 나는 굴종과 뉘우침을 표현하기에 적절한 말투를 내려고 애쓰며 말했다. "그렇게 야단법석을 피워서 정말 죄송해요. 이제는 나를 좀 풀어줘도 되지 않을까요? 이건 너무 아프거든요."

어림없었다. "우리는 당신이 강박을 찬 채 좀 더 있기를 바랍니다." 그린 선생의 모호한 답이 돌아왔다.

그 시점 나는 여섯 시간 동안 강박되어 있던 상태였다. 근육이 아팠고 피부는 몸부림치는 동안 쓸려서 따가웠다. 팔과 다리로, 온몸으로 기지개를 켜고 싶은 마음이 간절했다. 심지어 발을 옴지락거릴 수도 없었다. 그 건물의 조명은 마치 어떤 다른 장소에서 새어 들어오는 것인 듯 회색빛이었다. "나한테 무슨 문제가 생긴 건가요?" 내가 물었다.

"당신은 어젯밤 매우 심한 정신증 상태였어요." 그린 선생이 대답했다.

"어떤 종류의 정신증이죠? 왜 이런 일이 일어나는 건데요?"

그가 고개를 저었다. 이 기관 사람들이 고개를 젓는 동작이 이제 내게 아주 익숙해지고 있었다. "아직 확실히 말하기는 너무 일러요." 그가 말했다.

"그러면 그걸 알아내는 동안 나는 돌아가서 공부를 하고 있으면 안 될까요?" 내가 물었다. "외래환자처럼요. 전에도 그랬던 적이 있어요. 학교에 돌아가야 해요. 지금 여기서 소중한 시간을 허비하고 있다고요."

"그러기엔 너무 일러요." 그린이 말했다. "당신은 아직 많이 아파요. 그리고 우리는 약이 어떤 효과를 내는지 지켜보기 위해 시간이 더 필요하고요."

"내 생각엔 약이 효과가 있는 것 같아요." 나는 더없이 고분고분한 학생이 되어 말했다. "내 생각이 아주 맑아진 걸 보면 말이에요." 정말 그랬다.

그도 동의했다. 내가 개선되고 있는 게 사실인 것 같다고. 나쁜 소식은, 그가 내 부모님에게 연락해야 할 때가 되었다고 생각한다는 것이었다.

"뭐라고요? 왜요? 안 돼요. 무슨 일이 있어도 안 돼요! 부모님한테 전화하는 건 나로서는 용납 못 해요. 아시겠어요? 이 일에 대해 부모님한테 얘기하는 건 안 된다고요! 부모님은 이 일에 대해 알 필요 없어요!"

나는 그린이 이해했다고 생각했고 그가 나의 바람을 존중해주기로 동의했다고 생각했다. 그러나 병원은 실제로 부모님에게 전화를 걸었고, 알고 보니 코네티컷주에서는 그것이 법적 의무 사항이었다.

두 의사는 내게 기분과 과거사에 관해 질문을 몇 가지 더 했지만, 아직은 나를 강박에서 풀어줄 뜻이 없다고 재차 밝혔다. 먼저 내가 침착한 상태를 유지할 수 있는 능력이 있는지부터 증명해야만 한다는 것이었다. 그런 다음 그들은 나를 홀로 두고 가버렸다.

다음 세 시간 동안 나는 가죽끈에 묶인 손목과 발목의 맥박을 느끼며 천장만 응시하면서, 여자 유령 반시처럼 곡하듯 울어대고 싶은 걸 겨우 참아냈다. 또 나는 어떻게 해서인지 악령까지도 통제할 수 있었다. 나약함을 조금이라도 드러낸다면 이 인질 상태가 얼마나 오래갈지 결코 알 수 없었다.

마침내 다시 나타난 그리피스 선생은 이번에는 좋은 소식을 갖고 왔다. "엘린, 우리는 당신의 다리만 강박에서 풀어보려고 해요. 그러고 나서 어떻게 되는지 지켜볼 거예요." 그들의 관점에서 괜찮은 상태가 이어졌다. 나는 그런대로 침착을 유지해냈고, 그날 저녁 7시경 그들은 마침내 강박을 다 풀었다. 나는 집중치료실로 옮겨졌다. 병원이 지속적인 감시가 필요하다고 판단한 환자 몇 명과 직원 몇 명이 모여 있는 방이었다. 나를 향한 시선을 계속 의식하며 나는 팔과 다리를 스트레칭하고 움직였다. 한 번 빼앗겼다가 되찾은 움직임의 자유는 굉장한 선물이었다. 왜 전에는 이 사실을 깨닫지 못했을까?

병원에서 이미 부모님에게 전화했다는 사실을 모르고 있던 나는 내가 직접 부모님에게 전화해도 되는지 물었다. 나는 무슨 일이 일어나고 있는지를, 적어도 내 생각에 부모님이 받아들일 수 있을 정도의 버전으로 이야기할 필요를 느꼈다. 그 층에서 가장 가까이 있는 전화기로 전화해도 좋다는 허락을 받은 나는 수신자 부담으로 플로리다에 전화를 걸었다. 내 입에서 나오는 단어와 목소리의 어조를 잘 감시하면서 조심스럽게 어머니와 아버지에게, 영국에 있을 때 겪은 것과 비슷한 문제가 다시 좀 생겼고, 그래서 며칠 병원에 있으면서 유능한 의사들과 무척 친절한 사람들에게 치료를 받고 있으며, 정말이지 모든 일이 잘 풀리고 있어서 금방 상황이 정상으로 돌아올 것으로 확신한다고 말했다.

"아뇨. 정말 그냥 약간의 후퇴일 뿐이에요. 아마 심한 압박감 때문일 거예요. 아시다시피 법학대학원 공부는 아주 혹독하거든요. 어쩌면 내겐 그냥 휴식이, 내 위치를 재점검할 기회가 필요한 건지도 몰라요."

아버지는 침착하고 논리적으로 반응했다. 나에게 실질적인 몇 가지 질문을 했고 그에 대한 내 대답에 만족한 것 같았다. 하지만 어머니의 목소리는 좀 흔들렸고 나는 그 목소리에서 반신반의하는 기미를 감지할 수 있었다. 어머니의 남동생인 노먼 삼촌도 심한 심리적 문제로 한동안 힘든 시간을 보냈다. 삼촌은 삼십 대에 의학 학위를 받았지만 끝내 전문의 자격시험을 통과하지 못했고 의사로 일한 적도 없다. 삼촌이 받은 진단은 우울증이었다. 삼촌은 잘생기고 상냥하며 아주 수줍고 조용한 사람이었다. 삼촌의 병에 관해 어머니와 깊이 이야기를 나눈 적은 한 번도 없었지만(그건 우리 둘 모두의 성격에 맞지 않는 일이었다), 나는 어머니가 삼촌에 대해 엄청나게 걱정한다는 걸 알고 있었다. 그런데 이제 나까지 다시 병이

도졌다는 말을 듣자 어머니의 목소리는 아주 불안하고 겁먹은 것처럼 들렸다. 그러자 나는 어머니를 위로하고 어머니의 불안이 더 깊어지는 것을 막아야 한다는 결연한 마음에 한층 더 쾌활하게 말했다. "정말요, 지금은 기분이 훨씬 더 좋아졌어요." 하고 나는 말했다. "아마 하루나 이틀만 지나면 퇴원할 거예요."

그래도 부모님은 나를 보러 오겠다고 했고 그 말에 이번에는 나의 불안이 천장을 향해 치달았다. "아뇨, 아뇨. 그럴 필요 없어요. 불필요한 일이에요. 여기 일은 모든 게 다 괜찮아요." 하지만 부모님은 고집을 굽히지 않았다. 나 역시 그랬다.

하지만 이상하게도 내 안에서 점점 어떤 갈망 같은 것이 감지됐다. 사실 내게는 부모님이 필요했고 난 두 분이 오기를 정말로 원했고 정말로 두 분을 보고 싶었다. 내게는 여기 내 곁에 있어 줄 누군가가, 어떤 사람이 필요했다. 하지만 부모님이 온다면 그것은 내 정신건강의 위기를 의학적으로 공식 선언하는 일이 될 터였다. 그리고 그건 그때까지 내가 똑바로 직시하기를 회피해왔던 현실이었다.

병세가 나타난 초창기부터 나는 내 행동, 여러 가지 진단, 의사들의 의견, 정신분석치료 세션 등에 관한 대부분의 세세한 사실을 부모님에게 알리지 않았다. 그 이유는 복잡했고, 여전히 복잡하다. 첫째로 나는 수치스러웠다. 나 정도의 지적 능력과 규율을 갖춘 사람이라면 당연히 자기 자신에 대해 훨씬 더 강한 힘을 발휘할 수 있어야만 하는 것 아닌가. 둘째로 나는 부모님을 걱정시키고 싶지 않았다. 부모님에게는 다른 두 자식과 운영해야 할 사업과 살아야 할 본인들의 삶이 있었다. 어쨌든 나는 성인이었고 그때까지 스스로 내 일을 어떻게든 처리해올 수 있었을 뿐 아니라 매우 어렵고 고된 학위를 두 개나 받았다.

셋째로(사실 이것이 가장 민감한 이유인데) 나는 부모님이 내 인생에 간섭하는 것을 원치 않았다. 이미 내가 감당할 수 있는 것보다 더 많은 사람이 내 뇌의 상태와 가능한 모든 치료법과 그 결과에 관한 의견으로 나를 짓누르고 있었고, 심지어 아직 명확한 진단조차 나오지 않은 상태였다. 피할 수만 있다면 내게 부담을 주는 등장인물의 수를 왜 더 늘리겠는가? 왜 내가 그런 일을 자초하겠는가? 게다가 부모님이 내게 도움이 되는 어떤 일을 할 수 있단 말인가?

그래서 이 시점까지는 내 선택에 따라 나의 병에 관해 부모님에게는 최소한도로 알아야 할 정도만 알렸고, 이는 부모님을 보호하는 방패가 되었을 뿐 아니라 나의 사생활과 자율성도 보호해주었다. 그러나 이제는 그것도 끝난 것이다.

그날 나중에 집중치료실을 떠날 준비를 하던 중 나는 간호사 한 명에게 내 가방에 있는 담배를 가져와도 되느냐고 물었다. 담배를 피운 지 24시간이 넘게 흘렀고, 내게는 니코틴뿐 아니라 담배에 불을 붙이는 그 물리적인 느낌과 행동까지 너무나 간절했다. 간호사는 괜찮다고 말했다.

니코틴에 대한 갈망 때문인지도 모르고, 부모님과 통화하고 난 후유증 때문이었는지도 모른다. 이유가 무엇이든 나는 갑자기 또다시 두려움에 사로잡혔고, 담배를 꺼내려고 가방을 열었을 때 크기가 반지만 한 링 모양의 작은 금속 하나를 발견했다. 지붕 위에서 어슬렁거릴 때 전화선 벨트와 함께 가져왔던 것이었다. 전혀 날카롭지 않았고 무기가 될 만한 것도 아니었다. 굳이 쓸모를 찾자면 부적 같은 거라고나 할까. 나는 재빨리 그 금속 링을 가방에서 꺼내 바지 주머니에 넣었고, 담배 한 개비를 피운 다음에는 새 담배 한 개비도 라이터와 함께 바지 주머니에 넣었다. 물론 당시 그 병원의 환자였던 내 입장을 감안하면 이 모든 건 밀반입품에 해당했다.

잠시 후 그들은 내게 잠잘 준비를 할 시간이라며 사복을 병원복으로 갈아입으라고 지시했다. 옷을 벗을 때 주머니에 있던 금속 링과 라이터가 바닥에 떨어지며 한 간호사의 주의를 끌었다. 나는 몹시 당황해 얼른 몸을 굽혀 그것들을 붙잡은 다음 내가 전날 밤을 보낸 작은 방의 뒤쪽으로 달려갔다.

"엘린, 그 금속과 라이터 나한테 넘겨요." 간호사가 말했다.

이런, 젠장. "안 돼요." 내가 말했다. "호신용으로 갖고 있을 거예요."

"당신한테는 그런 거 필요 없어요. 우리가 당신을 보호하잖아요. 줘요."

"안 돼!" 내가 고집스레 말했다. "내가 당신한테 주고 싶어지기 전까지는 당신은 이걸 가질 수 없고, 지금 난 이걸 주고 싶지 않아요. 당신이 이걸 빼앗아가려 한다면 응분의 대가를 치르게 될 거예요."

어디서 이런 말이 튀어나왔는지 모르겠다. 내가 그 링과 라이터에 대해 왜 이런 마음을 느꼈는지도, 왜 그 간호사를 위협했는지도 모르겠다. 나는 그 간호사도 다른 누구도 해칠 의도가 없었다. 사실은 오히려 내가 작고 무력하게 느껴졌고, 그 누구도 해칠 가능성이 없다고 (그리고 그럴 능력도 없다고) 느꼈다. 그런데도 내 입에서는 생각지도 못한 무서운 말이 나왔고, 그 말을 내뱉는 동안 나는 구부정하던 몸을 쭉 펴서 큰 키로 똑바로 섰다.

간호사가 뒤로 돌아서 방을 나갔고 몇 분 뒤 직원 몇 명을 대동하고 돌아왔다. 네 명인가 다섯 명의 어깨들이었다.

"엘린, 우리는 당신이 스스로 강박을 차기를 원해요." 간호사가 단호하게 말했다. "그리고 당신이 자발적으로 그러지 않는다면 우리가 당신에게 강박을 채울 거예요."

믿기지 않았다. "미안해요, 미안해요." 나는 애원했다. "제발 다시 나를 묶지 말아요. 착하게 굴게요. 그건 그냥 농담이었다고요. 제발요!"

하지만 나는 이미 내가 그 전투에서 졌다는 걸 알았다. 그래서 나는 하는 수 없이 침대에 누웠고 직원들은 자기들이 할 일을 했다. 두 번째 강박은 첫 번째보다 더 끔찍했다. 이제는 다음 몇 시간이 어떨지를 내가 알고 있었기 때문이다.

트릴라폰을 계속 투여받고 있음에도 나는 여전히 연달아 떼거리로 몰려오는 망상의 공격을 받았다. 하늘에 있는 존재들은 나를 죽이고 싶어 했고, 지상의 존재는 공격을 가해왔다. 아무도 나를 보호해주지 않았다. 아무도 나를 도와주지 않았다. 그리고 서서히 밤이 깊어질수록 나의 정신증은 더욱 심해졌다. 나는 노래하고 고함치고 공포에 질려 비명을 질러댔다. 나는 공격당하고 있었다. 그리고 척추가 아파오고 피부가 벗겨질 때까지 나를 묶고 있는 강박에 저항해 몸부림쳤다. 그러는 내내 내 방의 문은 열려 있어서 지나가던 사람 누구나 내 방을 들여다볼 수 있었고, 실제로 많은 사람이 들여다봤다.

마침내 탈진과 약효가 나를 잠속으로 밀어 넣었다. 꿈과 악몽, 외롭고 아픈 몸이 한데 뒤엉긴 검은 구덩이 같은 잠이었다.

햇빛이 휘청대며 그 방 안으로 들어올 즈음, 나는 이미 서른 시간 중 절반 이상을 강박에 묶여 보낸 뒤였다. "제발 나를 풀어줘요." 내가 울부짖으며 통곡하듯 말했지만, 대답은 딱 잘라 안 된다는 것이었다. 그들에게 나를 풀어줘도 되는 시간에 대한 정해진 일정표가 있었는지 모르겠지만, 있었다고 해도 나에게는 알려주지 않았다. 그날 하루가 지나고 밤 8시가 되었는데 나는 여전히 손발이 묶인 상태였다.

이윽고 전날 밤 내가 위협했던 간호사가 방으로 들어왔고, 이번에도 엄격한 표정의 어깨들이 함께였다. 그들은 어쩌면 심사위원단인지도 몰랐다. 나는 조금이라도 남아 있는 의지를 모두 끌어모아 신중하게 사과의 말을 골랐다. 잘못된 행동에 대한 사과, 특히 자기가 위협했던 (또는 모욕했거나 마음 상하게 했던) 당사자에게 하는 사과야말로 강박에서 풀려나는 티켓의 선불금 같은 것임을 깨달았기 때문이다. 그리고 실제로 그들은 나를 강박에서 풀어주었다. 나는 비틀거리며 일어나 앉았고 그러자 방이 나를 중심으로 울렁울렁 빙글빙글 돌았다.

"하지만 당신 이 방에서 나갈 수는 없어요." 그들이 내게 말했다. "우리는 예일 뉴헤이븐 병원에 빈 병상이 나오기를 기다리고 있어요. 자리가 생기면 당신을 다시 그리로 돌려보낼 거예요."

이 모든 게 꿈인 걸까? 내가 이런 일을 자초하는 건 지금까지는 너무 깊이 파묻혀 있어서 아무도 정확히 집어낼 수 없었던 무슨 이유가 있어서일까? 아니면 결국 나도 그냥 또 한 명의 미친 사람인 걸까? 정신병원을 들락날락하며 이 침대 저 침대에 계속 묶이고, 안과 밖 양쪽에서 오는 공격을 막아내려 애쓰다가 필연적으로 양 전선 모두에서 패배하며 인생을 보내게 되는 걸까?

15시간 뒤 나는 다시 예일 뉴헤이븐 병원에 도착했다. 이번에는 응급실이 아니라 정신과의 메모리얼 유닛 10 또는 MU10으로 불리는 곳으로,

급성 정신질환자가 단기간 머물며 진단을 위한 검사를 받는 곳이었다. 모든 면에서 나로서는 도저히 이해할 수 없는 여정 중에 내가 당도한 또 하나의 정거장이었다.

12장

    예일정신의료원은 명목상 그들이 돌보고 있는 취약한 사람들의 정신건강을 증진하기 위해 존재하는 장소이지만 나에게는 잔인한 경험만 남겼다. 거기 있는 이틀 중 절반 이상의 시간을 나는 갇히고 묶인 채 보냈고 강제로 들이붓는 약을 삼켜야 했다. 그 약은 (이점이 없었던 건 아니지만) 금세 명백한 부작용을 일으켰다. 내 얼굴이 나무처럼 느껴지고 가면처럼 보였으며 걸음걸이는 느릿느릿해져서 평소 긴 다리로 성큼성큼 걷던 내 걸음보다는 발을 끌며 천천히 걷는 뇌졸중 환자의 걸음처럼 변했다. 게다가 나는 가장 단순한 대화조차도 따라갈 수 없어서 "오늘 기분 어때요?"라는 말이 고대 산스크리트어처럼 느껴졌다.

    나는 메모리얼 유닛 10은 좀 나은 곳이기를 간절히 바랐다. 예일 뉴헤이븐 병원 자체는 뉴헤이븐에서 가장 규모가 큰 대학병원으로 현대적인 새 건물이었고, 10층에 있는 MU10은 많아야 10여 명 정도의 환자를 수용하는 작은 곳이었다. 나는 간호사 스테이션과 바로 마주 보고 있어서 거기 있는 누구나 쉽게 들여다볼 수 있는 방에 배정되었고, 거기서 몇 시간 동안이나 내 주치의를 기다렸다.

마침내 나는 복도를 따라 닥터 케리건의 진료실로 안내되었다. "우리의 계획은 전체적인 검사를 실시해 실질적인 진단을 내리는 것입니다." 케리건 선생이 말했다. "엘린, 요즘이 당신에게는 매우 힘들고 혼란스러운 시간이었다는 거 알아요. 우리는 그 일과 관련한 몇 가지 질문의 답을 찾고 싶어요. 그런 다음 가능한 한 빨리 당신에게 도움이 될 시설로 당신의 진료를 의뢰할 거예요." 그는 여러모로 따뜻하고 용기를 주는 동시에 적당히 권위적인 사람처럼 보였다. 나는 그를 신뢰하고 싶었지만(사실은 아무라도 한 사람 신뢰하고 싶었다) 상대가 자기 패를 보여줄 때까지는 기다려야 한다는 것을 터득하고 있던 참이었다. 그래서 나는 내가 할 수 있는 최선을 다해 그의 말을 들었다(약이 만든 안개 속에 묻힌 상태에서는 쉽지 않은 일이었다). 하지만 들어 보니 그는 더 오래 입원하는 것만이 나의 유일한 미래라고 생각하는 것 같았다.

"아뇨. 이해를 못 하시네요." 내가 말했다. 내 목소리가 오래된 LP 레코드가 느린 속도로 돌아가는 소리처럼 들렸다. "나는 학교로 돌아가야 합니다. 난 귀중한 시간을 허비하고 있어요. 검사를 하고 치료계획을 구상하는 건 동의하지만, 병원에 계속 남아 있을 수는 없어요." 나는 치료도 받고 동시에 학교 공부도 할 수 있다. 그렇지 않은가. 어쨌든 그것이 존스 부인과 치료하던 때의 방식이었다. 그리고 이건 전문대학이나 공개강좌 같은 걸 말하는 게 아니다. 나는 옥스퍼드대학원 공부를 해냈다. 그것도 꽤 좋은 성적으로.

케리건 선생은 "당신 말 알겠어요"라고 대답했는데, 나는 얼마 안 가 그게 그가 그냥 입버릇처럼 하는 말이란 걸 알게 됐다. 말은 그렇게 했지만 사실 그는 내 말을 전혀 못 알아들었고, 알아들었다면 완전히 무시했다. 그는 근엄하게 고개를 끄덕이며 "당신 말 알겠어요" 하고 말했다. "당신의 걱정도 이해하고요. 하지만 내 생각에 학교로 돌아가는 일은 가능하지 않을 거 같네요, 엘린. 적어도 가까운 미래에는요. 당신은 아주 많이 아파요."

"지금은 상태가 훨씬 좋아졌다고요."

"그 점에 관해서는 우리가 얘기해 볼 수 있을 거예요." 그의 말투와 표정은 그것이 이미 끝난 얘기임을 분명히 했다.

한 가닥 남아 가물거리던 내 희망의 불씨를 그가 엄지와 검지로 꺼버린 것 같은 느낌이었다. 나는 학생이지 정신과 환자가 아니다. 그는 왜 그 사실을 모르는가? 면담이 계속될수록 그의 말은 나를 더욱 초조하게 만들며 와해시킬 뿐이었다. 그래서 나는 그가 말하고 있는 도중에 목소리를 더 높여 말했다. "나는 내가 원하는 언제든 학교로 돌아갈 수 있어요." 나는 단호히 말했다. "당신 내가 전에 신이었단 거 알아요? 그렇지만 지금은 아니에요. 지금 내가 무엇인지는 말해줄 수 없어요. 당신은 누구 죽여본 적 있어요? 나는 내 생각으로 수십만 명을 죽였어요. 그건 내가 한 짓이 아니에요. 누군가가 내 뇌를 통해 한 짓이죠. 나는 생명을 주고 생명을 빼앗아요." 나는 자리에서 일어나 걸어 다니기 시작했다. "난 덩치가 당신만큼 커요. 당신은 나를 해칠 수 없어. 저기 당신 재킷이 걸려 있는 옷걸이 보여요? 나는 그 옷걸이를 내 호신용 무기로 만들 수도 있어요. 내가 당신의 옷걸이를 가져가도 될까요?"

"앉아요." 케리건이 말했다.

"앉고 싶지 않아요. 하지만 저 옷걸이는 갖고 싶어요."

"그렇게는 안 될 거요. 제발 이제 좀 앉아요."

"아뇨. 난 지금 내 방으로 돌아가고 싶어요."

"그건 좋은 생각 같군." 그가 말했다. "좋은 생각이 하나 더 있는데, 그건 당신이 강박을 한 채 시간을 좀 보내는 것이오. 우리 생각에 강박은 환자들이 안전하게 느끼고 더 통제된 것처럼 느끼게 도와주는 것이니까."

저런 말을 할 수 있다니 도무지 믿을 수 없었다. "강박은 내 기분을 나아지게 만들지 않는다고요." 나는 애원하고 있었지만 분노도 치밀었다. 누구라도 최소한 내게 무엇이 내 기분을 나아지게 만드는지 정도는 물어볼 수 있지 않은가.

"그렇게 경계할 필요는 없어요." 케리건이 말했다. "MU10의 강박에 관한 정책은 예일정신의료원과는 조금 달라요. 당신은 30분 만에 강박을 벗을 수도 있어요. 모든 게 순조롭다면요."

'순조롭다'라는 게 어떤 것인지는 누가 정의하는 거지? 나는 궁금했다. 케리건의 말투와 표정은 사실 협상의 희망은 한 치도 없다고 말하고 있었다. 또다시 내게는 달아나는 것 말고는 할 수 있는 게 없었고, 그래서 달리기 시작했지만 금세 직원의 두 팔에 붙잡히고 말았다. 몸부림을 쳐봤지만 나는 침대에 묶였고, 그에 더해 그들은 내 가슴 위로 시트 한 장을 팽팽하게 당겨 고정했다.

MU10은 사람을 묶어두는 것을 일종의 치료법이라 여기고 있었다. 실제로 내 차트를 보니 케리건은 '강박을 충분히 활용할 것'이라고 적어두었다. 그리고 3주 동안 그들은 정말 그 지시대로 했다.

나는 어디든 치료그룹에 들어가기에는 너무 혼란을 일으키는 사람으로 여겨졌으므로, 다른 환자들과 함께 하는 일이 거의 없었고 그들은 대체로 나를 다른 환자들과 떼어놓았다. 나는 자주 공포스러운 망상에 사로잡혀 내 방 작은 책상 밑에 앉아 몸을 굴리고 신음을 하며 횡설수설을 늘어놓았다.

한참 시간이 지난 뒤 내 차트를 읽을 기회가 생겼을 때 나는 그곳 직원들이 실제로 나를 두려워했다는 사실을 알게 되었다. 심지어 내가 너무 무서웠던 나머지 그들은 나를 '직원들의 특별관리 대상'으로 삼았고, 이는 직원 한 명이 언제나 나를 따라다니며 내 모든 움직임을 감시한다는 것을 의미했다. 내가 욕실을 쓰고 있을 때면 잠그지 않은 문 밖에 직원 한 명이 서 있었다. 나는 커튼을 치고 샤워를 할 수 있었지만, 나의 '감시자'는 언제라도 커튼을 들치고 내가 괜찮은지 확인할 수 있었다. 그들은 실제로 그렇게 했고 나는 그 행동에 경악했다.

조금은 돌아다녀도 된다는 허락을 받았을 때 나는 제임스라는 젊은 대학생을 만났다. 그는 아주 지독하게 마약을 했다가 그 때문에 조증 삽화에 빠져든 경우가 분명했다. 병원 사람들은 제임스를 사흘 동안이나 강박해두었다고 했다. 내가 이번이 첫 입원이 아니라고 말하자 그는 마치 우리가 친구로 지낸 그 짧은 시간 안에 내가 자기를 배신하기라도 한 것처럼 반응했다.

"한 번으로 충분하지 않았던 거예요?" 제임스가 화를 내며 말했다.

"충분했지. 적어도 내 입장에서는. 알다시피 난 여기 내가 선택해서 온 게 아니야. 난 병원을 싫어해. 넌 나보다 운이 좋아서 다시는 병원에 오지 않으면 좋겠다. 적어도 네게는 구체적으로 할 수 있는 일이 있잖아. 다시는 마약을 안 하기만 하면 돼.”

“난 당신이 자신에게 이런 일이 일어나도록 내버려 뒀다는 게 믿기지 않아요.”

나는 어깨를 으쓱했다. “그 살인들이 나를 힘들게 내리누르니까 그런 거야. 내 생각으로 하는 살인 말이야. 그 범죄들로 인해 일어난 뇌의 폭발. 넌 최근에 누구 죽여본 적 있어?”

제임스는 눈에 띄게 몸을 움츠렸다. “제발 그런 식으로 말하지 말아요. 그런 말 들으면 나 정말 불안해진다고요.”

“알았어.” 내가 말했다. 그리고 그 후로는 그 약속을 지키려고 애썼다.

나는 플라스틱으로 된 도구로만 음식을 먹는 게 허락되었는데, 어느 날 식사 중에 플라스틱 포크를 치켜들고 한 직원을 향해 내가 원하기만 한다면 그걸로도 그를 찌를 수 있다고 말했다. 그러자 그들은 즉각 나를 강박했다.

내가 초조해져서 복도를 왔다 갔다 서성일 때도 그들은 나를 강박했다. 나는 누군가 MU10으로 오거나 거기서 나갈 때면 항상 주의 깊게 살폈다. 문이 열리는 건 언제나 그리로 달아날 기회였기 때문이다. 매번 내가 달아나려 시도할 때마다 직원이 나를 붙잡았다. 그리고 그럴 때마다 나는 강박 당했다.

폭력적인 망상을 (내가 아무리 그러지 않으려고 노력해도 내 망상에는 누구보다 그곳 직원들을 해치는 생각이 포함되어 있었다) 입 밖으로 표현할 때도 매번 강박 당했다.

사실상 무엇이든 내가 느끼는 바를, 그러니까 두려움, 비통함, 안절부절못함, 와해된 사고, 망상적 사고를 표현하면 즉각적인 강박으로 이어졌다. 어려운 상황에 처하면 늘 허풍을 치거나 냉소적인 농담을 던지는 기질 때문에 나는 매번 오해와 강박을 자초했다.

내 친구 제임스는 내가 왜 계속 자신을 곤경에 빠트리는지 이해하지 못했다.

"그냥 그들이 하라는 대로만 해요." 제임스가 말했다. "그게 뭐가 그렇게 이해하기가 어려워요? 강박 당하길 원하는 거예요?"

"아니. 내가 원하는 건 여기서 나가는 거야. 그게 내가 계속 문을 향해 달려가는 이유지. 지난번에는 계단 한 층을 다 내려갔어. 성공할 때까지는 그만두지 않을 거야. 대량실업과 내적 투사."

제임스가 한숨을 쉬며 말했다. "제발 그렇게 말하지 좀 말라니까요."

나의 문제는 정신분석을 받는 내담자처럼 행동하고 있었다는 점이다. 존스 부인과 작업할 때 부인은 항상 내게 아무리 미친 소리처럼 들리더라도 내 마음속에 있는 걸 정확히 그대로 다 표현하라고 했다. 분석은 바로 그렇게 하는 것이다. 그게 분석의 요점이다. 그러지 않으면 존스 부인이 내 내면에서 무슨 일이 일어나는지 어떻게 알겠는가? 하지만 MU10의 사람들은 알고 싶어 하지 않았다. 그들이 내 머릿속에 있는 것을 참을 수 없다면, 그들은 대체 왜 정신보건 분야에서 일하고 있었을까? 나의 뒤죽박죽된 생각이 겉으로 드러날 때면 그들은 내게 병원판 '타임아웃'을 걸었다. 거기서 무슨 '치료'를 찾을 수 있단 말인가? 그들은 내가 나아지도록 돕기를 원하기는 한 걸까? 아니면 그냥 내가 사회적으로 적절한 모습을 보이기만을 원한 걸까? 전반적으로 볼 때 그들이 내게 깨우쳐주고 싶어 하는 유일한 메시지는 '점잖게 행동하라!'인 것 같았다.

이건 정신질환자가 처하는 전형적인 곤경이다. 자기 자신이나 다른 사람을 해치고자 하는 생각에 시달리는 동시에 자신이 해치겠다고 위협하는 대상들의 도움을 절실히 필요로 하는 것이다. 머릿속에 있는 망상을 말하면 그로 인해 닥칠 결과를 감수해야 하고, 망상을 감추려고 애쓰면 필요한 도움을 받지 못할 가능성이 커지는 딜레마다.

의료진은 내 약물 투여 방식이 충분히 효과를 내지 못한다고 판단했고, 그러자 트릴라폰의 최대권장용량을 넘기고 싶지 않았던 케리건은 이제 내게 발륨까지 쓰기 시작했다. 나는 발륨이 너무 싫었다. 그 약은 나를 몽롱하게 했고 그나마 남아 있던 사고력마저 둔하게 만들었다. 나의 논리적 사고력이 해변에서 내게 손을 흔들며 멀어지는 모습이 눈에 보이는 듯했다.

어느 날 나는 발륨 먹기를 그냥 거부해버렸다. 그러자 의료진은 나를 내리누르더니 주사를 한 대 놓았다. 후에 나는 내 차트를 읽다가 발륨은 주사로 투여하면 효과가 없다는 것을 알게 됐다.• 그냥 그런 식으로는 효과를 내지 못하는 약이었던 것이다. 당시에는 그 사실조차 몰랐지만, 어쨌든 나는 그들이 충족시키고자 하는 필요가 정말 누구의 필요인지 모르겠다고 생각했다.

부모님이 케리건 선생과 MU10 직원들의 연락을 받고 나를 만나러 왔다(나는 어느 날 오후 간호사 두 사람이 부모님의 부재에 관해 이야기하는 걸 듣고 창피함을 느꼈다. "색스의 부모는 어디에 있는 거야?" 부모님은 방문하겠다고 내게 말했지만, 실제로 나타난 건 그러고도 일주일이 지나서였다). 놀랍게도 부모님

● 실제로 발륨은 주사로도 효과가 있는데, 저자가 잘못 알고 쓴 말인 듯하다.

은 두 동생까지 데리고 왔다. 나는 가족을 보고 안도하면서도 동시에 그들이 왔다는 사실에 간담이 서늘해졌다. 여태까지 가족 중 누구도 이런 내 모습을 본 적은 없었다. 내가 무가치한 실패자처럼 느껴졌다. 하지만 가족에게는 그런 기분을 말할 수 없었고, 당연히 그들도 묻지 않았다. 그리고 함께하는 시간 동안 가족들 역시 좋은 표정을 지으려 몹시 애쓰기는 했지만, 법학대학원에 들어간 내가 예일에 도착한 지 채 두 달도 안 돼서 이런 지경에 이르렀다는 데 충격이 이만저만이 아닌 것 같았다.

병원에서는 우리 가족이 '따로 준비된' 식당의 작은 구역에서 추수감사절 만찬을 함께할 수 있게 허락해주었다. 우리가 함께 보낸 여름과 휴가 때마다 그랬듯이 부모님과 나는 불편한 상황에 최대한 잘 대처하면서 화제를 편안하고 웃긴 주제로 한정하여 대화를 가볍게 유지하려 노력했다. 그럼에도 내 상황의 심각성은 나를 폭파할 잠재력을 지닌 용광로처럼 우리의 저변에 깔려 있었다. 우리는 벽에 걸린 물건에 도청 장치가 되어 있을 것이며 아마 지금 누군가 우리 말을 엿듣고 있을 거라며 농담을 주고받았고, 우리의 웃음소리는 복도에 메아리쳤다. 두 동생은 좀 더 조용히 있었는데, 동생들의 눈빛에서 혼란과 두려움을 느끼고 있음을 알 수 있었다.

후에 가족 치료사는 부모님이 내 병을 가볍게 여겨왔고 병의 심각성을 받아들이지 않으려 하는 것 같다고 썼다. 사실을 말하자면 이 시점까지 부모님은 내가 말해준 만큼밖에 알지 못했고, 이때를 포함하여 우리가 함께 있을 때마다 나는 항상 내 병의 심각성을 감추기 위해 할 수 있는 모든 노력을 다했다. 툭하면 농담을 던지고 웃음을 터뜨렸고, 부모님도 나처럼 그렇게 행동하는 걸 보면 마음이 놓였다. 그것이 우리가 내 병을 대하는 방식이었고, 우리의 습관이었다. 모든 가족에게는 그들만의 습관이 있지 않은가. 그런 가벼움과 뻔뻔함이 우리가 함께 있으면서도 완전히 무너지지 않을 수 있게 해주었다.

나를 만나러 온 사람들은 또 있었다. 법학대학원에서 같은 수업을 듣던 두 친구가 소식을 듣고는 어느 오후에 나를 찾아왔다. 그들이 적절한 말을 찾으려 쩔쩔매고 있는 게 뻔히 보였지만, 와줬다는 사실만으로도 나는 위안과 감동을 받았다. 그리고 당시 뉴욕에서 살고 있던 옥스퍼드 시절의 다정한 친구 샘도 나를 보러 와주었다. 샘에게 나를 묶는 데 쓰이는 침대의 가죽끈을 보여주자 그는 인상을 찌푸리며 고개를 저었다. 샘은 이해한 것이다. 그리고 그 점이 내게 용기를 주었다. 이곳에서는 고립감과 외로움을 느끼기가 너무 쉬웠다. 그런데 내게 병문안을 올 정도로 나를 걱정해준 이 사람들 한 명 한 명은 나도 구해낼 가치가 있는 존재라는 희망을 품을 이유를 주었다.

병원 사람들은 내가 강박된 상태일 때 찾아온 방문객들은 당연히 돌려보냈다(그리고 당연한 이유로 그들은 내가 강박되어 있다는 말은 듣지 못했다). 그러니 어떤 사람들은 내가 자기를 보기 싫어한다고 생각하며 돌아갔을 테지만, 사실은 그만큼 진실과 거리가 먼 것도 없었다. 그러나 한편으로 누군가 곁에 있는 것은 때로 몹시 지치고 혼란스러운 일이기도 했다. 누군가 병문안을 와 있는 동안에는 내 망상 속 악령을 제어하기 위해 집중력과 에너지를 다 쏟아야 했고, 그러다 보니 친구들과 가족들이 가고 나면 나는 완전히 무너지고 말았다.

제임스는 내가 MU10에서 첫 주를 보낸 후 그곳을 떠났다. 그 후 나는 수전과 마크라는 새로운 두 환자를 만났고, 우리는 거의 매일 (그러니까 내가 강박된 상태가 아니거나 달아날 시도를 하지 않은 날에는) 어느 정도 시간을 함께 보냈다. 내 또래인 수전은 폭식증을 앓고 있었다. 폭식증은 의료계가 얼마 전에야 병으로 인지한 터였고, 아직 제대로 이해된 상태와는 거리가 멀었다. 그 치료 방법은 이런저런 방식으로 표현해도 결국 대부분은 '정신력으로 해결하는 것'인 듯했다.

"내 주치의는 내게 폭식하고 토하는 것만 그만두면 된다고 말해." 수전이 말했다. "내 문제에는 아주 간단한 해결책이 있다는 거야. 그냥 그걸 그만두는 것."

나의 거식증에 대해 부모님과 닥터 해밀턴도 본질적으로 똑같은 말을 했던 게 기억났다. "있잖아. 내가 보기에 '그냥 그걸 하지 마'라는 말은 전혀 이해하지 못하는 사람들이 주로 하는 말인 것 같아."

수전이 고개를 끄덕였다. "이제 그들은 나를 더 나이 많은 사람들이 있는 병동으로, 최대 한 달까지만 있을 수 있는 병동에 보내려고 해. 그게 나한테 도움이 될까?"

"여기 사람들은 형편없어!" 내가 말했다. "그러니까 다른 병동에 가는 게 나을 거야. 거기서는 네게 필요한 치료를 받을 수 있으면 좋겠다. 진심으로."

마크는 이제 갓 열여덟 살이 된 아이로, 어떤 기질적 장애가 있는 건 분명했지만 나로서는 그 원인이 무엇인지 몰랐다. 마크는 단기기억이 없었고(마크와 마주칠 때마다 매번 내 소개를 다시 해야 했다), 항상 혼란에 빠져 있는 상태였으며, 말을 하는 것도 사람들이 자기에게 한 말을 이해하는 것도 어려워했다. 어린 마크는 귀엽고 연약해 보여서 나도 모르게 모성애가 느껴졌다. 얘는 그냥 어린애야, 하고 나는 생각했고, 마크와 시간을 보낼 때마다 점점 더 화가 났고 점점 더 보호 본능이 커졌다. 이 애가 있을 만한 곳이 여기 말고는 없는 거야? 좀 더 온화한 곳, 이 아이를 더 잘 보살필 수 있는 전문가들이 있는 곳이?

어느 날 마크는 내게 자기가 밤새 하는 뇌전도검사를 받을 예정이라고 말했다. 의사들에게 마크의 뇌파 패턴을 더 상세히 알려줄 검사였다. 마크는 이 사실을 거의 이해하지 못했고, 며칠 동안이나 그 시술을 받지 않으려 저항했다(나도 마크의 부모는 어디 있는 거야? 하고 의아해했다). 마크로서는 의사들이 설명하는 이유를 도저히 이해할 수 없었다. 그 애가 아는 거라고는 의사들이 자기 머리 위에 전극을 잔뜩 붙일 거라는 것, 그리고 머릿속 자기 뇌에 뭔가 무서운 일을 한다는 것, 그리고 그 일이 이튿날 아침이 되어서야 끝난다는 것뿐이었다.

"걱정하지 마." 나는 내가 할 수 있는 최선을 다해 마크를 위로하려 애썼다. "네 머리에 붙이는 것들은 바늘이 아니야. 전혀 아픈 게 아니라고. 넌 아무것도 느끼지 못할 거야. 그건 작은 카메라 같은 것들인데 그걸로 사진을 찍는 것과 비슷해. 의사들이 그 사진을 들여다보고 네 상태가 더 좋아지게 도우려는 거야."

"근데 왜 나한테 그런 일을 하는 거래요?" 마크가 떨리는 목소리로 물었다. "만약 사람들이 실수해서 잘못되면 어떻게 해요?"

"그런 일은 일어나지 않아." 하고 내가 말했다. "그들은 자기들이 하는 일을 잘 알고 있거든. 잘못된 점이 무엇인지 찾아서 고치게 도와주려는 거야." 나는 좀 위선자가 된 느낌이었다. 그들이 자기가 하는 일을 제대로 모른다고 상당히 강하게 확신하고 있던 터였으니 말이다. "자, 카드 게임이나 하자. 좋지? 뭐든 네가 하고 싶은 게임으로."

그러는 사이 내가 예일정신의료원에 들어갈 때 발급된 응급상황 증명서가 곧 만료될 참이었다. 그 증명서는 병원이 내 의지를 무시하고 15일 동안 나를 잡아두게 허락해주는 문서였다. 그 기한이 만료되면 세 가지 중 한 가지를 해야 했다. 병원은 나를 보내줄 수 있고 그건 내가 원하는 바이기도 했지만, 그런 일은 일어나지 않을 터였다. 또는 내가 '자의 입원' 서류에 서명하여 병원에 계속 있기로 동의할 수 있는데, 이는 "예, 나는 여기 계속 머물면서 치료를 받는 데 동의합니다"라고 말하는 것과 같은 일이었다. 하지만 이 일 역시 일어나지 않을 터였다.

　　셋째 방법은 병원이 '의법 비자의 입원 청문회'라는 공식 절차를 요구하는 것이다. 환자는 병원을 떠나겠다고 주장하고 병원은 환자가 병원에 남아야 한다고 주장할 때 판사 앞에서 의법 비자의 입원 청문회를 열고 판사가 최종 결정을 내리게 된다. 내게는 무엇을 선택해야 할지가 지극히 명백해 보였다. 나는 청문회에 참석해 퇴원을 요구할 것이고, 판사는 전체 상황의 불합리성을 인지하고 당연히 나를 학교로 돌려보낼 거라는 게 내 생각이었다.

　　부모님은 내가 그 선택을 하지 않도록 설득했다. 두 분은 병원이 이기리라는 걸 나보다 더 분명히 이해하고 있었기 때문이다. "안 된다. 엘린, '자의 입원'을 선택해라." 아버지는 이렇게 충고했다. "아직은 완전히 너 혼자 지낼 수 없어. 그리고 판사가 너에게 병원에 남아 있으라고 명령한 사실이 기록으로 남는 건 너도 분명 원치 않을 거다."

　　당시 나는 몰랐지만 법에 의해 정신병원에 비자의 입원을 하게 될 경우 그에 따른 결과는 매우 가혹하며 아주 오래 영향을 미칠 수 있다. 예를 들어 (변호사 시험을 치기 위한 지원서 같은) 여러 지원서에는 의법 비자의 치료를 받은 적이 있는지 묻는 항목이 있다. 당시에는 몰랐지만, 후에 내가 그 항목에 '예'라고 표시하지 않아도 된다는 걸 너무나 다행스러워하는 순간이 올 터였다. 어쨌든 아버지의 충고에 따라 나는 자의 입원 서류에 서명했다.

그 후 나는 또 한 가지 경악스러운 소식을 접했다. MU10이 내 허락을 받지도, 내게 알리지도 않은 채 법학대학원 학생처장에게 전화해 내가 그해에, 어쩌면 영원히 학교로 돌아갈 수 없을 거라고 통보했다는 것이었다. 사실상 MU10이 나를 법학대학원에서 중퇴시킨 셈이었다.

그곳 직원들이 내게 그 말을 했을 때 나는 너무나 압도적인 배신감에 거의 숨도 못 쉴 지경이었다. 기밀보장에 무슨 일이 생긴 것인가? 나의 자율성에 대한 그들의 의식에는 무슨 일이 벌어진 것인가? 인정한다. 나는 분명 다소 온전하지 못한 상태였다. 하지만 혼수상태는 아니었다. 누구든 분명 내게 먼저 상의할 수도 있었을 것이다. 누가 이런 짓을 한 것인가? 오직 나만의 것인 정보를 아무렇지 않게 누설해도 된다고 주제넘게 나선 자는 누구인가? 이제 그 정보는 의심의 여지 없이 내 학적부에, 그것도 아마 크고 굵은 검은 글씨로 기록되었을 터였다.

극도의 불안으로 흥분한 나는 부모님에게 내가 학교로 돌아가 다시 수업을 받을 수 있도록 학생처장에게 전화해 호소해 달라고 간곡히 부탁했다. 그리고 부모님은 내 말대로 해주었다. 부모님도 내가 완전히 학교에 돌아갈 준비가 되었다고는 믿지 않았겠지만—어쨌든 내 부모님은 비현실적인 사람들이 아니니까—, 그렇게 함으로써 부모님은 자신들이 나를 절대적으로 믿고 있다는 것을 보여주었고, 이는 그 시점 내게 아주 큰 힘이 되어준 메시지였다. 부모님이 나서주었음에도 학생처장은 그 호소를 거부할 수밖에 없었다. 그러나 그것이 영원한 결정은 아니며, 나는 이듬해에 언제든 다시 시도할 수 있다고 했다.

그리고 내가 처음 입원했을 때 케리건이 약속한 대로, 나는 처음으로 '만성 편집형 조현병의 급성 악화'라는 실질적인 진단을 받았다. 또한 내 예후는 '암담함'으로 기재되었다는 말도 들었다.

그렇게 마침내 진단이 나온 것이다. 나는 이 단어들 혹은 이와는 조금 다른 단어들의 조합을 아주 오랫동안 기다려왔지만, 그렇다고 해서 그 진단 또는 그것이 내 인생에 던지는 의미의 압도적 충격이 줄어드는 건 아니었다.

학부 시절부터 (그리고 아마 십중팔구 그 전부터도) 줄곧 여러 어려움을 겪어왔으면서도 내가 정말로 '병들었다'고 생각해 본 적은 없었다. 밴더빌트에서도, 심지어 확연히 망상에 시달렸던 옥스퍼드에서도. 나는 다른 사람들도 모두 나처럼 뒤죽박죽된 생각을 갖고 있고 때때로 현실 감각을 잃고서 자기에게 파괴적인 행동을 강요하는 보이지 않는 힘을 느낀다고 진심으로 믿었다. 차이라면 다른 사람들은 단순히 광기를 감추고 세상을 향해 건강하고 유능한 겉모습을 내보이는 데 나보다 더 능숙한 것뿐이라고 생각했다. 나의 '고장 난' 부분은 내 생각과 환상을 통제하지 못하는 것, 혹은 그것들을 겉으로 표현하는 걸 참지 못하는 것이라고 여겼다. 내가 구할 수 있는 정신질환에 관한 모든 책과 자료를 읽으며 찾고자 했던 것은 진단 자체보다는 누가 봐도 용납할 수 없는 나의 행동에 대한 설명이었다. 나의 그런 행동을 이해할 수만 있다면 그것을 극복할 수도 있다고 생각했다. 내가 보기에 내 문제는 미쳤다는 것이 아니라 나약하다는 것이었다.

옥스퍼드에서 돌아와 예일에 가기 전, 남아도는 시간을 주체할 수 없었던 그 여름에 나는 마이애미 도서관에서 DSM이라고도 부르는 『정신질환 진단 및 통계 편람Diagnostic and Statistical Manual of Mental Disorders』을 발견했다. 나는 그 책을 앞표지부터 뒤표지까지 한 자도 빠짐없이 읽었다. 지식은 언제나 나를 구원하는 힘이었지만, DSM을 몰두해서 읽으면서는 알게 되면 너무 힘들고 무서운 진실도 존재한다는 걸 이해하기 시작했다. 나는 정신질환의 정의와 영향에 관해 말하는 그 텍스트를 읽을 만큼은 충분히 정신이 깨어 있었고 그 단어들이 의미하는 바를 모두 이해했다. 그리고 어느 정도는 그 바탕이 되는 과학까지도 이해했다. 하지만 이해하는 것과 믿는 것은 다른 일이었다. 나의 의식은 그것이 내게도 해당하는 내용이라는 걸 전혀 받아들이지 않았다. 그런데 이제는 그 진단이 버젓이 적혀있었다. 그것은 무슨 의미일까?

조현병은 현실과의 연결을 심각하게 끊어버리는 뇌 질환으로, 망상과 환각이 동반하는 경우가 많다. 망상이란 이를테면 내가 수천 명을 죽였다고 믿었던 것처럼, 잘못된 믿음이 확고부동하게 고착된 것이며, 환각이란 내 방에서 칼을 들고 서 있는 남자를 보았던 때처럼 실제로는 없는 것이 눈에 보이거나 들리는 잘못된 감각 지각이다. 말과 논리가 전혀 앞뒤가 안 맞을 정도로 와해되는 경우도 많다. 나의 예후는 내가 자신을 돌볼 수 있는 능력을 상당히 많이 상실하게 되리라는 것이었다. 그들은 내가 직업적 경력을 갖게 되리라고도, 심지어 급여를 받을 수 있는 직업을 가질 수 있을 거라고도 기대하지 않았다. 애착 관계를 형성하거나 친구 관계를 유지하거나 나를 사랑할 사람을 찾거나 가족을 이룰 수도 없을 거라 했다. 한마디로 인생이란 것을 절대 가질 수 없을 거라고.

당시에는 조현병 치료에 대해 용기를 줄 만한 의학 뉴스는 거의 없었다. 완치할 방법은 전혀 없었고 효과적인 치료법도 드물었다. 단기적으로 끔찍한 부작용이 따르고 장기적으로 무시무시한 신체적 위험을 초래할 수 있는 몇몇 항정신병약을 제외하면, 조현병에 시달리는 사람에게 쓸 수 있는 약은 거의 없었다. 그 항정신병약조차 어떤 사람에게는 들었지만 또 어떤 사람에게는 듣지 않았다. 그것도 의료 전문가들이 항상 모니터링하고 그 결과에 따라 다시 약물을 재조정해야 했다. 내 치료의 핵심이었던 집중적인 대화 치료는 인기를 잃어가고 있었다.

나는 언젠가 나에 대한 수수께끼가 풀린다면 문제를 바로잡을 수 있을 거라고 늘 낙관적으로 생각해왔다. 그런데 이제 내 머리 안에서 잘못된 게 무엇이든, 그리고 어떤 징후로 판단하더라도 그것은 영구적이며 고칠 수 없는 고장이라는 말을 들은 것이다. 나는 계속해서 "심신을 쇠약하게 하는", "당황스러운", "만성적인", "파국", "파괴", "상실" 같은 단어와 맞닥뜨렸다. 내 남은 인생 내내. 나의 남은 인생. 그건 의학적 진단이라기보다는 사형선고 같았다.

그리고 오랜 세월 동안 나 같은 사람들을 가망 없이 사악한 존재로 혹은 벗어날 수 없이 저주에 빠진 존재로 그려온 책과 영화의 조력과 선동이 빚어낸, 조현병을 둘러싼 거대한 미신의 덩어리도 존재했다. 그 미신에 따르면, 내 머릿속 망상이 나에게 현실보다 더 현실적으로 느껴지면 나는 폭력적으로 행동하게 될 터였다. 정신증 삽화의 빈도는 증가하고 더 오래 지속될 것이며 나의 지능도 심각하게 손상될 것이다. 어쩌면 나는 어느 정신병원에서 생을 보내고 또 거기서 생을 끝내게 될지도 몰랐다. 아니면 가족이 더 이상 돌볼 수 없는 처지가 되어 소지품 가방 하나만들고 다니며 길에서 살아가는 노숙자가 될지도 몰랐다. 도시의 거리에서 유모차를 밀고 가는 엄마들이 몸을 움츠리며 피해 가는, 광기 어린 눈빛을 부라리며 다니는 그런 인물이 될지도 몰랐다. 저 미친 여자에게서 멀리 떨어져. 나는 아무도 사랑하지 않을 것이고, 아무도 나를 사랑하지 않을 터였다. 나는 평생 처음으로 "그게 내 심장을 부숴 놨다"라는 말이 무슨 뜻인지 진심으로 깊이 이해했다.

훨씬 더 오래전 사람들은 조현병을 앓는 사람이 신에게 저주를 받았거나 축복을 받은 것이라 여겼다. 어떤 문화권에서는 눈에 보이지 않는 것을 보는 이들을 '예언자'로 경외하며 높은 지위와 특권을 부여했고, 또 어떤 문화권에서는 나환자들에게 그랬듯 피하고 공동체에서 쫓아냈다. 좀 더 가까운 1930년대에 나온 한 간호학 교과서를 보면 조현병의 원인이 "전쟁, 결혼, 자위, 종교부흥"이라는 (얼토당토않기는 하지만) 인상적인 목록이 나온다.

조현병의 역사에서 과거에는 가족을 비난하는 이야기가 아주 많았다. 압도적인 무게를 지닌 한 세기 동안의 가르침에 따르면, 나의 병은 내 부모님의 결함에 대한 단죄였다. 오래전 존경받던 한 정신분석학자가 '조현병을 초래하는 어머니'라는 당치 않은 말은 만들어냈다. 글자 그대로 자식을 조현병 환자로 만드는 어머니라는 뜻이었다. 그런 어머니는 (당연히) 냉정하고 냉담하고 적대적이고 거부하는 이로 묘사되었다. 물론 그런 단어들은 나의 어머니 혹은 내가 평생 어머니와 함께한 경험에는 전혀 부합하지 않는다. 또 하나의 이론은 부모가 아이를 이러지도 저러지도 못하는 상황에 빠뜨릴 때, 이를테면 아이에게 "이리 와, 저리 가", "넌 착한 딸

이야, 하지만 넌 진짜 못됐어"라는 식으로 상충하는 메시지를 줄 때 조현병이 생긴다고 주장했다.

조현병의 원인에 관한 최근의 이론은 가족원인설을 무시하거나 심지어 완전히 반박하고, 대신 환자의 뇌 화학에 초점을 맞춘다. 급속히 확장된 인간 유전체의 작동에 관한 연구도 조현병의 유전적 소인으로 관심의 초점을 옮기는 데 일조했다. 많은 가족이 그렇겠지만 넓은 범위의 대가족으로 확대해 보면 우리 가계에도 심각한 정신질환 사례가 존재한다.

조현병은 성별에 따라 발병 시기가 다른 경향이 있다. 남자는 최초 '발병'이 십 대 후반이나 이십 대 초반에 일어나는 편이다. 여자의 경우에는 그보다 좀 더 늦게, 대개 이십 대 중반에 붕괴가 일어나기 시작한다. 그러나 병이 정말로 확연하게 드러나기 전에 전구기라는 단계가 있는데, 이 시기에 주의 깊게 살펴보는 사람에게는 완전히 정상적이지는 않다는 사실이 서서히 눈에 띌 것이다. 나의 전구기는 내가 오퍼레이션 리엔트리에서 보낸 시기에 지나갔을 가능성이 크다. 학교에서 집으로 걸어가는 길에 집들이 내게 무서운 메시지를 보낸 그 경험은 앞으로 일어날 일에 대한 아주 요란한 예고편이었던 것이 분명하다. 그러나 발병과 진단 (그리고 치료) 사이의 시간은 몇 주가 걸릴 수도 있고 내 경우처럼 몇 년이 걸릴 수도 있다. 그리고 최근 연구에 따르면 진단이 빨리 나올수록 (그리하여 증상이 가벼운 시기에 치료할수록) 더 긍정적인 결과를 얻는 데 도움이 된다. 연구자들은 파괴적이고 자신을 고립시키는 행동이 시작되기 전, 정신증이 최초로 발병하기 전의 어린 환자들에게 개입하는 방식에 어떤 이점이 있을지 탐구하고 있다.

문제는 전구기의 증상들이 하나하나 개별적으로 보든 종합적으로 보든, 건강한 십 대들이 청소년기의 일반적 과도기를 통과할 때 겪는 경험과 유사하다는 점이다. 이를테면 불규칙한 수면이나 집중력 저하, 어렴풋한 긴장감이나 불안감, 성격 변화, 그리고 또래와의 사교생활을 멀리하는 것 등이 그렇다. 부모는 자녀가 진단을 받고 난 뒤에야 과거에 분명한 전조의 시기가 있었음을 깨닫게 되는 경우가 많으며, 당시에는 아이가 우울증으로 힘들어하고 있는 게 아닐까 하는 정도로만 짐작했을 것이다. 실제로 요즘에는 십 대와 성인 모두 전구기 증상에 대해 엉뚱하게 항우울제를 처방받는 경우가 종종 있다. 내 경우를 돌이켜 보면, 그냥 두었다면 나만의 세계로 쉽게 후퇴해 들어갔을지도 모를 시기, 그러면서 음울한 십 대 혹은 내성적인 십 대여서 그렇다고 여겨졌을 시기에 오퍼레이션 리엔트리가 엄청난 양의 자극과 집중된 관심을 쏟음으로써 내게 항우울제 같은 역할을 했을지도 모른다는 생각이 든다.

조현병이 임상에서는 (과거에 조울증이라 불리던) 양극성장애와 자주 혼동되고, 일반인들에게는 (다중인격장애라고도 알려진) 해리정체성장애와 자주 혼동된다는 점도 상황을 더욱 복잡하게 만든다. 그러나 이 세 병의 치료법은 서로 상당히 다르다. 게다가 아무 진단도 나오지 않거나 오진을 받게 될 가능성도 매우 크다.

나는 진단을 일찍 받지 못했고 따라서 치료도 일찍 받지 못했다. 수년 동안 어둠 속에서 비틀거리고 다니며 지푸라기 잡는 심정으로 아리스토텔레스를 부여잡고 내가 할 수 있는 최선을 다해 삶을 꾸려가다가 마침내 존스 부인의 지혜와 안내라는 축복을 받고 미래에 대한 희망을 품을 이유를 얻었다. 그러나 닥터 케리건의 진단과 함께 그 시절은 공식적으로 막을 내렸다.

MU10에 있던 사람들은 모두 나의 다음번 입원 기간이 주나 달이 아닌 해 단위가 될 거라고 믿었다. 나는 그들의 말을 믿지 않았지만 그냥 아무 말도 하지 않았다. 내 생각을 솔직히 말하는 것이 내게 전혀 이로울 게 없어 보였다. 부모님과 나는 보스턴과 뉴욕에 있는 의료시설을 고려해 보았지만, 결국 나는 예일정신의료원으로 돌아가겠다고 고집했다. 그래야 계속 뉴헤이븐에, 학교 가까이에 있을 수 있기 때문이다. 실제로 그 병원에서 법학대학원까지는 예쁜 언덕길 하나만 내려가면 되는 거리였다. 어쩌면 이듬해 복학을 준비하기 위해 수업을 한두 개쯤 청강할 수도 있을 터였다. 또 어쩌면 할 수 없이 학교를 떠나기 전 막 쌓기 시작했던 몇 안 되는 친구들과의 빈약한 우정을 더 두텁게 다질 수 있을지도 몰랐다.

MU10에서 보낸 3주는 험난했다. 나는 기진맥진하고 약에 취해 있었으며 다음에 일어날 일에 대해 깊은 공포를 느끼고 있었다. 하지만 나를 거기서 데려갈 앰뷸런스에 올랐을 때는 그곳을 떠난다는 데 안도감이 들었다. MU10에서 나에게 일어난 그 어떤 일도 용기나 도움을 주는 건 없었다. 사실 거기서 일어난 일 대부분은 비인간적이었고 효과도 없었다. 하지만 예일정신의료원은 내게 아직은 어떻게든 살아갈 희망을 품어볼 수 있는, 삶을 묶어둘 밧줄이었다. 아주 가는 밧줄이기는 했지만, 그게 내게 남은 전부였다.

13장

내가 예일정신의료원에 돌아가서 만난 첫 환자는 에릭이었
다. 나보다 나이가 조금 많은 아이비리그 졸업생인 에릭 역시 MU10에서
지낸 기간이 있었다. "1년쯤 전에 나도 거기 잠시 있었는데 그들이 나를
그냥 보내줬어요." 에릭이 내게 말했다. "그들이 나를 거기 계속 머물게 하
고, 그런 다음 당신에게 그런 것처럼 이리로 오게 했다면 좋았을 텐데······
내가 괜찮은 상태인 것처럼 그들을 속였거든요. 그래서 집으로 보내졌고
요. 그리고 그 후 난 내 아버지를 죽였어요."

분명 잘못 들은 거겠지. "미안한데 잘 못 들었어요. 당신이 뭐 어쨌다
고요?"

에릭이 고개를 끄덕였다. "내가 목을 졸라 아버지를 죽였어요."

나는 놀라서 아무 말도 할 수 없었다. 오싹했다. 실제로 자기 아버지
의 목을 졸라 죽였다고? 손으로 정말 누군가를 살해했다고? 그건 생각으

로 누군가를 살해할 수 있다고 생각하는 것과는 아주 다른 일이었다. 게다가 내 경우엔 존재들이 나를 통해 움직였지만, 에릭의 생각을 행동으로 옮기는 건 자기 자신이었던 모양이다.

부모님은 내가 예일정신의료원의 의사, 심리학자, 사회복지사, 간호사 들로 이루어진 의료팀과 처음 대면하는 날 함께하기 위해 마이애미에서 뉴헤이븐으로 다시 왔다. 동생 워런과 나의 관계에 관한 질문을 받았을 때, 나는 몸을 앞뒤로 흔들며 콧노래를 흥얼거리던 걸 잠시 멈추고 질문하는 의사의 문법을 교정해주었다. "틀렸어요. 'between you and I'가 아니라 'between you and me'라고요." (당시 나는 전혀 의식할 수 없었지만) 점점 더 심하게 무너져가는 딸의 모습을 지켜보는 것이 어머니와 아버지에게 얼마나 끔찍한 고문이었을지 나로서는 상상만 해볼 수 있을 따름이다.

나는 예일정신의료원의 집중치료 프로그램에 배정되었다. 낮에는 직원 한 명과 다른 집중치료 프로그램 환자 한두 명과 함께 작은 방에서 보낼 터였다. 식사는 다른 모든 사람과 떨어진 채로 하게 될 예정이었고 (내게는 구내식당에서 다른 사람과 어울리는 것이 허용되지 않았다) 밤에는 문이 잠긴 격리실에서 자게 될 터였다. 나는 신발을 신는 것도 허락되지 않았다. 그들은 내가 맨발로는 건물 밖으로 탈출하더라도 멀리 가지 못할 거라고 확신했을 것이다. 밖에서는 뉴잉글랜드의 가을이 깊어가고 있었고 매일 기온이 더 떨어지고 있었다.

예일정신의료원에서 보낸 첫 3주 동안은 MU10에 있을 때만큼 요란한 정신증 상태가 계속됐다. 그들은 내 복용량을 늘렸고, 나는 최대권장용량 이상으로 트릴라폰을 복용하고 있었다. 하지만 발륨은 쓰지 않았다. 이곳 직원들은 실제로 내 정신증 상태 개선에 도움이 되는 약을 쓰려고 하는 것 같았다.

그런데도 환각은 전혀 멈추지 않았다. 벽이 무너지고 재떨이가 춤을 췄다. 어느 날 나는 침구를 넣어두는 벽장에 들어가 그 안에서 '집들이' 파티를 함께하자며 집중치료 프로그램의 다른 환자들을 초대했고, 그 오후 내내 웃고 횡설수설하며 떠들어댔다. 망상에 완전히 빠져 있던 나는, 내가 정신의 힘으로 모든 사람에게 (특히 집중치료 프로그램 직원들에게) 가할 수 있는 엄청난 공포와 파괴에 대해 경고했다.

너무나 뜻밖이었던 점은 내가 무슨 말을 하고 무슨 위협을 하든 한 번도 강박을 당하지 않았다는 것이다. 내가 폭력적 충동을 표현하면 직원들은 내게 잡지의 책장들을 찢으라고 권했다. 내가 끝없이 잡지를 찢고 있으면 직원이 나를 격리실로 안내해 다른 사람들과 떨어져 있게 했다. 내 행동은 응급실에 있을 때와도, 몇 주 전 예일정신의료원에 처음 왔을 때와도, MU10에 있을 때와도 전혀 다르지 않았다. 하지만 그러한 내 행동에 대해 병원이 보이는 반응은 확실히 달랐다. 강박을 당하는 것은 내가 어떻게 행동하느냐보다 어디에 있느냐와 더 깊은 관계가 있는 게 분명했다.

그러나 나는 자유를 얻은 대신 사생활을 잃었다. 그들은 나를 거의 모든 환자와 떨어뜨려 놓았지만 그러면서도 절대 혼자 두지는 않았다. 어쩌면 그게 집중치료 프로그램의 정책이었는지도 모른다. 내게는 특별히 나를 담당하는 직원이 있었고, 이 사람은 그림자처럼 항상 내 바로 옆에 있으면서 나를 지켜보고 내 말을 들었다. 내가 식사를 할 때도. 잠을 잘 때도. 친구와 통화할 때도. 가족을 만날 때도. 짧은 해방은 내가 화장실에 갈 때만 찾아왔다. 직원은 화장지를 틈새에 끼워 문이 살짝 열려 있게 한 채

문 바로 앞에 앉아 있었다. 어느 직원은 심지어 내가 샤워를 할 때도 지켜봤다.

그들은 내 신발만 가져간 게 아니라 밤에는 병동이 아무리 춥더라도 양말을 신는 것도 허락하지 않았다. 나는 양말로 어떻게 자신을 해칠 수 있는지 도저히 상상이 안 되지만, 그들은 다른 환자들이 그러는 것을 목격한 게 분명했다. 그래서 밤새 덜덜 떨면서도 나는 양말을 신을 수 없었다.

나는 항정신병약을 매우 높은 용량으로 복용하고 있었고, 몇 가지 그룹 치료에 참석했으며, 한 주에 세 번씩 개인 치료를 받았다. 빼곡한 치료 일정이었다. 하지만 기적의 치료법은 없었고, 대신 정신과 병동에서 매일 똑같이 반복되는 지루함뿐이었다. 게다가 이 병원의 병동은 유난히 음침했다. 오래되고 낡은 데다 복도는 좁고 허름했으며 창살이 달린 창으로는 햇빛이 거의 들어오지 않았을 뿐 아니라 들어올 때도 한심할 정도로 약했다. 밤이고 낮이고 감시자가 나를 따라다녔고, 상쾌하고 시원한 공기를 마시거나 다른 풍경을 좀 보려고 밖에 나가는 것은 전혀 허락되지 않았다. 나는 그 병동에서 친구를 한 명도 사귀지 못했고, 다른 환자들이 나와 사귀려고 시도하는 일도 전혀 없었으며, 아무도 나의 고립을 뚫고 들어오지 않았다. 심지어 아버지를 살해한 아이비리그 졸업생 에릭조차 나를 피했다. 나는 에릭이 자기가 대체 뭐라고 사람을 피하는 건가 싶었다. 옥스퍼드에서 보낸 초기 이후로 이렇게 뼛속까지 외로운 적은 없었다. 매일이 똑같았고, 앞으로도 오랫동안 그럴 터였다. 수년의 시간이 내 앞에서 크게 하품을 하고 있었다. 내 머리는 여기서 파뿌리로 변할 테고, 그동안 내가 품었던 모든 꿈은 이 흉측하고 누런 벽이 다 빨아들일 것임을 나는 알았다.

그러다 뭔가가 내 머릿속 스위치를 켰고 그 순간 나는 이해했다. 나는 이제 알았다. 밖으로 나가는 문과 나 사이를 가로막고 있는 유일한 장벽이 나였다는 것을. 나는 그냥 그걸 그만두기만 하면 되었다. 환각과 망상이 있을 때도 그것들을 말로 표현하기를 그만두는 것. 앞뒤가 맞지 않는 말들, 비록 그것이 내 입술로 나오려 하는 유일한 단어들이어도 그 말들을 웅얼웅얼 뱉어내는 짓을 그만두는 것. 안 되지, 안 돼. 조용히 있는 게 제일 좋은 수야. 저항하기를 그만둬. 그냥 적절하게 행동해. 정신병원에 있는 건 말도 안 돼, 하고 나는 생각했다. 나는 법대생이지 정신병원 환자가 아니야. 젠장, 난 내 인생을 되찾길 원한다고! 피가 날 때까지 내 혀를 악물고 있으면 내 인생을 되찾게 될 거야.

물론 그때 일어난 일은 몇 주 동안의 끈질긴 약물 치료 끝에 정신증이 차도를 보이기 시작한 결과였다. 나는 정신증적 사고가 머릿속으로 들어오는 것은 막을 수 없었을지 몰라도, 최소한 그 생각들을 단속하고 입 밖으로 새 나가는 걸 막을 수는 있었다. 좋아, 이제 해보는 거야.

직원들이 내 차도를 알아차리기까지는 한두 주가 걸렸고—내겐 너무 긴 시간이었다—, 마침내 그들이 알아차리고도 내가 집중치료 프로그램에서 벗어나고 좀 더 많은 특권을 허락받을 때까지는 한 주가 더 걸렸다. 이제 나는 양말을 신고 잘 수 있었다. 화장실도 편안히 쓸 수 있었다. 샤워도 옆에 아무도 없이 할 수 있었다.

네, 네, 그럼요. 내게 치료가 필요하다는 그들의 의견에 나는 절대적으로 동의했다. "하지만 내게 필요한 건 여기서 하는 이런 종류의 치료가 아니에요. 나는 영국으로 돌아가고 싶어요." 내가 말했다. "존스 부인은 내가 회복하는 데 필요한 게 뭔지 알고 있어요. 나는 거기서 다시 존스 부인과 치료를 시작할 수 있어요."

그 요구에 냉담한 표정과 '안 돼요' 하고 가로젓는 고갯짓이 돌아왔다. 예일정신의료원은 그 생각이 탐탁지 않았고, 그들 짐작에 자기가 하는 일을 제대로 알고 있을 것 같지도 않은, 영국에 있는 어떤 여자에게 내 치료에 대한 통제권을 넘겨줄 생각이 없었다.

내 태도의 변화도 갑작스러웠지만 (그리고 효과적이었지만), 그다음에 내게 일어난 변화도 반대 방향의 변화이기는 하지만 역시 그만큼 갑작스러웠다. 사실상 그 일은 다량의 약물과 그로 인한 복잡한 생화학적 효과의 오르내림에 관한 하나의 사례연구라 할 수 있다. 항정신병 약물에 흠뻑 젖어 있던 나는 실제로 정신증 증상은 걷히고 있었지만 몹시 심각한 우울증에 빠졌고, 잠깐 반짝하고 솟아났던 에너지와 집중력은 곧바로 새어나갔다. 갑자기 휴게실 텔레비전에서 나오는 단순하디 단순한 시트콤 내용을 따라갈 수 없게 됐고, 바로 며칠 전에 읽던 책의 문장도 해독할 수 없었다. IQ 검사를 받았더니 언어 부문은 "정상이지만 우둔한 편"이었고, 수리 부문은 "경계선 정신지체"라는 결과가 나왔다. 내가 노력하지 않은 게 아니었다. 그냥 온전한 작동이 불가능했을 뿐이다. 당시 나는 정신증 기간 후에 우울증이 따라온다는 걸 전혀 알지 못했다. 다만 내가 퇴행하고 있다는 것만은 알았다. 나는 부모님에게 전화를 걸어 나를 여기서 꺼내달라고 애원했다. "다시 모든 게 잘못 돌아가고 있어요!" 하고 나는 울면서 말했다.

부모님은 돕겠다고 약속했고 더 짧은 기간 입원할 수 있는 다른 병원을 찾기 시작했다. 심지어 내가 대학교 1학년 여름에 만났던 치료사 캐런에게까지 연락했다. 캐런은 그때 자기가 살고 있던 필라델피아에 있는 한 병원을 추천했다. 나는 여러 해 전 그가 내게 했던 말이 생각났다. "당신은 정말로 도움이 필요해요. 나중에 도움을 받을 준비가 되면 그때 나를 만나러 와도 돼요. 아니 꼭 와야 한다는 걸 알았으면 좋겠어요."

예일정신의료원 사람들은 내가 그곳을 떠나 필라델피아로 가는 것도 영국으로 돌아가는 것도 막으려고 최선을 다해 설득했다. 나를 개방 병동으로 옮겨주고 특권도 더 많이 주겠다고 했다. 심지어 신발도 다시 신을 수 있게 해준다고 했다. 나는 정중히 거절했다.

내가 예일정신의료원에 들어간 지 5주 후 부모님이 와서 나를 거기서 빼냈다. 부모님이 진입로에 차를 대고 차 트렁크에 내 물건을 모두 실은 후 우리는 함께 뉴헤이븐을 떠났다. 나는 안전감과 안도감을 느꼈고 약간은 낙천적인 기분까지 들었다. 눈을 감으면 내가 엄마 아빠와 안전한 차를 타고 여행을 떠나는 어린 소녀라고 상상할 수도 있을 것 같았다. 하지만 그 여행의 목적지는 디즈니랜드가 아니었다. 한 병원에서 다른 병원으로 가는 길이었고, 나는 법학대학원도 뒤로하고 떠나고 있었다. 그래도 여전히 그날은 좋은 날이었다.

펜실베이니아 병원Institute of Pennsylvania Hospital(IPH)은 미국에서 가장 오래된 정신병원인데도 불구하고 예일정신의료원보다 시설과 건물이 훨씬 매력적인 곳이었다. 몹시 쇠락한 마을 한가운데 자리 잡고 있었지만 병원 건물 자체는 높은 아치형 천장과 매일 윤이 나게 닦는 대리석 바닥으로 말 그대로 빛이 났다. 나는 욕실이 딸린 개인 병실로 안내되었다. 치료센터 사이에도 먹이사슬이 존재한다면 나는 더 높은 단계로 올라온 것 같았다. 아직 나를 내리누르는 우울증에서 빠져나오려 애쓰는 중이었지만 (트릴라폰을 잔뜩 복용한 덕분에) 전처럼 심한 정신증 상태는 아니었다. 나는 펜실베이니아 병원에는 한두 주 정도만 있게 될 거라 확신했다. 그러나 결국 그 시간은 석 달이 되었다.

이 병원에서 나를 담당할 의사는 닥터 밀러라는 키가 작고 둥글둥글한 체형의 정신분석가로, 중서부지방 사람답게 따뜻하고 개방적이었고, 좋다는 뜻을 표현할 때 "근사해^{swell}" 같은 단어를 즐겨 썼다. 그가 호감이 가는 사람이라는 건 다행스러운 일이었다. 우리는 매주 여섯 번씩 만나야 했으니 말이다. 게다가 나는 예전의 그 마이애미 치료사 캐런도 한 주에 한 번 몇 시간씩 만났다. 캐런과 만날 때는 병원 밖으로 나갔는데, 이 점이 나는 특히 신났다. 사실 나는 최고 단계의 특권을 제공받았고, 심지어 병원 구내를 혼자서 걸어 다닐 수도 있었다.

정신병원이 대개 그렇듯이 펜실베이니아 병원도 환자들을 위한 여러 가지 단체 활동을 마련했다. 입원 이틀째 되던 날, 나는 미술치료 평가를 받으러 갔다. 미술에는 전혀 소질이 없는 나는 내가 아는 그리기 방법으로 그림을 하나 그렸다. 작대기처럼 생긴 사람과 나무 한 그루였다. "원시적인 훌륭한 작품이네요!" 치료사가 환호하듯 말했다. 그 후로 단체 치료에는 별로 참석하지 않았다.

대신 나는 법학 책을 읽으며 다음 학년에 복학할 준비를 했다. 뉴헤이븐을 떠나기 전에 필수 교과와 읽기 과제 도서목록을 구해두었고, 때가 되면 다시 학업을 시작할 준비가 되어 있도록 매일 교재를 꼼꼼히 읽었다. 왜냐하면 나는 반드시 학교로 돌아갈 거니까. 진단이 나왔든 말든 나는 학교로 돌아갈 작정이었다.

동시에 두 명의 치료사와 치료를 진행하면 혼란을 느낄 사람도 많을 것이다. 아무리 의도가 좋고 솔직하게 의사소통하는 사람들이더라도 두 치료사가 서로의 발에 걸려 넘어질 가능성이 있기 때문이다. 하지만 나는 그 방식이 좋았고, 또한 두 치료사 다 마음에 들었다. 게다가 그 방식이 나에게 유리하게 작용할 것임을 나는 금세 깨달았다.

닥터 밀러는 내 퇴원 시기를 결정할 사람이었고, 그래서 나는 그에게 내 정신의 내적 작동을 드러내는 일을 가능한 한 신중히 하려고 노력했다. 나는 퇴원하기를 원했고, 내 퇴원 여부를 결정할 판사이자 배심원이 그였기 때문이다. 그러나 캐런에게는 그런 역할이나 권위가 없었다. 따라서 그에게는 내 머릿속에서 벌어지는 일을, 그 괴상하고 무서운 꿈과 끊임없이 이어지는 폭력적인 생각을 더 자유롭게 말할 수 있었다.

그러나 내가 캐런의 상담실로 처음 찾아가는 날은 웃어넘길 수 없는 실수 연발의 코미디였다. 택시운전사가 그 집을 찾지 못했고, 당연히 나도 도울 수 없었다. 우리는 필라델피아를 뱅뱅 돌면서 몇 군데 주유소에 들러 방향을 물었고, 마침내 도착했을 때는 약속에 한 시간 이상 늦었고 나는 완전히 혼란에 빠져 있었다.

덜덜 떨면서 캐런의 사무실 문을 두드렸다.

"도착해서 정말 다행이에요!" 캐런이 말했다. "지금 막 엘린 부모님과 통화하다 전화를 끊은 참인데, 난 엘린이 탈출한 게 틀림없다고 말했어요. 우리 세션을 시작하기 전에 다시 전화해야겠네요. 부모님이 놀라서 지금 정신이 하나도 없어요!"

처음에 닥터 밀러와는 주로 내가 일상생활을 어떻게 경험하고 처리하고 있는지에 관한 이야기를 나누었지만 얼마 지나지 않아 우리의 세션은 정신분석적 성격이 강해졌다. 심지어 나는 소파에 누워 다시 꿈 작업을 시작했다. 그리고 나는 존스 부인에 관한 이야기, 내가 얼마나 부인을 그리워하는지에 관한 이야기도 많이 했다.

"그분한테 편지를 써보지 그래요?" 어느 날 오후 밀러 선생이 제안했다. "아니면 전화로 이야기 나눌 수도 있지 않을까요? 그러고 싶어요?"

믿을 수가 없었다. 무슨 이유에선지 나는 예일정신의료원 사람들이 그랬듯이 밀러 선생도 내가 그러지 못하게 막을 거라고 생각했었기 때문이다. "그럴 리가요." 그가 말했다. "난 그게 좋은 생각 같은데요."

밀러 선생의 응원을 받은 나는 존스 부인에게 대서양을 사이에 두고 전화 통화 일정을 잡는 데 동의하느냐고 묻는 편지를 신중하게 작성했다. 너무나 다행스럽게도 부인이 보낸 답장에는 좋다는 대답이 담겨 있었다.

전화를 통해 실제로 부인의 목소리를 들으니 가슴이 떨렸다. 그리고 연달아 압도적인 슬픔이 느껴졌다. 부인을 마지막으로 본 이후로 너무나 많은 일이 있었고, 대부분이 나쁜 일이었다. 나는 마치 내가 부인을 크게 실망시킨 것 같은 기분이었다. 부인이 지독하게 그리웠다고 말하자 부인도 내가 그리웠다고 했다. "존스 부인, 내가 부인을 만나러 가도 괜찮을까요? 어쩌면 이번 여름에?"

부인은 일 초도 주저하지 않고 대답했다. "그럼요, 엘린. 전혀 걸릴 것 없고 좋은 일이라고 생각해요."

들뜬 기쁨이 다시 차올랐다. 이제 내게는 기대할 일이 생겼고, 내가 알고 신뢰하는 사람, 내가 계획 세우는 걸 도와줄 사람이 생겼다. 존스 부인을 생각할 때마다 가슴 깊이 아픔이 느껴졌던 이유가 이해되기 시작했다. 부인을 떠나던 날 내가 너무 슬프고 불안정한 상태여서 우리는 제대

로 된 작별 인사도 나누지 못했다. 나는 아직 부인을 떠나보낼 준비가 안
돼 있었고, 적절한 작별의 말도 찾지 못했다. 어쩌면 이번에는 내내 후회
하지 않아도 될 방식으로 작별할 수 있을 것이고, 그건 내가 과거를 돌아
보는 걸 그만두고 이제 다시 앞으로 나아가는 데 도움이 될 터였다.

부작용도 있었지만 트릴라폰이 내게 도움이 되었다는 건 인정할 수
밖에 없었다. 그런데도 나는 언제나 그랬듯이 이번에도 어서 약물 치료를
중단하고 싶어 근질거렸다. 캐런 역시 맹렬하게 약물을 반대했고, 부모님
역시 그랬다. 결국 밀러 선생도 약물 치료 중단 시도에 동의했다. 하지만
아주 천천히 하기로 했다.

밀러 선생은 내 복용량을 줄이는 데 아주 신중했지만, 나는 거의 즉
각적으로 그 효과를 느꼈다. 가면처럼 멍하던 내 얼굴이 긴장이 풀리며
익숙한 모습으로 돌아왔고, 병약한 환자처럼 발을 끌며 복도를 걸어 다니
던 일도 더 이상 하지 않았다. 몽롱한 느낌도 덜해졌고, 내 주변에서 일어
나는 일을 더 뚜렷이 의식하게 됐다. "하지만 내게는 더 화난 모습으로 보
여요." 밀러 선생이 말했다. 나는 두어 번 세션이 정식으로 끝나기도 전에
방에서 나가버렸고, 그 일이 밀러 선생을 걱정시켰다.

"제가 잘 대처할 수 있어요." 내가 성급히 말했다. "우리 그냥 이대로
계속해요."

두 달 후 나는 잠자는 걸 도와주는 약만 제외하고 약물 복용에서 완
전히 벗어났다. 석 달째가 되자 나는 그 병동의 고참 환자가 되어 있었다.
심지어 직원들은 새 환자들에 관한 병동 회의에서 누가 잘 지내고 있는
지, 누가 더 지켜볼 필요가 있는지, 누구에게 특권을 더 주어도 될지 등에

관해 때때로 내 의견을 묻기도 했다. 나는 이 역할이 불편했다. 내가 그들의 동료인가? 내가 아직 환자인가? 그렇다면 그들은 왜 나를 신뢰하는 거지? 그리고 나는 그들 중 누구를 믿을 수 있을까? 오히려 나는 그들이 나를 그런 일에서 완전히 배제해주기를 바랐다. 하지만 나는 내 일거수일투족이 아직 면밀히 관찰되고 있다는 것을 알고 있었다. 만약 그들이 내게 의견을 물을 때 내가 아무 응답도 하지 않는다면 모종의 대가를 치르게 될 터였다. 한번은 복도를 걷다가 내 손이 천장에 닿는지 보려고 펄쩍 뛰어서 천장을 쳤는데, 그 순간 누가 나를 봤으면 어떻게 될까 하는 두려움이 닥쳐와 바로 멈췄다. 내 행동은 서면으로 보고될 터였다. 빈틈없이 감시당하고 있다는 나의 두려움은 편집증이 아니었다. 다른 사람들이 실제로 나를 지켜보고 있었고, 거기엔 실제적인 위험이 따랐다.

4월 초가 되자 나는 필라델피아 병원을 떠날 준비가 되고도 남았고, 나는 다시 한번 부모님에게 병원에서 나가도록 도와달라고 부탁했다. "밀러 선생님이 때가 되었다고 판단할 때까지 병원에 계속 있는 게 좋지 않겠니?" 하고 아버지가 물었다.

"아뇨." 내가 말했다. "게다가 방금 그 선생님은 2주 내내 휴가를 떠날 예정이라고 내게 말했어요. 나는 지금 여기서 나가고 싶어요."

밀러 선생은 자신이 휴가를 떠나 있는 동안 나도 집으로 돌아갔다가—내 생각엔 일종의 휴양 휴가를 의미한 것 같다—그 후 다시 필라델피아 병원으로 돌아와 개방 병동에서 한두 달 더 지내는 쪽으로 생각해보라고 제안했다. 그 병동에는 내가 신뢰하는 간호사가 한 명 있어서 나는 그에게 그 제안을 어떻게 생각하느냐고 물었다. "내가 병원을 떠나도 될 만큼 충분히 건강하다면 왜 다시 돌아와야 한다는 거죠?"

263

간호사는 잠시 곰곰이 생각하더니 말했다. "내 경험상 환자에게 무엇이 제일 좋은지는 환자보다 의사 선생님들이 훨씬 더 잘 알더라고요. 그러니까 내가 당신이라면 나는 다시 올 것 같아요."

반면 부모님은 내 생각에 동의했다. 밀러 선생이 진심으로 내가 2주 동안 집에 있어도 될 만큼 상태가 좋다고 생각한다면, 그렇다면 나는 병원을 완전히 떠나도 될 만큼 멀쩡한 거라고 말이다. 병원 직원 중에서 이 생각에 적극적으로 동의한 사람은 아무도 없었다. 그래도 계획은 밀러 선생이 휴가를 떠나는 날 나도 떠나는 것으로 정해졌다. 내 퇴원 서류에는 의학적 조언을 거스른 퇴원이라는 의미로 "AMA against medical advice"라고 표시됐다.

마지막 날 손에 여행 가방을 들고 복도를 걸어갈 때 그 병동에 매일 오던 근육질의 잘생긴 경비원 한 사람이 나를 보았다. 내가 입원해 있는 동안 한 마디도 나눈 적 없었지만 이번에는 그가 따뜻한 미소를 지으며 여행 가방을 향해 고개를 까딱해 보였다. "퇴원하시네요. 잘 됐어요."

나의 얼굴에도 그의 미소만큼 활짝 핀 미소가 번졌다. "고맙습니다." 나는 이렇게 말하고 늦봄의 햇살 속으로 걸어 나갔다.

그러나 필라델피아 공항으로 가는 택시 안에서는 마침내 그 병원을 벗어났다는 사실이 감당할 수 없을 만큼 버겁게 내 의식을 짓눌렀다. 온갖 감정이 포개지고 쌓이면서 무방비 상태에 혼자인 나를 금세 압도해왔다. 망상이 경비원의 눈을 피해 슬그머니 나를 따라 병원 문을 빠져나오기라도 한 건지 성큼성큼 내 머릿속으로 밀고 들어왔다. 그건 편집증적 사고였고, 자꾸만 들어달라 보채는 누군가가, 무언가가 보내는 강력한 메시지였다. 나는 하늘에 있는 존재와 관련된 거대하고 복잡한 음모의 중심에 있었다. 내가 막 탑승하려는 비행기와 어떻게든 관련된 음모였다. 그러나 병원으로 다시 돌아가야겠다는 생각은 전혀 떠오르지 않았다. 나는 이를 악물고 내가 분명히 아는 현실에 초점을 맞추려 안간힘을 다해 노력하며 암울한 마음으로 마이애미행 비행기에 올랐다. 정신 차려. 정신줄 단단히 붙잡으라고. 평소처럼 아무 사건 없는 비행이었다.

5월이었고 나는 집에 와 있었다. 한 학년을 학교에서 보내고 돌아온 수많은 다른 젊은이들처럼 말이다. 9월부터 5월까지. 전화선 허리띠를 두르고 임박한 세상의 종말에 내가 연루되어 있다고 횡설수설하며 예일 캠퍼스를 활보한 그날 이후 꼬박 한 학년의 시간이 흐른 것이다. 그리고 지금 나는 여기 이렇게 다시 집으로 돌아와 있었다. 항정신병약을 완전히 끊었고 어느 정도 기능은 하고 있었지만 어떤 날은 그조차 힘들었다. 좋은 날도 있고 나쁜 날도 있었다. 더 많은 건 나쁜 날이었지만. 동생 부부와 해변에 갔는데, 나는 그 빛과 열기에 움츠러들었다. 몇 분 만에 나는 그 해변에 있는 모든 사람이 나를 습격하러 온 거라고 확신했다. 그들은 내가 사악한 존재라고, 내가 많은 사람을 죽였다고 생각하고 있었다. 만약 내가 갑자기 움직인다면 그들이 뛰어나와 나를 죽일 거라는 확신이 들었다. 나는 물가 근처에 수건을 깔고 나무판자처럼 뻣뻣하게 앉아 아무 소리도 내지 않으면서 제발 내가 사람들의 눈에 띄지 않기만 간절히 바랐다. 공격당할 경우를 대비해 나를 보호할 수 있도록 총을 가져왔더라면 좋았겠다는 생각도 했다.

수년간 이 병을 앓으면서 나는 큰 타격을 입었다. 한쪽에 망상을 지닌 채 또 한쪽에서는 현실을 놓치지 않으려 끊임없이 발버둥 치는 것은 사람을 몹시 지치게 하는 일이었다. 게다가 조현병 진단이 나오면서 그간 내가 품고 있던 기적적 완치나 해결책에 대한 희망마저 완전히 사라졌다는 걸 알고 나니 완전히 나가떨어진 느낌이 들 때가 많았다. 가족에게는 실망과 수치심을 안겼다. 나는 과연 내가 무언가가 될 수나 있을까 의심스러웠고 그 의심을 말로 표현했다. "어쩌면 너무 늦었는지도 몰라요. 이제 내 인생을 현실적으로 바라봐야 하는 게 아닐까 싶어요."

"그런 생각은 집어치워라." 아버지가 단호하게 말했다. 나는 아버지가 그다음 문장을 말하기도 전에 "정신 차리고 강인해져라" 하는 익숙한 훈계를 듣게 되리란 걸 알았다. 표현은 달라도 살면서 아버지에게 수없이 들어왔던 바로 그 얘기였다. "이건 말기암이 아니야, 엘린. 게다가 너도 알다시피 말기암 진단을 받고도 건강을 되찾은 사람들도 있어. 네가 걸린 병은 그에 비하면 아무것도 아니다. 올바른 태도만 있다면 그 병을 이길 수 있어. 자기연민은 집어치워라!"

내가 아버지 입장이었다면 어떻게 했을까 생각해보았다. 똑같은 상황에서 나라면 내 아이에게 아버지가 한 똑같은 말을 하려 했을까, 할 수 있었을까? 내게는 병이 있었고, 그건 실질적인 병이었으며, 그 병이 내 인생을 망치고 있었다. 그런데 아버지는 어떻게 그걸 순전히 정신 차리고 강인해지기만 하면 되는 문제라고, 오직 그러기만 하면 되는 문제라고 말할 수 있을까? 그게 어떤 병인지 이해하지 못하는 건가?

그러다가 나는 그렇다고 인정할 수밖에 없었다. 나 역시 내 아이에게 아버지와 거의 똑같은 말을 했을 것이라고. 그 말에는 평생 내가 받은 가르침이 담겨 있었기 때문이다. 지성과 규율이 더해지면 어떤 도전도 극복할 수 있다는 가르침. 그리고 그 가르침은 대체로 내게 유익하게 작용해

왔다. 문제는 그 가르침이 지성이 완벽하게 작동하며 온전한 정신적 능력을 유지하고 있는 상태를 전제로 한다는 점이었다. 하지만 나는 전문가들에게 내 뇌에 심각한 문제가 있다는 말을 들었다. 뇌가 정신과 같은 것일까? 내 뇌에 큰 결함이 있다는 걸 인정하면서 동시에 내 정신에 의지하는 것이 가능할까? 내가 충족시키지 못할 기준을 설정하는 아버지가 원망스러웠지만, 그럼에도 아버지의 의견은 내게 모든 걸 의미했다. 그리고 아버지는 내가 이 병을 이겨낼 수 있을 거라고 믿고 있었다.

나는 내가 분명히 아는 현실에서 위안을 구했다. 나는 병원에서 퇴원했고 약을 끊었다. 다시 아리스토텔레스를 읽고 있었고, 심지어 이제는 그의 글이 이해도 됐다. 그리고 나는 법학대학원에 복학할 예정이었다. 학교로 돌아가겠다는 결심은 내 망상적 사고의 한 부분이 아니었다. 그건 나 자신의 일부였다. 나는 내가 법학대학원으로 돌아가 그 공부를 끝까지 해낼 사람이라고 믿었다. 그게 내가 나 자신이라고 믿는 사람이었고, 그건 망상의 산물이 아니었다.

내가 학교에 다시 받아들여지려면 학교 정책에 따라 대학보건정신의학국 국장을 만나야 했다. 그리고 평생 해왔듯이 나는 그 '시험'을 앞두고도 열심히 공부했다. 나는 그 사람에 관해 조사하고 그가 쓴 모든 논문을 연구했다. 재미있는 우연의 일치로 그가 발표한 논문 중 하나는 대학 임직원이 정신증 발작을 겪었다가 재입학 신청을 한 학생에게 물어야 할 질문에 관한 것이었다. 내 행운이 믿기지 않을 정도였다. 아니 혹시 그건 운명이었을까? 무엇이든 상관없었다. 나는 그저 그 논문에 나온 질문들을 보고 답변을 연습했고, 너무 당연하게도 그 질문들은 그가 실제로 내게 던진 질문들이기도 했다.

나는 병원에서 내 의료기록을 학교로 보내지 않았다는 말을 듣고 안도했다. 내가 알기로 예일에서는 아무도 그 기록을 요청하지 않았고, 물론 나 역시 자진해서 제출하지 않았다. 내게 증상이 있었느냐고 그가 물었다. 학교생활이 주는 스트레스를 견딜 수 있겠느냐고. 그리고 상태가 안 좋아지면 어떻게 하겠느냐고. 몹시 초조하기는 했지만(나는 전날 밤 잠을 설쳤고, 내가 떨고 있는 걸 그가 보지 못하게 두 손을 무릎 위에 단단히 포개놓고 있어야 했다) 사실 거짓말은 단 하나도 할 필요가 없었다. 그저 나 자신에게 해가 되지 않는 선에서 최대한 진실에 가깝게 말하는 전략을 따랐을 뿐이다. 아무튼 나는 이렇게 말했다. "한 주에 나흘 동안 분석가와 작업을 하고 있으니, 모든 일을 잘 처리할 수 있을 거라 확신합니다." 나는 재입학 허가를 받았다.

그다음으로 넘어야 할 고개는 존스 부인을 만나러 영국으로 가는 여행이었다. 나에게 여행이 아무리 힘든 일이고 회복하고 좋은 상태를 유지하는 것이 아무리 어려운 도전 과제라고 해도, 나에게 그 여행은 오직 밝은 전망으로만 보였다. 우리가 함께할 시간은 정확히 나에게 딱 필요했던 부스터 샷으로 밝혀질지도 몰랐다.

다시 옥스퍼드에 오니 좀 이상했다. 그곳의 여름은 푸르고 나뭇잎들이 무성하고 고요했다. 마이애미와 모습도 느낌도 그렇게 다른 곳이 또 있을까. 재닛의 집에서 내가 지내던 방에는 다른 하숙인이 살고 있어서 나는 재닛 집 근처에서 숙박과 조식을 제공하는 작은 숙소에서 묵었다. 재닛과 함께 시간을 보내고 총명하고 예쁜 어린 리비를 만나는 일은 아주 큰 기쁨이었다.

이후 두 달 동안 나는 존스 부인과 한 주에 세 번씩 만났다. 부인의 작고 낡은 집의 익숙한 상담실에서 소파 위에 다리를 쭉 펴고 누워 내 머릿속으로 무슨 생각이 들어오든 내 입 밖으로 어떤 말이 나가든 전혀 걱정하지 않아도 되니 너무나 마음이 놓였다. 나는 존스 부인에게 병원에서 당한 강박과 약물 치료에 관해, 한 번씩 정신증 삽화를 겪을 때마다 느꼈던 나 자신을 점점 더 상실하고 있다는 두려움에 관해 말했다. 나의 망상, 나로서는 통제할 수 없는 참을 수 없이 사악한 힘에 관해서도 말했다. 내가 악의적이고 고약한 인간이며 세계를 파괴하는 존재라는 것을.

존스 부인은 두려워하지 않았다. 놀라운 눈빛으로 나를 바라보지도 않았다. 부인은 판단하지 않았고, 오직 들을 뿐이었다. 듣고서 자신이 들은 말을 반사하듯 내게 다시 들려주며 자신이 생각하는 그 말의 의미를 말해주었다. 그리고 부인은 조현병이라는 진단도 받아들이지 않았다(하지만 내 증상과 기이한 행동의 존재는 인정했다. 아무래도 그걸 부정하는 건 불가능했을 테니까). "진단명에 초점을 맞추지 말아요." 부인이 말했다. "고도의 훈련을 받은 다수의 재능 있는 전문가들도 완전히 이해하지 못하는 어떤 용어를 가지고 당신을 정의하지 말라고요." 존스 부인이 보기에 이해를 위한 최선의 길은 정신분석이었다. 거기에는 생물학이 들어설 여지가 별로 없었고 따라서 약물 치료가 들어설 여지도 별로 없었다.

마침내 다시 옥스퍼드를 떠나 뉴헤이븐으로 돌아가야 할 시간이 왔을 때는 나 자신에 대한 믿음이 더 탄탄해져 있었다. 이번에는 존스 부인을 떠나는 일에 대해서도 압도적인 슬픔을 느끼지 않았다. 부인은 나를 위해 언제나 거기 있어 줄 것이고, 우리는 계속 연락할 것이고, 나는 다시 부인을 보러 올 수 있을 터였다. 지금은 내가 의도한 나의 삶으로 돌아갈 시간이었다. 당시에는 그때가 건강한 상태의 존스 부인을 보는 마지막 시간이라는 걸 알 도리가 없었다. 이듬해에 부인은 끔찍한 교통사고를 당해 기관절개술을 받아야 했고, 몇 달 동안 뇌사 상태였다. 의식을 회복했을 때 부인의 정신과 신체는 심하게 손상된 상태였다. 실제로 부인은 외상성 파킨슨병 진단을 받았다. 부인의 남편인 닥터 브랜트가 편지로 내게 무슨 일이 있었는지 알렸을 때 나는 최대한 신속히 옥스퍼드로 갔다. 그리고 거기서 본 모습은 나를 충격에 빠뜨렸다. 부인은 백지처럼 희고 쇠약한 몸으로 덜덜 떨면서 내게 손을 내밀며 내 이름을 말했다. 그리고 "사랑해요" 하고 말했다.

그로부터 1년 뒤 다시 찾아갔을 때 너무나도 작고 허약해진 부인의 모습에 나는 비탄에 빠졌다. 부인은 이제 다시는 건강해질 수 없고, 다시는 과거의 부인으로 돌아갈 수 없을 터였다. 나는 초조한 마음으로, 법학 대학원 2학년을 성공적으로 보낸 한 해에 관해, 미래에 대한 계획에 관해 이야기하기 시작했다.

부인이 울기 시작했고 그 모습이 나를 너무도 슬프게 했다. "오, 존스 부인. 무슨 일이에요?" 내가 물었다. "내가 부인에게 무슨 상처가 되는 말을 한 건가요?"

"미안해요." 부인이 희미하게 울며 말했다. "하지만 당신이 누군지 도저히 기억이 안 나요."

짧은 만남을 뒤로하고 돌아서는 순간, 부인이 진실로 아름다운 사람이었다는 생각이 들었다.

몇 달 뒤 존스 부인은 사망했다. 부인을 잃은 슬픔이 내 영혼 깊숙이 파고들었고, 이는 어느 모로 보나 나에게는 가족의 죽음과 다름없는 일이었다. 아주 오랫동안 내가 나에게 일어난 모든 일을 겪으면서도 용기를 낼 수 있었던 것은 존스 부인이 자기 집 상담실에 있다는 사실 때문이었다. 부인은 나를 그 누구와도 다른 방식으로 이해했던 사람이었다.

14장

나는 수업이 시작되기 몇 주 전 뉴헤이븐으로 돌아왔다. 처음 만나는 닥터 조지프 화이트라는 의사와 치료를 시작하기 위해서였다. 예일정신의료원의 한 의사가 내게 추천해준 이로, 예일대학교 중진 교수진 중 한 사람이라고 했다. 닥터 화이트는 정신의학 연구로 널리 명성이 나 있었지만, 그의 학문적 연구는 인문학 분야로도 뻗어 있었다. 병세가 매우 깊은 환자들과 작업한 경험이 많았고, 또한 '대화 치료' 신봉자로도 잘 알려져 있었다. 한 마디로 내가 아주 유능한 실력자의 손에 맡겨졌다고 생각할 이유가 충분했다.

누가 보더라도 정신분석은 내 병인 조현병에 적합한 치료법이 결코 아니다. 실제로 예일정신의료원의 전문가 대부분은 정신분석에 대해 내게 경고했었다. 정신분석은 그렇지 않아도 퇴행을 초래하는데, 나는 이미 너무 퇴행한 상태라는 것이 그들의 설명이었다. 약물 치료에 지지 심리치료●를 병행하는 것이 적합한 방법이라고 했다. 그들이 보기에 나에게 필요한 건 나의 심리적 방어기제를 더 탄탄하게 보강하는 것이지, 그 배후를 파헤치거나 낱낱이 분석하는 것이 아니었다.

하지만 나에게는 납득할 수 있는 유일한 치료가 정신분석이었다. 영국에 있을 때 나는 아무것도 못 할 정도로 병세가 심각했다. 그때 정신분석 치료는 내 상태를 병원에 가지 않아도 될 정도로 유지해 주었고, 그러는 동안 나는 실제로 옥스퍼드에서 학위 과정을 마쳤다. 미국에서는 똑같은 상황이었을 때 강제 입원을 당해 병원 침대에 묶인 채 역겨운 항정신병약을 강제로 삼켜야 했다. 그렇게 내 인생의 1년이 허비되었고, 그러는데 부모님의 주머니를 털어 수천 달러를 쏟아부어야 했다. 내 보험으로 보장되는 30일간의 입원 치료 비용으로는 턱없이 부족했기 때문이다. 나는 미쳤을지는 몰라도 멍청이는 아니었기에 예전에도 효과를 본 방법을 따르기로 했다.

내가 닥터 화이트를 만난 곳은 예일 의학대학원과 제휴를 맺고 있는 지역 정신보건센터 내 그의 진료실이었다. 그 센터는 개인적으로 의료 서비스를 받을 형편이 안 되는 사람들을 위한 시설이었지만, 나는 의료비를 개인 부담하는 환자로서 그의 진료를 받았다. 화이트 선생은 그곳의 한 부서장으로 그 센터에 거주하는 환자들을 감독하는 일을 맡고 있었다.

별 특징 없는 회색의 이층 건물인 그 센터는 딱히 사람을 끄는 특징이 없었고, 똑같이 회색에 별 특징 없는 닥터 화이트의 진료실 역시 그랬다. 하지만 나는 그 진료실의 주인에게는 즉각 끌렸다. 화이트 선생은 위

● 환자가 호소하는 증상, 고통, 장애의 강도를 줄이고 심리적으로 지지해줌으로써 문제에 대처하도록 돕는 치료 방법.

엄 있는 모습에, 거의 귀족적으로 느껴지는 신중한 태도를 지니고 있었다. 그때나 지금이나 그는 내게 전형적인 예일대 교수 같은 인상을 주었다. 우리는 당분간 한 주에 네 번씩 만나기로 했다.

화이트 선생은 존스 부인에 비해 더 정통적인 프로이트 학파였다. 클라인 학파의 분석가들은 곧장 문제의 핵심을 향해 깊고 빨리 들어가는 반면, 화이트 선생은 나의 방어기제에, 그러니까 우리 모두가 고통스러운 생각과 감정으로부터 자신을 보호하기 위해 사용하는 심리적 도구에 더 깊은 관심을 기울이는 스타일이었다. 존스 부인은 재빨리 내 생각과 감정에 초점을 맞추었지만, 화이트 선생은 그보다는 내가 내 정신의 특정 부분을 억압하는 방식을 파고들었다. 존스 부인이라면 나의 질투를 언급했을 만한 부분에서, 화이트 선생은 내가 누군가를 질투하는 일을 피하려고 그들에게 지나치게 감탄을 표현하는 거라고 지적했다. 그는 기다리며 내 말을 듣고는 한두 마디 하고, 다시 기다리고 내 말을 좀 더 들었다. 그는 비교적 말이 없는 사람이었지만, 그 무엇도 그의 주의를 벗어나지는 못했다. 또한 그는 한계를 설정했다.

"엘린, 나는 당신이 그렇게 걸어 다니는 거 그만뒀으면 해요." 어느 오후에 그가 말했다.

"왜요?" 내가 물었다. 나의 한 부분은 진심으로 궁금했고, 또 다른 부분은 반항심에 성미가 뒤틀렸다. "내가 걸어 다녀도 우리가 이야기하는 데는 전혀 지장이 없는데요."

그가 고개를 저었다. "아뇨. 내게 필요한 건 당신이 느끼는 바를 말해 주는 것이지, 당신이 행동하는 게 아니에요." 불쾌한 목소리도 아니었고 화난 태도도 아니었다. 그는 침착하고 현명했으며, 마치 교실에서 잠시도

가만히 있지 못해 수업 내용을 놓칠 것 같은 학생을 타이르는 선생님 같았다. 화이트 선생은 의지력이 나에게 유익하게 작용한 때도 많았지만 나를 파괴적인 행동으로 내몰 때는 그만큼 불리하게 작용할 가능성도 있다는 걸 일찌감치 간파했다.

일단 화이트 선생과의 일정이 정해지자 이제는 학교 일을 처리해야 할 차례였다. 작년에 내가 갑자기 학교에서 사라진 일에 관한 불편한 '사연'을 어떻게 설명할지가 문제였다. 나는 오래전 원퍼드 병원에서 자원봉사를 시도할 때 불쾌한 교훈을 얻은 터였다. 진실을 말하려는 모든 시도는 사회적으로도 직업적으로도 나에게 저주가 될 뿐이라는 교훈이었다. 그래서 나는 법학대학원이 내게 정말로 잘 맞는지 알아보기 위해 휴학을 했던 거라고 둘러댔고, 그 이야기는 꽤 잘 먹혔다. 그런데 같은 반의 한 친구는 내가 그런 숙고를 위해 시간을 따로 냈다는 점이 참 대단하다고 말하곤 했는데 그럴 때마다 내가 꼭 사기꾼처럼 느껴졌다. 비밀 위에 거짓말을 쌓는 것은 그리 유쾌한 일이 아니었지만, 정신질환은 비용을 발생시키는 법이고, 나는 기꺼이 그 값을 치를 작정이었다.

그리고 수업이 시작되었다. 나는 부서지기 쉬운 조용한 기쁨을 안고 새 학년의 첫 수업에 들어가 거의 귀에 들릴 정도로 안도의 한숨을 내쉬며 자리에 앉았다. 마침내 다시 학교로 돌아온 것이다.

필수로 듣는 모든 1학년생을 포함하여 15명 정도의 '소그룹'이 참여하는 세미나 수업의 담당 교수님을 나는 특히 좋아했다. 밥 커버라는 교수님으로 40세의 나이에 『사법을 고발하다: 노예제도 반대와 사법 절차 Justice Accused: Antislavery and the Judicial Process』라는 책을 써서, 법학에 대한 심오한 학문적 깊이가 있는 책에 하버드 법학대학원이 수여하는 에임스 상을 수상한 분이었다. 지혜롭고 설득력 있는 스승이었을 뿐 아니라 철학과 문학, 유대 역사에도 조예가 깊은 학자였고, 민권운동가로서 예일의 사무직과 기술직 직원들의 노동조합 결성을 앞서서 지지했으며, 또한 예일이 아파르트헤이트가 종식되기 전 남아프리카공화국에 대한 투자를 철회할 것을 주장하는 운동도 활발히 추진했다. 적극적인 사회참여와 열정, 진정한 인류애까지 언젠가 내가 갖추고 싶은 모든 면을 지닌 분이었다. 그해에 나는 커버 교수가 〈하버드 법학 리뷰〉에 실을 "노모스와 서사Nomos and Narrative"(nomos는 '법'을 뜻하는 그리스어다)라는 논문을 쓸 때 연구 보조원으로 참여하는 행운을 누렸다. 커버 교수님이 논문의 첫 주석에 나의 노력에 대한 감사의 말을 남긴 것을 보고 짜릿한 감동을 느꼈다(서글프게도 1986년 내가 법학대학원 3년 차가 끝나가던 즈음, 커버 교수는 중증 심장마비로 42세에 사망했다. 그의 상실은 예일을 넘어 전체 법학계에 깊은 슬픔을 남겼다).

수년간 연습이 쌓이면서 나는 증상을 거의 드러나지 않게 감추는 법을 터득했고, 정상 상태가 아닐 때도 정상인척 연기하는 데 능숙해졌다. 내가 현실 세계에서 나의 길을 닦아 나가고자 한다면 그 연기의 기술, 멀쩡한 척하는 기술을 완벽하게 갈고닦는 것이 결정적으로 중요했다. 그러나 그렇게 바짝 경계하는데도 불구하고 나의 정신증은 때때로 표면으로 튀어나왔다. 어느 날 교수님이 같은 수업을 듣는 한 친구를 크게 칭찬했다. 다행히 나는 잠시 후 닥터 화이트와의 세션이 잡혀 있었다. "누가 나를 죽이려고 해요." 내가 말했다. "그는 친구이고, 적이에요. 그리고 나는 전방에서 내 뇌를 폭파할 예정인데, 그가 그리로 군인들을 파견했어요. 겁이 나요."

"내가 보기에 당신은 지금 반 친구를 향한 경쟁심을 이야기하는 것 같군요." 화이트가 말했다. "시작은 경쟁심이었지만, 동료에게 그렇게 강하게 부정적인 감정을 느끼는 게 무서워진 것이죠. 그래서 당신은 마음속에서 그 친구가 당신을 공격하게 만들었어요. 때로는 분노나 슬픔을 느끼는 것보다 공격당한다고 느끼는 게 더 편하니까요."

그는 또한 내가 궁지에 몰렸다고 느끼거나 화가 났을 때 나 자신의 폭력에 관한 생각 속으로 후퇴한다는 것도 이해하게 해주었다. 내게도 그건 꽤 납득이 되는 말이었다. "나는 당신이 위협적이고 무서운 생각을 말하는 까닭이 당신 스스로 위협받고 있고 무섭다고 느끼기 때문이라고 생각해요. 폭력은 두려움에 맞서는 당신의 방어기제죠. 당신 여기서는 안전해요."

그리하여 나는 다시 세상 속으로 나갔고, 폭력과 망상은 벽장 안에 밀어 넣고 내가 낼 수 있는 온 힘을 다해 그 벽장 문을 막았다. 시간을 더는 빼앗기지 않겠다고, 더는 나 자신을 잃지 않겠다고 다짐했다. 그런데 ……, 그즈음 커버 교수가 우리 소그룹에게 첫 번째 의견서 과제를 냈다. 내 몸이 어찌나 신속하게 반응하는지 나 자신도 깜짝 놀랄 정도였다. 몸에 열이 솟았다 한기가 들었다 오락가락했고, 주먹은 불끈 쥐어졌으며 집중하기도 어려워졌다. 지난번에 나를 뒤집어놓은 게 의견서였잖아. 2주 동안 나는 조사에 깊이 파고들어 논점을 다듬었고, 다른 수업도 그럭저럭 잘 처리했다. 괜찮아. 진정해. 집중해.

내 의견서에는 3개의 단어만 적혀서 돌아왔다. "전반적으로 매우 훌륭함." 나로서는 이것이 밥 커버 교수가 진심으로 하는 칭찬인지 확신할 수가 없었다. 의견서를 완전히 다시 써야 하는 학생들도 몇 명 있었다. 내가 해야 할 일은 각주 몇 개 바로잡는 것뿐이었다. 하지만 그 세 단어로는 충분하지 않았다. 나에게 그 평가는 내가 충분하지 않음을 의미했다. 해질녘이 되자 내 생각과 행동은 초여름 이후 가장 심하게 와해되어 있었다. 도서관이 유일하게 안전한 장소야, 하고 나는 생각했다. 도서관에 가서 공부하자.

도서관에서 자리를 잡고 고개를 들었더니 같은 수업을 듣는 친구 하나가 다가오는 게 보였다. "올해가 몇 년도지?"라는 게 내가 그 친구에게 던진 인사말이었다. "너의 초등학생들이 어디 있는지 넌 알아? 도서관에 우리와 함께 있는 게 누구지? 넌 누구 죽여본 적 있어?" 다른 사람들은 나와 달리 생각으로써 살인하지 않을 거라고는 한 번도 생각해본 적 없었다. 친구는 (민첩한 사고력은 물론이고 놀라운 현실적 판단력을 발휘해) 나를 대신해 자기가 전화를 걸어줄 수 있는 의사나 치료사가 있느냐고 물었다. 나는 친구에게 닥터 화이트의 이름과 전화번호를 건네고, 그런 다음 내가 가지고 있는 법전에는 "no's"가 한 번도 나오지 않는다는 사실을 알려주었다. 그러고는 그리스어로 아리스토텔레스의 문장들을 암송하기 시작했다.

"엘린, 여기 있어. 여기에 가만히 있어. 금방 돌아올게."

돌아온 친구는 닥터 화이트가 수화기를 들고 기다리고 있다며 나를 전화기가 있는 곳으로 데려다주었다.

"무슨 일이에요?" 화이트 선생이 물었다.

"치즈가 있고 슝슝소리whizzes가 있어요." 내가 그에게 말했다. "나는 치즈 명인cheese whiz이에요. 그건 노력과 잠재의식의 선택과 관련된 거예요. 현기증과 살해." 갑자기 나는 두려움에 사로잡혔다.

화이트 선생의 목소리는 차분했다. "말하는 걸 들어 보니 상태가 그리 좋지 않은 것 같군요. 당신 친구들이 당신 걱정을 하고 있던데."

"아, 그 친구들 착해요[nice]. 향신료[spice] 좋아하세요? 난 그거 세 번[thrice] 먹었어요. 그것들이 모두 나를 아프게 해요! 그것들이 날 아프게 해서 무서워요!"

"알아요. 하지만 그건 당신이 아니에요, 엘린. 당신의 병이 날뛰고 있는 거지. 다 괜찮아질 거예요. 나는 지금 당신이 응급실에 갔으면 좋겠어요. 의사들이 당신을 도울 수 있을 거예요."

그의 제안은 마치 레이저 광선처럼 나의 정신을 집중시켰다. 응급실이라고? 안 돼. 나는 두 번째 기회를 얻었다. 작년의 사건들을 반복할 생각은 없었다. "말도 안 돼요." 내가 말했다. "죽어도 응급실에는 안 갈 거예요."

"하지만 내 생각엔 응급실에 가야 할 것 같은데요. 그들은 당신을 해치지 않아요. 그리고 어쩌면 당신에게 도움이 될 만한 약을 줄지도 모르고."

"아니면 나를 묶어서 가둬둘지도 모르죠." 내가 반박했다. "응급실에는 절대로 안 가요."

"당신이 작년 일 때문에 두려워하고 있다는 거 알아요. 하지만 이번에는 그런 일 없을 거예요. 그리고 난 당신에게 그들의 도움이 필요하다고 생각해요."

"생각해볼게요." 내가 웅얼웅얼 말했다. 나는 금이 가고 있었고 가장자리가 새고 있었지만, 내 결심은 단호했다. 나를 또다시 응급실로 데려가려면 경찰과 상당한 병력이 필요할 터였다.

나는 공황 상태로 도서관을 빠져나와 내 방으로 돌아갔고, 잠을 자려고 해보았지만 헛된 노력이었다. 방 안 공기도 내 몸을 감싸고 소용돌이 치면서 위협해 오는 것 같았다. 위험. 악. 기진맥진한 나는 이튿날 아침 학생건강센터로 갔고, 또다시 내가 모르고 나를 모르는 의사와 마주 앉아 있는 상황에 처했다. "내가 괴상한 말을 지껄였어요." 나는 그 의사에게 이렇게 말하고 내 병력에서 살을 다 발라내고 뼈만 남긴 아주 기본적인 내용만 이야기했다. 그가 내게 트릴라폰을 좀 주었고 나는 그걸 주머니에 넣었다. 예일정신의료원에서 내게 먹인 트릴라폰으로 나는 걷지도 글을 읽지도 못할 지경까지 갔었다. 왜 지금 내가 그걸 먹어야 한단 말인가? 나는 이미 이튿날 화이트 선생과 약속이 잡혀 있었다. 약에 관해서는 그때 이야기할 것이다.

약속 시간이 다가왔을 때 나는 깊은 정신증 상태에 빠져 거의 말도 못 하는 지경이었다. 나는 그의 의자에 앉아 몸을 앞뒤로 흔들고 눈을 굴리며 바닥만 응시했다.

"오늘은 상태가 어때요, 엘린?" 화이트 선생이 물었다.

"2와 시간의 분할." 정적.

"무슨 뜻인지 말해줄 수 있어요?"

"아뇨." 또다시 이어지는 정적, 앞뒤로 흔들기와 손짓 발짓.

"다 괜찮아질 거예요." 그가 말했다. "당신이 학생건강센터에 간 건 잘한 일이에요. 당신이 응급실에 가지 않길래 치료를 거부할까 봐 걱정했어요."

그는 나반이라는 항정신병약이 있는데 트릴라폰보다 부작용이 덜하다고 말했다. 10~12밀리그램의 낮은 용량으로 시작할 거라고 했다. "아뇨." 내가 말했다. "좋은 생각이 아니에요."

"당신이 집중하도록 도와줄 거예요." 그가 말했다. "다른 약보다 더 순하고 효과도 빨라요. 그러니 제발요. 그 약이 도움이 될 거예요."

결국 나도 절박한 마음에 그러기로 했다. 겨우 의견서 하나 끝내고 나는 벌써 추락했다. 이래서야 앞으로 작성해야 할 그 모든 의견서를 대체 어떻게 헤쳐나가겠는가.

나반은 내가 먹어본 그 어떤 약보다 효과가 빨랐다. 한두 시간 만에 마음이 차분해졌다. 글도 읽을 수 있었다. 생각도 할 수 있었다.

사람마다 몸이 다르니 여러 약에 반응하는 방식도 다르다. 자기에게 가장 잘 맞는 약을 찾는 방법은 적합한 약을 찾을 때까지 일단 부딪혀 가면서 알아보는 것이다. 너무 당연하게, 심지어 너무 단순하게 보이겠지만, 정신질환 치료에서는 항상 일관되게 들어맞는 유일한 사실이다. 이번에는 나반이 효과가 있었다. 나는 열흘 정도 계속 나반을 복용하며 그동안 많은 일을 해냈다. 그 후로는 그 약이 도움이 되기는 하지만 약에 취한 느낌을 주며, 더욱이 꼭 먹어야만 하는 건 아닐 거라고 판단했다. 증세가 나빠지면 먹을 거야. 하지만 오래 먹지는 않을 거야. 약에 취한 상태는 싫으니까. 그리고 이틀 후에는 복용을 완전히 그만뒀다. 내가 그들을 속인 것이다. 그러면 당연히 이런 질문이 따라 나온다. 누구를 속였다는 거지?

복약을 그만둘 때마다 어떤 일이 일어나는지, 내가 그 교훈을 새기기까지는 앞으로 15년이 더 걸릴 터였다. 고대 그리스어를 배우는 게 차라리 더 쉬웠다. 게다가 그건 고대 그리스어를 배우는 것과는 비교도 안 되게 너무나도 자기파괴적인 과정이었다.

조현병이 지닌 최악의 측면 중 하나는 심한 고립감이다. 자신이 남들과 다르며 온전한 인간이라기보다 일종의 외계인 같은 존재라는 끊임없는 인식. 다른 사람들에게는 살과 뼈가 있고, 장기와 살아 있는 건강한 조직으로 이루어진 내부가 있다. 나는 내부가 금속으로 만들어진 기계에 지나지 않는다. 약과 대화 치료가 이 끔찍한 느낌을 완화해주지만, 우정도 그 둘만큼 강력한 효과를 낼 수 있다.

스티브 벤키Steve Behnke는 소년 같은 얼굴에 모래처럼 연한 갈색 머리카락이 덥수룩한 머리, 육상선수 같은 몸을 지닌 1년 차 학생이었다. 우리가 처음 대화를 나눈 건 11월 초 어느 날 법학대학원 구내식당에서였다. 나뭇잎이 색을 바꾸고 서늘한 공기에서 가을의 맛을 느낄 수 있는 전형적인 뉴잉글랜드의 가을 저녁이었다. 일고여덟 명쯤 무리를 지어 금요일 저녁을 먹고 있을 때였다.

스티브와 나는 계약법 수업을 함께 들었는데, 스티브가 두어 번 내게 과제에 관해 질문했고, 그걸 제외하면 우리는 제대로 된 대화를 나눈 적이 없었다. 그날 저녁의 대화는 수업, 법학 저널, 여름 방학 아르바이트 같은 여러 주제를 오가는 가볍고 즐거운 대화였다. 나는 고개를 끄덕이고 미소 짓는 스티브를 보면서 그가 대화에 충분히 참여하고 있다고 생각했지만, 조금 시간이 흐르니 그냥 예의상 그러는 것처럼 보이기 시작했다. 다른 사람들이 일어나 하나둘 자리를 뜰 때도 나는 아직 돌아가고 싶은 마음이 없었다.

그리고 평생 이어질 대화, 시작과 동시에 위안과 수용을 느낄 수 있는 대화, 붙잡아줄 손이 가장 필요한 순간 누군가 내밀어주는 힘센 손과 같은 대화가 그날 거기서 시작되었다. 그 첫 대화는 아주 넓은 범위를 종횡무진했다. 우리가 어떻게 예일에 오게 되었으며, 우리의 가족은 어떤 사람들인지, 그들에 대한 우리의 감정은 어떠한지. 그다음에는 철학, 그다음에는 종교, 우리에게 중요한 것이 무엇이며 그 이유가 무엇인지. 스티브는 프린스턴 대학교에서 고전을 전공했고, 졸업생 중 차석을 차지해 졸업식에서 라틴어로 개회사를 했다. 졸업한 해 여름에는 어느 소도시의 공항에서 잡역부로 일하다가 로마로 건너가 베네딕트회 수도사들과 함께 생활하며, 교황의 라틴어 전문가로 일하는 수도사와 함께 라틴어 경전을 읽었다. 수도원에 들어가 중세철학을 공부할까 하는 생각도 해보았지만 그러지 않기로 했다. 수도사가 되면 결혼을 할 수 없고(그는 꼭 가족을 갖고 싶어 했다), 또한 적어도 평생 노력을 기울일 일로서는 중세철학이 더 이상 그의 관심을 사로잡지 못했기 때문이었다. 수도사가 되는 대신 스티브는 예일 법학대학원으로 왔다. 나 역시 예일 법학대학원으로 왔다. 우리둘 다 그 이유가 뭔지 확실히 알지 못했다.

얼마 후, 내가 정신병동의 침대에 묶여서 잔혹한 살인에 관한 장광설을 토해내며 내 생명이 위협받는다고 두려워하고 있던 바로 그 순간, 스티브는 고대 도시 로마가 내려다보이는 수도원에서 그레고리안 성가를 부르고 있었겠구나 하는 생각이 떠올랐다. 그렇게 너무나 다른 두 방향에 있던 우리가 이제 여기 같은 곳에 와 있었다. 우리가 작별 인사를 나눈 건 자정이 넘어서였고, 내 방으로 걸어오는 동안 내 머릿속에는 평소처럼 뒤죽박죽한 혼란이 자리하고 있었지만 그 한가운데서도 내가 예상치 못한 축복을 받았다는 것을 뚜렷이 느낄 수 있었다.

스티브에게 나 자신에 관한 진실을 말하기로 마음먹은 이유가 무엇인지, 그를 믿을 수 있다고 생각한 이유가 무엇인지는 나도 모르겠다. 하지만 나는 그를 믿고 털어놓았다. 우리가 처음 대화를 나눴을 때부터 나는 이 남자가 내 인생에서 중요한 친구이자 끝까지 함께할 존재일 거라고 믿었다. 일단 그런 가능성이 머리에 떠오르자 내가 그렇게 되기를 얼마나 간절히 바라는지 절실히 느껴졌다. 그러나 나 자신에 관한 진실을 밝히고 그에게 나를 고스란히 '보여주지' 않는다면 그런 일은 일어날 수 없을 거라고 생각했다. 내가 매일같이 하는 일의 상당 부분이 아닌 척 가장하는 것이었다. 그러나 스티브에게는 결코 그럴 수 없을 거라는 걸 나는 알았다.

그래서 어느 비 내리는 일요일 오후, 뉴헤이븐에 있는 한 피자가게에서 나는 그에게 나의 과거사를 이야기했다. 의사와 치료사를 제외하면 내가 어디서든 누구에게든 내 이야기를 한 건 이때가 처음이었다.

스티브는 천성적으로 호기심이 많고, 게다가 신사다. 그래서 그는 질문을 많이 했는데, 아주 점잖게 질문해 전혀 간섭당하는 느낌을 주지 않았다. 그는 정신질환에 관해 별로 아는 게 없었고, 자세히 공부해볼 이유도 별로 없었다고 말했다. 하지만 그는 귀를 기울였고, 내 감정을 깊이 이해해주었으므로, 차츰차츰 모든 세부에 관한 이야기가 다 드러났다. 유대인 여자로서 하는 말인데 나는 스티브가 사제가 된다고 해도 아주 잘 해낼 것 같다는 생각이 들었다.

스티브와 내가 처음 서로를 알게 됐을 때, 연애 관계는 나의 레이더에서 너무나 멀리 동떨어져 있어서 연인을 찾는다는 것, 더더구나 스티브와 연인 관계를 맺는다는 건 내 머리를 스쳐 간 적조차 없었다. 우리의 우정이 발전할수록 나는 정확히 내가 원했던 대로 되어가고 있음을 알 수 있었다. 스티브는, 더 나은 표현을 찾지 못해 하는 말이지만, 나에게 형제

같은 친구였다. 그러니까 만약 나와 같은 저자의 책을 읽고, 같은 정치적 철학적 신념을 지니고 있으며, 똑같은 책의 무게에 짓눌려 휘청대고 있고, 정신질환에 관한, 특히 나의 정신질환에 관한 어설픈 농담도 편하게 주고받을 수 있는 형제나 자매를 찾을 수 있다는 전제에서 말이다.

바람이 거세게 몰아치던 어느 늦은 가을밤, 법학대학원 캠퍼스 안이었고, 스티브에게 내 이야기를 한 지 얼마 지나지 않아 내가 증세로 몹시 힘들어하고 있던 때였다. "응급실에 있는다는 게 어떤 건지 넌 상상도 못 할 거야. 그들은 나를 묶어두고는 누군가 만날 시간을 내줄 때까지 밤새 기다리게 하거든. 죽을 만큼 끔찍해. 그러고는 동이 틀 때쯤에야 내 방으로 들어와. 이제야 자기들이 말할 준비가 되었다는 거지. 그때 그들은 '젠장, 날 풀어줘!'라는 말 외에 내게서 대체 무슨 말을 기대하는 걸까?"

스티브가 장난꾸러기 같은 미소를 지으며 나를 쳐다봤다. "어쩌면 햄릿을 인용하는 거?" 그리고 자기가 할 수 있는 최선을 다해 셰익스피어풍 억양을 흉내 내며 이렇게 읊었다. "보시오, 고귀한 의사 양반, 아침이 붉은 망토를 두르고 저기 높은 동쪽 산의 이슬을 밟으며 오고 있소. 그러니 친절한 양반, 나의 사슬을 풀어주오. 오늘 해야 할 일이 나를 기다리고 있나니."

스티브가 미소를 지었다. 나는 웃었다. 그는 이해했던 것이다. 나는 이 남자가, 정신의 민첩함과 그에 뒤지지 않는 가슴의 깊이를 지닌 이 남자가 내 평생의 친구가 되리라는 걸 알았다.

15장

2학기에는 우리가 원하는 무슨 과목이든 자유롭게 선택할 수 있었다. 나는 정신보건 법무진료소^{mental health law clinic} 실습 과목과 형법 과목 하나를 선택했는데, 스티브도 두 과목 다 선택했다.

학생들은 정신보건 법무진료소의 일원으로서 실제 정신병원의 환자들을 대리했다. 스티븐 위즈너 교수가 진료소장이었다. 키가 크고 검은 곱슬머리의 위즈너 교수는 자주 시무룩해 있고 변덕스러웠지만(때로 그는 자기가 전날에 한 말과 모순되는 충고를 하기도 했다), 그래도 가장 취약한 상태일 때의 나와 비슷하게 말하고 행동하는 사람들을 도우려 했던 나의 초창기 시도에서 내가 자신감을 가질 수 있게 도와주었다.

내가 선택한 형법 수업을 가르친 사람은 법학 교수이면서 정신분석가이기도 한 조 골드스틴이었다. 조는 입고 잔 것처럼 보이는 늘어진 옷에다가 아인슈타인처럼 헝클어진 머리, 독특하고 괴상한 말투까지 전형적인 '미친 교수'처럼 보였다. 그는 수업마다 겨우 몇 페이지씩만 읽어오게 했지만—강의계획서만 보면 그 강좌는 산들바람처럼 느껴졌다—, 그냥 노닥거리는 건 결코 아니었다. 조는 우리가 모든 페이지, 모든 문단, 모든 문장을 읽을 것을 기대했다. 그러지 않으면 그의 만만치 않은 노여움을 초래할 수 있었다.

예일의 법무서비스기구Legal Services Organization(LSO)는 학생들이 항상 팀을 이뤄 일하게 했으므로 스티브와 나는 함께 정신보건 법무 사건을 담당했고, 처음부터 우리는 정신질환자와 어린이를 대리했다. 우리가 초기에 맡은 소송 중 하나는 당시 여러 건의 강간으로 수감 중이던 남자의 어린 두 아들과 관련된 것이었다. 엄마는 아이들이 아빠 근처에 가지 않기를 원했고, 남자는 누가 봐도 명백한 사이코패스로 사람을 홀리는 매력을 지닌 자인 듯했다. 수감된 부모와 관계를 유지하는 것이 아이에게 좋다는 증거도 상당했지만, 아이들을 보호하고 있는 부모의 뜻을 따르는 것이 좋다는 주장도 그만큼 강력했다. 그리고 이 경우에는 아이들을 보호하는 엄마가 아주 좋은 사람이었다. 아이들은 건강하고 행복하고 안정적인 가정에서 신뢰할 수 있는 판단력이 있는 사람이 잘 보살피고 있었다. 코네티컷주에서는 아이들이 양육과 방문 사안을 두고 자신만의 변호사를 가질 권리가 있었으므로, 우리는 아이들의 법정대리인으로서 예일 아동학 연구센터의 전문지식에도 의지하면서 무엇이 아이들에게 가장 좋은 일일지 알아보고 있었다.

스티브와 나, 그리고 우리가 어울리는 친구들의 작은 무리는 뉴헤이븐의 '요크사이드 피자'라는 가게에서 자주 모였다. 빨간색 긴 비닐 의자가 있고, 벽에는 예일 기념품과 단체 사진이 붙어 있고 위층에는 주크박스, 아래층에는 팩맨 게임기가 있는 곳이었다. 우리는 미트볼과 소스, 혹은 칼초네를 먹거나 치즈와 페퍼로니 피자를 끝없이 먹으며 소송 전략을 짜고 수업에 관해 이야기했다. 학부 시절 이후 내가 가장 정상적이었고 또한 정상적으로 느끼던 시기였다.

봄학기가 끝날 무렵 공부의 강도는 점점 세졌고, 시험 기간이 위협적으로 다가오고 있었다. 예일에서 받을 수 있는 성적의 범위는 우등honors, 통과pass, 낮은 통과low pass, 낙제fail였다. 수업 중에 오픈북으로 치는 시험에서는 첫 시험만 제외하고 모두 우등을 받았다. 조 골드스틴 교수의 형법 수업에서 각자 집에서 해오는 시험은 우리가 고를 수 있는 주제를 내주고 글을 써오게 하는 것이었는데 나는 자기 자녀를 죽인 정신질환자 어머니에 대한 특별법이 있어야 하는지 여부를 글의 주제로 선택했다. 그 주제에 관해 스티브와 의논하면서(우리에게 허락된 일이었다) 몇 시간을 보냈고 더 많은 시간을 글을 쓰며 보냈다. 우리의 시험 과제가 채점을 끝내고 돌아왔을 때 스티브는 우등 등급을 받았고, 나는 통과 등급을 받았다. 법학대학원의 다른 학생들도 대부분 그렇겠지만 나는 공부를 극도로 중요시했다. 하지만 그들과 내가 다른 점은 나에게는 공부가 내가 가진 전부라는 것이었다. 나는 스포츠를 하지 않았고, 악기를 연주하지도 않았으며, 어떤 취미도 없었고, 내가 간신히 구축한 사교생활도 작고 부서지기 쉬운 것이었다. 그러므로 점수는 내가 세상에서 어떻게 살아가고 있는지에 관해 내가 받는 유일한 객관적 신호였다. 학문적 목표를 세우고 성취하는 일은 나를 붙잡아주는 일종의 접착제 역할을 했고, 학업이 나를 온전한 상태로 유지해 주는 것은 나에게 절실한 일이었다. 실패는 (적어도 이 경우 내 기대를 만족시키는 데 실패하는 것은) 그 접착제를 뜯어내고 나의 취약한 자기 감각을 더더욱 산산조각으로 부숴 놓았다.

학과 사무실에서 내 시험지를 받아와 점수를 확인한 후 나는 곧바로 기숙사 방으로 돌아가 문을 잠그고 침대 속으로 기어 들어갔다. 거기서 태아 자세로 몸을 말고 그날의 남은 시간 내내 얼굴도 이름도 없는 존재들이 내 사고를 통제한다고 (정신증 광란이 일어날 때면 나는 이런 사고의 통제를 '금지명령'이라는 단어로 표현하기 시작했다) 완전히 확신하면서 신음하고 횡설수설하면서 보냈다. 단검이 나를 위험에 빠트리고 있었다. 단검들은 내 몸을 겨냥한 채, 만약 내가 감히 잠이 든다면 나를 조각조각 잘라버리겠다고 벼르고 있었다. 방을 떠나기도 두렵고 방 안에 있기도 두려운 상태에서, 억지로 몸을 질질 끌고 화이트 선생과의 오후 약속에 나갔다. 그는 나를 척 보더니 뭔가 몹시 잘못되었다는 걸 바로 알아보았다.

"통과 등급밖에 못 받았어요." 내가 말했다. "그들이 나에게 퇴짜를 놓았어요. 조조에게서. 사방에 금지명령들이 날아다니고 다른 아이들은 죽을 먹었어요. 무소식이 희소식이고 나쁜 소식은 파닥거리는 흥분을 몰고 와요. 오리발처럼." 사악한 존재들이 그 방 안에 있었다. "그들이 날 죽여요! 저들에게 가버리라고 말해요!"

화이트 선생은 내게 무슨 일이 일어났는지 설명하게 하려고 애썼지만, 그건 내 능력 밖의 일이었고 내 화는 일 초 일 초 지날수록 더욱 심해졌다. "살인은 필요하고 사악해요. 또는 필요악이에요! 명령은 다른 곳에서 올 거예요!" 나는 주먹을 꽉 쥐고 정신없이 방안을 걸어다녔다.

"우리는 이 일을 심각하게 받아들여야 해요." 선생이 말했다. "병원에 입원할 필요가 있다고 생각하지 않아요?"

"아뇨." 나는 바로 쏘아붙였다. 마치 다른 답은 불가능한 것처럼. 나를 괴롭히는 악령도 나쁘지만 병원의 끔찍함은 더 나빴다. 존스 부인, 아아, 존스 부인, 난 당신이 필요해요 당신이 필요해 당신이 필요해.

나는 화이트 선생이 자신의 판단과 나의 옹고집 사이에서 머리를 싸매고 고민하고 있다는 걸 어렴풋이 인지했다. 그는 입원을 고집할 수도 있었을 것이다. 게다가 아마 나를 즉시 가둘 수 있는 권한도 분명히 있었을 것이다. 그러나 그는 그러지 않았다. "좋아요, 병원에는 안 가는 걸로 합시다." 그가 자로 잰 듯 매우 신중한 말투로 대답했다. "하지만 나는 당신이 나반을 다시 복용했으면 해요. 그것도 평소보다 두 배의 용량으로. 그리고 상태가 안정될 때까지는 나와 하루에 두 번씩 만나도록 합시다."

다음 두 주 동안 나는 하루에 두 번씩 웅크린 어깨로 고개를 떨구고 시선은 발에 고정한 채 닥터 화이트의 진료실까지 터덜터덜 오고 갔다. 그 사이 시간에는 내 방 바닥에 앉거나 침대 위에 동그랗게 몸을 말고 누워서 혼잣말을 중얼거렸다. 곁에는 나의 악령들 외에 아무도 없었고, 때때로 문을 두드리는 소리가 났지만 나는 답하지 않았다. 샤워도 거의 하지 않았고 음식도 거의 먹지 않았다. 용량을 높인 나반의 효과가 점진적으로 나타나면서 악령은 물러가고 안개는 걷혔다. 나는 바닥에서 몸을 일으켜 몸을 씻고, 다시 한번 세상으로 걸어 나가 모든 걸 다시 시작했다.

1학년이 끝난 여름, 동급생 중 다수는 대단한 로펌이 있는 뉴욕시에 머물렀고, 로펌은 그들에게 큰돈을 지불하고 하기 인턴으로 채용하고는 포도주와 멋진 저녁을 대접하며 미래를 위해 그들의 환심을 사려 했다. 그런 종류의 여름은 나로서는 가장 상상하기 어려운 여름이었다. 거대 로펌이 주는 스트레스와 정신없이 바쁜 여름의 도시가 초래하는 낯선 혼란은 나로서는 감당할 수 없을 만큼 버거워 보였다. 게다가 나는 화이트 선생과 가까운 곳에 남아 있어야 했다.

스티브는 정신보건 법무진료소에서 자기가 맡은 한 의뢰인을 통해 집이 없는 정신질환자들을 위한 중간거주소halfway house의 존재를 알게 되었는데, 여름 동안 거기서 상담사로 자원봉사를 하기로 했다. 그래서 둘 다 뉴헤이븐에 남게 된 우리는 법무서비스기구에서 시간당 몇 달러씩을 받고 정신질환자와 불우한 아이들을 대리하는 일을 계속했다.

그해 여름 우리 의뢰인 중에는 거식증으로 2년 가까이 코네티컷주의 한 사설 정신병원에 입원해 있던, 아직 채 스무 살도 안 된 젊은 환자가 있었다. 본인은 그 병원에서 나오기를 원했고 부모는 딸이 계속 거기 있기를 원했다. 부모의 염려는 이해할 만했다. 당시는 의사와 일반 대중 모두 거식증의 진실을 막 알아가고 있던 때였다. 그러니까 거식증이란 스스로 선택해서 걸리는 병도 아니고 약한 의지력의 문제도 아니며 잠재적으로 목숨을 위태롭게 할 수도 있는 실제적인 병이라는 것을 말이다. 하지만 그렇다고 하더라도 그 젊은이가 자신의 치료에 관한 발언권을 당연히 양도해야 한다는 의미는 아니었다. 당시 예일 학부생이던 그 환자의 고등학교 시절 친구가 우리에게 전화해 그 사건 이야기를 들려주었다. 스티브와 함께 그를 만나자마자 나는 바로 그에게 동질감을 느꼈다. 체중 감소 때문에 부모님과 다투었던 경험 때문이기도 하지만, 자신의 운명이 전적으로 다른 사람의 손안에 있고 스스로 어떤 통제력도 행사할 수 없는 그 무력감과 커다란 좌절감 때문이기도 했다.

정신과 환자에게는 항상 어떻게 해야 한다고 지시하는 누군가(혹은 똑같은 소리를 합창하는 수많은 누군가)가 있다. 내 경험에 비추어 보면 내가 원하는 게 무엇인지 물어봐 주었을 때 훨씬 더 효과적인 결과를 얻었음을 알 수 있었다. 예를 들어 이렇게 물어보는 것이다. "만약 당신 방식대로 상황을 처리할 수 있다면 어떻게 할 건가요? 그리고 우리가 어떻게 하면 당신이 그렇게 하는 데 도움이 될까요?" 실제로 그 젊은이는 자신에게 치료가 필요하다는 사실을 인정했다. 그저 그 치료를 어디서 어떻게 할 것인지 결정할 때 자기 목소리를 내고 싶어 했을 뿐이고, 당연히 그에게는 그럴 권리가 있었다. 그가 그러도록 돕는 것이 내가 할 일이었다. 비록 의뢰인의 감정에 깊이 공감하고 있기는 했지만, 사건이 진행됨에 따라 나는 그의 법정 대리인으로서 내가 펼치는 주장이 나 자신을 옹호하는 것이 아니라는 사실도 분명히 이해했다. 나의 기술을 사용해 다른 사람을 위한 주장을 펼치고 있었던 것이다. 결국 스티브와 나는 그의 병을 더 잘 치료하고 자주성을 더 잘 존중해주리라 기대되는 다른 병원을 찾아주는 데 성공했다.

·····

나는 남은 여름 내내 용량을 높여 나반을 복용했고, 항우울제도 한 가지 복용했다. 약이 효과가 있다는 걸 인정하지 않을 수 없었다. 학교 공부도 할 수 있었고 세상에 나가서도 무리 없이 잘 기능하고 있었으니 말이다. 그래도 여전히 나는 약을 끊을 수 있게 될 날을 학수고대하고 있었다.

9월과 함께 대학원 2년 차의 도전과 새로운 수업이 찾아왔고, 나반 용량은 다시 10밀리그램으로 낮췄다. 화이트 선생과 만나는 횟수도 예전처럼 한 주에 4번으로 줄였다. 그러나 약과 상담 치료에도 불구하고 간간이, 주로 밤에 짧은 환각이 찾아왔다. 한번은 커다란 거미 하나가 내 방 벽을 기어 올라가는 환각도 보았지만, 대부분은 사람들이 서서 나를 쳐다보고 있는 환각이었다. 저들은 저기 없어. 실제로 존재하는 사람들이 아니야. 만약 실제 사람이라고 해도, 사실 저들은 너를 보고 있는 게 아니야.

법무서비스기구에서 어린이와 정신질환자를 대리하는 일을 한 덕분에 스티브와 나는 예일의학대학원과 예일 아동연구센터에 쉽게 출입할 수 있었다. 우리 둘 다 아동연구센터에서 '집중학기'를 들으며 정신의학과 전임의와 심리학과 박사후 연구원 들이 듣는 대부분의 수업을 들었다. 정신분석적 접근법에 관심이 많은 법학대학원생에게 이보다 더 이상적인 환경은 없었을 것이다. 하지만 정신병동 입원환자였던 내 과거를 떠올리게 하는 존재들이 예기치 않게 등장하는 경우도 종종 있었다. 예컨대 복도에서 닥터 케리건을 마주친 일이 그랬다. 그는 MU10에서 나를 퇴원하지 못하게 붙잡았던 사람이고, 나를 강박하라고 명령했던 사람이었다. 그와 눈이 마주칠 때마다 나는 이 사람을 아동연구센터로 오게 한 것은 누구의 몹쓸 아이디어였나 궁금해졌다. 그도 분명 나에 대해 똑같은 궁금증을 가졌을 것이다.

"이제 약 먹는 걸 그만두고 싶어요." 내가 화이트 선생에게 말했다. 상황은 순조롭게 흘러갔고, 내 상태도 좋았다. 약 없이도 잘해나갈 것 같았다. "이제 약은 필요 없어요."

그는 "흠……" 하고는 잠시 말없이 가만있었다. 갑자기 내가 그의 마음을 읽으려 하는 게 느껴졌다. "이러면 어때요? 천천히 차츰 용량을 줄여가고, 그러면서 어떻게 되는지 지켜봅시다. 일주일에 2밀리그램씩 줄여

볼까요."

너무 더디다. 그 속도라면 약을 완전히 끊을 때까지 5~6주는 걸릴 것이다. 그러나 내가 무엇을 하든 화이트 선생의 지혜와 지지가 함께해야 한다는 걸 나는 알고 있었다. "좋아요." 내가 말했다. "그렇게 시작해 볼게요."

이는 단지 약에 의존하는 걸 꺼리는 평소의 내 성향 때문만은 아니었다. 문제는 부작용이었다. 1990년대에 새로운 종류의 항정신병약이 개발되기 전까지, 정신증을 치료하는 약은 지연성 이상운동증^{tardive dyskinesia}을 초래할 수 있는 심각한 위험이 있었다. 지연성 이상운동증이란 처음에는 얼굴과 입 주위에서, 때로는 전신에서 불수의적 동작을 초래하는 신경질환이다. 지연성 이상운동증이 있는 사람은 씰룩거리고 갑자기 움찔거린다. 한마디로 그냥 보기에도 전형적인 정신질환자 같다. 게다가 지연성 이상운동증은 일단 걸리고 나면 보통은 낫지 않는다. 나는 절대 그 병에 걸려서는 안 된다는 걸 알만큼은 정신병원 안과 주변에서 충분히 많은 시간을 보냈다.

첫째 주에는 아무 차이도 느껴지지 않았다. "잘 되어가는 것 같은데요. 그렇게 생각하지 않으세요?" 하고 나는 화이트 선생에게 물었다.

"곧 알게 되겠죠." 그가 말했다.

둘째 주에는 약간 불안정해졌다. 줄타기 곡예 같았다. 이건 일반적인 스트레스야. 누구나 겪는 거라고. 그 생각은 그만해. 그만.

셋째 주가 되자 나는 척 봐도 알 수 있게 와해되었고, 심지어 화이트 선생에게까지 그걸 감추려고 버둥거렸다. 난 녹아버릴 터였다. 이제 곧 공격당하고 찢어 발겨질 터였다. 그만해. 그건 실제가 아냐. 지나갈 거야. "약간 스트레스를 받고 있어요." 내가 화이트 선생에게 말했다. "하지만 어쩌면 그냥 내 상상일 뿐인지도 몰라요. 페이션^{pation}. 이건 환자^{patient}이면서 동시에 한 환자인 것과 관련된 거예요. 그렇게 생각하지 않아요? 핑크?"

그가 한쪽 눈썹을 치켜올렸다. "말하는 걸 들어 보니 당신 좀 상태가 안 좋은 것 같군요." 그가 말했다. "나반 용량을 올려야 할까요?"

나는 고개를 저었다. "아뇨. 너무 일러요. 난 괜찮아요. 완전 괜찮아요. 그냥 좀 더 노력하기만 하면 돼요."

"이건 노력의 문제가 아닌 것 같은데요, 엘린. 당신한테 약이 필요한가 아닌가의 문제지. 그래도 당신이 좀 더 시간을 가져보길 원한다면……" 그가 말한 문장 뒤에는 물음표가 붙어 있는 것 같았다. 나에게 묻는 건가?

"네." 나는 내가 끌어모을 수 있는 모든 확고함을 담아 말했다. "시간을 좀 더 주세요."

나는 화이트 선생이 그렇게 내 뜻을 잘 받아준 이유가 무엇인지 알지 못한다. 어쩌면 그는 내가 언젠가는 정말 약 없이도 지낼 수 있으리라 생각했는지도 모른다. 아니면 나의 바람을 존중해주고 싶었던 건지도 모르고. 어쩌면 그 역시 내가 지연성 이상운동증으로 몸을 떠는 모습을 보고 싶지 않았을 수도 있다. 이유가 무엇이든 내가 약 없이 비행하려고 시도할 때 화이트 선생이 나의 부조종사가 되어주겠다고 한 것은 이때가 마지막이 아니었다.

넷째 주에 나는 본격적으로 활개를 편 정신증의 나라에 당도했다. 하늘에 있는 사람들이 나에게 독을 먹여. 그러면 다음엔 내가 세상에 독을 퍼뜨리겠지.

"지금 당신 머릿속에 당신을 무섭게 하는 생각이 들어 있는 것 같군요. 그건 이제 약을 더 써야 할 때가 왔기 때문이에요." 화이트 선생이 말했다.

"아니에요!" 나는 말 그대로 고함을 지르고 있었다. "그건 약하고는 아무 상관도 없어요. 그건 심리적인 건 물론이고 의학적이고 생리적인 탈선을 대대적으로 시도하고 있기 때문이고, 그건 철도 규제 철폐의 결과라고요!"

"자기한테 약이 필요하다는 걸 인정하기가 쉽지는 않겠죠." 화이트 선생이 말했다. "하지만 당신에겐 정말 약이 필요해요."

무찔러라, 무찔러. "전혀 필요 없어요. 난 안 아파요. 난 사악해요. 잘 났어, 정말. 난 너무 잘 지내요. 고마워요. 너무 잘 지낸다고요."

우리 둘 다 내가 그 빌어먹을 벽에 또 부딪혔다는 걸 알았다. 그리고 그가 나반의 용량을 늘리자마자 나는 바로 상태가 호전되기 시작했다. 하지만 이건 나하고도 아무 상관 없고 병든 것과도 아무 상관 없어. 그냥 공부를 하기 위해서야. 난 아픈 게 아니야. 그냥 내가 공부를 할 수 있도록 도움이 좀 필요한 것뿐이라고.

스티브와 함께 법무서비스기구에서 여러 사건을 진행하는 동안 정신의료시스템의 불합리성에 충격을 받은 게 한두 번이 아니었다. 거의 모든 사례마다 우리가 서로 마주 보며 "잠깐, 지금 여기서 진짜 미친 사람들이 어느 쪽인 거야?" 하고 묻게 되는 순간이 찾아왔다. 한 사건에서는 환자를 강박한 이유가 그가 침대에서 나오지 않으려 했기 때문이라고 차트에 적혀있었다. 이는 도저히 코네티컷주 법률이 규정하는 '임박한 자해

또는 타해의 위험'에 해당한다고 볼 수 없다.

또 한 사건에서 우리는 여러 달 동안 입원해 있으면서 종교적 이유로 약 복용을 거부하던 한 젊은이를 대리했다. 우리 의뢰인이 병세가 심각하다는 점에는 의심의 여지가 없었다(이 평가에 본인은 동의하지 않았지만). 예컨대 그는 성경이 죄인들에게 그렇게 요구한다고 생각해 자신의 몸을 심하게 훼손했다. 당시 코네티컷주는 비자의 환자에게 강제 복약을 허용했지만, 우리는 탄탄한 조사를 바탕으로 의뢰인이 약을 복용하지 않기로 선택한다면 그에게 복약을 강제해서는 안 된다고 주장하는 설득력 있는 편지를 써서 그 병원에 보냈다. 그 정도는 종교의 자유가 규정하는 것이라고. 병원도 우리 주장에 동의했다.

결국 우리 의뢰인은 새로운 병동으로 옮겨졌다. 거기서 그는 아무와도 말을 주고받지 않았고, 특히 병원 직원들과는 절대 이야기하지 않았다. 의사도 다른 누구도 믿지 않았기 때문이다. 반대로 우리에게는 사건에 관해 의논하기 위해 거의 매일 전화했고, 때로는 우리가 전화를 걸기도 했다. 사실 어떤 날은 그가 법적 세부 사항에 너무 골몰해 있어서 통화를 끝내기가 어려울 정도였다.

우리가 전화를 주고받은 지 몇 주 후, 병원은 우리 의뢰인의 후견인 지정을 위한 청문회 일정을 잡았다. 스티브와 나는 청문회 준비를 위해 그에게 절차를 설명해주려고 병원으로 찾아갔다. 그를 담당하는 간호사 중 한 명이 우리를 맞이했다.

"그는 정신증 상태예요." 간호사가 절대적인 확신으로 말했다. "내 말이 안 믿기면 이 기록을 좀 보세요."

그래서 우리는 기록을 보았다. 타자기로 작성된 평가와 연거푸 기입

된 내용은 다음과 같았다. "환자가 몹시 괴상하다. 그는 전혀 말을 하지 않는다. 하지만 우리는 그가 말할 줄 안다는 걸 안다. 그가 전화를 붙들고 상상의 변호사들과 자신의 법적 권리에 관해 이야기하는 걸 수차례 들었기 때문이다."

스티브가 낮은 소리로 템테이션스의 노래 "Just My Imagination(그냥 내 상상이야)"을 부르기 시작했다.

그가 전화를 걸기만 하는 게 아니라 때로는 전화를 받기도 한다는 사실에는 아무도 주목하지 않았다. 그에게 실제로 변호사 혹은 변호사들이 있을지 모른다는 가능성에 대해서는 아무도 굳이 알아보려 하지 않았다. 그는 미쳤다. 고로 그의 변호사들은 상상의 산물이다. 그 상상의 변호사들이 자기네 의뢰인의 의사와 간호사에게 자신들을 소개했을 때 그들이 얼마나 기겁했을지 상상해보라.

내가 아주 좋아하는 소송 중 하나는 결국 내가 간헐적으로 6년에 걸쳐 함께 작업하게 된 제퍼슨의 건이다. 당시 제퍼슨은 십 대를 간신히 벗어난 청년이었다. 우리와 처음 만났을 때 그는 어느 주립정신병원의 후미진 병동에서 여러 해를 보낸 뒤였고, 그전에는 청소년을 위한 주립병원에서 더 오랜 시간을 보낸 전력이 있었다. 제퍼슨은 정신질환으로 진단을 받았을 뿐 아니라 약간 정신지체이기도 했다. 그리고 거기에 문제가 있었다. 정신지체는 정신질환과 같은 것이 아니며, 당시 그에게 아직 정신질환이 남아 있다는 증거는 찾아볼 수 없었다. 그리고 실제로 그가 정신질환이 없는 상태라면 주립정신병원은 그가 생활해야 할 곳이 아니었다.

첫 방문 후 제퍼슨이 우리를 알아보고 누군지 기억하기까지는 서너 번의 만남이 더 필요했다. 얼마 지나지 않아 그는 우리가 방문하는 걸 좋아하는 것처럼 보였고, 우리를 믿기로 한 것 같았다. 우리는 비록 여러 한계가 있더라도 그에게는 '존엄권'이 있다고 믿었고, 그래서 그가 원하는 것이 무엇인지 알아내야 한다고 생각했다.

"여기 있는 게 좋아요?" 우리가 물었다.

돌처럼 무표정한 얼굴이었다. "아뇨. 여기 싫어요. 나쁜 곳이에요."

"왜요?"

"존, 그 사람이 주먹으로 나를 한 번 때렸어요. 하지만 내가 이겼어요."

"여기 계속 있고 싶어요?"

"아뇨." 그가 말했다. "여기선 할 게 하나도 없어요."

"여기에 친구 있어요?"

"아뇨. 여기 사람 아무도 안 좋아요. 다른 사람들, 그 사람들은 나랑 달라요."

"선생님 만나본 적 있어요? 학교 공부하려고?"

"무슨 학교 공부요?" 그가 물었다. "우리는 학교 공부 하나도 안 해요."

제퍼슨이 그를 도울 방법을 아는 사람들과 함께 있어야 한다는 건 너무도 명백했다. 그에게는 그룹홈(공동생활가정)이 필요했다. 하지만 너무 오래 정신병원에 있었던 전력에다 큰 덩치(키는 180센티미터가 훌쩍 넘었고 체중은 136킬로그램이 넘었다)까지 더해져서 우리는 걱정이 되고 조심스러웠다. 지금 그를 받아줄 곳이 있을까?

우리는 제퍼슨이 갈 곳을 찾기 시작했고 그 탐색은 몇 주나 계속됐다. 어디는 너무 작고 어디는 너무 크고 또 다른 데는 빈자리가 없거나(게

다가 대기자 명단도 너무 길고) 수용된 사람들이 방치된 상태로 보이는 곳도 있었다. 갈 곳을 찾는 동안에도 우리는 계속 병원으로 찾아가 제퍼슨을 만났다. 단지 우리가 그를 잊은 게 아니란 걸 알려주기 위해서였다. "나 아직도 여기서 나갈 수 없어요?" 제퍼슨은 매번 이렇게 물었다. 그 커다란 몸속에는 자기가 엉뚱한 곳에 있다는 걸 잘 아는 외로운 아이가 있었다.

마침내 우리는 뉴헤이븐 서부에서 주로 자폐나 정신지체가 있는 이들이 살고 있는 아주 쾌적한 그룹홈에 빈자리가 났다는 소식을 들었다. 규모도 적당했고 유능한 직원들이 있었으며 줄곧 좋은 기록을 유지하고 있는 곳이었다. 이곳이 제퍼슨의 새로운 가정이 될 수 있을까?

제퍼슨은 몇 차례 그곳에 가서 하룻밤씩 보내보고 주말을 여러 번 지내보는 동안 아주 잘 지냈고(그리고 분명 아주 만족스러워했다), 그런 다음 마침내 그 정신병원에서, 그가 거기 있는 게 더 이상 적합하지 않아진 (그가 거기 있는 게 적합한 적이 있었기나 하다면 말이지만) 후로도 여러 해를 지낸 그 창고 같은 곳에서 벗어났다. 나는 궁금해졌다. 오래전 제퍼슨에 대한 첫 진단은 어떻게 내려진 걸까? 누가 그 진단을 내렸을까? 그리고 얼마나 더 많은 제퍼슨들이 그 비슷한 장소에 갇혀 세상에서 잊힌 채 혹은 오진된 채, 누군가가 제대로 들여다보고 자신을 있는 그대로 알아봐 줄 날을 기다리며 평생을 보내고 있을까?

16장

법학대학원 과정이 끝나갈 무렵, 내가 확실히 아는 게 하나 있었다. 그건 내가 법정에 서서 페리 메이슨*처럼 유창하게 말할 날은 절대 오지 않으리라는 것이었다. 그리고 좋은 사람을 위해 혹은 나쁜 사람에 맞서 배심원단 앞에서 열정적인 최종변론을 할 일도 없을 것 같았다. 또는 포천 500에 들어가는 기업의 법률 자문이 되어 교묘한 법적 책략을 꾸미거나 유명 로펌의 화려한 편지지 윗단에 내 이름을 새기게 될 리도 만무했다. 그래도 어쨌든 나는 직장을 구해야 했다. 학교를 마치고, 변호사 시험을 치르고, 그런 다음 직장을 찾는다. 무슨 일이든. 어디서든.

그건 나를 너무 주눅들게 하는 일이었다. 극장 매점에서 콜라와 팝콘을 팔고, 오퍼레이션 리엔트리에서 훈련생으로 지낸 짧은 기간과 법무

● 얼 스탠리 가드너가 쓴 탐정 소설 속 변호사. 80여 편의 소설에서 주인공으로 등장했고 그를 주인공으로 한 영화와 텔레비전 시리즈도 만들어졌다.

서비스기구에서 여름에 일한 것을 제외하면, 나는 늘 학생으로만 살아왔다. 심지어 그 학생 노릇도 계속하기 위해서는 끔찍한 악령과 싸워내야만 했다.

수업 중에 내 의견을 말하는 것도 곤혹스러울 만큼 불편해했고 그래서 말을 한 적이 거의 없었다. 어느 기말시험이 끝난 후 담당 교수님이 내게 전화를 걸어 자신은 내가 누구인지 도저히 모르겠지만, 어쨌든 그 시험에서 내가 써낸 글이 가장 훌륭하다고 말했다. 과거에도 좋은 점수를 많이 받았음에도 이런 식의 평가를 받을 때마다 나는 늘 놀라움을 느꼈다. 그런 평가의 말을 머릿속에서 반복해서 재생해보고 나서야 항상 내 머릿속에서 돌아가고 있던 테이프를 끌 수 있었다. 그건 요컨대 이런 말을 하는 테이프였다. 뭔가 딱한 실수가 있었던 거겠지. 나를 다른 학생과 혼동했을 거야. 사실 내 진짜 성적은 그리 뛰어나지 않아. 모든 사람이 진실을 알아내는 건 시간 문제야.

내게 거의 불가능하게 느껴지는 일은 수업 중에 의견을 말하는 것만이 아니었다. 나는 연구 논문을 쓰는 것도 두려워했고, 이는 내가 실제로 교수가 되기 직전까지도 두려워했던 일이다. 오늘날까지도 나에게 큰 울림을 주는 논문 하나는 조지 말George Mahl교수가 가르치던 프로이트에 관한 수업에서 쓴 것이었다. 나는 논문 쓰기가 너무 두려운 나머지 하마터면 그 수업을 듣지 않을 뻔했다. 스티브가 논문을 써야 하기는 하지만 그래도 그 수업은 아주 훌륭할 거라고 설득한 후에야 그 수업을 듣기로 했는데, 사실 그건 내가 들은 모든 강의 가운데 가장 훌륭한 편에 속했다. 논문의 주제는 한때 독일 작센주의 고등법원 수석판사를 역임하기도 했던 다니엘 파울 슈레버였다. 슈레버는 자신이 겪은 조현병 발작을 『한 신경

병자의 회상록$^{Denkwürdigkeiten\ eines\ Nervenkranken(A\ Memoir\ of\ My\ Nervous\ Illness)}$』에 기록해 두었다. 프로이트는 슈레버에 관한 사례연구를 발표했는데, 나는 슈레버의 망상 체계를 프로이트와는 조금 다르게 해석했다. 슈레버의 중심적인 망상은 자기가 여자로 변신한 다음 신의 광선에 의해 수태되어 새로운 인종을 탄생시키리라는 것이었다(나는 노터데임 법학대학원$^{Notre\ Dame\ Law\ School}$에서 취업 면접을 하던 중에 이 일을 설명하다가 "그게 뭐가 잘못됐다는 거죠?"라는 한 수녀의 우스꽝스러운 말을 들었다).

슈레버에 관한 논문이 내게 돌아왔을 때 거기에는 내 논문이 "출판해도 될 수준"이라고 쓴 말 교수님의 메모가 들어 있었다(나중에 교수님은 기말시험으로 내가 제출한 글이 자신이 교편을 잡은 25년 동안 본 것 중 가장 뛰어나다고도 썼다). 이는 내게 정말 의미가 깊은 일이었다. 특히 말 박사님은 그때까지, 아니 오늘날까지도 내가 들어 본 중 가장 훌륭한 강의를 해주시는 교수님 중 한 분이었으니 말이다. 말 교수님의 강의에서는 토론 수업이 없었지만, 강의가 너무나 흥미진진해서 아무도 토론이 없는 걸 아쉬워하지 않았고, 심지어 수업에 빠지는 학생도 없었다.

말 교수님의 피드백은 나에게 엄청나게 큰 영향을 미쳤다. 처음에는 긍정적인 영향이었지만, 곧바로 부정적인 영향으로 바뀌었다. 내가 또다시 약 복용을 그만둬버렸기 때문이다. 나는 논문을 출판할 수도 있는 정도라고. 전혀 정신질환을 앓고 있는 게 아니야. 이는 곧 내가 정신질환 치료제를 먹을 필요가 없다는 뜻이지. 이제 약은 끝이야. 지난번에 화이트 선생의 점진적 방법으로 약을 끊으려 시도했을 때는 한 주 한 주 지나며 용량을 줄일수록 더 불안해지기만 했다. 그 방법이 잘못됐던 거였어. 이번에는 단번에 끊어버려야지. 반창고를 단숨에 떼버리는 거야!

하루인가 이틀은 기분이 좋았고 심지어 희열까지 느껴졌다. 닷새째 되는 날에는 완전하고 요란한 정신증 상태에 사로잡혀 사악한 존재들이 이제 곧 나를 파괴할 거라고 확신했다. 나는 몸을 움츠리고 뜻 모를 말을 계속 뇌까렸다. 마지막 학기가 끝을 향해 가고 있던 때였는데, 나는 공부를 전혀 할 수 없는 상태였다. 마침내 화이트 선생이 강력히 요구했다. 다시 나반을 복용하고 다시 용량을 높이라고. 효과는 거의 즉각 나타났지만, 나는 안도하기보다 오히려 분노했다. 이런 거 정말 지긋지긋해. 무엇보다 중요한 건 환자의 선택을 지지하는 것이 아니던가? 내가 약 먹기를 그만두겠다고 결정했을 때 내게 의사결정을 할 수 있는 역량이 있었다면, 그건 적합한 역량으로 내린 결정이었다. 결정할 역량 있는 사람이 내린 결정. 그렇지 않은가?

환자의 선택을 지지하려다 초래된 비극의 한 사례로는 나의 친한 친구 댄이 맡았던 한 사건을 들 수 있다. 댄이 정신보건 법무진료소에서 처음 담당한 의뢰인은 거의 평생을 시설에 수용된 채 지낸 토니라는 십 대 소년이었다. 댄이 그 사건을 맡았을 때 토니는 청소년 정신질환자를 수용하는 주립병원에 있었지만, 이상하게도 그 시점에 토니의 진단명은 주의력결핍장애뿐이었다. 토니는 병원에서 나가기를 원했고 댄은 꺼림칙해하는 부모에게 토니를 돌려보냈다. 댄의 끈질긴 호소 끝에 부모가 토니를 받아들이는 데 동의한 것이었다. 몇 달 뒤—이 무렵은 어차피 댄의 노력이 아니었어도 토니가 퇴원했을 시점이었다—댄은 토니에게서 전화를 받았다. 그는 살인 혐의로 수감 중이라고 했다. 토니가 어머니, 아버지, 그리고 일곱 살 난 동생이 안에 있는 상태로 가족의 트레일러를 불태웠고 가족 모두가 사망했다는 것이었다. 댄은 충격으로 무너졌다. 사실상 정신보건

법 수업을 듣던 반 전체가 그랬다. 이상주의적인 법학도들에게는 다른 교훈보다 유난히 배우기 힘든 교훈이 있는데, "사람들을 돕는 일"이 언제나 좋은 일은 아니라는 이 교훈(혹은 "돕는 일"이 상황에 따라 다르게 해석될 수 있으며 신중하고 조심스럽게 꼼꼼히 살펴봐야 한다는 교훈)은 관련된 모든 사람에게 비극과 함께 다가온다. 물론 여기서 주의해야 할 점은 댄의 개입이 토니의 이야기가 전개된 방식에 조금이라도 중요한 영향을 미쳤는지 아닌지는 그 누구도 알 길이 없다는 것이다.

하지만 내게는 전반적으로 정신질환자를 돕는 일이 아주 마음에 들었다. 다양한 입원 상황에 개입되는 요소가 너무 많고, 환자를 대하는 과정에서 착오와 방임이 일어날 가능성도 아주 많았다. 어떤 손상은 되돌릴 수 있고, 어떤 삶은 더 낫게 변화시킬 수 있다. 나는 정신병동에 가는 일이 때로 나를 감정적으로 흥분시킨다는 것을 일찌감치 깨달았다. 아마 내 의존 욕구뿐 아니라 병원에 붙잡혀 있을 때 받았던 처우에 대한 분노가 자극되기 때문일 것이다. 그러나 나는 무력한 환자로서 정신병원 침대에 누워 있는 것이, 혹은 사지를 강박 당한 채 끔찍한 공포에 사로잡혀 있는 것이 어떤 일인지 대부분의 사람(의료 전문가와 일반인 모두를 통틀어)보다 내가 더 잘 이해한다고 확신했다.

하지만 내 병을 단호하게 부인할 때조차 나는 자신의 한계를 분명히 자각하고 있었다. 강의실 안에서조차 내 의견을 자신 있게 말하지 못하는 내가 법정이라는 참호 속에서 열정적인 옹호의 전사로서 꿋꿋이 싸우며 병원의 행정가나 타협이라곤 할 줄 모르는 법 제도를 상대로 내 말에 주목하게 만들 수는 없을 터였다. 내가 정말로 정신질환자들의 삶을 변화시키고자 한다면 나는 다른 길을 찾아야만 했다.

1891년에 창간된 〈예일 법학 저널^{Yale Law Journal}〉은 '모든 법과 법률연구 분야에서 독창적인 연구 성과'를 게재해왔고 여전히 그러하다. 거기 실리는 논문과 소논문은 모두 전 세계에서 학계를 이끄는 교수들과 법학자들이 투고한 것이지만, 학생 회원들이 쓴 '노트'라는 형식의 더 짧은 글도 실렸다. 이 저널의 회원이 되기 위해서는 내가 쓰고 싶은 노트의 주제에 관한 제안서를 제출해야만 했다. 내가 택한 주제는 정신병원 강박 사용이었다. 제안서가 받아들여졌을 때, 나는 스티브에게 나의 노트 교정과 발표 준비를 도와주겠느냐고 물었고 그는 물론 좋다고 했다. 나는 내 논지가 가능한 한 설득력 있고 강한 힘을 발휘하기를 원했다. 사실 마음 한 구석에서는 종이에 적힌 그 단어들이 예일정신의료원과 MU10에서 침대에 묶여 있던 그 젊은 여자에게로 돌아가 그때의 상황을 바꿔놓는 불가능한 일을 해주기를 바랐다. 내가 쓴 글이 나를 잘못된 방식으로 진료했던 모든 의사의 생각을 바꿔놓기를. 내겐 너무 늦었을지 몰라도 다른 누군가에게는 아직 늦지 않았을 수도 있었다.

조사해보니 영국에서는 이미 2세기 이상 강박을 사용하지 않았음을 알 수 있었다. 내가 영국에 있을 때도 분명 강박이 행해진다는 신호는 전혀 보지 못했다(나는 결코 온순한 환자도 딱히 협조적인 환자도 아니었는데 말이다). 하지만 미국에서는 아무 제약 없이 마음껏 강박을 사용했다. 이게 정말 우리가 할 수 있는 최선이었을까? 권위적 위치의 누군가가 그렇잖아도 이미 공포에 질려 있는 환자의 몸을 강제로 결박할 때 거기 적용되는 규칙과 기준은 무엇이며, 그 환자들을 돌보는 합리적인 방식과 불합리한 방식은 무엇인가? 노트에서 나는 범례 법령(개별 주들의 입법에 본보기 역할을 할 수 있는 법령)을 제안했다. 더불어 나는, 강박하지 않는 일을 의사가 책임지고 지키도록 하려면 그보다 먼저 강박을 더 중한 과실로 규정해야 한다고 주장했다. 요컨대 나는 의사들, 나의 의사와 모든 사람의 의사에 대한 유인책이 바뀌기를 바란 것이다.

노트를 준비하던 시기에 나는 당시 예일 교수진으로 있던 정신보건 전문가 한 사람과 이야기를 나눈 적이 있다. "강박 당한다는 것이 말도 못하게 모멸적인 일이라는 데 동의하지 않으세요?" 하고 내가 물었다. "아픈 건 말할 것도 없고요. 게다가 공포스럽기도 하겠죠."

그 교수는 자기가 잘 안다는 듯한 표정으로 나를 보며 말했다. "당신이 잘 몰라서 그러는 거예요." 그가 친절한 말투로 말했다. "그 사람들은 당신이나 나와는 달라요. 그들은 강박을 우리와는 다르게 느낀답니다." 당신이 알긴 뭘 알아, 하고 나는 속으로 생각했다.

〈정신병원 내 기계적 강박 사용 The Use of Mechanical Restraints in Psychiatric Hospitals〉이라는 나의 노트는 1986년에 〈예일 법학 리뷰〉에 실렸다. 내가 느낀 자랑스러움은 너무 벅차 가슴에 담아두기가 어려울 만큼 어마어마했다. 몇 달 뒤(졸업 후였다) 그때도 지금도 정신질환자들을 대리하는 가장 중요한 공익 법률회사로 꼽히는 베즐런 정신보건법센터의 한 변호사에게서 전화가 왔다. 워싱턴 D.C.에 위치한 베즐런은 법정과 의회에서 대부분의 경우 스스로 변호할 능력이 없는 시민들을 대리한다. "귀하의 노트를 대단히 흥미롭게 읽었습니다." 이렇게 말을 꺼낸 그 변호사는 중서부 지역 어느 병원의 강박 사용에 이의를 제기하는 큰 집단소송을 준비하는 과정에서 내 노트에 담긴 정보를 사용했다고 설명했다. 내 노트가 누군가에게 도움이 된 것이다. 내가 한 일이 차이를 만들어냈다. 그것이 다른 변호사를 도왔고, 나와 다르지 않은 환자들을, 나와 전혀 다르지 않은 환자들을 도왔다.

졸업은 사람을 성찰하게 만든다(거의 누구에게나 그럴 거라고 짐작한다). 나는 내가 어떻게 여기까지 왔으며, 무엇이 나를 병원이 아닌 강의실에 있을 수 있게 해주었는지, 앞으로 올 불확실한 시간에도 안전하게 그럴 수 있도록 보장할 방법은 무엇인지 자문해 보았다.

첫째로 나는 나를 이해와 존중으로 대하는 정신분석가와 지속적으로 대화 치료를 해왔다. 화이트 선생은 내 경우 정신증이 고통스러운 생각과 감정으로부터 나를 보호하는 역할을 한다는 걸 깨우쳐주었고, 내 행동에 대한 이런 꼼꼼한 해석으로 내가 자신을 바라보는 창문 하나를 열어주었다. 정신증은 실제로 나의 심리적 삶에서 하나의 역할을 담당했다. 내 무의식적 마음이 의식적 마음의 방어자 역할을 한 것이다. 무슨 이유에선지 그 사실을 알게 된 것이 모든 걸 덜 지독하게, 더 적응하기 쉽게 만들어 주었다. 내가 정신증을 완전히 통제할 수 없었을지는 몰라도 적어도 전적으로 정신증에 휘둘리기만 한 것은 아니었다.

그뿐 아니라 화이트 선생은 (존스 부인과 마찬가지로, 그러나 그때까지의 모든 의사와는 달리) 나를 피해 움츠리지 않았다. 그는 (나를 보호한다는 명목으로 사실은 자신을 보호하기 위해) 나를 병원에 입원시킨 적이 한 번도 없었고, 내가 가장 무서운 상태였을 때도 물러서지 않고 나를 보호하겠다는 약속을 지켰다. 그는 대부분의 시간 동안 내가 글자 그대로 공포 때문에 제정신이 아니라는 걸 누구보다 잘 알았다.

약물 치료라는 까다로운 문제에서도 화이트 선생은 내게 약을 권했을 뿐 강요한 적은 없었다. 나는 약을 먹는 것에 대해 몹시 이중적인 감정을 느끼는 사람이지만, 그래도 내가 대부분의 경우 약을 먹었던 이유는 닥터 화이트가 내 말을 진정으로 들어주고 나를 신뢰하며 자신에 대한 나의 신뢰에 보답해주는 의사이기 때문이었다.

스티브를 통해서는 마침내 진정한 친구를, 영혼의 단짝이라고 해도 좋을 사람을 찾았다. 그는 나의 병을 눈으로 보고도 받아들였으며, 그러면서도 그 병을 나라는 존재의 중심적인 부분으로 여기지 않았다. 선하고 명석하며 다정하고 재미있고 마음 넓은 이 스티브라는 사람과 친구가 되고 나서야 나도 한 명의 사람이라는 걸 진정으로 느낄 수 있었다. 그리고 스티브 같은 또 다른 사람들, 역시 나의 병을 알고도 진짜 나의 가치를 알아봐 줄 다른 사람들도 찾을 수 있으리라는 희망도 가질 수 있었다. 나는 (내게 필요했던) 이미 구축된 구조와 (내가 관리 방법을 터득하고 익혀야 했던) 미리 짜인 구조가 없는 시간으로 양분된 학위 과정을 완료했다. 사람은 누구나 어느 수준에선가 주간 돌봄 프로그램을 필요로 한다. 나에게는 예일 법학대학원이 그 프로그램이었다.

그래서 나는 끝까지 해냈고, 가까스로 몇 가지 생존 도구를 갖출 수 있었다. 나는 내가 좋은 성과를 낼 수 있게 도와준 학교를, 인생이 살 만한 것일지도 모른다고 느끼게 해준 정신과 의사를, 나를 인간답게 느끼게 해준 친구를 찾았다. 나를 여자답게 느끼게 해줄 남자를 찾기까지는 앞으로도 오랜 시간이 걸리겠지만, 졸업식 날 내가 가진 것은 내가 겪은 모든 일을 고려하면 그리 나쁘지 않았다. 졸업은 하나의 승리였다. 실제로 학교는 나와 또 다른 학생 한 명을 졸업생 대표로 무대에 올라가 졸업장을 받는 학생으로 선발했다. 내가 무대로 걸어갈 때 가족 모두가 그 자리에 있었고, 나는 우리가 얼마나 먼 길을 왔는지 헤아려보지 않을 수 없었다.

아주 좋은 날이었다.

.....

그렇지만 변호사 시험을 치르고 직장을 구하고 기숙사에서 나가 새로 살 곳을 찾아야 한다는 사소하지 않은 일들이 남아 있었다. 졸업식 다음 날은 무엇보다 변화의 날이었고, 나는 한 번도 변화와 좋은 사이였던 적이 없었다. 나는 변화에 대처하는 일에 늘 서툴렀다.

한동안은 코네티컷에 더 머물기로 했다. 아직 화이트 선생을 떠날 준비가 안 됐고, 그의 생각도 나와 같았다. 스티브도 더 남아 있기로 했다. 임상심리학 대학원에 지원할 생각이라 먼저 임상 경험을 더 쌓을 필요가 있었기 때문이다. 그래서 스티브는 법학대학원 시절에 함께 일한 적 있던 중증 정신질환자를 위한 중간거주소에서 상주 일자리를 구했다.

변호사 시험은 7월로 예정되어 있었다. 일자리를 구하는 일은 시험 통과 뒤로 미뤄야 했다. 나는 시험을 앞둔 며칠 동안 잠을 별로 못 자서 조금 불안했다. 나뿐 아니라 누구라도 그랬을 것이다. 하지만 모의고사를 잘 쳤고, 게다가 지난 3년 동안 예일의 모든 사람이 우리에게 안심되는 말을 들려주었다. "걱정하지 마. 시험 준비 수업에서 너희에게 필요한 모든 걸 다 가르쳐줄 테니까." 그 말을 믿는 수밖에 없었다. 내가 들은 충고는 하나 더 있었는데, 바로 생각하지 말라는 것이었다. 그래서 나는 생각하지 않았고, 같은 날 시험을 본 수험생 중 상위 1퍼센트에 드는 점수를 받을 수 있었다.

스티브와 나는 법무서비스기구에서 마무리해야 할 사건이 몇 건 남아 있었다. 변호사 시험이 끝나고 며칠 지나지 않은 어느 날의 일이다. 시험을 준비하고 시험일을 기다리던 일상의 구조가 사라져버린 시점이었다. 나는 법무서비스기구 사무실로 들어가 이제는 친구가 된 샐리라는 직원에게 인사했다.

"잘 지내요?" 내가 물었다. "나랑 같이 법학대학원 기물 파손하러 갈래요? 이걸 누가 듣고 있는지는 모르겠지만, 그건 그 질문과 관련된 마스터플롯이에요. 포인트. 관점. 내가 창밖으로 뛰어내려야 할까요?"

"무슨 얘기하는 거예요?" 샐리가 반쯤 웃으며 물었다.

"그냥 장난치는 거예요." 내가 말했다. "장난은 양이랑 관련이 있어요. 양처럼 순해요. 당신은 누구 죽여본 적 있어요? 나는 내 생각으로 많은 사람을 죽였어요."

샐리의 얼굴에서 미소가 가셨다. "엘린, 지금 당신 때문에 나 좀 무서워지려고 그래요."

"무서워하지 말아요." 내가 말했다. "난 그냥 고양이일 뿐이에요. 물고기는 맛있어요. 이제 나 일하러 갈래요."

"아니, 안 돼요. 잠깐만." 샐리가 말했다. "당신 여기 잠시 더 있는 게 좋겠어요."

나는 자리에 앉았고, 그런 다음 노래를 부르기 시작했다가 다시 노래를 멈췄다. "내가 저 옷걸이로 모자를 만들어도 괜찮겠어요?" 내가 샐리에게 물었다. "그런 다음엔 창밖으로 뛰어내려도 될 것 같아요."

샐리와 (다행히 역시나 내 친구가 된) 또 다른 직원 마리아가 법무서비스기구의 소장인 스티브 위즈너 교수에게 재빨리 전화를 걸었다.

위즈너는 어디에 있었는지 금방 나타나더니 잠시 다른 사람들에게 상황 설명을 듣고 내게 자기 사무실로 들어오라고 했다. "자, 무슨 일이지, 엘린?" 그가 물었다. "상태가 좀 안 좋아 보이는데, 괜찮나?"

"난 아주 좋아요, 고마워요, 아주 좋아요." 나는 계속 재잘거렸다. "난 영화에 쓸 노래를 만들고 있었어요. 법률 서류의 불법 거래가 진행 중이에요. 우리는 고소^{sue} 당할 거예요. 하지만 내 이름은 수^{Sue}가 아니에요. 정말 감사합니다. 교수님은 어떻게 그렇게 키가 커졌나요^{tall}? 넘어지지^{fall} 마세요." 나는 히스테리컬하게 웃고 있었고, 안 그러려고 애쓰는데도 앉아 있던 의자에서 자꾸만 바닥으로 미끄러져 떨어졌다.

그로부터 거의 2년 전 나는 위즈너 선생에게 내 병과 병력에 관해 말한 적이 있었고, 이후 그는 항상 내가 어떤 치료를 받고 있는지 알고 있었다. "닥터 화이트에게 전화해야겠군."

"그럴 필요 없을 거 같은데요." 내가 말했다. "하지만 교수님이 원한다면 전화해도 괜찮아요."

화이트 선생이 전화를 받자 위즈너는 그에게 상황을 설명한 다음 나에게 수화기를 넘겼다. "나반을 20밀리그램으로 늘려요, 엘린." 화이트 선생이 차분한 목소리로 말했다. "지금 당장요. 부탁이에요."

나는 전화를 위즈너에게 돌려주고, 내 가방에 손을 뻗어 약병을 꺼낸 다음 알맞은 수의 알약을 고분고분하게 입에 넣었다. "이제 다 나아졌어요!" 나는 쾌활하게 위즈너에게 말했고, 우리 둘 다 웃기 시작했다. 그가 웃은 건 안도감 때문이었고, 내가 웃은 건 아직 망상을 다 떨치지는 못했지만 내가 일으킨 소동에 대해 창피함을 느낄 만큼은 판단력이 돌아왔기 때문이었다. 실제 회복에는 시간이 좀 더 걸렸다.

마지막 입원 이후 3년 사이에 내가 화이트 선생과 스티브 외에 다른 사람에게 정신증 상태의 모습을 공공연하게 보인 건 이때가 두 번째였는데, 이 역시 패턴에 딱 맞는 일이었다. 스스로 목표를 세우고 그 목표를 성공적으로 달성하고 나면 그때까지 나를 지탱하던 구조가 허물어져 내렸다. 내 삶에서 익숙하고 편안하던 모든 것이 또다시 내게서 떠나가거나 나를 떠나보내던 시기였다. 지금 나를 기다리고 있는 것은 새롭고 그래서 무서운 것들이었다. 그때까지 내 안전을 지켜주던 비계가 철거되었고, 나는 혼자서 그 구조를 유지할 수 있을지 자신이 없었다.

정신증 상태가 되면 내게서 문명과 사회화로 이루어진 커튼이 떨어져 나가면서 내 비밀스러운 부분이 노출된다. 그러다 정신증이 지나가고 나면 나는 목격당했다는 막대한 수치심에 시달렸다. 이제 그 사람들도 다 알아. 하지만 이번 삽화에는 이전의 삽화들과 본질적으로 다른 점이 있었다. 샐리와 마리아와 위즈너는 내가 3년 동안 함께 일한 사람들이었다. 나는 그들을 신뢰했고, 그들도 나를 신뢰했다. 친구로서도, 그리고 환자와 사례를 책임감 있게 다루는 능력이 있다고 평가받는 전문가로서도 말이다. 그러니 돌이켜 보면 내가 무너질 것 같은 상태가 되자 법무서비스 사무실로 찾아간 건 거의 정상적인 일이었다고 여겨진다. 겁을 먹었을 때, 무너지기 일보 직전일 때 사람은 본능적으로 자신이 안전할 수 있는 곳으로 가야 한다는 걸 안다. 정신증처럼 내밀한 뭔가를 노출할 거라면, 그걸 목격할 사람은 우리가 신뢰하는 사람들이기를 바라는 것이다.

이후 며칠 동안 나는 지난 몇 년을 거치며 나의 생존 본능이 향상된 것 같다는 깨달음에 기이한 안도감을 느꼈다. 나는 길거리나 상점이나 은행에서 정신증 삽화를 일으키는 대신 안전한 장소에 도착할 때까지 삽화를 어떻게든 지연시켰다. 그곳에 있던 동료들이 그날 벌어진 일에 완전히 준비되어 있었던 것은 아니지만, 그때까지 우리 사이에 형성된 관계가 그 상황에 대처하고 나를 다룰 수 있는 도구를 그들에게 제공한 터였다. 그들은 침착하고 적절하게 대처했으며 그 순간은 지나갔다.

내가 처음으로 한 '진짜' 구직 면접은 뉴헤이븐 법률지원사무소에서 한 것으로, 아마 그런 종류의 일자리 중 코네티컷주에서 구할 수 있는 가장 좋은 자리였을 것이다. 나는 초조했지만 그렇다고 평소보다 높은 용량으로 약을 복용하지도 않았다. 나는 성적이 아주 좋았으니 무난히 합격할 거라고 예상했다. 나중에 그 사무소의 변호사들은 스티브 위즈너에게 전화를 걸어 비록 나의 성적이 아주 좋고 내가 좋은 사람 같아 보이기는 하지만 나에게 일자리를 줄 수는 없다고 말했다. 한마디로 나는 면접을 망친 것이다. 그들의 말에 따르면 나는 '사실상 혼수상태'였다고 한다.

브리지포트에 있는 코네티컷 법무서비스와 한 다음 면접에서는 일차 면접을 담당한 상근변호사에게서 상임이사를 만날 때는 "더 활기차게 행동하라"는 충고를 들었다. '활기참'이라는 것이 내 전술에 포함되었던 적은 한 번도 없었고 직무에 대한 자격요건으로 제시된 것도 본 적이 없었다. 커피를 한 잔 더 마시면 되는 건가. 어찌 됐든 나는 믿을 만한 인상을 남겼던 것인지 코네티컷 법무서비스에서 일자리를 제안받고 그 제안을 받아들였다.

사무실은 수년 전에는 브리지포트의 괜찮은 지역에 속했지만 이제는 빈민가의 중심부가 된 곳의 오래되고 낡은 건물에 있었다. 나는 곧바로 의뢰인들을 대리하기 시작했는데, 가족법 관련 소송과 주거 관련 소송이 반반이었다. 전형적인 법무사무소에서는 (그 사무소도 그런 곳이었다) 심사숙고하거나 뭔가를 배우거나 생각하거나 전략을 세울 만한 시간은 거의 없다. 자원과 직원은 최소한이고, 의뢰인들 역시 이런 사무소와 접촉할 즈음에는 대개 몹시 절박한 상황이기 때문에 변호사들이 그들을 위해 해줄 수 있는 일이 별로 없는 경우가 많다. 첫 출근을 한 날 내게는 혼자서 파더 패닉 빌리지Father Panik Village에 다녀오는 일이 떨어졌다. 당시 전국 공공주택단지 중 여섯째로 큰 곳이자 최악의 단지로 악명이 높았던 파더 패닉 빌리지는 40에이커(약 5만 평)의 땅에 들어선 46동의 벽돌 건물로, 그곳에 사는 5000명에 달하는 저소득층 가족들은 총기와 마약, 가정폭력, 전반적인 파괴와 혼란으로 날이 갈수록 더욱 궁지에 몰린 상황이었다.

패닉은 대공황기에 브리지포트 주택 당국의 이 공공주택 프로젝트를 지지했던 신부의 이름이었다. 그렇지만 패닉이라는 단어가 주는 공황의 이미지는 이 단지에 아주 걸맞게 어울렸다. 나는 누군가 동행할 사람이 있는 경우에만 그곳에 가겠다고 말했고, 그러자 금세 같이 갈 사람을 붙여주었다. 또한 그날 나는 일주일 후에 재판이 열릴 예정인 사건도 하나 배당받았다. 아무 준비도 되어 있지 않은 사건이었고, 사실 의뢰인을 만나본 사람도 아무도 없었다. 그 건은 합의로 마무리되었다.

내가 법무서비스기구에서 너무 쉽게 일해왔다는 사실을 금세 깨달을 수 있었다. 거기서 우리는 원하는 소송을 골라서 맡았고, 가장 흥미로운 사건이나 어떤 관점을 명료히 드러낼 수 있는 사건만을 선택했다. 우리가 예일 법학대학원 학생들이라고 밝히면 반갑게 전화를 받아주는 다양한 분야의 전문가들과 함께 일했고, 조사하고 전략을 짤 시간도 충분했으며, 직원들의 지원도 받았다. 우리에게는 연구하고 생각할 시간이 있었고, 생각하는 일은 실제로 가치 있는 일로 인정받았다.

코네티컷 법무서비스에서 나는 빈민가의 악덕 집주인이나 가정폭력범을 대리하는, 말솜씨 번지르르한 변호사들을 상대하는 일로 대부분의 시간을 보냈다. 전화를 걸 시간도 없었고, 법에 관해 연구하거나 생각할 시간도 없었다. 내가 법을 사랑하는 가장 핵심적인 이유가 바로 그 생각하는 부분 때문이었는데도 말이다. 나는 내가 대리한 의뢰인 중 다수를 (실제로 그들과 대화를 나눌 시간이 있었을 경우 말이지만) 좋아했고 심지어 존경하기도 했지만, 일 자체는 무자비할 정도로 기운을 소진시켰고, 금세 나를 압도하고 말았다. 나는 페리 메이슨이 아니었고 당연히 잔 다르크도 아니었으며 매일 하루가 끝날 때면 거의 무감각한 상태가 되었다. 내가 의뢰인들을 응당 도와야 할 만큼 돕고 있지 못하다는 걱정도 들었다. 나는 다급하게 다른 일자리를, 어디든 나를 받아줄 곳을 찾기 시작했다. 그 일을 그만두고 싶어 한다는 데 다소 죄책감도 느꼈지만, 나를 계속 남아 있게 할 만큼 강한 죄책감은 아니었다.

1993년에 파더 패닉 빌리지의 마지막 주민들까지 다 다른 곳으로 떠났고, 1년 뒤 건물이 철거되었다. 고층 건물 공동체에 인구를 과밀하게 몰아넣는 것을 저소득층 주택문제 해결책으로 여겼던 과도하게 낙관적인 발상이자, 오늘날의 도시계획자들에게는 실행 불가능하고 심지어 비인간적인 악몽으로 여겨지는 발상에 어울리는 종말이었다. 현재 그 부지에는 새로 지은 단독주택과 2가구 주택들이 점점이 자리 잡고 있고 새로 닦은 마당에는 어린 나무가 자라고 있다. 브리지포트의 귀환이라고들 말한다. 때로 나는 그때 나의 의뢰인 중에도 귀환한 이들이 있을까 궁금해진다.

나는 무료 정신보건 법무 소송 중 한 건은 계속 진행하고 있었다. 바로 제퍼슨의 소송이었다. 스티브와 나는 제퍼슨을 그룹홈으로 보낸 후 그가 교육을 받게 하는 단계로 넘어갔다. 문제는 제퍼슨이 벌써 스물한 살이었고, 관련 법률에 따르면 21세 미만의 청소년에게만 특수교육을 제공한다는 것이었다. 그래서 우리는 새로운 이론을 세워보았다. 제퍼슨은 정신병원에 있는 5년 동안 전혀 교육을 받지 못했으므로 그 기간만큼 '보상교육'을 받아야 한다는 것이었다. 이는 지금은 특수교육법에서 잘 받아들여지고 있지만 우리가 도입했을 때는 새로운 이론이었다. 우리는 복잡하고 우회적인 경로를 통해 마침내 의견을 관철했고, 제퍼슨은 코네티컷주에서 가장 좋은 특수교육기관에서 5년 더 교육을 받았다.

브리지포트에서 일하는 동안에는 화이트 선생과 분석 약속을 잡는 일이 어려워졌다. 내 일정과 그의 일정을 조율해 시간을 잘 맞춰보려 애썼지만 한 주에 네 번 다 만나는 건 어려울 때가 많았다. 그러던 어느 날 나의 진단과 관련한 문제가 불거졌다.

우리는 내가 일하던 코네티컷 법무서비스의 의료보험을 통해 분석에 대한 비용 일부를 지급 받을 수 있다는 것을 알게 되었다. 그러나 그러려면 화이트 선생이 진단명을 구체적으로 명시하는 서류를 작성해야 했다. 나는 중증 정신질환을 공식 기록에 남기지 않도록, 예컨대 신경성 불안장애처럼 무언가 그리 거슬리지 않는 진단명을 써주기를 바랐다. 잘하면 장래에 다른 직업을 가질 수도 있을 터인데, 그럴 때 불리한 상황에 빠지지 않고 직장을 구할 수 있기를 원했기 때문이다. 하지만 화이트 선생은 서류를 정직하게 작성하고 진실을 말하겠다는 의도를 분명히 밝혔고, 나는 이 점에 대한 협상이 불가능하다는 걸 금세 깨달았다.

우리가 분석작업을 시작하던 초기에 화이트 선생은 나의 진단에 관한 의견을 이야기했었다. 당시 그는 내가 기본적으로 조현병이 아니라 우울증을 앓고 있다고 생각했고, 그런 그의 의견은 나에게 엄청난 안도감을 안겨주었다. "하지만 당분간은 진단명에 대한 문제는 치워둡시다." 하고 그는 말했다. "그건 주의를 분산시킬 뿐이에요. 우리에게는 해야 할 더 중요한 일이 있고요."

물론 나는 그의 최종적 진단에 항상 관심을 곤두세우고 있었다. 우울증은 심지어 정신증적 우울증이라 하더라도 기본적으로 감정의 장애였고, 거기까지는 나도 받아들일 수 있었다. 그러나 조현병(혹은 조현병의 아형들)은 정신증적 상태를 핵심으로 하는 '사고의 장애'였고, 그건 완전히 다른 문제였다.

하루인가 이틀 뒤 화이트 선생이 내게 진단서를 건넸다. 그가 내민 서류를 보자 내 귓속에서 맥박이 쿵쾅거리는 게 느껴졌다. 나는 진단서를 받아 그 단어를 읽었다. "조현정동장애, 우울형schizoaffective disorder, depressive type." 정신증적 질환. 조현병과 사촌지간인 병. 내가 아는 사람, 그의 임상적 판단에 내가 반박할 수 없는 사람이 써놓은 그 단어를 보는 건 사망선고 같았다. 그래서 나는 마치 그 진단에 나를 완벽하게 맞추려는 것처럼 순식간에 붕괴하기 시작했다.

그날 밤 스티브와 산책을 하던 중, 나는 화이트 선생에게 진단을 받고 깜짝 놀랐다며 이렇게 말했다. "예일 법학대학원을 성공적으로 수료하여 기대 이상의 성취를 거둔 것과는 별개로 가벼운 정신지체가 있다고 하는 거야." 나는 조용히 말하고는, 곁눈으로 스티브를 흘끔거리며 반응을 기다렸다.

화이트의 의견이 나에게 얼마나 중요한지 잘 아는 스티브는 얼굴을 붉히며 말을 더듬기 시작했다. "엘린, 화이트 선생이 정말 똑똑한 분이라는 건 알지만, 이 건에 대해서는 그가 틀렸을 수도 있지 않을까? 난 네가 정신지체라고는 도저히 생각할 수 없거든." 스티브가 고개를 들어 미소 짓고 있는 나를 보았다.

"속았지!" 난 이렇게 말하고 웃음을 터뜨렸다. 스티브는 나와 함께 웃어야 할지 돌아서서 다른 방향으로 가버려야 할지 판단이 서지 않는 표정이었다.

내가 웃기는 했지만 이 상황에 웃을 일은 없었다. '조현'이라는 단어로 시작되는 모든 진단명은 나에게는 저주와 다름없었고 나는 그 사실을 알고 있었다. 화이트 선생은 왜 나를 그렇게 생각하는 걸까? 내가 정말 그렇게 병세가 심한가? 내가 한 모든 일이, 내가 이뤄낸 모든 진전이 농담인건가? 결국 나는 정말로 정신병원에 있어야 마땅한 사람인가?

마치 조롱하듯 우주는 다시 한번 나를 어두운 구렁텅이 속으로 밀어넣었고 망상이 다시 나를 찾아왔다.

화이트 선생의 강력한 권고에 나는 다시 나반의 용량을 늘렸고 며칠 지나지 않아 다시 안정을 되찾았다. 하지만 여전히 그의 진단은 나를 따라다니며 괴롭혔다. 나는 내가 실질적인 진전을 이루었다고 확신했고 병원에서 처음 받았던 진단은 이제 넘어섰다고 믿었다. 그런데 이제 선생의 의견이 지닌 무게가 너무나 현실적으로, 아주 불길하게 나를 내리눌렀다. 마치 시시포스의 바위 같았다. 내가 언덕 위로 굴려 올라가면 그 바위는 다시 굴러 내렸고, 나는 다시 굴려 올리고 바위는 다시 굴러 내려왔다. 그 바위는 나를 완전히 으스러뜨릴 수 있는 모든 잠재력을 지니고 있었다.

　나는 여전히 스티브와 많은 시간을 함께 보내고 있었는데, 자기 일을 아주 좋아하게 된 스티브는 내게 일 얘기를 곧잘 들려주었다. 스티브와 함께하는 시간은 내게 큰 위로가 되었다. 그는 중간거주소에서 하는 일에서 엄청나게 큰 보람을 느꼈고, 그곳 생활을 수도원에서 사는 일에 비유했다. 나는 그 중간거주소에 자주 들러 저녁을 함께 먹거나 그냥 식탁에 둘러앉아 거기 사는 사람들과 이야기를 나누었다. 어느 날 문을 열고 들어갔다가 새로 들어온 한 사람이 내가 예일정신의료원 병동에서 알았던 환자라는 걸 깨달았다. 어색한 몇 분이 흘렀고, 그러다 거기서 커피를 마시며 대화를 나누는 일이 우리 둘 모두에게 똑같은 이유에서 똑같은 의미를 갖는다는 걸 깨달았다.

　중간거주소에서 시간을 보내면서 나는 병에 걸린 일에도 이점이 있다는 걸 다시금 느꼈다. 응급실과 병원의 직원들은 병세가 매우 심한 환자들에게 면밀히 주의를 기울이고, 중간거주소의 사람들에게는 거의 언제나 대화를 나눌 수 있는 사람들이 있다. 그러나 '낫는다'는 것은 그런 종류의 관심을 포기한다는 것, 혹은 관심을 얻을 다른 방법, 더 나은 방법을 찾아야 한다는 것을 의미한다. 그것은 익숙한 교훈이었다. 집을 떠나는 것은 멋진 일이지만, 뒤돌아보지 않고, 적어도 처음에 몇 번이라도 뒤돌아보는 일 없이 집을 떠날 수 있는 사람은 별로 없다.

　그해 여름 나는 지역의 한 법학대학원(현 퀴니피악 법학대학원)에 법학 연구와 글쓰기를 가르치는 2년짜리 일자리가 있다는 사실을 알게 되었다. 그 자리는 정년을 보장받을 가능성은 없었지만 나를 법무에서 벗어나게 해줄 것 같았다. 내게는 법률가의 일이 너무 어려웠고, 파더 패닉 빌리지에서는 일에 완전히 압도되었다. 게다가 그 일을 한다면 뉴헤이븐에 남아 있으면서 화이트 선생과 분석도 계속할 수 있을 터였다. 그래서 나는 그 자리에 지원했다.

매우 친절한 그 학교의 학장은 면접(전에 법무사무소 두 곳에서 몹시 허둥거리며 했던 면접에 비하면 훨씬 잘한 면접이었다) 자리에서 그 직책이 나의 재능을 펼치기에는 한참 모자랄 것이라는 경고의 말을 최대한 미묘한 표현으로 전달했다. 그런 건 상관없었다. 나는 일을 해야 했고 일을 하고 싶었다. 게다가 그는 나에 관한 정보를 모두 알고 있는 것도 아니었고, 나도 그에게 그 정보를 제공하지는 않을 터였다.

그 자리를 제안 받았을 때 나는 그날 바로 수락했다.

"너한테 할 말이 있어." 너무나도 부드러운 말투로 스티브가 말했다. 무슨 말을 듣게 될지 이미 반쯤 알고 있었던 나는 마음의 각오를 다졌다. "나 뉴헤이븐을 떠나서 워싱턴으로 갈 거야."

스티브는 한 여자와 사귀게 되었다. 나도 아주 좋아한 사람이고, 온화하고 친절하며 스티브를 미소 짓게 하는 사람이었다. 그 사람이 예일에서 학위 과정을 마치고 샬로츠빌에 있는 버지니아대학교의 박사과정에 합격했다. 스티브는 그와 가까이 있고 싶었고, 나도 그 마음을 이해하고 응원했다. 사실 나는 오랫동안 우리 사이에 몇 분 거리가 아니라 실제로 머나먼 거리가 생기는 건 시간문제일 뿐이라는 걸 알고 있었다.

그래도 스티브와 멀어지는 일은 몹시 고통스러웠다. 그는 나의 동료였고 모든 비밀을 털어놓는 가장 친한 친구였으며, 더욱 미묘하게는 나의 병과 나의 어둠, 세상에 머무르며 전문가들의 공동체에서 쓸모 있는 일원이 되기 위한 나의 투쟁을 가장 잘 지켜봐 온 목격자였다. 그는 내 논문을 논평해주었고, 금이 간 내 정신을 온전히 유지하도록 도와주었으며, 내가 전진하는 행로의 지도를 만들어주고 내가 이룬 진전을 상기시켜주었으며, 심지어 내가 말하기 시작한 문장을 마무리해주기도 했다. 그리고 그가 시작한 문장을 내가 마무리하는 일도 많았다. 나에 관해 스티브가 모르는 건 하나도 없었다. 우리가 이야기하지 않은 일은 없었고, 개인적인 일이든 직업적이거나 학문적인 일이든 내가 그의 조언을 원하지 않은 일도 없었다. 그런데 이제 이렇게 나를 떠나간다고? 그 소식에 대한 나의 첫 반응이 "안 돼!"였던 것도 놀라운 일은 아니다.

"돼." 그가 말했다. "그럴 때가 왔어."

"네가 가까이 없으면 내가 멀쩡히 지낼 수 없을 것 같아." 내가 말했다. 목소리가 떨리고 있었다.

"아니, 넌 할 수 있어." 그가 말했다. "엘린, 너의 평생은 무엇이든 네가 필요로 하는 걸 얻기 위한 투쟁과 그걸 얻어낸 일의 역사였어. 넌 생존자의 전형이야. 네겐 너를 믿는 친구들, 치료사들, 교수들이 있어. 그리고 지금 넌 막 전문가의 삶을 시작하려 하고 있지. 그건 내가 해준 게 아니야. 네가 해낸 거지!"

"하지만 내겐 네 도움이 있었잖아." 내가 말했다.

"그건 앞으로도 언제나 그럴 거야. 이건 우리 우정의 끝이 아니야. 그 어떤 일도 우리의 우정을 끝낼 순 없어. 자, 이제 받아들여. 너도 머지않아 다른 곳으로 갈 거잖아. 너에겐 해야 할 중요한 일이 있고, 그 일이 일어날 때는 내가 살고 있는 곳이 어디든 달라지는 건 없을 거야."

스티브가 떠나는 날 우리는 함께 브런치를 먹었다. 나는 오믈렛이 목으로 잘 넘어가지 않아 천천히 한 입씩 우물거렸고, 커피는 지난주에 만든 것 같은 맛이 났다. 그런 다음 스티브는 500달러를 주고 산 포드 핀토를 타고 주간고속도로 95호선을 타고 남쪽으로 떠났다. 나는 몇 분 동안 그 자리에 서서 멀어지는 스티브의 차를 바라보며 케니와 마지 콜린스가 차를 몰아 밴더빌트에서, 그리고 내게서 멀어지던 오래전 그날을 생각했다. 그날도 내 가슴은 으스러질 듯 아팠고 이날도 그랬지만, 나는 살아남을 것이었다. 무척 슬프기는 했지만 나도 그건 알고 있었다. 그래서 나는 차에 올라 약속이 있는 그 법학대학원으로 (내내 울면서) 차를 몰아갔다. 나는 차를 세우고 나를 추슬렀다. 스티브가 옳았다. 내게는 할 일이 있었다. 이제 일하러 갈 시간이었다.

17장

학장 본인도 넌지시 말했듯이 그 학교에서 학생들을 가르치는 일은 전혀 명망 있는 일은 아니었지만, 일자리와 관련해 내가 내린 가장 좋은 결정 중 하나였다.

그 학교는 내가 다녀본 학교보다 규모가 작은 편으로 예일에 비하면 압박감도 긴장감도 적었고, 학생들은 부지런하고 큰 포부를 품고 있어서 열심히 귀 기울이고 배우려 했다(하지만 예일과는 달리 낙제생 비율이 매우 높았다). 나의 주된 업무는 학생들이 작성한 의견서와 준비서면의 점수를 매기는 것으로, 이는 시간은 많이 잡아먹지만 단순명료하고 대체로 쉬운 일이었다. 사람들 앞에서 말하는 걸 매우 어색해하던 나였지만 이 학생들과 이야기를 주고받는 동안 나의 자신감도 북돋울 수 있었다. 그리고 나 자신이 진짜 선생님으로 느껴지기 시작했다.

동료 중에 샌디 미클존Sandy Meiklejohn이라는 교수가 있었는데, 그는 유명한 철학자이자 수정헌법 제1조에 관한 연구자인 알렉산더 미클존의 손자이다. 샌디는 법학대학원을 졸업하고 법률가로 일하는 사이에 프로 테니스선수로 활동했고, 자기가 교수로 일자리를 구할 수 있다는 사실에 깜짝 놀랐다고 한다. 일단 교편을 잡게 되자 샌디는 가르치는 일을 하는 집안 내력이 (할아버지 알렉산더는 1901년부터 1912년까지 브라운대학교 학장을 지냈고, 1913년부터 1923년까지 앰허스트 칼리지의 총장을 지냈다) 자기 안에서도 깊이 이어져 흐르고 있음을 깨달았다. 샌디는 가르치는 일을 사랑했고, 학생들에게 엄하다는 평판이 있었지만 그를 가장 좋아하는 교수로 꼽는 학생들도 많았다. 그는 거만하게 학생들을 함부로 대하지도 않았고 인기에 영합하지도 않았다. 그리고 내게는 훌륭한 롤모델이었다.

샌디와 나는 좋은 친구 사이가 되었고 일을 하다가 저녁도 자주 함께 먹었다. 그는 내가 교수로서 보낸 불안정한 초기에 친절하고 직관적인 '코치'가 되어주었고, 내가 논문을 쓰고 발표하는 일도 도와주었다. 누가 봐도 명백한 이유에서, 나는 정신증 약을 쓸지 말지를 스스로 결정하고 싶어 하는 사람들의 경우, 어떤 자질 혹은 특성이 그 결정을 할 수 있는 '역량competency'을 구성하는지에 관심이 있었다. 법은 그 역량을 어떻게 정의할까? 의료계는 그 역량을 어떤 것으로 이해하고 있을까? 그리고 우리는 그것을 어떻게 이해하는 게 맞을까? 샌디는 계약체결 능력에 관해 연구했기 때문에, 또 다른 역량 관련 주제에 대한 그의 피드백은 나에게 무척 중요했다.

그 학년은 화살처럼 지나간 느낌이었고, 나는 예상보다 훨씬 더 잘 지내고 있었다. 생활에 일어난 변화에도 그 어느 때보다 무난히 잘 적응했다. 가르치는 일을 하면서는 화이트 선생과 일정을 잡기도 더 쉬워졌고, 나는 약 없이 지내기를 갈망하면서도 여전히 나반과 엘라빌(아미트립틸린)이라는 항우울제를 계속 복용하고 있었다(물론 간간이 실험적으로 용량을 줄여보기는 했지만). 가르치는 일에 자신이 붙고 새 친구도 몇 명 사귀었으며 법적 역량에 관한 논문도 샌디가 초고를 읽어봐 주고 어디에 원고를 보내야 할지 조언해주면서 순조롭게 진행되고 있었다. 만약 그 논문을 법학 저널에 발표할 수 있다면 (화이트 선생과 1년 더 작업한 후에) 다른 곳에서 일자리를 구해 뉴헤이븐을 떠날 수 있을 만큼 충분히 안전감을 가질 수 있으리라는 것이 나의 희망이었다.

그런데 그때 화이트 선생이 내게 일찍 은퇴할 예정이라고, 정확히는 석 달 뒤라고 통보했다.

마치 누군가 스위치를 누르기라도 한 듯 나는 거의 즉각적으로 끔찍한 상태에 빠졌다. 옥스퍼드 이후로, 그리고 예일 시절 초기의 끔찍했던 몇 달 이후로 가장 나쁜 상태였다. 며칠이 지나자 나는 너무나 위축되고 거의 말을 할 수 없는 지경이 되어, 혼자 있을 때나 화이트 선생의 진료실에 있을 때면 몸을 앞뒤로 굴리며 또다시 횡설수설을 늘어놓았다. 나는 파괴적 에너지와 말로는 표현할 수 없는 공포에 휩싸여 있었다. "제발 떠나지 말아요." 나는 화이트 선생에게 애원했다. "당신은 떠날 수 없어요. 세상이 종말을 향해 가고 있어요."

다행히 학교는 모의법정 대회 중이었고, 그래서 나는 참석하는 것 말고는 딱히 할 일이 없었다. 나는 말을 할 수 없는 상태였으므로 그건 정말 다행스러운 일이었다. 어느 날 나는 갖고 있던 보석류 전부와 큰 액수의 수표를 가지고 화이트 선생의 진료실로 갔다. "선생님 부인께 이 보석을 드리고 싶어요. 나한테는 이제 필요 없어요. 그리고 난 이 돈도 필요 없을 테니까 선생님이 가지세요."

"엘린, 내가 이거 받을 수 없다는 거 알죠. 병원에 갈 때가 된 것 같지 않아요?"

아니야! 병원은 안 가. 나는 대부분 나의 원룸 아파트에 머물며 소파 위에 몸을 웅크리고 앉아 웅얼거리며 보냈다. 친구들이 담배와 음식을 가져왔지만 먹을 수 없었다. 나는 누군가 곁에 있을 때마다 폭력적인 일에 관해 이야기하기 시작했다. "난 사람을 많이 죽였어. 그리고 이제 화이트 선생도 악마에 사로잡혔으니 그도 죽어야 할지도 몰라. 게다가 그런 건 그 사람만이 아니야."

스티브는 전국의 대학을 돌아다니며 심리학 박사과정의 면접을 보고 있었다. 그는 내 상태를 알아보려고 여러 번 전화했지만 내가 전화를 받지 않자 친구들에게 전화를 걸어 무슨 일이 벌어지고 있는지 전해 들었다. 스티브는 곧장 뉴헤이븐으로 왔다.

내가 아파트의 문을 열었다. 나중에 스티브는 정신증 상태의 나를 그렇게 보아왔는데도 그날 본 내 모습에 충격을 받았다고 말했다. 일주일이 넘도록 음식을 거의 먹지 않은 상태여서 몹시 여위었고 다리는 나무로 된 것처럼 움직였다. 내 얼굴은 겉으로도 그리 보였겠지만 내게도 가면처럼 느껴졌다. 커튼과 차양을 모두 쳐두어서 집안은 오후였는데도 거의 칠흑 같은 어둠 속이었다. 공기에서는 악취가 났고 실내는 난장판이었다. 스티브는 중증 정신질환에 시달리는 많은 환자와 일해왔다. 오늘날까지도 그는 내게 그날 오후의 내가 자기가 본 모습 중 가장 나쁜 상태였다고 말한다.

"안녕." 나는 그렇게 말하고 소파로 돌아가 아무 말 없이 5분 정도 앉아 있었다. 그러고서야 마침내 "와줘서 고마워, 스티브." 하고 말했다.

"부스러지는 세계. 단어. 목소리. 시계한테 멈추라고 말해줘. 시간은 시간이 왔어."

"화이트 선생님이 그만둔다며." 스티브가 침울하게 말했다.

"난 무덤grave 속으로 떠밀리고 있어, 상황이 심각해grave." 내가 한탄하듯 말했다.

"중력gravity이 날 밑으로 잡아당겨. 그들이 모두 날 죽이려 하고 있어. 그들에게 가버리라고 말해줘. 나 무서워."

스티브는 음악을 듣다가 알아들을 수 없는 말을 웅얼거렸다가 폭력적인 행동을 할 거라고 위협했다가 하는 내 곁에서 며칠을 함께 있어 주었다. 나는 화이트 선생을 만나러 가고 일자리를 유지하기 위해 얼굴을 내밀러 가는 것을 제외하고는 집에서 나가기 싫었지만, 스티브는 내가 더 많이 외출해야 한다고 부드럽게 고집을 부렸다. 또 샤워와 양치질을 해야 하며 깨끗한 옷을 입어야 하고 무언가를 먹어야 한다고 했다. 실제로 우리는 어느 날 밤 친구들을 만나 저녁을 먹기까지 했다. 모두 식사를 즐기는 동안 나는 식탁 앞에 앉아 조용히 중얼거리고만 있었는데도 다행히 다들 별 반응을 보이지 않았다.

그러다가 또다시 모든 게 바뀌었다. 화이트 선생이 적어도 아직은 떠나지 않는 쪽으로 일이 돌아갔다. 예일 대학교 측에서 그의 후임을 찾는 데 어느 정도 시간이 걸릴 터이니 1년 더 머물러 달라고 그를 설득한 것이었다. 구름이 걷혔다. 악마는 물러갔고 내 머리도 맑아졌다. 내가 안정을 되찾자 화이트 선생은 또 나를 해석했다. "당신은 이 상황이 당신과 어떤 관계가 있다는 환상을 품고 있군요." 분석 세션에서 그가 내게 말했다. 물론 그랬다. 그가 남게 된 것은 나를 위한 일이었다. 그렇지 않은가?

화이트 선생이 떠날 거라는 말에 내가 그렇게 심하게 붕괴해버린 이유를 어떻게 이해해야 할까? 지금 이 순간 당신이 어디에 있든, 방 안에 있든 도서관에 있든 공원 벤치에 앉아 있든 버스를 타고 있든, 말 그대로 수백 가지가 당신의 주의를 끌기 위해 아우성칠 것이다. 밖으로는 보이는 것과 소리와 냄새가 있고, 안으로는 당신의 생각과 감정, 기억, 바람, 꿈, 두려움이 있다. 이 안팎의 모든 것이 제각각 동시에 당신의 문을 두드리는 것이다.

그러나 당신에게는 그중 한 가지 혹은 몇 가지에 주의를 기울이기로 선택할 능력이 있다. 손에 잡은 책의 느낌에 주의를 기울일 수도 있고, 당신이 앉아 있는 방안 온도에 주의를 기울일 수도 있다. 당신은 자세를 바꾸고 등에 받치고 있던 쿠션의 위치를 다시 잡는다. 페이지의 마지막 문단을 다시 읽고 그러고 나서야 다음 페이지로 넘어간다. 당신은 일어나 주방으로 가서 간식을 준비할까 생각하고 있다. 이런 행위들은 당신의 내부와 주변에서 실제로 벌어지고 있는 일 중 아주 작은 일부에만 관련된 것이지만, 어쨌든 당신은 그 행위를 선택하고 다른 행위는 걸러 낼 수 있다.

이제 이런 상황을 생각해보자. 특정 정보를 걸러 당신에게 보내고 다른 정보는 걸러 내던 조절기가 갑자기 꺼져버린다고 말이다. 닥쳐오는 모든 시각, 소리, 냄새가 똑같은 무게를 갖는다. 모든 생각, 감정, 기억, 아이디어가 똑같은 정도의 강력함과 긴급함으로 당신 앞에 나타난다. 당신은 십여 가지 다른 매체—전화, 이메일, TV, CD 플레이어, 문을 두드리는 친구, 머릿속에 떠오른 아이디어—에서 십여 가지 다른 메시지를 받고 있는 데, 어떤 것을 앞으로 보내고 어떤 것들을 나중으로 미룰지 선택할 수 없다. 마치 슈퍼볼 경기에 모인 관중이 모두 각자 당신을 향해 고함을 질러대고 있는 것 같은 상황이다.

아니면 이런 건 어떨까. 당신은 방 한가운데에 있다. 오디오와 텔레비전과 비디오게임기를 켜고, 아이스크림콘을 손에 든 어린아이들을 그 방안으로 불러들인다. 이제 모든 기기의 볼륨을 끝까지 올리고, 그런 다음 아이들에게서 아이스크림을 빼앗는 것이다. 당신의 삶에서 매일 밤낮으로 이런 상황이 벌어지고 있다고 상상해보라. 당신이라면 어떻게 하겠는가?

우선 필사적으로 명료한 상태를 찾으려 할 것이고 그 소음에서 벗어날 방법을, 초점을 맞춰 집중할 무언가, 매달릴 무언가를 찾을 것이다. 몸이 화학적으로 견뎌낼 수만 있다면 약을 먹는 것도 한 방법이 될 수 있다. 또한 당신의 인생을 가능한 한 예측이 가능하고 질서정연하게 만들려 노력할 수도 있다. 그러니까 말 그대로 자기 인생을 구성하는 다양한 요소를 통제함으로써 자신에게 기대되는 게 무엇인지, 앞으로 어떤 일이 일어날지, 그 일에 어떻게 대비할지를 미리 알 수 있게 하는 것이다. 기본적인 목표는 놀랄 일을 제거하는 것이 된다. 당신은 천천히 정성을 들여 구조와 예측 가능성으로 자기 내면의 조절기를 재구축할 것이다. 자연스러움의 측면에서는 잃는 게 있겠지만 그것은 온전한 정신을 얻는 것으로 상쇄할 수 있을 것이다.

나는 졸업을 하고, 어려운 공공영역의 업무를 처리하고, 대학으로 이직하고, 새로운 기술을 배우는 일을 모두 해냈다. 게다가 스티브가 떠난 것도 이겨냈다. 그리고 대체로는 멀쩡한 상태를 유지했다. 그러다 내 인생을 한 단계 진척시킬 계획을 세웠다. 그 계획에서 화이트 선생은 중심적인 위치를 차지했고 그 계획은 잘 진행되고 있었다. 나는 어떻게 그와 작업해야 하는지 그리고 그에게서 무엇을 기대할 수 있는지 알았다. 그건 내 삶에 구조를 부여하고 내게 '의지할 무언가'를 제공해주었다. 물론 나는 변화가 불가피하다는 것을 알고 있었고, 이미 그걸 배운 터였다. 하지만 아직 그 변화를 헤쳐나가는 방법을 배우는 중이었다. 화이트 선생의 은퇴 발표는 나에게 천재지변 같은 놀라움, 마치 벼락을 맞은 것 같은 충격으로 다가왔다. 선생이 그 몇 단어를 말하는 동안, 내 주변에 구축해두었던 구조와 예측 가능성이 한 마디로 내 눈앞에서 폭파해버렸다. 내 안의 사라진 조절기를 대신하기 위해 내가 그토록 고심해서 만들어온 그 조절기가 파괴된 것이다. 모든 시각, 소리, 냄새, 맛, 기억, 감정, 생각, 아이디어가 한꺼번에 포효하며 달려들어 나를 집어삼켰다.

나는 예일에서 보낸 초기에 정신증이 발발한 이유가 존스 부인과 작업을 순조롭게 마무리하지 못한 일과 어느 정도 관계가 있다고 늘 생각해왔다. 그런 와중에 화이트 선생의 은퇴 소식을 들으니 역사가 반복되고 있다고 내 안의 뭔가가 말해주었다. 그러나 최악의 시나리오는 일어나지 않았다. 스티브가 외부 세계에서 온 메신저처럼 나를 찾아왔고, 화이트 선생의 계획 변경이 내 내면세계에 질서를 되살렸다.

하지만 화이트 선생이 원래 계획대로 은퇴하고 내 바람과 달리 나를 1년 더 치료할 수 없었더라면, 나는 다시 병원에 입원하게 되었을 거라고 확신한다. 화이트 선생과 내가 우리 작업이 마침내 끝에 도달했다고 합의하게 될 시기가 언젠가 오리라는 걸 나는 너무나 잘 알고 있었다. 그러나 내가 온전한 정신으로 남아 있으려면 우리의 '끝'은 적합한 때와 장소에서 이루어져야만 했다. 이제 그 일이 다시 가능해진 것이다.

그래도 그것은 너무나 무서운 추락이었고, 거기서 회복한 것도 다행한 일이기는 했지만 거의 그 추락 자체만큼이나 오싹함을 안기는 일이었다. 내가 계속 안녕한 상태를 유지하는 것이 나 자신의 집중과 결단만이 아니라, 그에 못지않게 무작위의 운에도 달려 있다는 것을 나는 이해하기 시작했다. 구조와 예측 가능성에 생존 자체가 걸려 있는 사람에게 이는 결코 좋은 소식이 아니었다.

1988년 여름, 한 학년 동안 가르치는 일을 마친 나는 법학대학원의 교직 시장에 뛰어들 준비를 하고 있었다. 약물 치료를 거부할 수 있는 역량에 관한 저널 논문의 원고도 마무리했고, 그 논문이 앞으로 있을 면접에서 내 성과에 관해 이야기할 때 내세워도 될 만큼 괜찮다는 자신감도 있었다.

독립기념일이 들어 있는 주말에 잠시 마이애미로 가서 가족을 만날 계획이었다. 그런데 비행기를 타기 바로 전날 밤 갑자기 끔찍한 두통이 몰려왔다.

그때까지 나는 많은 의학적 문제를 겪었지만 두통이 그 목록에 오른 적은 한 번도 없었다. 그리고 이 두통은 사라질 생각이 없어 보였고, 이틀 내내 계속됐다. 머리가 아팠고 목과 허리도 아팠고 대부분의 시간 동안 토하기 직전의 상태였다.

나는 철학적인 태도를 동원해 내 몸에 대해 인내심을 가져보려 노력했다. 내 친구들 중에도 편두통을 앓는 이들이 있는데 아마 이번에는 내 차례인 모양이라고. 어쩌면 이번 한 번은 나도 그냥 정상적인 일을, 여느 스트레스 중 하나를 겪고 있는 것인지도 몰랐다. 아니면 더위 때문인지도. 혹은 습도 때문이거나. 무엇 때문이었든 두통은 시작될 때만큼 갑작스럽게 사라졌다.

2주 후 두통이 다시 시작됐다. 그 통증과 그걸 극복하지 못하는 나의 무력함에 나는 정신이 아득해질 만큼 충격을 받았다. 스티브를 통해 알게 된 현명한 사제이자 재능 있는 정신과 의사이기도 한 존이라는 친구가 의사의 진료를 받아보라고 나를 설득했다. 나중에 알게 된 사실인데 존의 어머니는 나와 비슷한 증상을 앓다가 젊은 나이에 세상을 떠났다고 한다.

의사도 내 생각에 동의했다. 맞는 말이라고, 문제는 편두통이며 스트레스 때문에 생긴 것일 수 있다고. 의사는 내게 타이레놀과 코데인을 처방해주었다. 병원 진료가 끝나고 나는 법무서비스기구의 친구들을 만나러 예일로 차를 몰았다. 그 뒤 마지막으로 기억나는 건 내가 격렬하게 토했다는 것이다. 지금까지도 그 후 닷새 동안 일어난 일에 관해서는 구토 외에 아무것도 기억나지 않는다.

이후 내가 들은 이야기를 끼워 맞춘 바에 따르면 다음과 같다. 내가 토하고 난 뒤 마리아와 샐리가 나를 집까지 태워다주고 곧바로 침대에 누우라고 말했다. 이튿날 아침 그들은 내 상태를 확인하려고 전화했지만 통화 중 상태였다. 몇 시간 동안이나. 정오에 그들은 너무 걱정된 나머지 다시 내 아파트에 왔다가 전날 입었던 옷을 그대로 입고 있는 나를 발견했다. 침대에는 누운 흔적이 전혀 없었고, 나는 계속 한 문장만 반복했다. "자기들 여기 왜 왔어, 자기들 왜 여기 있어?" 그들은 대답해주었고, 잠시 후 나는 같은 질문을 반복했으며, 한순간에서 다음 순간까지 말 그대로 생각을 머릿속에 붙잡고 있지 못했다.

그들은 재빨리 나를 자기네 차에 태워 응급실로 데려갔다. 거기서는 전적으로 예상할 수 있는 불상사가 발생했다. 응급실 의료진은 내게 정신 병력이 있다는 걸 발견했다. 그러자 진단 업무는 그것으로 끝이었다.

정신질환에 대한 낙인은 다양한 얼굴을 지닌 해악인데, 의료계 역시 그중 여러 개의 얼굴을 달고 있다. 언젠가 스티브가 일했던 프로그램에서 한 정신질환자는 허리뼈가 부러진 채로 몇 주를 지냈다. 의료진 중 그 누구도 그의 통증을 심각하게 여기지 않았기 때문이다. 그가 정신질환자라는 이유에서였다. 그처럼 응급실에서 내가 정신질환이 있고 항정신병약을 쓰고 있다는 사실을 알게 되자 나에 대한 진단은 이미 돌에 새긴 것처럼 확고했다. 나는 '단지' 삽화를 겪는 중일 뿐이라는 것이었다. 가여운 마리아는 말 그대로 펄쩍펄쩍 뛰면서, 자기가 정신증 상태의 나를 전에도 보았는데 이번은 다르다고 귀가 달린 모든 사람을 붙잡고 말했다. 하지만 마리아의 증언도 소용이 없었다. 나는 그냥 정신질환자일 뿐이었다. 응급실 사람들은 나를 돌려보냈다.

마리아는 나를 자기 집으로 데려가야겠다고 판단했다. 내게 벌어지는 일이 무엇이든 나를 혼자 두는 건 안전하지 않을 게 분명해 보였다고 한다. 우리가 마리아의 집에 도착했을 즈음, 나는 응급실에 갔던 일을 전혀 기억하지 못했고 우리가 어디에 있는지, 왜 거기 있는지도 알지 못했다. 마리아는 나를 안정시키려 애쓰며 나의 부모님에게 전화했다. 어머니가 곧장 마이애미에서 날아왔다. 아버지는 눈 수술 후 회복 중이었고 여행이 가능해지면 곧바로 따라오기로 했다.

어머니는 곧바로 마리아의 집으로 왔고 거기서 우리와 함께 30분 정도 있다가 나를 차에 태워 내 작은 아파트로 왔다. 그리고 먹을 걸 좀 사려고 몇 분 정도 동네 가게에 다녀왔다. 어머니가 돌아와 문을 두드렸을 때 나는 문을 열어보고는 음식을 사 온 어머니를 보고 깜짝 놀랐다. "여기서 뭐 하고 계세요?" 하고 내가 물었다.

"먹을 걸 좀 사려고 나갔다 왔어." 하고 어머니가 말했다. "내가 마리아 집에서 너를 태우고 집으로 데려왔던 거 기억 안 나니?"

"안 나요. 그런데 엄마가 왜 여기 있어요? 가족 중에 누구 아픈 사람 있어요?"

"아니야, 엘린. 아무도 안 아파. 너를 제외하면 말이다. 그러니까 난 네가 어떻게 됐는지, 내가 도울 수 있을지 보러 온 거야."

5분 뒤. "엄마, 여기서 뭐 하고 있어요?" 그리고 또 5분 뒤 "여기서 뭐 하고 있어요?" 그리고 또, "여기서 뭐 하세요?"

어머니는 나를 다시 주치의에게 데려갔다. 처음에 의사는 크게 걱정하지 않는 듯 보였다. 내가 며칠 전 자기 진료소에 와서 두통에 관해 이야기하고 진통제 처방을 받아 갔던 일을 전혀 기억하지 못한다는 걸 깨닫기 전까지는 말이다. 그걸 알고 그는 즉시 어머니에게 나를 다시 병원으로 데려가라고 말했다.

그래서 우리는 다시 그 응급실로 갔다. 나는 몇 시간 동안 복도에서 바퀴 달린 들것에 앉아 있었다. 마침내 나는 표준적인 질문에 답했고, 이번에도 그들은 나를 다시 집으로 돌려보내려는 것 같았다. 그런데 그때 그 병원 소속 내과 의사가 내게 다리를 들고 손가락을 발가락에 대려고 하면 아프냐고 물었다. 그랬더니 아팠다.

그가 급히 요추천자를 지시했고 그 결과 마른 피가 섞인 누런 뇌척수

액이 나왔다. 나는 지주막하 출혈 진단을 받았다. 내 뇌에서 출혈이 일어나고 있었던 것이다.

지주막하 출혈로 인한 사망률은 약 50퍼센트이지만 당시 나는 그 사실을 몰랐다. 나는 서른두 살이었고, 그때까지 내 뇌는 내 말을 잘 듣기도 했고 아주 고약하게 굴기도 했다. 신경외과의사가 검사실로 들어왔을 때는 새벽 3시였다. 그는 뇌혈관을 들여다볼 수 있게 해주는 뇌혈관조영술을 실시하고자 했다. 혈관조영술은 어느 경우든 위험하지만 이때는 절대적으로 필요한 절차였다. 혈관조영술을 통해 동맥류가 드러난다면, 나는 즉시 뇌수술을 받아야 할 터였다.

그 이야기를 들었던 일은 분명히 기억한다. 머리 위의 눈부신 조명과 병원에서 나는 전형적인 냄새와 소리 속에서 어머니와 나 둘 다 눈물을 흘리고 있었다. "만약 나한테 무슨 일이 생기면, 제발 엄마 아빠는 계속해서 두 분의 삶을 잘 살아가셔야 해요. 그게 내가 원하는 거예요." 어머니가 흐느끼는 소리가 더 커졌다. 내 일도 무서웠지만, 부모님을 생각하면 그보다 더 두려웠다. 만약 내가 죽는다면…….

혈관조영술 결과로는 확실한 걸 알 수 없었다. 혈관조영술로도 출혈의 원인을 감지하지 못하는 경우가 많은데, 이럴 때 의사들은 어떤 구조적 이상—아주 작은(그래서 감지되지 않는) 동맥류나 동정맥 기형—에서 혈액이 누출되면서 그 이상이 저절로 파괴되어 사라진 경우로 가정한다. 어느 쪽이든 나는 뇌수술을 할 필요가 없어졌다. 그 소식을 들었을 때 너무 큰 안도감에 거의 발작하듯이 격한 울음이 터져나왔다.

아버지는 내가 병원에 입원하고 얼마 지나지 않아 도착했다. 나는 병원에서 3주를 더 머물렀다. 이틀쯤 지나자 기억력은 나아졌지만 두통이 가시기까지는 더 오랜 시간이 걸렸다. 각종 검사가 끝없이 이어졌다. 여러 차례의 CT 스캔과 MRI, 또 한 번의 혈관조영술, 결국 척수낭이 쪼그라들어 더 이상 할 수 없을 때까지 매일 실시한 요추천자까지.

입원해 있는 동안 그들은 항우울제 복용을 중단시켰다. 내게 투여되던 온갖 진정제들에다 항우울제까지 더해지면 내 몸에 너무 큰 무리라고 판단했기 때문이다. 그리하여 의료진이 내 몸 여기저기를 쑤셔보고 찔러보고 내 주변에서 "흐음"이라든가 "글쎄, 한편으로 이러저러할 수도 있지" 하는 식의 말을 주고받는 동안 나는 어마어마한 슬픔과 두려움 속에 있었다. 그리고 당연히 정신증 상태였다.

어느 밤, 나는 내가 당시 코네티컷주에서 아내의 시신을 전기톱으로 토막을 내고 목재파쇄기에 집어넣어 갈아버린 혐의로 재판을 받고 있던 '목재파쇄기 살인범'이라고 믿게 되었다. 정맥주사를 꽂은 채 수액 걸대를 밀고서 간호사 스테이션까지 걸어가 간호사들에게 경찰에 전화를 걸어 내 행방에 대해 알려줘야 한다고 말했다. 그들은 아주 부드럽게 나를 다시 내 병실로 데려가 침대에 눕혔다.

이튿날 회진 때 레지던트 한 명이 내게 무슨 일이 있었던 거냐고 물었다. "어젯밤에 무척 불안해하셨다고 들었어요. 무슨 일로 그런 거예요?"

"사실은 내가 그 목재파쇄기 살인범이라고 생각했어요." 내가 말했다. "내가 그 살인범인지 아닌지 아직 확실히 모르겠어요. 어느 쪽이든 나는 아주 나쁜 사람이에요. 사실은 사악한 인간이죠."

그 말을 듣고 의사는 복도 저쪽 끝에 있는 간호사들에게까지 들릴 만큼 큰 소리로 웃음을 터뜨렸고, 그 웃음소리를 듣자마자 나는 수치심을 느꼈다. 이 사람은 내가 미쳤다고 생각하는구나.

때는 여름이었고 화이트 선생은 휴가 중이어서 뉴헤이븐을 떠나 있었다. 다행히 화이트 선생이 그 병원에서 자문조정 정신과 의사●로 일하고 있던 자기 동료에게 가끔 들러서 내 상태를 봐달라고 부탁해두었다. 닥터 파인스타인은 거의 매일 내 병실에 들렀는데, 매우 온화하며 마음을 편하게 진정시키는 능력이 있는 사람이었다. 그리고 그때 내게 가장 필요했던 것이 바로 그런 성품이었다.

"정말 무서워요." 내가 파인스타인 선생에게 말했다. 그러고는 공중에서 손가락을 딱 튀겼다. "이렇게 그냥 한순간에 갑자기 목숨을 잃을 수도 있다는 걸 이제는 알겠거든요."

그가 고개를 끄덕였다. "맞는 말이에요. 아주 슬픈 일이죠. 하지만 엘린, 대부분의 사람은 그걸 오십 대가 되어서야 깨닫는데, 당신은 그냥 그걸 더 일찍 배운 것뿐이에요."

파인스타인 선생의 방문, 그리고 내가 병원에 있는 3주 동안 매일 찾아와 곁에 있어 준 부모님의 존재는 엄청난 힘이 되어주었다. 뉴욕에 사는 동생 가족도 찾아와 나와 함께 시간을 보내주었다. 우리는 다 같이 구내식당으로 가서 때로 간식을 먹거나 식사를 했다. 늦은 밤 모두가 돌아간 뒤 나는 정맥주사 걸대를 붙잡고 어슬렁거리며 라운지까지 걸어다녔다. 거기서 담배를 한 대 태우고 라운지 텔레비전의 음악 채널에서 나오는 클래식을 들었다. 부모님은 내 병실 문에 '무단이탈 주의'라는 푯말을 붙여놓았는데, 우리는 그걸 보고 웃었지만 의사들은 짜증스러워하는 게 역력했다. 그들은 우리가 내 입원 상태와 입원 이유가 된 사건을 충분히

● 자문조정 정신의학이란 신체질환이 있는 환자에게 정신과적 증상이나 심리적 문제가 있을 때 이에 대한 자문을 제공하는 정신의학의 한 분야이다.

심각하게 여기지 않는다고 생각했지만, 사실 우리는 겁에 질려 있었고 농담은 우리가 공포로부터 자신을 보호하는 한 방법이었다.

날이 갈수록 기억손상은 다소 회복되었지만 완전히 해결되지는 않았고 두통 역시 그랬다. 그래서 병원에서는 몇 가지 심리검사를 실시했는데, 그 결과는 내 차트에 손으로 기록되어 내가 아주 쉽게 읽을 수 있었다. 다양한 전공 분야의 여러 사람이 각자 나의 상황과 상태에 대해 의견을 제시했는데, 내게는 그 의견의 다양성이 아주 흥미로웠다. 어떤 사람은 심리검사 결과 내가 "지속적으로 망상적 사고와 자기박해에 시달리는 것 같다"라고 썼다. 여기엔 새로운 게 없었다.

다른 검사자는 자기 이름 뒤에 MA라고 서명하는 걸로 봐서 석사 학위가 있는 심리학자인데, 한참이 걸리는 기억력 테스트를 실시하고는 기이한 결론을 도출했다. 검사 결과 내가 의도적으로 기능이 손상된 것처럼, 특히 기억이 상실된 것처럼 보이려고 한다는 것이었다. 그러나 그의 지도교수는 그 검사 결과를, 내가 손상된 것처럼 보이려 한다기보다 정말로 손상되었다고 암시하는 것으로 해석할 수도 있다고 써두었다. 또한 그 심리학 석사는 내 두통이 부족한 영양 섭취 때문일 수 있다는 의견을 제시했고, 또 다른 사람은 두통이 나의 '혼란에 빠진 사고 과정' 때문일 수도 있다고 썼다. 요컨대 내가 꾀병을 부리고 있거나, 미쳤거나, 음식을 제대로 안 챙겨 먹고 있다는 얘기였다. 왜 그런지 몰라도 그들에게는 내게 뇌출혈이 일어났다는 사실은 아무 의미 없는 일이 되어 있었다.

게다가 그 석사는 내가 "영양 면에서도 위생 면에서도" 내 아파트 안에서 스스로 나를 돌볼 능력이 있는지도 의심했다. 또 한 사람은 친절하게도 내가 "장기적인 돌봄 필요에 대한 지원을 받도록" 사회복지부서에 의뢰했다. 나의 장기적인 돌봄 필요에 대해 지원을 받을 수 있었다면 나도 정말 좋았을 것이다. 내 장기적인 계획이 대형 출판사에서 여러 권의 책을 출간하고, 십여 편의 법학 리뷰 논문을 쓰고, 주요 대학의 법학대학원에서 교수로 정년을 보장받는 것이었으니 말이다. 컨디션이 최상이고 더할 나위 없이 건강하다고 해도 그런 계획을 달성하고자 하는 사람이라면 어떤 도움이든 받을 수 있는 대로 다 받는 게 이로울 테니까.

3주가 지나자 마침내 퇴원을 했지만 출혈 원인은 여전히 밝혀지지 않았다. 그리고 입원 전 며칠간의 비어버린 기억은 끝내 다시 채워지지 않았지만 어쨌든 두통은 물러났다. 부모님은 마이애미로 돌아갔고 나는 흠이 있고 당황스럽고 불가사의하면서도 전망이 밝은 나의 삶으로 돌아갔다. 한동안은 내가 아주 취약하게 느껴졌다. 정말로 무섭고 심지어 위협적인 일이 나에게 일어났다는 걸 나는 알았다. 하지만 분명한 사실은 내가 죽지 않았다는 것이었다. 나는 살아남았고, 매일같이 그 사실을 되뇌었다. 그건 마치 운석이 집은 때리지 않고 뒷마당에 떨어진 격이었다. 우리는 운석에, 그러니까 거의 일어날 뻔한 일에 초점을 맞출 수도 있고, 다행스러운 빗나감과 일어나지 않은 일에 초점을 맞출 수도 있다. 나는 최선을 다해 빗나감에 초점을 맞추기로 마음먹었다.

18장

9월에 나는 그 작은 법학대학원에서 새 학년을 맞아 2년째 가르치는 일을 시작했고, 다른 학교의 종신직 교수 자리에 지원하기 위한 준비에 착수했다. 법학대학원 교수직으로 가는 전통적인 경로—법률 서기로서 판사의 일을 돕거나 대형 로펌에서 여름 인턴으로 일하는 것—를 따르지 않았음에도, 내가 보낸 지원서에 35개 이상의 법학대학원이 관심을 보였고 이런 압도적으로 긍정적인 반응은 내게 큰 만족감을 안겨주었다.

나는 낙관하고 싶었고 서류상으로는 낙관할 이유가 충분했지만, 작은 생화학적 걸림돌이 있었다. 지난번 입원 이후로 나는 아직 평소의 약물 복용으로 돌아가지 않고 있었다. 며칠 만에 나는 약간 우울함을 느끼던 정도에서 심각한 우울증 상태로 떨어졌고, 그 후로는 자살에 대한 생각으로 치닫기 시작했다. 화이트 선생은 곧바로 아미트립틸린을 다시 복용하라고 했고(아직 프로작이 나오기 몇 년 전이었다), 스티브는 전화로 내가 직장을 구하는 동안 맞닥뜨릴 스트레스에 관해, 내가 집중하고 침착을 유지해야 할 필요성에 관해 엄하게 잔소리를 늘어놓았다. "난 널 알아. 네가 무슨 생각을 하고 있을지." 스티브의 말이었다. "하지만 지금은 약 가지고 미련 부릴 때가 아니야." 약에서 완전히 자유롭고 싶은 마음은 너무도 간절했지만 스티브의 말이 옳다는 걸 인정하지 않을 수 없었다.

그러나 약 문제가 아니라도 내가 삐끗할 여지는 아주 많았다. 예를 들어 종일 이어지는 면접을 보러 마이애미대학교에 짧게 다녀왔을 때 나는 주의가 너무 분산되고 스트레스가 심해서 잘 먹지를 못했고, 면접에서 일에 관한 대화를 나눌 때는 너무 엉성한 상태였다. 한마디로 또다시 '사실상 혼수상태'였던 것이다. 더 심각했던 것은 뉴욕에 도착한 뒤 비행기에서 내리려다가 기절해서 휠체어에 실려 나간 일이었다. 어찌나 창피했던지 나는 그날의 일을 '엉성한 자기돌봄―엘린, 정신 바짝 차려!'라는 제목의 파일 속에 분류해 두었다.

나머지 면접은 그보다 훨씬 순조롭게 진행되었고, 이윽고 여러 매력적인 제안이 들어왔다. 가장 마음이 끌린 건 로스앤젤레스에 있는 서던캘리포니아대학교USC에서 온 제안이었다. 서던캘리포니아대학교 법학대학원은 학문적 평판이 높았고 전국 상위 15~20위 사이에 들었다. 그곳은 면접을 보러 방문했을 때도 아주 편안했고 놀라울 정도로 긴장이 되지 않았다. 대화를 나눠본 교수진은 대단히 똑똑한 사람들임에도(나는 미리 충분히 조사했고, 그들 각자가 어떤 논문을 어느 저널에 발표했는지까지 알고 있었다) 친절하고 느긋했다. 또 하나 사소하게 볼 수 없었던 요소는, 캠퍼스가 사랑스럽고 햇살이 환하고 따뜻해서 내 몸에도 아주 좋을 것 같다는 점이었다. 그래서 USC에서 제안이 왔을 때 나는 쉽고도 신속하게 결정을 내릴 수 있었고, 당연히 제안을 수락했다.

하지만 실제로 그곳으로 옮겨가기까지는 아직 몇 달 더 남아 있었다. 그때까지 내게는 아직 뉴헤이븐에서 학생들을 가르칠 일이 남아 있었고, 제퍼슨의 일도 진행 중이었다. 나는 제퍼슨이 코네티컷주의 제도 안에서 이리저리 옮겨 다니는 동안 계속 그를 대리하고 있었다.

한 주에 한 번 정도는 꼭 제퍼슨을 만나러 가려고 노력했다. 우리는 제퍼슨이 사는 그룹홈에서 만나 근처 가게로 가서 아이스크림을 먹으며 유쾌하게 이야기를 나눴다. 제퍼슨은 명백한 장애가 있고 판단력이 온전하지 않은 데다가 덩치도 크다 보니 그를 겁내는 사람이 종종 있었다. 그러나 나와 함께 있을 때 제퍼슨은 항상 순하고 말도 부드럽게 했다. 그는 잘해나가고 있었고 행복해했다.

사실 제퍼슨은 그룹홈과 학교 생활에서 큰 진전을 이룬 터였고, 그래서 양쪽의 직원들 모두 그가 이제 더 잘 기능하는 사람들이 있는 그룹홈으로 옮겨갈 때가 왔다고 생각했다. 그런 곳에 제퍼슨이 들어갈 자리가 나려면 시간이 꽤 걸릴 터였으므로, 내게는 제퍼슨을 위해 꼼꼼히 조사할 충분한 시간이 있었고, 기존 그룹홈과 새 그룹홈, 그리고 학교의 직원들과도 길고 진지한 대화를 여러 차례 나눴다. 나는 또 얼마 전에야 제퍼슨의 인생에 다시 등장한 그의 어머니와도 이야기할 기회가 있었다. 그리고 이제 나를 신뢰할 뿐 아니라 비밀을 털어놓을 수 있는 친한 친구로 여기게 된 제퍼슨과도 진지한 대화를 나눴다. 제퍼슨은 자기의 새로운 집이 될 후보 그룹홈에 가서 하룻밤이나 주말을 보내고 오는 일도 몇 차례 순조롭게 해냈고 그곳을 마음에 들어했다. 그는 그리로 옮기고 싶다고 내게 말했다.

서류상으로는 좋아 보였다. 그런데도 나는 이상하게 내면에서 솟아나는 의구심과 씨름해야 했다. 제퍼슨처럼 정신지체와 행동기능장애가 있는 성인은 타인, 특히 자기 삶에서 어떤 권력을 행사하는 사람의 마음에 들도록 행동하려 한다는 것이 잘 알려져 있다. 기본적으로 그들은 올바른 말을 하고 주변 모든 사람을 만족시키기를 절실히 원한다. 제퍼슨은 자기가 어떻게 해야 나를, 그리고 다른 직원들을 만족시킬지에 생각이 쏠려 있는 것 같았다. 내가 염려한 것은 그 때문이었다. 내가 정말 이 상황을 사실 그대로 보고 있는 것일까? 정말 이렇게 하는 게 제퍼슨에게 알맞은 일일까? 지금이 적합한 때이고, 그곳이 적합한 장소일까? 그렇다고, 그렇다고, 모두가 그렇다고 거듭 말했다. 마침내 나도 동의했다. 좋아. 그렇게 하는 게 맞는 거야. 그래서 우리는 제퍼슨을 그곳으로 옮겼다.

몇 주 동안은 순조롭게 지나갔고, 모두가 마음을 놓기 시작했다. 그러다가 무언가가 제퍼슨을 폭발시켰다. 방아쇠가 무엇이었는지는 분명하지 않았지만, 어쨌든 뭔가가 제퍼슨을 화나게 했다. 제퍼슨은 고함을 지르고 비명을 지르기 시작했고, 거기 사는 다른 사람들과 직원들을 위협했다. 경찰이 출동했고 화가 나서 알아들을 수 없는 말을 쏟아내고 통제할 수도 없는 덩치 큰 흑인 남자와 맞닥뜨리자 경찰은 완력으로 제퍼슨을 제압해 지역 정신병원으로 끌고 갔다. 병원에 도착하자 강박, 강제 투약, 독방 감금이라는 최악의 시나리오가 현실로 펼쳐졌다. 스티브와 내가 주립정신병원에서 제퍼슨을 빼내 온 후로, 그에게 닥치지 않게 하려고 갖은 애를 써왔던 모든 일이 벌어진 것이다. 내가 직접 겪었고 나에게 공포를 안겼던 모든 일이 이제 제퍼슨에게 벌어지고 있었다.

애석하게도 그 일은 연쇄반응을 일으키며 악화일로로 치달았고 한동안은 그 동력의 방향이 뒤집히지 않을 것 같아 보였다. 그 일로 제퍼슨이 병원에 있었던 기간은 짧았지만 그때가 마지막 입원은 아니었다. 예전 그룹홈에서 그가 있던 자리에는 이미 다른 사람이 들어와 있었기 때문에 그곳으로 돌아갈 수는 없었다. 그리고 새 그룹홈으로도 돌아갈 수 없었다. 거기는 그와 맞지 않는 게 분명했고 그들도 그가 돌아오는 걸 원치 않았다. 제퍼슨의 차트에 '난폭'이라는 단어가 적히기 시작했고, 그는 이 그룹홈에서 저 그룹홈으로 옮겨지다가 이윽고 뭔가가 또 잘못되어 다시 병원에 들어가야 했다. 내가 새 직장이 있는 LA로 이사 가던 무렵에도 제퍼슨은 여전히 안정되지 못한 상태였다.

결국에는 상황이 어느 정도 안정을 찾았고, 몇 년 뒤 내가 찾아갔을 때 제퍼슨은 잘 맞아 보이는 그룹홈에서 지내고 있었다. 하지만 한동안은 그의 내면에서 무슨 스위치가 켜진 것처럼 문제가 이어졌고, 이후로는 최초의 그룹홈에서만큼 잘 지내지 못했다. 좋은 일을 한다고 했던 우리. 우리가 그를 실망시킨 걸까? "나 때문에 이렇게 된 거예요?" 내가 제퍼슨에게 물었다. "우리가 이렇게 한 거예요? 우리 잘못인가요?"

아니요, 아니요, 라고 제퍼슨은 말했다. 우리는 최선의 판단에 따라 당시에 적절하다고 여겨지는 일을 한 거라고. 하지만 나는 우리가 꼭 제퍼슨의 관점이 아니라 우리 관점에서 최선이라 여겨지는 것을 위해 싸운 것은 아닌지 우려스러웠다. 어쩌면 제퍼슨에게 일어난 일은 어떻게 해도 일어났을 일일 수도 있지만, 그건 도저히 알 수 없는 일이다. 햇병아리 법률가들이 힘겹게 배워야 할 또 하나의 교훈이었다.

봄이 오고 코네티컷 시절이 끝나가자 나는 4월 봄방학 기간에 미래의 동료들을 만나보고 살 집을 구하고 캠퍼스와 그 도시에 익숙해지도록 LA에 다녀올 계획을 세웠다. 그뿐 아니라 중단없이 치료를 이어갈 수 있도록 서해안 지역의 정신분석가 몇 명의 명단도 뽑아두었다. 나는 다가올 새로운 생활을 위해 견고한 구조를 짜놓겠다고 단단히 마음먹고 있었다.

여행을 떠나기 직전에 아버지에게서 전화가 걸려왔다. "노먼 외삼촌이 세상을 떠났다. 스스로 목숨을 거두고 말았구나." 어머니의 동생인 노먼 삼촌은 이렇게 세상을 떠났을 때 겨우 마흔일곱 살이었다. 삼촌이 사는 동안 거의 대부분을 정신과적 문제에 시달렸다는 건 비밀이 아니었다. 심각한 우울증 때문에 캔자스주에 있는 메닌저 클리닉에서 1년을 보낸 적도 있었다. 한 번은 내 권유로 펜실베이니아 병원에서 몇 달을 보내며 내 담당의사였던 닥터 밀러에게 치료를 받기도 했다. 삼촌이 그 병원을 떠났을 때 그건 '의학적 조언을 거스른' 결정이었다. 그리고 이제 이런 일이 일어나고 말았다. 알약을 과다복용함으로써 자기 손으로 목숨을 끊은 것이다.

나는 슬프고 정신이 아득해졌지만, 왠지 그리 놀라지는 않았다. 그리고 아버지는 침착했지만 어머니는 전혀 달랐다. 어머니는 슬픔에 압도되었다. 외할아버지가 돌아가신 지 얼마 되지 않은 데다, 오랜 세월 힘들게 지내왔던 동생을 그런 식으로 잃는 것은 더욱 심한 고통이었다. 나의 잘생기고 다정했던 젊은 삼촌이 세상을 떠났다. 그냥 이렇게 한순간에. 하지만 나는 조문하러 플로리다에 갈 수가 없었다. 이튿날 아침 LA로 떠날 일정이 잡혀 있었고, 그곳에서도 약속이 빼곡히 잡혀 있었으며, 그 짧은 틈새 시간 안에 모든 일을 처리해야 했다. 나도 삼촌의 장례식에 가고 싶었다. 어머니 곁에 있어 드리지 못하고 삼촌의 외로운 싸움에 경의를 표하지 못하는 것이 애석했고 이후로도 계속 안타까운 마음을 갖고 있다.

자살이 지나가고 난 자리에는 늘 난파의 생존자들이 남는다. 그들은 자신이 사랑한 그 사람이 계속 살아가도록 자기가 할 수도 있었을 일, 해야만 했었을 일이 뭔가 있을 거라고 느낀다. "내가 이 말만 했더라면, 내가 그 일만 했더라면……. 우리가 놓친 게 뭘까? 우리는 어쩌다 놓친 걸까?" 처음의 그 끔찍한 날들에는 어떤 말이나 행동도 그런 종류의 슬픔을 달랠 수 없고, '피할 수 없는' 일이었다는 말은 절대 받아들여지지 않는다.

내게 더 나빴던 점은 내가 노먼 삼촌에게 너무 깊이 동일시하고 있었다는 것이다. 저런 일이 언젠가 내가 다다를 운명일까? 또 한 명의 의사, 또 한 번의 검사, 또 한 알의 약, 또 한 번의 삽화, 또 한 번의 입원이 그냥 나를 낭떠러지 너머로 밀어뜨릴 순간이 나에게도 올까?

나는 수화기를 내려놓고 내 작은 아파트에 홀로 서서 다 싸놓은 여행 가방과 곧 시작될 내 남은 삶을 생각하며 반항을 담아 주먹을 둥글게 말아쥐었다.

아니! 아니야! 그건 삼촌의 인생에서 삼촌이 갖고 있던 이유로 삼촌이 한 일이야. 이건 내가 사는 내 인생이라고.

나의 생존을 위한 필수적인 한 단계이자 이 여행의 핵심 이유 하나는 내게 맞는 좋은 정신분석가를 찾는 일이었다. 나는 존스 부인과 화이트 선생의 안내를 받으면서, 내게 대화 치료라는 안전장치가 확실히 갖춰지지 않으면 나머지는 다 소용이 없다는 것을 알게 되었다. 나는 친구와 동료, 화이트 선생이 추천한 네 명의 분석가와 면담을 하고 결국 화이트 선생이 추천한 분석가를 선택했다. 그의 이름은 캐플런이었고, 인상적인 그의 경력에는 LA 지역 한 병원에서 다수의 중증 정신질환자와 함께 작업한 일도 포함되었다.

캐플런 선생의 사무실에 들어선 첫 순간 이미 확신이 섰다. 서로 어울리지 않는 갖가지 물건들로 아무렇게나 장식된 곳이었다. 곳곳에 기울어진 책더미, 종이더미, 공책더미가 있었고, 조명 스탠드는 주변과 어울리지 않았으며, 가구는 아무 특징 없이 평범했다. 나에게 그 광경은 캐플런 선생이 학생을 가르치고 글을 쓰고 환자를 치료하는 여러 일로 바쁜 학자라는 사실을 여실히 보여주는 충분한 증거였다. 그때나 지금이나 나의 사무실 역시 언제나 뒤죽박죽된 혼돈 상태이므로, 그의 사무실도 내 사무실과 비슷한 걸 보니 왠지 마음이 놓였다. 게다가 그곳은 외적인 것은 별로 중요하지 않지만 내면으로 들어가는 여행은 매우 중요하다는 것을 은연중에 암시한다는 점에서 어느 정도 존스 부인의 사무실도 생각나게 했다.

처음에 몇 분 이야기해본 것만으로도 캐플런 선생이 나의 병을 이해하고 있을 뿐 아니라 정신분석과 약물 치료를 병행하는 데 반감이 없다는 것(모든 분석가가 그런 것은 아니다)도 분명히 알 수 있었다. 하지만 나는 그가 내 삽화에 때때로 포함되는 종류의 강렬함과 폭력성에 대해서도 준비가 되어 있는지 궁금했다. 어쩌면 그는 자기가 예상한 것보다 더 많은 걸 감당해야 할지도 몰랐다. "그 점에 대해서는 걱정하지 말아요." 화이트 선생이 내게 말했다. 그리고 캐플런 선생에게는 "엘린을 너무 무서워하지 말아요." 하고 말했다.

할 일 목록에 있는 나머지 일들—곧 나의 동료가 될 사람들과의 점심이나 저녁 약속, 새 거주지를 찾는 일—은 내가 바라던 것보다 더 순조로 웠다. 사실 아무 문제도 없이 다 해낼 수 있었다. 스티브의 훈계를 잘 따라 서 약을 챙겨 먹고 적합한 음식을 먹고 필수적인 휴식을 취했더니 실제로 아주 좋은 시간을 보냈다. 내가 찾은 침실 하나짜리 제법 큰 아파트는 LA 서부 지역에서 전형적으로 볼 수 있는 치장 벽토로 외벽을 장식한 현대적 인 4층 건물에 있었고, 캠퍼스에서 차로 30~40분 정도 걸리는 거리에 있 었다. 오래전부터 1층에서는 절대 살지 않겠다고 결심한—창밖에 뭐가 있 을지는 아무도 모르니까—나는 높은 데 있을 때 마음이 편했다. 고등학교 시절 집들이 말하는 일(오늘날까지도 나를 오싹하게 만드는 기억이다)을 경험 한 후로는 단출한 방갈로나 소형 단층 주택은 쳐다보지도 않았다. 마당도 테라스도 발코니도 싫었다. 그런 곳에서는 심어 놓은 나무가 시야를 가려 주변이 안 보이고 구석에는 이상한 그림자가 도사리고 있으니 말이다. 내 가 원한 건 그저 접근할 수 없이 높은 곳에 네 개의 벽으로 된 안전한 은신 처를 갖는 것뿐이었다.

미래의 동료들은 모두 내게 편안한 느낌을 주려고 애쓰는 것 같았고 실제로 그들 덕에 나는 아주 편안했다. 그들과 함께 캠퍼스를 돌아다니면 서 방향을 익히기 시작했을 때—여기가 법학관이고, 저기 도서관이 있고, 여기는 교직원 주차장이구나—, 나는 어깨에 내려앉는 따뜻한 햇볕과 공 기의 부드러움을 예민하게 의식했다. 이게 참 좋겠네, 아주 좋겠어. 모든 게 아귀가 딱딱 맞아들어가는구나.

물론 거기서 내 뇌의 예측 불가능성이라는 결코 사소하지 않은 문제 는 제외해야겠지만. 나의 과거, 내가 받은 진단과 처방, 자주 찾아오는 망 상과 악령의 방문, 그리고 캐플런 선생을 만난 일에도 불구하고, 나는 아직도 나에게 정신질환이 있다는 사실을 완전히 확신하지는 못했다. 또한 내게 정말로 약물 치료가 필요하다는 것도. 이 중 무엇이라도 인정한다는 것은 내 뇌가 심각하게 고장 났다는 것을 인정하는 일이었고, 그건 그냥 나로서는 할 수 없는 일이었다. 그리고 다른 사람들에게 그 비밀을 알려 줄 수도 없었다.

나는 사적인 상황이 아닌 직업적 상황에서는 내가 말하지 않는 것이 노골적인 거짓말이 되는 상황만 아니라면 나의 정신건강 상태를 사람들에게 말하지 않기로 마음먹었다. 예를 들어 법학대학원에 지원할 때는 한 군데를 제외한 모든 학교의 지원서에, 다른 학교에 다닐 때 감정적인 문제로 휴학을 해야만 했던 적이 있느냐는 질문이 있었다. 엄밀하게 말해서 옥스퍼드에서 병을 앓았을 때 나는 수업을 들으러 다니는 것이 아니라 논문 학위 과정을 하고 있었기 때문에 수강을 중단할 필요는 없었다. 그러므로 그 질문에 대해서는 일괄적으로 '아니오'라고 답했고, 그렇게 답한 것이 전혀 불편하지 않았다. 하지만 스탠퍼드는 감정적 문제 때문에 휴학을 하거나 공부의 양을 줄여야 했던 적이 있느냐고 질문했다. 그 질문에 대해서는 그렇다고 답할 수밖에 없었다. 물론 그에 대해 설명할 때는 정신증보다 우울증에 초점을 맞추기는 했지만 말이다. 그렇게 하지 않았다면 내가 직업적 경력이란 걸 갖게 될 희망 자체가 깎여나갔을 것이다. 일단 정신증이 공식 기록에 남게 되면 나의 모든 생각과 글은 단순히 미친 여자의 생각으로만 치부되었을 것이다. 그 여자 말은 무시해. 미친 여자니까. 그런 일이 일어나게 둘 수는 없었다.

나의 뇌는 내 성공의 도구이자 내 자부심이기도 했지만, 내 모든 파멸의 도구를 품고 있는 것이기도 했다. 그렇다. 약은 도움이 됐다. 하지만 입에 약을 넣을 때마다 그 약은 어떤 사람들이, 내가 신뢰하고 존경하는 똑똑한 사람들이 내가 정신질환자라고, 내게 결함이 있다고 믿고 있음을 상기시키는 물건이었고, 매 회분의 나반은 그 사실에 대한 인정이었다. 다른 무엇보다 나는 건강하고 온전한 사람이고 싶었다. 나는 진정한 나 자신으로서 세계 속에 존재하고 싶었고, 약이 그 진정함을 훼손한다고 깊게 믿고 있었다. 그래서 나는 계속 약으로부터 뒷걸음질쳤고, 불장난하듯 용량을 이리저리 조절해보면서 마침내 화상을 입을 때까지 내가 어디까지 버틸 수 있는지 지켜보았다. 물론 그럴 때마다 나는 매번 화상을 입었고, 겉으로는 아니라고 부인할 때조차 나도 그 사실은 알았다. 그러나 내게 화상을 입힌 그 불이 내 파괴의 신호였다면, 가장 공포가 극심한 날조차 아침에 나를 침대에서 나와 도서관으로 가게 한 것 역시 바로 그 똑같은 불이었다.

스티브는 나를 '씩씩한 꼬마 기관차'라고 불렀고 나는 그 별명이 자랑스러웠다. 나는 늘 쓰러질 때마다 다시 일어났다. 그러지 못할 이유가 없었다. 내 정신에 휘둘리지 않고 통제하기만 하면 될 일이었다. 내가 조심한다면 내가 원하는 인생을 나의 것으로 누리고 그 삶 속에서 온전히 살아갈 수 있을 터였다.

뉴헤이븐 시절이 끝나갈 때 나는 그곳의 친구들 모두에게, 특히 닥터 화이트에게 씁쓸하면서도 흡족한 작별 인사를 건넸다. 화이트 선생과 나는 좋은 팀이었다. 나는 아직 건재할 뿐 아니라 앞으로 나아가고 있었다. 그리하여 1989년 7월 4일을 낀 주말, 그러니까 뇌출혈의 첫 증상이 나타났던 날로부터 정확히 1년 뒤에 나는 LA로 가는 비행기에 올랐다. 이번에는 돌아오지 않을 여행이었다. 그리고 이번 비행은 훨씬 더 순조로웠다.

물론 문제는 내가 정신증 삽화를 겪게 될지 아닐지가 아니라 언제 그 일을 겪게 될지였다.

그때까지 살아온 생활을 몽땅 정리하고 완전히 새로 시작하는 일은 삶에서 겪는 주요 스트레스 요인의 목록에서 높은 자리를 차지하며, 이혼 과 심각한 질병, 오래 다닌 직장에서 해고되는 일, 새로운 직업으로 이직 하는 일, 가족의 죽음으로 인한 슬픔과 어깨를 나란히 한다. 그리고 더 작 은 목록, 일상을 처리하는 데 필요한 목록도 있다. 식료품점은 어디에 있 나? 은행은 어디에 있지? 치약이나 전구, 신선한 과일을 사기에 좋은 곳, 혹은 금요일 밤에 볼 영화를 대여하기 좋은 곳은 어디지? 전화기를 설치 할 기사는 언제 오며, 뉴헤이븐에서 이리로 전달된 내 우편물은 어디에 있는 걸까?

여기에 조현병 환자를 위한 '조절기'와 그걸 다시 재구축해야 할 필 요성까지 더해진다. 새로운 미지의 풍경 속에서, 놀랄 일 하나 없이 완전 히 예측 가능하고 익숙하며 관리 가능한 삶을 어떻게 구축할 수 있을까? 그것도 아주 신속하게 구축해야 했다. 내 삶이 글자 그대로 거기에 달려 있었으니 말이다.

넓게 뻗어나간 교외와 야자나무, 파란 하늘, 바다와 가까운 점 등 LA 가 내 고향과 비슷한 점이 많다는 것은 나에게 유익하게 작용했다. 심지 어 얼마 지나지 않아 나는 LA가 마이애미보다 더 나은 마이애미 같다고 생각하기까지 했다. 더 좋은 날씨, 더 좋은 음식, 더 좋은 영화관, 허리케인 이 오지 않는 점(이따금 지진은 있었지만), 그리고 (대체로) 더 낮은 습도까지 말이다. 그렇지만 나머지는 모두 엉망진창이었다.

스티브와는 2000마일이나 떨어져 있었다. 그는 앤아버에 있는 미시

건대학교에서 대학원 공부를 시작했다. 우리는 거의 매일 통화했지만, 그건 마주 앉아 피자를 먹으며 오후 내내 이야기를 나누던 것과 같을 수 없었다. 나는 스티브가 보고 싶었고, 내 어깨에 손을 올리거나 부드럽게 등을 토닥거리며 모두 다 잘 될 거라고 말해주던 그의 응원이 그리웠다. 누군가가 스티브처럼, 스티브만이 할 수 있는 방식으로 내게 손을 얹거나 나를 안심시켜주었던 마지막이 언제였던가?

그리고 닥터 캐플런도 좋기는 했지만, 그는 화이트 선생이 아니었고 존스 부인은 더더욱 아니었다. 그는 모든 면에서 달랐다. 특히 내 마음을 어지럽힌 것은 그의 사무실 의자가 화이트 선생의 의자와 다른 위치에 놓여 있다는 점이었다. 누군가에게는 사소한 일이겠지만 나에게는 눈이 먼 사람이 익숙한 방에 들어갔다가 가구에 걸려 넘어지고서야 모든 가구의 위치가 바뀌었다는 걸 깨닫게 되는 상황 같았다.

동료 교수들은 친절했고 나를 반갑게 맞이해주었지만, 따지고 보면 내가 아는 사람은 한 명도 없었다. USC의 법학대학원 교수진은 상대적으로 격식에 얽매이지 않고 여러모로 동료애가 굳건했다. 그들이 복도에서 서로 인사를 나누고 서로의 논문을 읽어 주고 함께 워크숍 일정을 짜는 모습을 나는 부러운 마음으로 바라보았다. 나는 언제 저렇게 될까? 내가 저렇게 되기는 할까?

내게는 전략이 필요했다. 체계를 세울 필요가 있었다. 나는 또 하나의 목록, 그러니까 목표와 그것을 달성하는 데 필요한 단계의 목록을 만들 필요가 있었다. 우선 종신 재직권 문제가 있었다. 그 요건으로 USC는 최소한 세 편의 긴 논문을 발표할 것을 요구했고, 내게는 그 논문을 쓸 시간으로 4년이 주어질 터였다. 그 부분은 간단했다. 나는 대부분의 시간을 연구실에서 일하며 보낼 셈이었으니 말이다. 내가 할 수 있는 다른 어떤 일보다도 일이 나의 균형을 안정적으로 잡아주리라는 걸 나는 알고 있었다. 사실 4년은 그러기에 충분하고도 남는 시간 같았다. 그 시간이면 나는 네 편, 어쩌면 다섯 편의 논문도 쓸 자신이 있었다. 엄청나게 탁월할 필요는 없었다. 종신 재직권을 얻기 충분할 만한 수준으로 적절히 도전적이고 괜찮은 논문이면 되었다. 그리고 내가 충분히 열심히 충분히 많은 시간을 들여 노력한다면 약간은 시기를 앞당긴 성과를 낼 수도 있을 것이고, 그럼으로써 내 병이 심해져 쉴 시간이 필요할 만약의 경우를 대비한 여유도 확보할 수 있을 터였다. 그런 일이 생길 것은 거의 확실했다. 그건 마치 어려운 시절을 대비해 연구를 은행에 예치해두는 것 같은 일이었다.

USC는 1년 차 교수진에게 한 학기마다 수업을 하나씩 담당하도록 요구했고, 한 학년으로 치면 작은 세미나 형식 수업 하나와 규모가 큰 수업 하나를 맡아야 했다. 운이 좋았는지 나의 첫 수업은 정신보건법 세미나 수업으로 학생은 겨우 여덟 명이었다. 수업 내용은 그 학생들이 짐작도 못 할 만큼 내가 아주 잘 아는 것이었다. 우리는 의법 비자의 치료, 약물 치료를 거부할 권리, 기밀성, 역량 등의 사안을 살펴볼 터였다. 그러므로 나의 계획은 이러했다. 수업 준비를 하거나 수업을 하고 있을 때를 제외하고는 논문을 쓴다는 것. 문제 될 것은 하나도 없었다.

첫 수업이 시작될 때부터 나는 학생들이 총명하고 생기 넘치고 적극적이라는 걸 알 수 있었다. 전체적으로 훌륭한 그룹이었다. 그들과 함께하는 시간은 내 시간을 사용하는 아주 멋진 방식일 것 같았고, 그들에게도 그렇기를 바랐다. 내가 뉴스 헤드라인과 역사, 이론, 정신질환자 관련 법규 사이에 균형을 잡으려 노력했으므로 우리 논의의 범위는 아주 넓었다. 우리가 읽은 사례 중 하나로 정신질환이 있던 한 의대생의 사례가 있었는데, 이 학생은 학교의 행정가들에게 화가 났을 때 자기 몸을 할퀴고 벤 일로 퇴학을 당했다. 어느 정도 시간이 흐른 뒤 이 학생은 의대생 신분을 되찾으려고 시도했다.

"이런 사례에서 퇴학을 허용해야 하는 걸까요?" 내가 물었다. "아니면 그건 용납할 수 없는 차별일까요?"

몇몇 학생은 그 학생이 퇴학당한 후 공중보건 석사학위를 받았고 책임감이 요구되는 직업을 유지했다는 점을 지적했다. 또한 만약 그 학생이 의학 분야에서 전문가가 된다고 하더라도 자동적으로 환자에게 위험을 초래하리라고 단정할 수도 없다고 했다. 예컨대 연구 직종을 선택할 수도 있다는 얘기였다. 심지어 의료 현장에서 직접 의사로 활동하는 것도 불가능한 일은 아니었다. 충동적으로 자해를 하는 것이 다른 사람을 해칠 심각한 위험이 된다는 증거는 거의 없다. 그 둘은 완전히 다른 정신역동에 속한다.

정신과 간호사인 한 학생은 내게 심한 타격을 주는 의견을 내놓았다. "당연히 정신과 환자는 의사가 되어서는 안 되죠!" 그 학생이 말했다. "특히 자신에게 상처를 입히는 사람이라면요. 자해하는 이들 중에는 모두가 그런 건 아니라도 나중에 다른 사람들까지 다치게 하는 이들이 많아요. 그렇게 충동적인 환자가 자신의 환자를 다치게 하는 걸 무엇으로 막을 수 있을까요?"

나는 잠시 마음을 추스른 뒤 물었다. "학생은 다른 사람의 신체 보전권을 책임지고 지켜주지 않는 변호사에 대해서도 똑같이 생각하나요?"

"선생님이라면 향정신성 약물을 쓰고 있는 변호사를 만나러 가시겠어요?" 그 학생이 믿을 수 없다는 듯 말했다. "저라면 절대 그러지 않을 것 같아서 말입니다."

"그럴 거예요." 내가 말했다. "실제로 나는 그럴 겁니다." 이 학생은 향정신성 약물을 쓰고 있는 교수에게 수업을 받는 일에 대해서는 어떻게 생각할지 궁금했다.

그리고 역량의 문제도 있었다. "병원에 입원해 있는 환자에게 약물 치료를 거부할 권리를 보장해야 할까요?" 내가 학생들에게 물었다.

한 학생이 이렇게 대답했다. "누군가를 치료하기 위해 입원시켰는데 그를 치료할 수 없다면 좀 어이없는 일 아닌가요? 게다가 그러면 돈도 많이 허비하게 될 테고요."

"하지만," 하고 또 다른 학생이 끼어들었다. "우리는 의사결정능력이 있는 사람들에게도 돈이 많이 들고 위험한 온갖 선택을 허용하고 있지 않습니까? 예를 들면 스카이다이빙도 그렇죠."

이제야 논의가 좀 진척되는군, 하고 나는 생각했다.

이렇게 수업은 잘 시작되었고 역량 개념에 관한 나의 첫 논문도 잘 진행되고 있었다. 하지만 그걸로는 아무것도 보장되지 않았고 처음 며칠의 아드레날린이 바닥난 그해 초가을 어느 주말에 나는 내 상태가 위태위태하게 미끄러지는 걸 느꼈다. 나는 연구실에서 혼자 논문 작업을 하고 있었다. 그러다가 다른 존재들, 내가 아플 때면 언제나 내 주변 가까이 나타나는 존재들이 연구실에 나와 함께 있다는 걸 느끼기 시작했다. 사악한 존재가 점점 더 강해지고 있었다. 저들이 왜 여기 있는 거지? 내 정신을 장악하려고 시도하는 건가? 저들은 왜 나를 해치고 싶어 하는 거야?

그 생각은 점점 더 집요해졌고 몇 분이 지나자 더 이상 그 생각을 밀어낼 수 없는 지경이 되었다. 오후였다. 나는 스티브의 일정을 알고 있었고 그가 어디 있는지 찾아낼 수 있으려면 몇 시간은 더 있어야 한다는 걸 알았다. 그래서 나는 대신 뉴헤이븐에 있는 스티브 위즈너 선생에게 전화했다.

"엘린!" 수화기로 그의 목소리가 들려왔다. "목소리 들으니 정말 반갑네!"

"어떻게 지내세요?" 하고 내가 물었다. "나는 여자 영웅이에요, 남자영웅 아니고요. 영웅적인 노력. 자기 시간 집어넣기. 감옥처럼. 나는 삶의 프리즘을 통해 봐요. 나는 많은 사람을 죽였어요."

"자네 의사한테 전화해야 해, 지금 당장." 그는 화이트 선생의 추천으로 캐플런 선생이 나의 치료를 이어받았다는 걸 알고 있었다.

"그럴게요." 나는 그렇게 말하고 캐플런 선생의 자동응답기에 전화했다. 내가 서해안에서 메시지를 남기는 동안 동해안에서는 위즈너 선생이 캐플런 선생의 자동응답기에 내 상태가 정말로 위급상황이라는 다급한 메시지를 남겼다.

잠시 후 캐플런 선생에게서 전화가 왔다. "스티브 위즈너가 당신이 오늘 오후에 상태가 그리 좋지 않았다고 하던데. 자, 무슨 일이 생긴 거죠? what's going on"

"온^{on}은 그냥 말하는 습관이에요. 오프^{off}가 더 그럴듯하죠. 나는 그게 전혀 마음에 안 들어요. 정말 감사합니다. 나는 살해당하기를 거부해요. 나도 반격해서 죽일 거예요. 사람들이 나를 죽이려고 하는 건가요?"

"한 시간 뒤 내 진료실에서 만납시다." 캐플런 선생이 말했다. "올 수 있겠어요?"

"네. 하지만 일요일인데요." 내가 말했다. "선댄스 키드. 수염이 있고 회색이고 온갖 방해가 있는데요."

"한 시간 뒤 내 사무실, 좋아요?"

"좋아요." 내가 말했다. "좋죠." 일요일에도 진료하는 환자들은 아주 몹쓸 환자들뿐일 거야. 캐플런 선생이 나를 끝장내버리고 꺼져버리게 할까? 누가 내 생각에 끼어드는 거지? 그들이 내게 원하는 게 뭘까? 그들은 내가 뭘 하게 하려는 걸까?

내가 도착했을 때 캐플런 선생은 이미 진료실에 와 있었다. "들어와요, 엘린."

나는 자리에 앉았고, 겁에 질린 채 내 몸을 두 팔로 감싸 안고 몸을 앞뒤로 흔들었다.

"힘든 시간을 보내고 있는 것 같군요." 그가 말했다.

"나는 힘든 형기를 보내고 있어요. 그 모든 범죄 때문에요. 하지만 그 범죄는 나를 통해서 그들이 저지르는 거예요. 하늘에 있는 그들. 나는 도구예요. 악마의 도구. 제발 그들이 날 죽이게 내버려두지 마세요. 머리 안쪽이 너무 뜨거워요. 머리가 폭발할까 봐 무서워요."

"당신은 지금 정신증 증상에 시달리고 있는 거요." 그가 말했다. "당신이 무서워하는 그 일은 실제로 일어나고 있는 게 아니에요."

"난 그 일이 진짜란 걸 알아요." 내가 말했다. "선생님한테는 미친 것처럼 보이겠지만, 그것들은 진짜real예요. 내가 그것들을 모두 릴reel로 감아 들일 거예요. 그들에게 꺼지라고 말해주세요!" 나는 몸을 앞뒤로 굴리고 인상을 찌푸리면서 마치 그 존재들의 방해에 맞서 싸우는 것처럼 두 팔을 허우적거렸다.

"당신이 이런 상태일 때 화이트 선생은 나반의 용량을 높이게 했죠." 캐플런 선생이 말했다. "그러니 나도 당신이 며칠 동안 용량을 36밀리그램으로 올렸으면 해요."

"이건 의학적 문제가 아니라고요." 내가 답답해하며 말했다. "이건 선과 악의 문제예요. 죄 없는 어린애들이 다치고 있다고요. 저기 그 상점과 준비된 것이 있어요. 울부짖음과 속삭임. 두려움과 떨림과 죽음에 이르는 병."

"그래요. 나도 당신이 끔찍한 고통 속에 있다는 거 알아요." 그가 말했다. "지금 나반 갖고 있어요?"

"네."

"그러면 열여덟 알을 세어서 지금 당장 먹는 거예요, 알았죠?"

"알았어요." 나는 가방 속을 뒤적거리며 약통을 찾아 열여덟 알을 세어서 책상 위에 놓았다. 그때 나의 편집증이 캐플런 선생에게로 방향을 틀었다. "선생님은 어느 편이죠?" 내가 물었다. "나를 해치려는 건가요? 도우려는 건가요?"

그가 내게 물 잔을 건넸다. "당신을 도우려는 거예요." 그가 말했다.

"지금 당신은 힘든 시간을 보내고 있지만, 곧 기분이 나아질 거예요. 내일 아침 예약된 시간에 만나요. 그리고 오늘 밤에 당신 상태가 어떤지 알아보게 당신 집으로 전화할게요. 알겠죠?"

"알겠어요." 나는 이렇게 말하고 고분고분히 알약을 입에 넣고 집으로 돌아갔다.

캐플런 선생은 약속대로 그날 밤 전화했다. 나는 여전히 두려움을 느끼고 있었고 그 존재들이 아직 완전히 물러나지는 않았기 때문에 그의 목소리를 듣자 안심이 되었다. 이튿날 아침에는 확연히 상태가 좋아진 걸 느꼈다.

이렇게 이제는 캐플런 선생도 그 모습을 목격했다. 그는 나를 무서워하지도 않았고 병원에 입원시키려 하지도 않았다. 그는 정확히 화이트 선생이 했을 법한 일을 했고, 그 과정 내내 말로써 나를 이끌었다. 나는 그 연속성에서 안도감을 느꼈다. 두 사람 다 우리가 이 과도기를 잘 넘길 거라고 했었지만 나는 그렇게 되지 않을지도 모른다는 두려움이 있었는데, 이제는 나도 그들의 말대로 되리라는 걸 알 수 있었다.

그렇지만 한편으로 캐플런 선생은 이미 약에 대해 화이트 선생보다 더 강경한 태도를 보이고 있었다. 이 점은 우리의 다음 몇 차례 만남에서 논쟁의 주제가 되었다.

그는 내가 나반을 더 높은 용량으로 복용하기를 원했다. 나는 약을 적게 먹을수록 내 결함이 더 작다는 의미라고 믿으며 버텼다. 나는 상태가 더 나아질 때까지만 36밀리그램을 유지했고, 그런 다음 슬금슬금 다시 용량을 줄여가기 시작했다. 나는 수업을 빼먹지도 않았고 며칠 후에는 글쓰기도 다시 시작할 수 있었다.

그렇게 처음부터 우리 사이에는 앞으로 몇 년간 이어질 대결의 판이 깔렸다. 내게 많은 용량이 필요하다는 그의 생각과 적은 용량으로 충분하다는 내 생각의 대결이었다. 우리 관계는 성격이 강하고 고집스러운 두 사람이 자주 만나며 지내야 하는 거의 모든 관계와 비슷해졌다. 어떤 날엔 잘, 심지어 행복하게 작동하는 관계였지만, 또 어떤 날에는 완전한 참사였다.

19장

이제 새 동료 몇 사람과 어울리는 것이 어느 정도 편안하게 느껴지기 시작했다. 일대일로 만날 때나 서너 명의 작은 무리로 커피를 마시거나 식사하러 갈 때면 내가 그럭저럭 잘해나가고 있다는 생각이 들었다. 사실 얼마 지나지 않아서 나는 매일 점심식사를 하러 갈 때 사람들을 모으는 주축이 되어 있었다. 내가 일부러 나서 이런 일을 한 것은 나 스스로 사람들을 모으지 않으면 무리에서 완전히 배제될 거라는 두려움 때문이었다(실제로 나는 오늘날까지도 계속 모두를 모으고 있고 그사이 법학대학원에서는 '런치 마더'라고 불리게 됐다. 나는 점심 위원회를 이끄는 공로를 인정받아야 마땅하다고 생각하지만 학장은 그럴 생각이 전혀 없어 보인다).

하지만 한 번에 소수의 몇 명을 넘어서는 인원과 함께하면 나는 몹시 괴로웠다. "고통스러울 정도로 수줍어했다"라는 표현이 걸맞을 것이다. 많은 사람의 무리 속에서, 혹은 그런 무리를 상대로 이야기하는 일은 내 마음속에 공포를 불어넣었다. 나는 내게 흥미로운 이야깃거리가 하나도 없다고 확신했다. USC는 실수로 나를 고용한 것인지도 모르고, 다른 사람들도 그런 의아함을 갖기 시작했을지도 몰랐다. 나는 면접에서는 충분히 잘 빠져나갔지만, 종신재직권을 얻을 때까지 여러 달, 여러 해에 걸쳐 그 첫인상을 유지하는 것은 내가 감당해낼 수 없을 거라는 걱정이 들었다.

어쩌면 그런 나의 발버둥을 눈치챘는지 마이클 샤피로라는 선배 교수가 나와 나의 연구에 특별한 관심을 기울여주었다. 나는 마이클이 퉁명스러운 외양과 달리 남의 마음을 잘 헤아리며 옛날식 우정을 나눌 수 있는 그릇이 큰 사람이라는 걸 금세 알아차렸다. 생명윤리와 헌법 분야의 저명한 학자로『생명윤리와 법: 판례, 자료, 문제Bioethics and the Law: Cases, Materials, and Problems』(로이 G. 스피스 주니어Roy G. Spece, Jr.와 공저)라는 책을 쓴 그가 내 논문 초고를 읽어 주기 시작했고 글에 관한 아이디어를 나와 논의했다. 몇 주에 한 번씩 나를 자기 집으로 초대해 당시의 아내와 어린 아들(함께 식사하는 아들이 나중에는 두 명이 되었다)과 함께 저녁을 대접해주었다. 한 가족과 함께 식탁에 둘러앉는 일, 언젠가 내 인생에도 이런 일이 일어날 가능성이 있을까? 마이클이 베풀어준 우정을 느끼기 전까지 인간적 관계에 얼마나 굶주려 있었는지 깨닫지 못했던 나에게 그의 우정은 정말로 시기적절한 선물이었다. 종신재직 교수였으니 분명 자신의 시간을 다른 방식으로 사용할 수도 있었을 텐데도 그 시간의 일부를 나에게 내어준 것이다. 마이클 같은 사람이 내게서 가치를 발견했다면, 어쩌면 내게도 정말 가치란 것이 있는지도 모른다는 생각이 들었다.

에드워드 매캐퍼리는 나의 USC 부임 초기에 번거로움을 무릅쓰고 친절하게 나를 무리에 끼워주었던 또 한 명의 동료였다. 에드는 USC 법학대학원에서 나의 '동기' 같은 존재였다. 우리는 같은 시기에 그곳에서 일을 시작했고 연구실은 나란히 붙어 있었으며 결국에는 같은 해에 석좌교수가 되었다. '새내기' 교수 시절 에드와 나는 몇 시간씩 앉아서 함께 선배 동료들이 어떤 이들인지 파악하려 애쓰고, 종신재직권을 받을 전략을 짜고, 각자의 전문분야에서—에드의 분야는 연방세금제도와 비잔틴 법이다—좋은 평판을 얻을 방법을 의논하면서 보냈다. 논문과 저서를 폭넓게 발표한 에드는 전국의 법학자들에게 널리 읽히고 존경받는 학자이다.

첫 학기가 그렇게 순조롭게 흘러가고 내가 그럭저럭 잘 대처하는 것처럼 느껴지자 이제는 두 번째 법학 저널 논문에 관해 생각하기 시작했다. 당시 동료 한 사람이 다중인격장애가 있는 어떤 남자가 부모를 살해한 죄로 재판을 받고 있다는 신문 기사 이야기를 했다. 나는 그 이야기를 듣자마자 그 사건에서 제기되는 법적 사안들에 흥미를 느꼈다. 여러 개의 인격을 지닌 사람의 형사책임을 법정은 어떻게 평가할 수 있을까? 그 사람에게 10개의 인격이 있다면 그 10개의 인격 모두 죄가 있어야 그 사람을 감옥에 넣을 수 있는 걸까? 아니면 그중 한 인격만 죄가 있어도 유죄판결을 내리기 충분한 걸까? 만약 10개의 인격이 있고 그중 한 인격만 범죄를 저지른 사실을 인지하고 있다면, 다른 인격에게는 변호와 뒤이은 보호에 대해 어떤 권리가 있는 것일까?

그 사건과 실질적인 복잡성에 관해 생각하면 할수록 몇 가지 철학적 질문에 대한 관심도 더욱 커졌다. 한 명의 인물이란 무엇인가? 인물과 인격의 차이는 무엇인가? 한 인물이 하나 이상의 다른 인격을 가질 수 있는가? 곧 나는 이런 상황이 오랫동안 낮시간 텔레비전 연속극의 단골 소재였는지는 몰라도 학문적 문헌에서 다뤄진 적은 거의 없다는 걸 알게 되었다. 진지하게 조사에 착수하기도 전에 머릿속으로 잠정적 개요를 짰다. 정말 열심히 한다면 다음 여름이 끝날 즈음에는 초고를 완성할 수도 있겠다는 생각이 들었다. 그 무렵이면 역량에 관한 나의 논문도 법학 저널에 투고할 준비가 끝나 있을 터였다.

다중인격장애에 관해 생각하다 보니 당연히 나 자신에 관해서도 비슷한 질문들을 던지게 됐다. 나는 본질적으로 어떤 존재인가? 나의 병이 나를 정의하는 것일까? 아니면 그것은 존재의 한 '우연한 사건'으로, 나의 '본질'이라기보다는 부수적인 요소일 뿐일까? 내가 관찰해온바, 정신질환을 앓는 사람들이 심각한 신체질환을 앓는 사람들보다 이런 질문으로 더욱 깊이 고민한다는 것을 알 수 있었다. 정신질환은 정신과 자아의 정수까지 관련된 병이기 때문이다. 암에 걸린 여자는 '암 여자'가 아니며, 심장병이 있는 남자는 '병든 심장 남자'가 아니며, 다리가 부러진 십 대는 '부러진 다리 아이'가 아니다. 하지만 만약 우리 사회가 곧잘 말하는 것처럼 건강이란 것이 어느 정도 정신이 물질을 지배하는 문제라면, 정신에 고장이 난 사람에게는 어떤 희망이 있는 것일까?

두 번째 학기에 내가 맡은 수업은 형법 과목이었다. 첫 수업 날 커다란 강당 앞에 서자 70명의 학생이 한 사람도 빠짐없이 나를 똑바로 응시하고 있었다. 강의를 해야 하는 수업이었지만 나는 불안감으로 너무 힘이 빠져 서 있을 수 없었고 수업 시작 몇 분 만에 의자에 앉아야만 했다. 나는 그 학기 내내 앉아서 강의했다.

강의를 시작하기 전부터 나는 내가 형법에 관해서는 정신보건법만큼 훤하지 않다는 걸 자각하고 있었고, 처음부터 아무것도 모르는 학생들만큼이나 급속도로 뒤처졌다. 수업 시간에 받은 질문 대부분에 대해 수업이 끝난 뒤 직접 알아봐야 했다. 내가 너무 불안하고 산만한 상태여서 학생들이 질문하거나 대답하는 말 대부분을 놓치고 있다는 걸 문득 깨닫게 되는 일도 잦았다. 나는 규모가 큰 반을 대상으로 한 강의의 공연 같은 측면이 싫었고, 내가 그 기술에 결코 능숙해지지 못하리란 것도 알았다. 그리고 그 많은 사람이 모두 나를 쳐다보는 것도 정말 싫었다.

그 학기가 끝나고 받은 강의 평가는 정신보건법 세미나에서 받은 긍정적 평가와 달리 그 전체 수업의 경험을 고문처럼 느낀 사람이 나만은 아니란 걸 여실히 보여주었다. 한 학생은 이렇게 썼다. "색스 교수는 아주 좋은 사람이지만 가르치는 실력은 매우 평범하다." 또 다른 학생의 평가는 나를 더욱 고통스럽게 했다. "이 사람을 고용하기 전에 면접을 보지 않은 것인가?" 처음 그 평을 읽었을 때 책상에 머리를 박고 싶었다. 시간이 지나자 그 말을 다시 읽을 수 있게 되었고 거기서 어떤 유머도 발견할 수 있었다. 맞는 말이었다. 나는 그냥 한심한 교수였다. 그 학생은 좋은 법학대학원에 지원했고, 그 학교에 가기 위해 그 또는 다른 누군가가 상당한 돈을 지불했는데도 불구하고 나 같은 교수를 만난 것이다.

그 학년말에 나온 〈법학 리뷰〉 유머 특집호에서는 내 강의가 만화의 소재로 등장했다. "엘린 색스, 앉아서 하는 소크라테스식 수업법: 활력에 관한 가르침."

나는 형법 강의를 4년 동안 했고 해마다 조금씩 나아지기는 했지만 끝내 그 과목을 편안하게 느끼지는 못했고 매번 똑같은 두려움으로 평가기간을 맞이했다. 나에 대한 평이 점차 나아지기는 했지만 나는 언제나 1학년 학생들을 가르치는 일이 싫었다. 내가 즐겨 하는 말대로 1학년 학생들의 신경증과 나 자신의 신경증이 너무 큰 충돌을 빚기 때문이다.

나는 강의실 밖에서도 늘 나를 따라다니는 악령들과 싸우고 있었다. 차츰 가까운 사이가 된 동료 서너 명과 함께할 때를 제외하면 나는 여전히 말을 별로 하지 않았다. 유난히 힘들었던 어느 교수진 워크숍이 끝난 뒤 한 동료가 나를 한쪽으로 데려가더니, 내게 공식적인 것이든 비공식적인 것이든 교수들 사이의 토론에 좀 더 많이 참여할 필요가 있다고 충고했다. 그는 이렇게 말했다. "엘린, 모욕하려는 건 아니지만, 당신은 저 안에서 사실상 혼수상태였어요." 그렇게 지독한 창피함을 느끼는 상태만 아니었다면 나는 저 익숙한 표현 때문에 큰 소리로 웃어젖혔을지도 모른다.

"고마워요." 하고 나는 말했고, 그건 진심이었다. "내게 와서 이런 말 해준 것 정말 감사해요." 악령들이 벽장 문을 쾅쾅 두드리며 내보내달라고 조르고 있을 때 긴장을 풀고서 동료들과 식사나 만남을 즐기는 게 얼마나 힘든 일인지는 그에게 도저히 말할 수 없었다.

첫 학년이 마침내 끝나자 나는 크나큰 안도감을 느꼈고, 에드와 나는 함께 밖으로 나가 근사한 저녁을 먹으며 자축했다. 우리는 각자 술을 한 잔씩 하며(나는 술이 일으키는 효과를 싫어할 뿐 아니라, 술은 향정신성 약물과 더해지면 좋지 않으므로 나로서는 흔치 않은 일이었다) 첫 한 해를 통과해낸 서로의 성공에 축배를 들었다.

종강하고 나니 내 앞에는 계획을 차근차근 실행할 시간이 거의 넉 달이나 기다리고 있었다. 그리고 당연히 나는 그대로 두면 충분히 좋을 것을 가만 놔두지 못했다. 이제 학생들을 책임지지 않아도 되자 진지하게 나반을 끊어볼 때가 되었다고 생각한 것이다. 캐플런 선생도 마지못해 협조하기로 했고, 나는 서서히 용량을 줄이기 시작했다. 한 달이 지나자 나는 정신증에 완전히 장악되어 있었다.

캐플런 선생과 만나는 일만 제외하고 나는 아무와도 소통하지 않았다. "두통이 있어요." 내가 그에게 말했다. "머리 아픔, 아픈 머리. 어쩌면 또 피가 났나. 블러드 심플.● 하 하 하. 웃음은 배후에서 나오죠. 난 경치 좋은 경로를 택할 거예요."

캐플런 선생은 나를 괴롭히는 게 뭔지 즉각 알아챘다. "지금 건강을 걱정하고 있군요." 그가 말했다. "당신의 병력을 보면 이해할 수 있는 일이죠. 그러면 그 두려움을 정면으로 마주하고 마음을 놓을 수 있도록 의사를 만나보는 게 어때요? 에드윈 제이컵슨이라는 내과 의사를 강력히 추천합니다."

"사방에 피예요. 나는 끝났어요." 내가 말했다. "좋아요. 닥터 제이컵슨을 만나러 갈게요."

제이컵슨의 진료소에 갔을 때 나는 출혈이 생긴 적이 있었고 지금은 끔찍한 두통에 시달리고 있다고 설명했다. 그가 질문했고 나는 할 수 있는 최선을 다해 대답했다. 그중에는 말이 되는 부분도 있었지만 상당 부분은 말이 되지 않았다. "내 두통이 걱정돼요. 내 뇌가 내 귀를 통해 나와서 많은 사람을 익사시킬 거예요. 나는 그런 일이 일어나게 내버려둘 수 없어요."

제이컵슨 선생은 캐플런 선생과 나에 관한 이야기를 나눴던 게 분명했고, 그보다 더 적절할 수 없는 방식으로 내게 반응해주었다. "당신의 뇌

● 1984년에 나온 코엔 형제의 영화 제목. 대실 해미트의 소설에서 영감을 받은 제목이라고 한다. 조엘 코엔은 블러드 심플이란 살인을 저지른 사람에게 발생하는 심리 상태를 말하는 것이라 설명했는데, 여기서 simple은 crazy라는 의미다.

로 사람들을 익사시킬 일에 대해서는 걱정할 필요 없어요, 엘린. 그런 일은 일어날 수 없으니까요." 그의 목소리는 차분했고 진정시키는 힘이 있었다. "닥터 캐플런은 당신이 약의 용량을 늘릴 필요가 있다고 했는데 그 말이 맞는 것 같군요. 이건 당신한테 예컨대 당뇨병 같은 병이 있는 것과 똑같아요. 당뇨병이 있다면 몸의 균형을 유지할 만큼 충분한 양의 약을 먹어야 하잖아요."

제이컵슨 선생은 설득하려고 나를 다그치지도 않았고 의사의 권위로 위압하려 하지도 않았다. 오히려 걱정할 일은 하나도 없다며 나를 안심시켜주었다. 그게 내게 가장 필요한 것—나를 진찰한 의사가 내 불안을 가라앉혀주는 것—이었고, 그는 바로 그 일을 해주었다. 게다가 그는 내가 이해할 수 있는 은유를 사용했다. 당뇨병과 마찬가지로 나의 병도 관리할 수 있으며, 당뇨병 환자들과 마찬가지로 나 역시 그냥 관리하기만 하면 되는 거라고. 전에도 들은 적 있는 은유였지만 이번에는 전과 달리 내 귀에 쏙 들어왔다.

다음 세션에서 캐플런 선생은 내가 나반 용량을 늘리기 원한다는 뜻을 분명히 밝혔다. 그날의 세션은 내 마음을 몹시 불편하게 했고, 두 가지 점에서 도저히 유쾌히 받아들일 수 없었다. 하나는 캐플런 선생이 내게 무엇을 하라고 지시한다는 점이었고, 또 하나는 용량을 늘리는 일이 나를 실패자처럼 느껴지게 한다는 점이었다. 나는 둘 다 몹시 분했지만, 그래도 마지못해 36밀리그램으로 돌아가는 데 동의했다.

그리고 얼마 지나지 않아 나는 뉴욕으로 며칠 휴가를 떠났다. 거기서 부모님을 만나고 내 어린 조카 남매와 짧은 시간을 함께 보냈다. 내 아이를 갖게 될 거라는 기대가 없었던 나였기에 이 두 조카는 내 삶의 한 부분으로서 언제나 크나큰 기쁨을 안겨주었다.

이어서 뉴헤이븐으로 올라가 제퍼슨도 만나기로 했다. 그는 이제 한 그룹홈에서 전보다 더 안정적으로 자리 잡은 상태였다.

"안녕하세요, 엘린." 제퍼슨이 내가 기억하고 있던 아름다운 미소를 지으며 말했다. "당신 기억해요. 당신은 내 친구죠. 다 잘 돼가고 있어요. 우리 아이스크림 먹을 수 있어요? 당신 어디 갔었어요?"

"나 캘리포니아로 이사했어요." 내가 말했다. "거기는 미국 땅의 반대 쪽 끝이라 당신을 자주 보러 오기가 힘들었어요. 어떻게 지냈어요?"

"잘 지냈어요." 그가 말했다. "이제 직장도 생겼어요. 상자에 물건 넣는 일 해요. 좋아요."

듣기엔 좋은 일인 것 같았고, 정말 좋은 일이기를 바랐다. "아이스크림 사 먹으러 가요, 좋죠?" 내가 말했다. "다음에 코네티컷에 올 때 또 당신을 만나러 올게요. 그리고 알죠? 제퍼슨이 원한다면 나한테 전화해도 돼요. 당신 그룹홈에 내 전화번호가 있어요."

"좋아요." 제퍼슨이 말했다. "아이스크림, 그다음에는 당신이 나를 금방 만나러 올 거예요."

제퍼슨이 전보다 잘 지내는 것처럼 보여서 기뻤다. 나는 그가 잘 뻗어나가기를 바랐다. 제도의 변덕스러움 앞에 취약한 그의 상태를 생각하면 그에게서 어렵지 않게 내 모습을 볼 수 있었다. 제퍼슨이 안전하고 행복하다면, 그건 나도 언젠가는 안전하고 행복할 수 있을지 모른다는 뜻이었다.

시간이 흐르면서 더 좋은 소식들이 들려왔다. 최근 나는 제퍼슨이 어떤 예술적 성취로 지역 신문에 실렸다는 사실을 알게 되었고, 그 소식은 우리의 개입이 제퍼슨의 인생에 긍정적인 일이었을지도 모른다는 작은 위안을 주었다.

　LA로 돌아왔을 때는 아직도 여름이 많이 남아 있었다. 나는 다시 연구실로 돌아가 깨어 있는 시간 대부분을 거기서 보냈다. 약을 계속 먹는 한 집중할 수 있었고, 여름이 끝날 즈음에는 다중인격장애에 관한 논문의 초고를 끝낼 수 있었다. 종신재직권을 얻기 위한 내 포트폴리오의 첫 논문이 될 역량에 관한 논문은 완성된 상태였다. 게재 심사를 받기 위해 법학 저널에 보낼 준비가 끝난 것이다.

　법학대학원 학생으로서 내가 받은 첫 테스트는 밥 커버 교수가 낸 의견서 과제였다. 역량 논문은 법학대학원 교수로서 나의 첫 테스트가 될 터였다. 나는 논문과 커버레터 40부를 우편으로 보내고 손가락을 엇갈려 행운을 빌었다.

　법학 저널들은 논문 수락 의사는 전화로, 거절 의사는 우편으로 전한다. 한두 주 만에 내 우편함은 가득 찼고 전화는 울리지 않았다. 첫 논문을 저널에 게재하지 못하면 종신재직권을 얻을 현실적인 가능성은 날아가고 진짜 교수가 되려는 내 희망도 부서질 터였다. 나는 무슨 치명적인 질병에 대한 검사를 받고 결과를 기다리는 느낌이었다. 언제라도 파멸을 전하는 의사가 나쁜 소식을 갖고 방문할 것 같았다. 나는 마치 살아 있는 생물을 바라보듯 전화를 지켜봤다. 그러던 어느 날 전화가 울렸다.

　위상이 그리 높지 않은 한 법학 저널에서 온 전화로, 그 저널에 받아들여진다고 해도 내가 종신재직권을 얻는 데는 별 도움이 되지 않을 것 같았다. 다음 날까지도 다른 법학 저널의 전화를 하나도 받지 못한 나는 법학 교수가 되려는 나의 프로젝트가 실패를 향해 치닫고 있다고 확신했다. 나는 결국 홀로 수치스럽게 길거리에 나앉게 될 것이다. 몇 시간 만에 나의 실망감은 정신증으로 발전했다. 그들이 열의 없는 칭찬으로 나를 죽이려 하는군. 머리 안쪽이 너무 뜨거워져서 머리가 아파.

나는 스티브에게 전화를 걸어 메시지를 남긴 다음 캐플런 선생의 사무실로 향했다. 그는 레이저 같은 속도로 곧바로 문제의 핵심을 파악했다. "당신도 결국 자살한 노먼 삼촌처럼 될까 봐 두려운 거군요. 그렇죠?" 캐플런 선생이 물었다. "종신재직권을 얻지 못한다면 자살해야만 할 거라고. 아니면 잘 해봐야 만성 정신질환자로서 남은 평생 어느 병원의 구석 병동에서 지내게 될 거라고 말이에요."

스티브도 그에 못지않게 직설적이었지만 방향은 달랐다. "도대체 왜 그러는 거야, 엘린?" 그날 유독 봐줄 마음이 없어진 스티브가 말했다. "아직 네가 답변을 듣지 못한 곳이 열다섯 곳에서 스무 곳은 되잖아. 그건 좋은 논문이고, 훌륭한 법학 저널에 게재될 거야. 너 스스로 네가 실패할 거라고 자신을 설득한 거잖아. 넌 그냥 그런 짓만 그만두면 된다고!" 스티브의 말은 내 기를 꺾어놓기보다 기운을 차리게 해주었다. 스티브가 그렇게 생각한다면 그 말이 맞을지도 모른다.

그런데도 다음 한두 주 정도는 경미한 정신증 상태에서 빠져나오지 못했고, 그동안 나는 약의 용량을 늘렸다. 에드는 첫 논문에 대해 곧바로 좋은 제안을 받았지만 내가 어떤 감정을 겪고 있을지 정확히 이해했다(물론 내 머릿속을 휘젓고 있는 악령들에 대해서는 알지 못했지만). 에드 입장에서는 경쟁심을 부리거나 심지어 나를 고소해할 수도 있었지만, 오히려 그는 그때도 그렇고 이후로도 늘 친절하게 나를 응원해주었다. 나는 그가 진심으로 마음을 써준다는 걸 알 수 있었다. "이제 곧 일이 성사될 거야, 엘린. 그냥 기다려. 금방 전화가 올 테니까."

내가 감정적으로 무너지기 시작한 지 열흘쯤 지나서 명망 높은 법학 저널인 〈노스캐롤라이나 법학 리뷰North Carolina Law Review〉에서 게재 제안을 받았다. 그 저널에 논문을 발표하는 것은 나의 종식재직권에도 유리한 쪽으로 평가될 터였다. 논문은 받아들여졌다. 내가 받아들여진 것이다. 이제 숨을 편히 쉴 수 있었고, 나는 노먼 삼촌처럼 되지 않을 터였다. 적어도 지금은.

다음 학년의 2학기까지 나는 또 하나의 작은 세미나 수업을 진행하고 형법 강의도 조금은 더 느긋하게 진행했다. 이제는 제대로 학생들의 말을 들을 수 있었고 그들의 말에 실제로 응답했다. 다중인격장애 논문도 잘 진행되고 있었다. 3월에는 그 논문을 교수진 워크숍에서 발표했다. 거기서 나온 반응은 내게 격려가 되었다. 사람들이 내 연구를 마음에 들어 했던 것이다.

그런데 한 동료가—종신재직권 문제가 그리 순조롭게 진행되지 않던 사람이다—조용히 나를 한쪽으로 데려가더니 그 논문을 1년 더 다듬는 게 필요할지도 모른다고 말했다.

"그런데 이해가 안 되네요." 내가 말했다. "다른 사람들은 모두 이 논문이 발표할 준비가 되었다고 하던데요."

"그들이 당신 앞에서 그렇게 말했을지는 모르지만 그 사람들 말을 항상 믿어선 안 돼요."

나는 어안이 벙벙해졌다. 내가 다른 사람들의 반응을 착각한 걸까?

그들이 내게 기준미달의 연구를 제출하라고 부추기는 이상한 속셈이라도 품고 있었다는 걸까? 그리고 속셈에 관해 말하자면, 이 선배 교수는 잘 해보려고 애쓰고 있는 후배 교수에게 왜 이런 고약한 폭탄을 떨어뜨리는 것일까? 생각하면 생각할수록 그 의도가 더 빤히 들여다보였다. 네 육감을 믿어, 엘린, 하고 나는 자신을 격려했다. 그건 좋은 논문이야. 네 친구들이 네게 그렇다고 말했잖아.

나는 세 번째 논문에도 착수했다. 이는 특히 비인지기능의 손상, 즉 사고 장애 외에 다른 무언가의 결과로 생긴 손상 때문에 어려움을 겪는 사람들을 비롯하여 사람들이 항정신병약을 거부할 능력이 없다고 판단되는 상황을 다룬 또 한 편의 논문이었다. 나의 주장은 약물 치료 거부를 많은 사람에게 (아마도 우리가 생각하고 있는 정도보다 더 많은 사람에게) 허용해야 한다는 것이었다. 나도 약에서 혜택을 입고 있는 한 사람으로서, 약물 거부를 허용해야 하는 때가 어떤 때인가 하는 것은 꽤 복잡한 질문임을 알고 있다. 그러나 동시에 나는 개인의 자율성이 너무나도 중요하며, 심지어 아주 소중한 것이라고 믿는다. 결국 자율성은 자유의지와 자기소유권과 함께 이 지구에 살아가는 인간으로서 우리 존재의 중심이 되는 것이니 말이다.

작업이 진척되고 시간이 지날수록 동료 교수들과의 우정은 나에게 큰 의미를 지니게 되었다. 함께하는 점심과 저녁 식사, 복도에서 오다가다 나누는 일상적인 인사, 그 모든 것이 감사했다. 나는 외로움을 덜 느꼈고 내가 더 유능하게 느껴졌다. 어쩌면 내가 그 친구들에게 나 자신에 관한 진실을 말할 수 있을 때가 다가오고 있는지도 몰랐다.

그러나 한편에는 캐플런 선생이 있었다. 나는 언제나 그랬듯 약의 용량을 실험적으로 조절했다. 가능한 경우에는 언제나 용량을 줄였고 그러면 당연한 수순으로 약을 줄인 효과가 찾아왔으며, 캐플런 선생은 이런 일에 점점 더 대놓고 짜증을 냈다. 그해 늦여름 어느 저녁 나는 캐플런 선생에게 전화해 지구가 무너지고 있으니 피신할 곳을 찾으라고 말했다. 그가 한숨을 쉬며 말했다. "엘린, 약을 더 먹어요." 내가 정신증 상태가 될 때마다 그가 하는 대답이었다.

나는 캐플런 선생이 그해에 중국으로 긴 휴가를 떠날 준비를 하고 있다는 걸 알게 되었다. 그러자 내 상태가 갑자기 무너지기 시작했다. 어디에나 악령이 있었고 벽에서도 악이 흘러나오기 시작했다. 생각의 초점을 맞출 수도 글을 쓸 수도 없었다. 며칠 안 가 나는 연구실 소파에 옹송그리고 앉아서 스티브에게 전화를 걸어 인사불성 상태로 중얼거렸다. 스티브라면 내가 아주 심각한 상태라는 걸 알아차릴 것이고 캐플런 선생을 찾아내 연락해줄 터였다. 물론 그런 일이 그가 신나서 열성을 부리며 하거나 편안해하는 일은 아니었지만. 그러나 이날은 스티브도 그게 꼭 필요한 일이라고 생각했다.

나중에 스티브는 그날의 통화를 내게 한 자 한 자 그대로 읊어주었다. "캐플런 선생님. 저는 지금 엘린이 몹시 걱정됩니다. 아주 오래 봐왔지만 그 어느 때보다 정신증이 심각한 상태라, 선생님이 아셔야 할 것 같아 전화했습니다. 선생님이 여행 가시기 전에 자기가 먼저 중국에 가서 나쁜 사람들을 전부 해치워버리겠다는군요."

캐플런 선생은 "어찌나 나를 생각해주시는지!"라고 냉담하게 응수하고는 내가 약을 늘려야 한다고 말했단다.

캐플런 선생은 내게 나 자신을 보는 세 개의 렌즈가 있다고 생각했다. 그의 표현으로는 세 개의 '나'가 있는데, 물론 실제로 자아 혹은 인격 혹은 사람이 셋이라는 뜻이 아니라 설명을 위한 비유적 표현이었다. 엘린과 색스 교수, 그리고 '차트의 여인', 다시 말해 정신과 환자인 나였다. 그건 내 삶이 작동하는 방식을 거의 그대로 요약하고 있었으므로 나는 그 말에 반박할 수 없었다. 나는 가족과 친구들에게는 엘린이었고, 가르치거나 논문을 쓰고 있을 때는 색스 교수였으며, 상태가 안 좋을 때는 차트의 여인이었다. 캐플런 선생은 셋 중에서 엘린이 가장 방치되고 있다고 생각했다.

내가 차트의 여인, 그러니까 속임수를 부려 가르치는 직업을 얻기는 했지만 곧 실체가 드러나 자기한테 진짜 적합한 곳, 즉 정신병원으로 보내질 미친 여자에 지나지 않는다고 확신하게 되는 날도 많았다. 그런가 하면 내 병은 실재하는 병이 아니라고 생각해 차트의 여인이 존재한다는 사실조차 부인할 때도 있었다. 내가 그저 약을 성공적으로 끊을 수만 있다면 차트의 여인은 사라질 거라고. 왜냐하면 나로서는 차트의 여인이 엘린과 색스 교수와 나란히 공존한다는 사실을 좀처럼 수긍할 수 없었기 때문이다. 내가 정신질환에 걸렸거나 아니면 온전하고 만족스러운 사적인 삶과 직업적 삶을 누리거나 둘 중 하나이지, 둘 다가 똑같이 진실일 수는 없었다. 그 둘은 상호배타적인 존재의 상태가 아닌가. 하나를 인정하는 건 다른 하나를 부인하는 일이었다. 한마디로 내가 양쪽 다일 수는 없는 노릇이다. 이걸 이해하는 사람이 아무도 없다는 말인가?

우리가 함께한 둘째 해 봄에 캐플런 선생과 나의 관계는 상당히 삐거덕거렸다. 늘 그래 왔듯 나는 어떻게든 정신증적 사고를 차곡차곡 모아두었다가 세션에서 다 풀어냈다. 소파에 누우면 긴장을 풀 수 있었고, 거기선 안전하게 느껴졌다. 나의 악령들을 가둬두고 있던 벽장 문이 활짝 열리고, 악령들이 폭발하듯 모두 뛰쳐나왔다. 뭐, 그래도 괜찮았다. 나는 분석을 받는 중이었고, 분석 중에는 원래 그런 종류의 일이 일어나는 법이니까. 머릿속에 있는 걸 다 말해 봐요. 적어도 존스 부인과 화이트 선생은 내게 그렇게 가르쳤다.

그러나 캐플런 선생은 내가 분석을 사용하는 방식 자체가 문제라고 판단했다. 내가 더 긴급한 문제를 해결하지 않으려는 방편으로 분석을 이용한다는 것이었다. 차트의 여인이 그의 모든 시간을 잡아먹고 있었고, 엘린은 늘 제자리걸음만 하고 있었다. 나는 소파 위에서 보내는 시간을 정신증의 횡설수설로 채우고 있었다. 몇 년 동안 한 번도 데이트를 하지 않았고, 이제는 내가 몹시 원한다고 주장하던 연애나 결혼의 전망도 전혀 보이지 않았다. 캐플런 선생은 나의 분석에 너무 체계가 없다고 생각했고, 내게 그 생각을 분명히 알렸다.

그러다가 무슨 이유에선지 그가 떠나 있어야 할 일이 생겼다. 캐플런 선생이 없는 동안 그 대신 다른 정신과 의사를 만났는데, 나는 그 의사가 마음에 들었다. 두 주 후 돌아온 캐플런 선생이 전한 바에 따르면, 그 의사가 내 입술 주변에서 떨리는 움직임을 본 것 같다고 했단다. 그런 떨림은 항정신병약 때문에 생기는 운동장애인 지연성 이상운동증의 첫 징후일 수 있었다. 어쩌면 여러분도 거리를 떠돌아다니는 정신질환자들에게서 그런 모습을 보았을지도 모른다. 입술을 붙였다 뗐다 하며 쩝쩝 소리를 내고, 혀를 쭉 내밀고, 팔다리가 통제할 수 없이 흔들리는 모습 말이다. 지연성 이상운동증은 뭔가 잘못됐다는 걸 보여주는 너무나 명백한 신호로 "여기 미친 사람 있어요"라는 글을 써 붙이고 다니는 것과 마찬가지다. 더 나쁜 건 그것이 진행성이며 회복 불가능한 병이라는 증거가 많다는 점이다.

캐플런 선생은 재빨리 나를 세계적으로 유명한 조현병 연구자인 닥터 스티븐 마더라는 전문가에게 보냈다. 그는 정말로 내게 경미한 지연성 이상운동증이 있다고 진단했다. AIM 테스트라 불리는 비정상적 불수의 운동 검사에서 내 입술이 불수의적으로 움직였고 너무 세게 너무 자주 눈을 깜빡거렸다. 동작이 크게 표나지 않을 정도로 미묘하기는 했지만 계속 그 상태로 머물 거라는 보장은 없었다. 나중에 법학대학원의 친구들도 나에게서 어떤 움직임들을 알아보았었다고 말해주었다. 그들은 친절한 마음에서 (그리고 원인이 무엇인지 몰라서) 말하지 않았을 뿐이었다.

캐플런 선생은 마더의 진단에도 불구하고 자신은 그런 움직임을 한 번도 못 봤다고 우겼다. "난 당신이 지연성 이상운동증이란 확신이 들지 않아요." 그가 단호하게 말했다. 마더는 지연성 이상운동증의 전문가였다. 그런데도 캐플런 선생은 그 진단을 인정하기를 거부했고, 그건 나의 매우 심각한 걱정을 무시하는 행동으로 느껴졌다. 게다가 나에게 그런 걱정을 일으킨 장본인은 캐플런 선생 본인이 추천했던 전문가인데 말이다. 그러고 보면 나는 내가 신뢰했던 의사들 때문에 진짜 나를, 그러니까 아주 불안정하며 정신질환을 앓고 있는 차트의 여인을 바깥세상에 확실히 폭로할 부작용을 일으키는 약을 먹어온 모양새였다.

나는 이때만큼 화가 나고 답답했던 적이 있었는지, 있었다면 마지막으로 그랬던 게 언제인지 알 수 없었다. 화이트 선생과 캐플런 선생이 내게 약을 먹으라는 지속적인 주장으로 나를 배신한 것이다. 물론 나는 그 위험을 알고 있었지만, 그래도 내 귓가에는 여전히 '배신'이라는 단어가 울리고 있었다. 나는 머릿속에 든 생각을 감추는 일에는 꽤 능숙해졌지만, 일단 지연성 이상운동증이 자리를 잡는다면 겉으로 보이는 내 모습을 어떻게 감출 수 있겠는가?

그런데 이때 캐플런 선생은 상처에 모욕까지 보탰다. "당신은 이제부터 세션 중에 누우면 안 돼요." 그가 말했다. "지금부터는 의자에 앉아 있어야 돼요."

아니, 뭐라고? 이건 지금 내가 정신분석을 받을 만큼도 온전한 상태가 아니라는 말처럼 들렸다. 캐플런 선생은 소파에 눕든 안 눕든 효과적인 분석이 가능하다고 주장했지만, 내게는 내가 분석이 불가능한 상태라는 말로 여겨졌다. 나는 차트의 여인인 것이다. 안녕, 엘린. 안녕, 색스 교수.

"지금 난 선생님하고 작업하는 걸 끝낼까 진지하게 고려하고 있어요." 내가 씩씩거리며 그에게 말했다. 세션 전후로 스티브에게도 전화로 그런 말을 했다. "더 이상 캐플런 선생과 작업하는 게 의미가 없어, 스티브. 그 사람도 이제 내가 거기 가는 걸 원치 않고. 그건 분명해. 나는 그를 짜증 나게 하고, 시키는 대로 하지 않거든. 게다가 그는 내게 제대로 주의를 기울이지도 않아. 다른 사람들은 내 입술이 떨리는 걸 보는데 그는 그걸 못 봐. 다른 사람들은 내 눈이 움찔하고 깜빡거리는 걸 보는데 그는 아니라고. 그가 주장하려는 요점이 뭘까?"

"선생님의 요점이 뭐죠?" 내가 캐플런 선생에게 물었다. "선생님은 내가 차트의 여인일 뿐이라고 생각하고, 세상을 향해 그런 나를 폭로하려고 작정한 것 같네요!"

내게 분노와 완전한 절망이 번갈아 가며 나타났다. 나의 분석가, 나를 가장 잘 알아야 할 사람, 내가 세상을 헤쳐나가고 이해하도록 돕는 일을 맡은 사람이 내가 결국에는 떠돌이 노숙자가 될 운명이라고 생각하는 게 분명해 보였다. 뭐, 그렇다면, 난 그냥 거리로 나가서 그 운명을 완성해 버리면 되겠군. 나는 수모를 당할 운명이야. 내가 있어야 할 곳은 길바닥이야. 나머지는 다 속임수라고.

실제로 노숙자로 살아가는 환상이 하루가 다르게 더 강렬해졌다. 따지고 보면 그런 삶의 가능성이 제기된 게 처음도 아니었다. 뉴헤이븐에서 입원했을 때 MU10의 전문가들도 그렇게 예언했었다. 어쩌면 나에 대한 그들의 생각이 줄곧 맞았고, 내 생각이 틀렸던 건지도 몰랐다.

캐플런 선생은 꿈쩍도 하지 않았지만, 스티브는 내게 위안이 되어주었다. 우리는 매일 몇 시간씩 통화했고, 그동안 스티브는 내가 화가 나서 열변을 토하고 횡설수설하는 걸 들어주고 내가 흥분을 가라앉히도록 최선을 다해 설득했다. "내 생각에 그의 미친 짓에는 어떤 체계성이 있는 것 같아." 스티브가 말했다.

"그의 미친 짓?" 내가 말했다.

"응. 캐플런 선생이 너와 본인 사이에 너에게 익숙한 것과는 다른 구상, 다른 역동을 구축하고 있는 것 같아. 분석을 계속해, 엘린. 꼭 그래야 한다면 일어나 앉아 있고. 그게 정말 그렇게까지 끔찍한 일일까? 너는 글을 써왔고, 학생들을 가르쳐왔고, 모든 게 잘 되어 왔잖아. 캐플런 선생과 마찰이 생긴 이 어려운 시기를 버텨낼 수만 있다면, 네가 원했던 모든 걸 네 수중에 그대로 유지할 수 있어. 단지 화가 난다는 이유만으로 모든 걸 던져 버릴 거야?"

그러다 캐플런 선생은 진단을 내리며 나에게 최후의 일격을 가했다. 내가 조현병이라는 것이었다. "전에 내가 당신을 '비정형 정신증'으로 진단했는데 그 진단은 당신이 자기 상태를 과소평가하게만 만든 것 같네요. 지금 보니 내가 틀렸었다는 생각이 들어요." 그는 냉담하고 퉁명스럽게 그 말을 전했다. 마치 테이블에 식칼과 함께 그 진단을 내려놓는 것 같았다. 자, 여기 내 진단이 있으니 받아들이든가 말든가. "상태가 안 좋을 때 당신은 가장 심각한 유형의 조현병 환자와 전혀 구별이 안 돼요. 그건 변하지 않을 거고, 나아지지도 않을 거고, 뭔가 다른 병으로 바뀌지도 않을 거요. 이제 싸움은 그만두고 인정할 때요."

"싸움을 그만두라고요?" 전에는 화가 났었다면 이제는 격분했다. "싸움을 그만두라고? 이 방에서 미친 사람은 나라고 생각했는데 아닌가 보네요."

내가 보여주겠다. 그는 내게 그 길밖에 남겨주지 않았다. 나는 캐플런 선생과 온 세상을 향해 내가 정신질환자가 아니라는 걸 보여줄 작정이었다. 나는 엘린이고 색스 교수였지만, 차트의 여인은 아니었다. 그 여자는 내가 아닌 그의 상상의 산물이었다. 내가 그들 모두에게 보여줄 것이다. 그 빌어먹을 약을 한방에 영원히 끊어버릴 테야. 그러면 모두 뭐가 뭔지 제대로 보게 되겠지.

20장

캐플런 선생은 내게 항복을 요구하고 있었다. 나는 그렇게 들었고, 내 존재의 고갱이 깊은 곳에서 그렇게 느꼈다. 요구는 무슨, 그는 내게 항복하라고 명령하고 있었다. 나는 평생 그 무엇에도 항복한 적이 없었다. 지금까지 의사들의 말이 맞았다면 나는 지금 정신병원에 있어야 하는 것 아닌가? 사실상 거의 모든 전문가가 그것이 나의 운명이라고 암시하는 말을 어느 시점엔가는 한 번씩 했었다. 내가 진정으로 그들의 말을 믿었다면, (내가 보는 버전의 나를 끈덕지게 붙잡고 늘어지는 대신) 그들이 보는 버전의 나를 한 번이라도 체념하고 받아들였더라면, 나는 지금도 원퍼드 병원 지하 터널 주변을 기어 다니며, 라이터로 팔다리에 화상을 입히고, 악마가 나로서는 알 수 없는 사악한 방식으로 내 신경전달물질을 이용해 세상을 폭파할 때를 기다리고 있었을 것이다.

그러나 나는 그들의 말을 믿지 않았고, 내가 언젠가는 도달하게 될

곳을 바라보았다. 법률가, 학자, 여러 개의 학위와 명예가 있는 학자, 출판과 교육 분야에서 유망한 경력을 이어나갈 출발점을. 나는 혼자 힘으로 살아가면서, 친구들을 사귀고, 매일 내 등에 내려앉는 캘리포니아의 따뜻한 태양을 느끼고 고마워한다. 그런데, 항복하라고? 그만두라고? 싸움을 멈추라고? 그럴 수는 없었다. 부모님이 내게 가르치고, 오퍼레이션 리엔트리도 가르쳤다. 항복하지 말라고. 맞서 싸우라고. 투쟁하라고.

항복에 조금이라도 승리가 들어 있다는 생각은 부자든 빈자든 아픈 이든 건강한 이든 행복한 이든 슬픈 이든 내가 아는 거의 모든 사람에게 완전히 낯선 개념이다. 항복은 실패처럼 느껴지고 패배처럼 느껴진다. 더 나쁘게는 상실처럼, 자신과 자율과 희망의 상실처럼 느껴진다. 항복한다는 것은 천막을 걷고 전쟁터에서 슬그머니 빠져나가는 것이다. "나는 충분하지 않아. 그만두겠어." 하고 말하는 것이다. 그리고 그렇게 하는 건 한마디로 내 천성에 맞지 않았다. 아직은 그랬다.

그래서 나는 계획을 하나 세웠다. 먼저 나는 닥터 벤슨이라는 여성 인지행동심리학자를 찾아가 내가 약을 줄이는 동안 나의 정신증적 사고를 억제할 방법을 알려달라고 부탁했다. 그와 나눈 대화는 옥스퍼드에서 닥터 해밀턴과 나눴던 대화와 아주 비슷하게 느껴졌다. 해밀턴 선생은 내가 처음으로 중증 정신질환을 겪던 몇 달을 견디고 멀쩡히 빠져나오도록 도와주었다. 벤슨 선생도 이론적 지향점이 해밀턴 선생과 같았다. 그는 조심스럽지만 명확하게, 앞으로 몇 주 동안 일어날 수 있는 일을 최선을 다해 설명했다. "힘드실 거예요." 벤슨 선생이 말했다. "그리고 그 방법이 성공하리라는 보장도 전혀 없고요."

"하지만 나는 시도해봐야만 합니다." 내가 말했다.

"네." 그가 말했다. "그러실 거라고 생각해요."

나는 스티브와 함께 내 계획을 수없이 검토했다. 스티브는 인내심을 발휘하려 애쓰면서도 의구심을 감추지는 못했다. 언제나 그랬듯 스티브는 내가 하겠다고 결정한 일은 무엇이든 기꺼이 응원해주고자 했지만 지금 내가 시도하려는 일이 좋은 생각이 아니라는 자신의 의견은 더없이 명확히 밝혔다. 스티브도 나도 그가 이렇게 두 입장을 모두 견지하는 것을 모순이라 여기지 않았다. 그건 우리 우정에 항상 포함되어 있는 난제였다. 그래서는 안 된다는 온갖 증거에도 불구하고 내가 낭떠러지에서 뛰어내리는 것에 맞먹는 일을 감행하고 싶어 한다면, 스티브는 먼저 내게 주의를 준 다음 내가 떨어지면 반드시 붙잡아주겠다고 맹세한다. "조심해, 엘린." 그가 경고했다. "이건 두통에 쓰는 아스피린 용량을 조절하는 것과는 다른 일이야."

내가 하려는 일에 캐플런 선생이 절대 찬성하지 않으리란 걸 알았으므로 그에게는 부작용에 대한 염려 때문에 약을 줄일 계획이라고만 모호하게 뭉뚱그려 이야기했다. 언젠가는 약을 완전히 끊을 수 있기를 바라지만, 아주 조금씩 줄여가면서 조심스럽게 진행할 것이라고, 큰 변화나 갑작스러운 변화는 전혀 없을 거라고.

마지막으로 나는 지연성 이상운동증과 조현병 전문가인 마더 선생에게 내 뜻을 밝혔다. 그는 약을 줄이기로 결심했다면 여섯 달에 1밀리그램씩 줄이는 속도로 해야 한다고 말했다. 나는 이미 6밀리그램으로 줄인 상태였다. 그가 제안한 속도로는 약을 완전히 끊기까지 3년이 걸릴 터이다. 그건 충분히 빠르지 않았고, 충분히 깔끔하지 않았다. 나는 한 달에 1밀리그램씩 줄이기로 했다. 마더가 충고한 것보다 6배 빠르지만 과거에 내가 줄였던 것보다는 훨씬 느린 속도였다. 일이 이상적으로 풀린다면 나는 한여름에는 약에서 해방될 터였다.

그렇게 그 일이 시작됐다. 나는 임무를 완수하기 위한 여정에 올랐다. 그 끝에서 나는 차트의 여인 아니면 엘린과 색스 교수의 적절한 결합체 중 어느 한쪽이 될 것이었다. 어쨌든 그중 누군가는 사라져야 할 터였다.

그해 봄 닥터 벤슨의 제안에 따라 나는 LA 조울우울협회^{Manic-Depressive and Depressive Association of Los Angeles}라는 지지모임에 가입했다. 조현병 환자를 위한 지지모임을 찾아봤지만 하나도 찾을 수 없었다. 조울우울협회는 차선의 선택이었다. 이 단체는 근처 한 병원에서 일주일에 한 번 모임을 열었다.

모임 활동에 따를 일—완전한 공개, 내가 모르는 사람들의 존재와 의견, 각자 자신의 악마와 싸우고 있는 사람들—에 대해 몹시 염려했지만 알고 보니 거기 참석하는 일은 놀라울 정도로 편안했다. 그 방에 있는 거의 모든 사람이 한 가지 이상의 약을 복용하고 있었는데, 자기 병을 받아들이고 있는 사람들까지 포함해 대부분이 약을 먹는다는 사실을 몹시 분하게 여겼다. 우리는 결함이 있었고 모자라는 존재였고 충분하지 않았다. 각자 많은 문제를 갖고 있기는 했지만, 그 문제의 해결책이 작은 플라스틱병 한두 개에 담긴 처방약이라는 것을 탐탁하게 여기는 사람은 아무도 없었다. "저걸 먹을 때 나는 그냥 내가 아니에요." 한 사람이 말했다. "저 약이 나를 다른 누군가로 바꿔놓거든요."

몇 사람은 자기에게 병이 있다는 것을 믿지 않았고 그 병이 지속적인 주의와 약물 치료를 필요로 한다는 건 더더욱 믿지 않았다. 이따금 누군가 조증 상태(한 번에 2~3주 지속된다)로 모임에 참석하곤 했는데 그러다 그 사람이 무슨 이유에선지 약을 먹기로 마음을 바꾸면 다음 주에는 겉으로 보기에도 스스로 느끼기에도 훨씬 좋아진 상태로 나타났다. 그런데도 그 사람은 이렇게 말하고는 했다. "다음에는 내가 더욱더 노력하기만 하면 돼요. 난 알아요. 다음번에는 할 수 있다는 걸." 나는 고개를 끄덕였다. 그가 무슨 말을 하는 건지 나는 정확히 알 수 있었다.

하지만 내가 끈질기게 '저항'을 주장하는 것이 모임 회원들에게 항상 우호적으로 받아들여지는 건 아니었다. 조울우울협회에서 나와 친한 친구 중에 매우 지적이고 나이도 나와 비슷하며 몇 년 동안 병으로 힘들어했던 남자가 있었다. 내가 보기에는 지성과 역량이 대체로 온전해 보였지만, 그는 자기가 삶에서 뭔가를 성취할 수 있다는 희망을 포기해버린 것 같았다. 그냥 장애 보험에 의지해 생활하면서 일에 대한 필요나 욕구가 생길 때만 이런저런 일자리를 전전했다. 나는 그와 함께 보내는 시간이 즐거웠지만, 자신의 병과 일에 대한 그의 태도가 점점 더 참을 수 없게 느껴졌다. "난 당신이 포기해버린 거라고 생각해." 어느 날 저녁을 먹다가 내가 말했다. "당신이 항복한 거라고 생각한다고. 당신은 정신질환자의 역할을 지나치게 편안하게 받아들이고 있어."

그 말이 입 밖으로 나오는 순간 나는 그 말을 도로 주워 담고 싶었다. 그의 얼굴에 나타난 표정은 투명할 정도로 뻔히 보이는 상처였고, 슬픔이었다. 그는 나를 신뢰했었지만 이제는 그랬던 것을 후회했다.

때때로 캐플런 선생은 내가 정신질환자 친구들 문제에서는 공화당원의 초자아를 드러낸다고 말했다. 나는 수년간 의지력으로 나 자신을 밀어붙였고, 그 밀어붙임은 내가 살아남는 데 도움이 되었다. 그 때문인지

나는 아직도 나 자신에게 허용하지 못하는 것을 다른 사람들에게 허용할 준비가 안 되어 있었던 것이다. 돌이켜 보면, 당연하게도 나의 옹고집은 내 친구들보다는 나에 관해 더 많은 걸 말해주었다. 그 고집은 그 친구에게 고통을 주었고, 내게는 그 대가로 우정을 앗아갔다.

.....

나반 용량을 줄인 채 첫 달이 지나갔다. 뭐랄까…… 좀 갈피를 잡을 수 없었다. 방안에 나하고 캐플런 선생 말고 다른 사람들이 또 있나? 뭔가 좀 이상한 것 같은데. 캐플런 선생이 어느 편인지도 모르겠어.

둘째 달이 왔고 또 지나갔다. 이제 용량은 4밀리그램까지 내려가 있었다. 그 학기의 강의도 다 끝났다. 나는 글을 쓸 수 있긴 했지만, 아주 가까스로 쓸 수 있는 정도였다. 머릿속에서 키가 1인치쯤 되는 사람들이 핵전쟁을 벌이고 있을 때 집중하기란 쉽지 않은 일이다. 누군가 나를 정신병 환자처럼 보이게 하려고 내 혈관 속에 항정신병약을 흘려 넣고 있어. 하지만 난 환자가 아니야. 신께 맹세컨대, 내가 정신증 상태일 때는 내가 그렇다고 말해줄게. 땡큐 베리 머치.

나는 캐플런 선생에게 내 증상을 감추는 일에 집중적인 노력을 쏟아부었다. 그에게 증상을 드러내는 건 그의 주장을 증명할 뿐일 테니 말이다. 나는 의자에 등을 곧게 세우고 앉아 내 횡설수설을 통제했다.

조울우울협회의 다른 회원 한 명도 약 끊기를 시도했다가 계속 그 상태를 유지하는 데 실패했다. 그렇다. 그랬다. 그는 이제 약을 먹어서 상태가 호전됐지만 이렇게 말했다. "하지만 이번엔 단지 내 신체 화학에 적합한 시기가 아니었기 때문이라고 생각해요. 다음에 시도할 때는 다른 방식으로 대처할 거예요."

그날 밤 스티브와 통화하며 내가 말했다. "다들 병도 다르고 약도 다르다는 건 나도 알아. 하지만 있잖아, 요즘 들어 내가 하려는 일과 모임 사람들이 하려는 일 사이에 어떤 흥미로운 유사점이 있다는 생각이 들어."

"저런, 그런 생각이 드셨어요?" 스티브가 말했다. 말만 들어도 그의 얼굴에 번져 있을 미소가 눈에 선했다.

"아유, 그냥 닥치시죠."

용량은 하루 3밀리그램까지 내려왔다. 이제 낮이나 밤이나 더 힘들어졌다. 내 몸과 생각을 통제해보겠다고 순전히 물리적인 힘으로 버텼지만 그건 마치 달려드는 야생마 떼를 저지하려는 것처럼 무모한 노력이었다. 잠들지 못하고 공포로 식은땀을 흘리게 만드는 꿈 때문에 찔끔찔끔 잠들었다 깨기를 반복했다. 그런데도 나는 2밀리그램까지 용량을 줄였다.

그로부터 몇 달 전 나는 옥스퍼드에서 열리는 워크숍 초대를 수락했었다. 이제 와 마음을 바꾼다면 사람들을 화나게 만들고 상당한 민폐를 끼치게 될 것이며, 나는 직업적으로 무책임한 사람으로 보일 터였다. 정신적으로 너무나 흐트러진 상태였지만 나는 가지 않을 수 없었다. 일단 옥스퍼드에 도착한 뒤로는 어떻게 해서인지 아슬아슬하게 정신을 유지했지만, 워크숍에 참석한 모든 사람이 나를 자기가 만나본 가장 이상한 사람으로 여겼을 거라고 나는 확신한다. 돌아오는 비행기에 올랐을 즈음 나는 완전히 만신창이가 되어 있었다.

돌아온 첫날 캐플런 선생의 진료실에 들어가자마자 나는 곧바로 구석으로 가서 바닥에 웅크리고 앉아 떨기 시작했다. 단검을 들고 공격할 자세를 취하고 있는 사악한 존재들이 나를 사방에서 에워싸고 있었다. 그들은 나를 얇게 저미거나 내게 뜨거운 석탄을 삼키게 하려 했다. 후에 캐플런 선생은 그날의 내가 '괴로움으로 몸부림치고 있었다'고 묘사했다.

"엘린, 약을 늘려야 해요." 그런 나를 보자마자 캐플런 선생이 말했다. "당신은 격심하고 전면적인 정신증 상태예요."

"하나. 노력. 숫자. 폭발."

"약 더 늘릴 거죠?" 캐플런 선생이 물었다.

나는 떨고 있었지만, 동시에 고개도 젓고 있었다. 난 약을 늘릴 수 없어. 임무를 아직 완수하지 못했다고.

그 직후 나는 마더 선생에게 갔다. 아직 정신증 상태의 나를 본 적 없었던 그는 내가 경미한 정신증을 앓고 있으며 내 주된 관심은 지연성 이상운동증을 피하려는 것이라고 어렴풋이 짐작하고 있었고 나 역시 그런 그의 생각을 바로잡아주지 않았다. 마더 선생의 진료실에 도착하자 나는 그의 소파에 앉아 몸을 반으로 접고 중얼거리기 시작했다. 몰골도 엉망진창이었다. 잠을 잔 게 언젠지 음식을 먹은 게 언젠지도 기억나지 않았다. 내가 언제 목욕을 했더라? 옥스퍼드에서? 옥스퍼드에 가기 전에? 어차피 우리 모두 죽을 텐데 그런 게 의미가 있나? 그때 누구라도 그 방에 들어왔다면 마더 선생이 조현병에 걸린 노숙자를 치료하고 있다고 생각했을 것이다. 몇 주 뒤 그는 그날 내가 정확히 그렇게 보였다고 말했다.

"폭발하는 머리와 죽이려는 사람들. 내가 선생님 방을 완전히 때려부숴도 괜찮을까요?"

"당신이 그럴 거라는 생각이 든다면 여기서 나가주세요." 마더 선생이 말했다.

"오케이. 작은. 얼음 위의 불. 그들에게 날 죽이지 말라고 말해줘요. 나를 죽이지 말라고 그들에게 말해요! 내가 뭘 잘못했는데? 저 모든 폭발. 생각으로 수십만을. 금지명령."

"엘린, 당신이 다른 사람에게 위험하다고 느껴져요? 혹은 당신 자신에게?" 그가 물었다.

"함정이 있는 질문이네요." 내가 말했다.

"아뇨. 그렇지 않아요." 그가 말했다. "진지하게 하는 말이에요. 난 당신이 병원에 입원할 필요가 있다고 생각해요. 내가 당신을 지금 바로 UCLA로 연결해줄 수 있어요. 그러면 모든 일이 아주 신중하게 처리될 거예요."

"하. 하. 하. 지금 나를 병원에 집어넣겠다고 제안하는 거예요? 병원은 나빠요, 병원은 미쳤어요, 병원은 슬퍼요. 사람은 병원을 멀리해야 해요. 나는 신이에요. 어쨌든 예전엔 신이었어요. 나는 생명을 주고 생명을 거둬 가요. 내가 하는 일을 알지 못하니 나를 용서하소서."

"내가 보기엔 정말로 병원에 가는 게 좋을 거 같은데요." 마더 선생이 말했다.

"오 너무나도 감사하지만, 싫어요."

"그러면, 알았어요. 하지만 내가 당신이라면 당분간은 일을 멀리할 거예요. 당신도 동료들에게 이런 모습 보이는 건 원치 않겠죠."

"땡스, 뱅크스, 뱅, 바이. 곧 또 만나요." 그가 어떤 표정을 짓고 있는지도 모른 채 나는 마더의 진료실을 나섰다.

그날 밤, 캐플런 선생이 집으로 전화를 걸어왔다. "엘린, 닥터 마더가 당신과 나눈 이야기를 들려줬어요. 그도 나도 걱정하고 있어요. 이건 심각하고, 위험하기까지 한 일이에요. 입원하지 않으려면 지금 약을 먹어야만 해요."

"아, 안 돼, 아, 안 돼, 아, 안 돼." 내가 옹알이하듯 말했다. "난 알아요. 내가 더 열심히 노력하면 약 끊을 수 있다니까. 약과 침대. 나 이제 잘 거예요."

내 머릿속 어디엔가 캐플런 선생이 그 어느 때보다 불안해한다는 느낌이 새겨졌다. 하지만 내 임무는 아직 완수되지 않았다. 차트의 여인이 여전히 살아서 활보하고 있었다.

그날 밤 어떻게 잠을 잤는지 모르겠다. 팔다리가 서로 다른 네 방향으로 날아가려는 느낌이었다. 어쩌면 탈진해서 그냥 곯아떨어졌는지도 모른다. 이튿날 아침 몸을 질질 끌고 나의 은신처이자 피난처인 내 연구실로 갔다.

그런데 복도에서 에드 매캐퍼리와 마주치고 말았다. 몇 달 전 나는 에드에게 내 병에 관해 아주 단순하게 표현해서 이야기했다. 어떻게 말했다 해도 그는 지금 자기 앞에 서 있는 사람, 마치 토네이도에 휩쓸린 것 같은 모습으로 걷잡을 수 없이 꼼지락거리고 있는 여자를 보게 된 충격에 대비하지 못했을 것이다. 나는 에드를 속이겠다는 헛된 생각으로 일관적인 사고의 흐름을 붙잡으려고 기를 썼지만, 그 생각은 해체되어 완전히 말도 안 되는 소리로 튀어나왔다.

"작은 사람들이랑 폭발이 있어. 내 머릿속에. 보이스메일과 차단. 뭔가 해야만 해. 여기 누구 다른 사람 있어? 내가 거기 갔더니 그들이 'x, y, 그리고 z'라고 말했어. 그리고 학살 현장이 있는데, 하지만 그 유죄판결에 관해 누가 알고 있지?"

처음에 에드는 내가 무슨 농담을 하고 있다고 생각했는지 살짝 웃음을 머금었지만, 내가 점점 더 흥분하자 그도 상황을 알아차렸다. "엘린, 대체 무슨 일이야? 처음엔 장난치는 줄 알았는데 장난이 아니네, 그렇지? 이 일에 대해 아는 사람이 또 있어? 다른 사람이 알아도 괜찮아?"

"마이클한테는 말해도 괜찮아." 내가 말했다. "대천사 말고. 다른 마이클."

"여기 가만히 있어." 에드가 단호히 말했다. "여기 있어. 캐플런 선생에게 전화할게. 그리고 도나에게도." 도나는 당시 에드의 아내로 의사였다.

잠시 후 에드가 돌아왔고 그때 전화벨이 울렸다. 수화기를 들자 저쪽에서 나의 친절한 동료이자 생명윤리학자인 마이클 샤피로의 목소리가 들렸다. "엘린, 자네 지금 상태가 어떤가?" 그가 물었다.

"오, 너무나 좋아요. 고마워요. 그런데 여기 금지명령이 발동하고 있어요. 그리고 난 많은 죽음에 책임이 있어요. 내가 아직 당신을 안 죽였나요?"

"에드 좀 바꿔줘." 마이클은 이렇게만 말했다. 나는 에드가 마이클에게 하는 말에 주의 깊게 귀를 기울였다. "아뇨, 아뇨, 부학장한테 전화할수는 없어요." 에드가 다급한 목소리로 말했다. "엘린의 의사와 통화했는데 그가 잠시 후 여기로 전화할 거예요. 우리는 그가 말하는 대로 할 거고요. 하지만 분명히 말씀드리는데, 아주 심각해요." 에드가 수화기를 놓는 그 순간 전화벨이 다시 울렸다. 캐플런 선생이었다.

"약 더 먹지 않을 거예요." 내가 그에게 말했다. "난 할 수 있어요. 그냥 좀 더 노력하기만 하면 돼요." 그러고는 전화를 끊어버렸다.

내가 이 제멋대로인 뇌를 통제할 수만 있으면, 조금 더 버티기만 하면 차트의 여인을 소멸시키는 임무는 실패하지 않을 것이다. 내가 싸우는 건 엘린과 색스 교수를 위해서였다. 나는 그 무엇에도 실패해본 적이 없었고, 이제 와 실패할 생각은 없었다.

"내가 집까지 태워다 줄게." 에드가 말했다. "그리고 거기서 한동안 함께 있을 거고. 엘린, 약을 먹어야 해."

"싫어." 내가 말했다. "그리고 좋아. 약은 싫고 집에 태워다주는 건 좋아."

"차에서 뛰어내릴 건 아니지?" 에드가 물었다.

"아니. 안 뛰어내려. 출발, 거칠고 푸른 저 너머로."

학교에서 웨스트우드까지 달리는 동안 에드는 계속 말했다. "이해가 안 돼. 당신의 경력, 당신의 글. 약을 먹을 때는 그게 모두 제대로 되는 거잖아. 안 그래? 그러면 당연한 거 아니야? 약을 먹는 게 당연한 거 아니냐고?"

나는 고개를 저었다. "아니. 그건 그렇게 당연하지 않아. 분명한[clear], 공포[fear], 가까이[near], 다정히[dear]. 전조등 빛을 받은 사슴[deer]. 난 실패하면 안 돼."

집에 도착하자마자 에드는 도나에게 전화해 자기가 어디 있는지 내 상태가 어떤지 알렸다. "내가 어쩌길 바라는 거야? 엘린을 바닥에 메어꽂기라도 할까?" 에드가 전화에 대고 식식거렸다. 에드는 행복하지 않았다. 나 역시 그랬다.

나는 캐플런 선생에게 전화했다. "난 그놈의 약을 끊고 싶다고요오!" 내가 끙끙거리며 말했다.

"알아요. 하지만 지금 당신이 하는 식으로는 약을 끊는 게 아니라 오히려 당장 입원하게 될 거요. 당신에게 필요한 건 자기한테 병이 있다는 사실을 받아들이고 그 병을 통제해줄 약을 먹는 거요. 아름답지도 않고 재미도 없는 일이지만, 그게 원래 그런 일인 걸 어쩌겠소."

아니, 아니. 나는 약도 먹을 수 없고 입원도 할 수 없어! 방안에는 빙빙 돌며 약을 올리는 악령들, 벽과 천장을 뚫고 들어오는 기운들이 가득했다. 에드는 못 봤지만 나는 그것들이 거기 있다는 걸 알았다. 지금 당장이라도 어떤 끔찍한 일이 우리에게 일어날 기세였다.

"난 지금 침범당하고 있어요." 내가 울부짖으며 캐플런 선생에게 말했다. "너무 무서워요. 제발 도와줘요!"

"지금 집에 약 있어요?" 그가 물었다.

"있어요."

"그러면 이제 약을 먹을 시간이에요. 36밀리그램. 당신이 갖고 있는 약 열여덟 알. 지금 먹어요."

나는 위를 올려다봤다. 에드가 나를 계속 쳐다보고 있었다. 스티브도 매일 해온 대로 곧 전화를 걸어 이제 내가 약을 먹을 시간이라고 말할 터였다. 마더 선생은 캐플런 선생에게 나를 병원에 입원시키라고 말했고, 캐플런 선생은 내가 약을 먹지 않으면 다음으로 갈 곳은 병원이라고 말하고 있었다. "알았어요." 내가 전화에 대고 중얼거렸다. "알았다고요."

임무 완수는 실패로 돌아갔다.

나는 열여덟 알을 한꺼번에 삼켰다. 몇 분이 지나자 몸이 흐느적거렸고 졸음이 왔다. 에드는 돌아갔고 나는 침대로 갔다. 다음 며칠 동안은 캐플런 선생과 만나는 때를 제외하고 집에만 있었다.

나는 진실을 더 이상 부인할 수 없었고 바꿀 수도 없었다. 엘린과 색스 교수를 차트의 여인과 분리해주던 벽이 박살 났고 그 폐허가 내 발치에 널브러져 있었다. 차트의 여인은 실제였다. 그것이 진실이었다.

이후 며칠 동안 나는 교통사고 생존자 같은 느낌이었다. 가벼운 산들바람에도 나가떨어질 것처럼 기운이 없고 마음이 쓰렸다. 욕실에 들어가면 거울을 보지 않으려 최선을 다했지만, 여지없이 거기에는 또 그 여자가 있었다. 원퍼드 병원의 거울에서 처음 봤던 실성한 눈빛의 그 여자. 머리카락은 지저분하게 뭉쳐 있고, 해골 같은 얼굴에, 몸에는 뼈밖에 없는 여자. 그때 내 나이를 추측한 사람이 있었다면 실제 나이보다 20년은 더 보았을 것이다. 실패야, 실패했어. 희망은 죽었고 나는 희망의 장례를 치르는 중이었다. 노발대발 날뛰고 싶었고 아파트를 휘젓고 다니고 싶었지만 너무 피곤해서 내가 할 수 있는 거라고는 칫솔을, 그리고 마침내 머리빗을 집어 드는 정도가 다였다.

정신증은 블랙홀처럼 에너지를 빨아들이는데, 이때 나는 실로 내 한계 너머까지 나를 밀어붙였다. 멈칫거리며 길을 걸어갈 때, 언제든 넘어져 바닥에 통째로 집어 삼켜질지 모른다는 두려움에 포장이 멀쩡한지 점검하며 한 번에 한 걸음씩 조심스럽게 옮길 때, 내가 생각할 수 있었던 것은 나처럼 이렇게 걸어 다녔던, 그래서 내가 불쌍하게 여겼던 나이 많은 여자들뿐이었다.

쇼핑을 한다는 것—살 물건의 목록을 작성하고, 차에 올라타 실제로 어딘가로 이동해 버터, 달걀, 빵, 커피 같은 걸 사는 단순한 일을 해내는 것—은 생각만 해도 버거웠다. 좋은 친구들이 있어서 얼마나 감사한지 모른다.

사람은 상실을 겪고 나면 위안을 얻으려 자연스레 익숙한 것으로 끌린다. 나는 상처 입은 동물처럼 내 동굴 속으로 기어들어가 익숙한 물건과 목소리로 주위를 에워쌌다. 스티브와 몇 시간씩 통화하면서, 내가 내린 모든 결정을 되짚고 뒤죽박죽된 상황을 헤집어보며, 내가 한 일과 그 일을 한 방식을 뒤늦게 후회하면서 어떻게 했어야 다른 결과가 나왔을지 생각해내려 애썼다. 캐플런 선생을 만났을 때 그의 상담실에는 "거봐요. 내가 그럴 거라고 했었죠"라는 말이 공중에 둥둥 떠 있었지만 끝내 그의 입 밖으로 나오지는 않았다. 나는 병든 내 모습을 보고도 이상하게도 나를 내치지 않고 여전히 좋아해주는 친구들과 시간을 보냈다.

그리고 마침내 학교의 내 연구실로 돌아갔고, 거기서 논문 작업과 가을 학기 수업 준비를 해 보려 했다. 하지만 대부분은 클래식 음악을 들으며 소파 위에서 긴 낮잠을 자며 보냈다. 어쨌든 여전히 그 소파는 내 소파였고, 연구실 벽도, 책과 논문도 내 것이었으며, 문에는 내 이름이 붙어 있었다. 넘어질까 걱정될 때는 뭐든 잡히는 대로 붙잡고 보는 것이다.

그해 가을 개강이 가까워질 무렵 나는 어느 정도 회복한 상태였다. 집중도 할 수 있었고 여름 동안 못 본 학생들과 동료들과 만나 인사할 날을 진심으로 고대하고 있었다. 심한 독감을 앓고 난 듯한 상황이라는 게 가장 쉬운 설명일 것 같다. 회복하는 데는 어느 정도 시간이 걸렸지만, 하루가 다르게 조금씩 더 나아졌다. 햇빛이 환하고 계절이 둘뿐인 캘리포니아에서도 언제나 9월은 특별히 밝은 앞날을 약속해주는 느낌이 든다.

약 먹는 일을 가지고 벌인 나의 못난 불장난에도 불구하고, 원래 세웠던 종신재직권 계획은 문제없이 유지되었다. 그러니까 병 때문에 어쩔 수 없이 휴가를 내야 할 경우를 대비해 '비축'해둘 만큼 충분한 논문을 쓰고 발표하겠다는 계획 말이다. 나는 이미 치료를 거부할 수 있는 역량에 관한 몇 편의 논문을 법학 저널에 발표했고, 예일 재학 당시 조지 말 교수의 프로이트 수업에서 썼던 논문은 어느 정신분석학 저널에 발표한 터였다. 또한 나는 다중인격장애가 있는 사람들의 형사책임에 관한 첫 논문도 완성했고, 다중인격장애와 법의 관계를 추가적으로 탐구하는 논문 몇 편의 개요도 짜기 시작했다. 나에게는 당연한 이유에서, 정신분석과 법이 내 관심과 학문적 연구의 주요 분야가 되었다.

그러는 사이 USC 의학대학원의 교수 몇 사람이 내 논문을 눈여겨보았고, 그 덕에 나는 기쁘고 영광스럽게도 의학대학원에서 교수직을 제안받았다. 나는 행복한 마음으로 제안을 수락했지만, 조울우울협회 지지모임에서 탈퇴해야 한다고 느꼈다. 의학대학원에서 나를 교수로 임명한 곳은 정신의학과였으므로 어떤 식으로든 내 병이 폭로될 수 있는 위험은 감수할 수 없었다. 특히 종신재직권을 얻기 전에는 더욱 그랬다. 나는 예일의 스티브 위즈너 선생에게 전화를 걸어 내가 환자라는 평생의 신분을 뚫고 올라가 의학대학원 임직원들과 동료로 어깨를 나란히 하게 되었다고 말했다. "내가 적진에 침투했어요!" 흐뭇해하는 그의 웃음소리가 들려왔다.

21장

캐플런 선생과는 관계가 순조롭지 않았다. 내 말과 행동은 뭐든 그의 인내심을 시험하는 것 같았다. 이를테면 내가 건강검진을 받을 때 의사가 갑상선결절을 발견해 생검을 해야 했고, 이어서 한 내분비학자가 나를 검사하더니 마르팡 증후군일 수도 있다고 말했다. 결합조직에 생기는 유전병으로 여성의 경우 기대여명이 마흔다섯 정도였다(최근에는 육십 대 중반으로 수정되었다). 당시 내 나이는 서른일곱이었다. 나는 큰 충격을 받았고 불안해서 제정신이 아니었다.

그래서 그럴 때 내가 항상 하는 일을 했다. 바로 마르팡 증후군에 관한 논문을 찾아 읽은 것이다. 그 모든 논문을 집어삼킬 듯이 읽었는데, 모든 페이지에서 내 모습이 보였다. 확실히 내게는 마르팡 증후군의 신체적 특징이 많았다. 키가 크고 말랐으며, 관절이 유난히 유연하고, 심장이 빨리 뛰며 뇌출혈도 있었다. 내가 파멸할 운명이라는 걸 바로 알 수 있었다.

나의 사망이 임박해 있었다.

"링컨도 마르팡 증후군이 있었대." 내가 울먹이며 스티브에게 말했다.

"하지만 링컨이 그걸로 죽은 건 아니잖아, 엘린. 이봐, 진정해. 그렇게 드라마로 몰아가지 말라고."

캐플런 선생은 듣자마자 한순간의 주저도 없이 그 모든 게 헛소리라고 일축했다. "그 의사들이 말의 소리를 들어야 할 곳에서 얼룩말 소리를 듣고 있는 거요." 그가 말했다.

"그 의사는 전문가예요." 내가 반박했다. "UCLA의 정교수라고요. 게다가 내게 마르팡 증후군이 없다면 자기는 그게 더 놀라울 거라고 말했어요. 선생님은 왜 이 일을 더 심각하게 받아들이지 않는 거죠?"

심층검사 결과 사실 내게 마르팡 증후군이 없다는 게 밝혀졌다. 하지만 그런 결과도 이후 며칠 동안 정신증이 내 생활의 가장자리로 스멀스멀 배어 나오는 것을 막지는 못했다. 나는 인정할 수밖에 없었다. 내가 심한 건강염려증 환자라는 것을. 하지만 내 몸은 과거에도 여러 번 나를 배반했다. 그런데 캐플런 선생은 왜 내게 다시는 그런 일이 일어나지 않을 것처럼 행동하기를 기대한 걸까?

그로부터 얼마 지나지 않은 어느 날 나는 다시 익숙한 주제를 끄집어냈다. "줄곧 생각해 봤는데요. 어쩌면 내가 항우울제를 쓴다면 항정신병약을 끊을 수도 있을 것 같아요."

이 말에 캐플런 선생은 분노를 터뜨렸다. "당신은 남은 평생 계속 약을 먹어야 된다고, 약을 끊으려는 시도는 당신을 계속 제자리걸음만 하게 할 뿐이라고, 나아졌다가 증상이 나타났다가 다시 나아지는 걸 반복할 뿐이라고 내가 수도 없이 반복해서 말했잖소." 그는 실제로 고함을 지르고 있었다. "이런 일 더는 참지 않을 거요! 만약 당신이 또다시 약을 줄인다면 더는 나와 치료할 수 없어요. 아니 약을 줄인다는 말만 꺼내도 나와 치료를 계속할 수 없소. 그 말을 하겠다면 지금 여기서 끝냅시다."

그의 얼굴에는 순수한 분노가 서려 있었다. 거기까지였다. 캐플런 선생과는 이제 더 이상 약에 관해 왈가왈부할 수 없었다. 그 문제는 논의 테이블에서 완전히 치워졌다.

스티브도 캐플런 선생과 같은 생각이었다. 그가 보기에 지난번 삽화 이후 필요한 데이터는 다 나온 셈이었다. "네가 약 용량을 줄이면 네 판단력은 무너져." 스티브가 말했다. "매번 넌 점점 더 나쁜 상태로 굴러떨어지고, 나쁜 결정에 이어 또 나쁜 결정을 내리고, 그중 무엇도 너에게 이로운 건 없어. 그건…… 참 지치게 하는 일이야. 너도 이제는 지치지 않았어?"

아, 세상에, 그래, 난 지쳤다. 혼자인 것에도 지쳤고, 계속 버둥거리는 일에도, 벽에 머리를 찧는 일에도 지쳤다. 그 오랜 세월 동안 나는 약이라는 '목발'을 거부해왔다. 나에게 약을 쓴다는 건 내 의지가 약하고 인격이 나약하다는 의미였다. 하지만 이제 나는 그 절대적 확신에 의문을 제기하기 시작했다. 예를 들어 만약 내가 다리가 하나 부러져 목발이 필요하다면, 두 번 생각할 것도 없이 목발을 썼을 것이다. 내 뇌는 최소한 내 다리만큼도 보살핌을 받을 가치가 없었던 것일까? 사실인즉 내 병은 약이 필요한 병이다. 약을 쓰지 않으면 병이 도진다. 약을 쓰면 나아진다. 나는 이걸 왜 계속 힘들게 다시 배워야만 했는지 모르겠지만, 어쨌든 나는 그랬다.

한 친구는 이안류●의 비유를 들어 설명했다. 이안류에 휩쓸리면 그 흐름에 맞서 싸우려는 것이 사람의 즉각적인 본능이다. 더 열심히 싸울수록 에너지는 더 많이 소모된다. 하지만 단순한 진실은 이안류가 우리보다 더 강하다는 것이다. 근육의 힘으로 이안류를 이길 수는 없고, 계속 그러려 용을 쓴다면 (내가 계속 그랬던 것처럼 '적응에 불리한 고집'을 부린다면) 익사하고 만다. 단순한 교훈은 (캘리포니아의 서퍼들이 해마다 거듭 배우는 것처럼) 싸우기를 멈추고 그 흐름과 함께 가는 게 답이라는 것이다. 힘을 아끼고 싸움을 멈추면 이안류 자체가 금세 당신을 위험에서 벗어나는 곳으로, 더 잔잔한 수역으로 실어 가 준다. 잔잔한 곳에 도착한 시점에 당신이 비축해둔 에너지가 남아 있다면 스스로 해안으로 돌아올 수 있다. 하지만 그러려면 먼저 항복해야 한다.

내가 수년에 걸쳐 약의 용량을 가지고 어설프게 실험해 온 과정은 나의 친구들과 의사들에게 엄청난 분노와 두려움을 안겨주기는 했지만, 지금 나는 그렇게 한 것이 나에게는 대단히 중요한 일이었음을 알고 있다. 그것은 내가 온전히 성장한 단계에 이르기 위해 꼭 거쳐야 했던 필수적인 발달 단계였고, 내가 마침내 그 병과 타협할 수 있는 유일한 길이었다.

그리하여 나는 나반을 먹기로 했고 이제 실험은 하지 않겠다고 맹세했다. 그다음에 찾아온 건 기분 좋은 놀라움이었다. 거의 즉각적으로 기분이 아주 좋아졌다. 나는 악령의 접근을 막는 것이 고집스러움이나 절제력이 아님을 다시 한번 배웠다. 그걸 막는 건 약이었다. 나는 악령들이 거

● 이안류(Riptide, 離岸流)는 파도가 해안으로 몰려왔다가 다시 바다로 빠질 때 한 곳으로 밀려든 해수가 좁은 폭으로 빠르게 빠져나가며 생기는 강한 물살로, 벗어나려 발버둥 칠수록 익사할 위험이 커진다.

기 있다는 걸 알았다. 그들은 매일 하루도 빠짐없이 아무리 미약한 신호로라도 나에게 자신들의 존재를 상기시킬 방법을 찾아냈다. 그래도 그들은 문 뒤에 있고 그 문은 굳건히 닫혀 있다. 적어도 지금은 그렇다. 그뿐 아니라 나는 내 삶에는 돌볼 가치가 있는 다른 부분들, 더 좋고 더 흥미로운 부분들이 있다고 판단했다.

⋯⋯

나는 어떤 사람을, 어떤 좋은 사람을 만났다. 데이비드라는 이름의 미생물학자였는데, 그는 나를 좋아하는 것 같았고, 실제로 내게 데이트 신청을 했다. 나에게는 법학대학원 시절 이후 처음 있는 일이었다. 첫 데이트는 순조로웠다. 둘째 데이트는 괜찮게 지나갔다. 그런데 곧 그가 성적인 쪽으로 몰아가기 시작했다. 나는 아직 그와도 다른 누구와도 그럴 준비가 안 되어 있었고, 관계가 계속 이어지기는 했지만 편치는 않았다. 얼마쯤 시간이 지나자 데이비드와 있으면 즐거운 게 아니라 긴장하게 됐고, 긴장은 내가 무엇보다 피하고 싶은 것이었다.

데이트는 그만두었지만 우리는 오늘날까지도 좋은 친구로 남아 있다. 그는 친절하고 똑똑하고 재미있는 사람이고, 그와의 우정은 나에게 아주 소중하다. 그 관계를 끝내기로 한 건 옳은 결정이었지만 나를 슬프게도 했다. 더 이상 데이비드와 로맨틱한 관계를 유지할 수 없어서가 아니라, 더 큰 물음 때문이었다. 나에게 맞는 사람이 이 세상에 존재하기는 할까? 동료 여자 교수들 다수는 학업을 지속하고 경력을 쌓는 동안 개인적인 삶을 유예하고 있었지만, 그즈음 들어서는 많은 이가 반려자를 찾고 사랑에 빠지고 아이를 갖고, 나로서는 상상 밖에 할 수 없는 인생을 사는 것 같았다. 사람들이 만나 사랑에 빠지는 영화를 보면 내가 다른 행성에서 온 존재처럼 느껴졌다. 나 참, 나도 저런 걸 원한단 말이야. 친밀함, 사랑, 신뢰, 내 어깨를 감싸는 누군가의 팔, 내 손을 잡은 누군가의 손. 이즈음 차트의 여인은 조용했고, 색스 교수는 콧노래를 부르며 무난히 지내고 있었다. 그러면 엘린은 어째야 할까?

다중인격장애는 탐구하면 할수록 흥미가 더욱 깊어졌다. 게다가 다중인격장애에 관한 내 논문이 좋은 평가를 받았으므로 이제 그 주제에 관한 책을 쓰는 것도 시도해야겠다는 생각이 들었다. 그러기 위해서는 다중인격장애의 임상적 양상에 관한 최신 정보를 파악할 필요가 있었다. 그래서 몇 달 동안 지역의 한 병원에 일주일에 한 번씩 방문하여 실제로 다중인격장애로 진단받아 치료하고 있는 사람들을 만났다.

내가 제일 먼저 이야기를 나눠본 환자는 더없이 사랑스러운 젊은 여성이었다. 쾌활하고 매력적이며 치료와 회복에 열성적이었다. 얼마 전에 결혼한 상태였는데, 그전 2년간의 약혼 기간에 약혼자였던 현재의 남편이 자기 고집에 따라 각 인격에게 각자 따로 프러포즈하고 승낙을 얻은 뒤 결혼한 것이라고 했다.

나는 또 환자들이 '해리성 장애에 대한 구조화된 임상면접*Structured Clinical Interview for Dissociative Disorders*'이라는 진단 검사를 받는 100시간 분량의 비디오도 시청했다. 다중인격장애가 과다 진단되고 있다는 합당한 주장도 할 수 있지만—그리고 때로는 치료자들 자신이 다중인격장애를 만들어내기도 한다—그 비디오테이프에 담긴 증거를 보니 다중인격장애가 실재하는 현상이라는 것이 내게는 너무나 분명해 보였다.

이상하게도 (하지만 기쁘게도) 그 병원에 있으면서 환자들이 검사받는 모습을 지켜보는데도 나는 동요하지 않았고 악령들이 깨어나지도 않았다. 나는 그 환자들과는 별로 공통점이 없었다. 다중인격장애가 있는 게 분명해 보이는 이들 중 몇 사람이 그 사실을 완전히 부인하는 모습을 목격하기는 했지만 말이다(이 행동은 내가 마음 깊이 이해할 수 있는 아주 익숙한 것이었다). 그 과정을 지켜보며 대부분의 정신질환이 공유하는 몇 가지 공통점에 눈뜰 수 있었다. 알고 보니 우리 모두에게는 서로 조금씩은 겹치는 부분들이 있었다.

다중인격장애에 관한 책을 쓰던 시기에 조카 한 명과 전화로 아주 재미있는 대화를 나눴다. 당시 열 살쯤이던 조카가 내게 그날 무얼 하고 있었느냐고 물었다.

"다중인격에 관한 책을 쓰고 있단다."

"그게 뭔데요?" 하고 조카가 물었다.

아, 이걸 어쩌나, 하고 나는 생각했다. 이 난관에서 어떻게 빠져나가지? "흠, 어떤 사람들은 자기 안에 다른 여러 사람이 있다고 생각하거든. 그런데 만약 그중 한 명이 뭔가 나쁜 짓을 했다면 나머지 사람들도 모두 다 감옥에 가야 하는 걸까?"

조카는 잠깐 그 문제에 대해 깊이 생각해 보았고, 우리는 좀 더 잡담을 주고받다가 작별 인사를 나눴다.

며칠 뒤 동생에게서 전화가 왔다. "누나 아이한테 무슨 얘길 한 거야?" 나를 좀 못마땅해하는 말투였다. "녀석이 며칠 전 못된 짓을 했는데 애 엄마가 그만두라고 말했어. 그런데 애가 도저히 그만두지를 않는 거야. 그래서 결국 아내가 '너 대체 오늘 뭐가 잘못된 거니!'라고 했지. 그랬더니 애가 엄마한테 '난 아무 짓도 안 했어요. 내 안에 있는 다른 애가 한 거예요!'라는 거야."

USC에서 다섯 번째로 맞이한 가을에 나는 종신재직권 심사를 신청했다. 내게는 다섯 편의 긴 논문과 네 편의 짧은 논문, 그리고 한 권의 긴 책에 대한 출판제안서가 있었다. 에드와 마이클은 둘 다 낙관하며 내게 용기를 주었다. 세 명으로 구성된 소위원회가 내 글을 읽고 여남은 명의 심사자들에게 보낸다. 심사 결과가 돌아오면 소위원회가 모여 투표를 하고, 그런 다음 법학대학원의 모든 종신 교수에게 내 글을 보낸다. 그 교수들에게는 투표용지가 하나씩 주어지는데 그들은 한 주 안에 학장실로 투표한 용지를 보내야 한다. 그 투표용지들이 내가 교수가 될지 말지를 결정하게 된다.

그해는 조용하게, 심지어 순조롭게 지나갔다. 나는 수업을 하고 글을 썼다. 친구들과 시간을 보냈고, 앤아버로 스티브를 만나러 갔다. 스티브는 거기서 임상심리학 박사과정을 마무리하는 중이었다. 나는 캐플런 선생이 적당하다고 판단한 용량으로 계속 약을 복용했다. 데이트는 없었지만 대신 내 눈길을 끈 누군가가 있었다. 법학대학원 도서관의 사서였다. 금발인 그는 플란넬 셔츠에 긴 꽁지머리를 묶고 다녔고 눈에 띄는 호감형은 아니지만 솔직해 보이는 매력으로 사람을 끄는 구석이 있었다. 그는 이곳의 많은 학생과 달리 치열해 보이지도 않았고, 많은 교수와 달리 사업가 스타일도 아니었다. 그사이 어딘가에서 차분하고 편안해하는 것처럼 보였다. 나는 그의 이름이 윌이라는 걸 알아냈다. 게다가 다양한 경험을 많이 한 사람이었다. 누군가 내게 그가 여가 시간에는 가구도 만들고 정원도 가꾼다고 말해주었다. 한두 번 본 뒤로는 나를 보면 미소를 보냈다. 아주 멋진 미소였다. 어머나. 내가 얼굴을 붉혔는지도 모르겠다. 아마 분명 그랬을 것이다.

.....

언젠가 나는 캐플런 선생에게 그날 점심 식사 자리에서 내가 가장 연장자였는데 그게 별로 마음에 안 들더라고 불평했다.

"아아," 그가 말했다. "그러니까 당신은 오리가 되고 싶지 않은 새끼 오리라는 말이군요." 나는 친구 몇 명에게 이 이야기를 했다. 그때부터 우리 사이에서는 USC에서 종신재직권을 얻는 것은 '오리가 되는 일'로 표현됐다.

학장실에서 종신재직권 투표용지를 교수들에게 보낸 날은 내가 USC 법학대학원에 재직한 지 4년 반이 지난 2월의 어느 금요일이었다. 꼬박 한 주가 지났다. 다음 금요일에 나는 내 사무실에 앉아 있었다. 제발 누구라도 노크 좀 해 줘. 아니면 전화를 하든가. 아니면 이메일을 보내든가. 아니면 창으로 들어와 편지를 전해주는 비둘기라도 보내줘. 뭔가를, 무엇이라도.

그날 오후가 절반쯤 지났을 때 마침내 전화벨이 울렸다. 나는 덜덜 떨면서 전화를 받았다.

"축하합니다, 색스 교수." 학장이 말했다.

색스 교수라니. 내가 해낸 것이다. 나는 서던캘리포니아대학교 굴드법학대학원의 종신재직 교수가 되었다. 결국 내가 오리가 된 것이다. 한 동료는 그 사실을 표현하기 위해 내게 마이티 덕스 티셔츠를 선물해 주었다.

그 시점에 나는 이제는 충분히 예상할 수 있는 상태가 되었다. 정신 증 상태가 된 것이다. 좋은 변화든 나쁜 변화든 변화는 항상 내게 해로운 것이었다. 스티브는 이렇게 말했다. "점보제트기는 힘차고 거센 기류에서도 유연하게 운항할 수 있지. 하지만 작은 비행기는 미풍에도 들썩여." 내 것은 아주 작은 비행기였고, 종신재직권을 얻는 일은 유쾌하지만 아주 큰 바람이었으므로 몇 주 동안 그 일은 나를 바로 날려버릴 것처럼 위협했다.

그날 밤 동료들이 나를 축하하기 위해 저녁 식사 모임을 열어주었다. 나는 하늘에 있는 존재들이 지구에 죽음과 파괴를 퍼뜨리는 데 내 뇌를 이용하고 있다는 소식을 전해 그들의 마음을 어지럽히고 싶지는 않았다. 그랬다면 (그들이 자기가 던진 표에 의구심을 갖도록 만드는 건 말할 것도 없고) 그날 저녁의 분위기에 찬물을 끼얹었을 것이다. 나는 캐플런 선생과 이야기를 나누고 기꺼이 약의 용량을 늘렸지만, 한동안은 상태가 들쑥날쑥했고 내가 들어가는 모든 방의 모퉁이에서 악령들이 춤을 추고 있었다. 그러다 다시 모든 것이 안정을 되찾았다. 차트의 여인은 물러났고 색스 교수는 종신재직권을 얻었다. 이제 나의 3인조 중 가장 결핍된 엘린에게 주의를 돌릴 시간이었다.

"종신재직권이 확보되면 삶의 중심 문제는 생존에서 욕망으로 옮겨가죠." 캐플런 선생이 말했다.

그래, 나는 살아남았어. 그렇다면 내가 욕망하는 건 뭐지?

캐플런 선생과 함께하는 시간을 잘 활용할 줄 알게 되기까지는 5년이 걸렸다. 처음에는 존스 부인, 화이트 선생과 그랬듯이 나의 정신증을 차곡차곡 쌓아뒀다가 분석 세션에 가서 부려놓았다. 그러는 동안 LA 친구들 중 소수 외에는 아무에게도 나의 증상을 보이지 않으려 애썼고, 그 소수의 친구들에게도 정신증 상태의 내 생각을 말하는 건 가능한 한 삼갔고, 가장 상태가 심한 순간에만 어쩔 수 없이 그런 생각이 튀어나와 드러나게 되는 정도였다. 그러나 캐플런 선생과 있을 때는 그런 경계를 내려놓을 수 있었다. 이는 마치 긴 오르막길을 힘들게 올라가다가 그늘 아래 벤치를 발견하고 거기 앉아 쉬는 일과도 같았다.

그러나 캐플런 선생은 내가 그 벤치에 앉아 있는 걸 너무 편안해한다고 여러 번 말했고, 마침내 최후통첩을 했다. 벤치에 앉아 쉬는 일은 더는 할 수 없다는 것이었다. 우리의 시간을 내 정신증에서 나온 횡설수설로 채우는 것은 더 이상 허용되지 않았다. 대신 우리는 내가 원하는 삶에 관해, 그런 삶을 사는 데 내 병이 얼마나 자주 방해가 되는지에 관해 이야기했다.

캐플런 선생 입장에서도 그것은 매우 강경한 조치였고, 처음에 나는 많이 두려웠다. 내 정신증을 그 방으로 가져갈 수 없다면 이제 어디로 가져갈 수 있을까? 하지만 캐플런 선생이 내가 헤쳐나가도록 도와주었다. 내가 횡설수설을 하면 중간에 끼어들어 중단시키고 내 생각의 방향을 나의 교육, 학생들, 나의 글, 친구들로 향하도록 다시 잡아주었다. 우리의 세션은 갈수록 정신증을 중심으로 돌아가는 빈도가 줄고, 점점 더 나의 '진짜' 인생에 관한 이야기로 채워졌다. 우리가 함께한 지 6년째—내가 종신재직권을 얻은 이듬해—가 되자 차트의 여인은 드문드문 카메오 출연만

할 뿐 무대 중심을 차지하지는 않았다. 이제 다른 것들을 돌볼 때가 왔다.

조현병은 대체로 십 대 후반과 이십 대 초중반의 젊은이들을 강타하는 질병이다. 이때는 친구를 사귀고 교우 관계를 유지하는 법을 배우고 세상을 항해할 방법을 모색하기 시작하는 시기이다. 하지만 조현병은 3년이나 4년 동안, 경우에 따라서는 영원히 우리를 세상 밖으로 내친다. 이제 연구와 치료가 상당히 진전되었음에도 최근 통계에 의하면 조현병에 걸린 사람 중 독립적인 삶을 살며 직업을 유지할 것으로 기대되는 수는 다섯 명 중 한 명꼴에 지나지 않는다.

정신증 발작이나 입원 치료 때문에 자기 인생에서 퇴장했다가 다시 들어갔다가 하는 것은 어느 기차역에서 내렸다가 나중에 다른 역에서 다시 기차를 타는 일과는 다르다. 다시 탈 수 있다고 하더라도 (그럴 확률도 낮지만) 기차 안에서 당신은 외롭다. 처음에 함께 탔던 사람들은 훨씬 더 앞서가 있고, 이제 당신은 꼼짝없이 따라잡는 일만 하기에도 바쁘다.

우정의 핵심 요소 중 하나는 사적인 역사를 공유하는 것인데, 조현병에 걸린 경우 그 일은 위태로운 상황을 초래할 수 있다. 자기 인생에 생긴 공백을 친구에게 어떻게 설명해야 한단 말인가? 언제든 이야기를 꾸며낼 수는 있겠지만, 자기 인생에 관한 거짓말로 교우 관계를 시작하는 건 그리 유쾌한 일이 아니다. 지난 몇 년을 어떻게 보냈는지에 관해 아무 말 하지 않을 수도 있지만, 그러면 사람들이 이상하게 여길 것이다. 아니면 친구들에게 자기 병을 털어놓는 쪽을 선택할 수도 있다. 그리고 그렇게 했다가 대부분의 사람이 그런 이야기를 들을 준비가 안 되어 있음을 쓰라린 경험을 통해 깨닫게 된다. 정신질환에는 낙인이 따라다니고, 그 낙인은 선의와 친절한 마음을 지닌 더없이 좋은 사람에게도 부정적인 반응을 촉발할 수 있다. 좋은 사람 중에도 정신질환자는 타자라고, 그들은 '우리'와 다르다고 여기는 이들이 많다.

USC에서 5년 넘게 보냈을 즈음 법학대학원 행정과의 한 여자 직원과 저녁을 먹으러 가던 길에 그에게 내가 쓰고 있던 정신과 약을 거부할 권리에 관한 논문 이야기를 들려주었다.

"나는 정신질환자들이 무섭더라고요." 레슬리가 말했다. "그 사람들은 폭력적이어서 결국 많은 사람을 다치게 할 수 있잖아요."

나는 적잖이 마음이 불편해졌지만 참을성을 발휘해 연구 결과가 알려주는 바를 설명해주었다. "정신질환자들 대다수는 다른 사람들에 비해 더 위험하지 않아요. 그리고 다수의 사람들보다 폭력을 행사할 가능성이 더 작죠."

"잘 모르겠어요." 레슬리가 말했다. "나는 그들이 입에 담지도 못 할 무서운 일도 할 수 있을 것 같은 생각이 들어요. 내 선입견인지도 모르죠. 내가 아는 사람 중에는 정신질환자가 아무도 없었으니까 말이에요."

나는 짓궂은 미소를 지으며 말했다. "아는 사람 중에 정신질환자라는 걸 당신이 알았던 사람이 없었다는 거겠죠."

레슬리는 초조해 보이는 표정을 지으며 대꾸했다. "부탁인데 지금 제 차까지 좀 데려다줄 수 있으세요?" 우리는 함께 소리내 웃었다.

'미친 사람'이 자기 인생을 순조롭게 꾸려나가고 있다는 이야기는 뉴스에 나오지 않는다. 뭔가 끔찍한 일이 벌어졌을 때만 그들에 관한 이야기를 듣게 된다. 자기 아이들을 물에 빠뜨린 여자, 자살하겠다고 기차선로에 차를 세웠다가 마지막 순간 차에서 뛰어내리고는 들어오던 기차에 타고 있던 사람들이 충돌사고로 죽어가는 모습을 지켜본 남자. 존 레논을 총으로 쏜 남자. 레이건 대통령을 총으로 쏜 남자. 노벨상을 받은 수학자 존 내시를 그린 영화 〈뷰티풀 마인드〉만이 예외적으로 일반적인 사례를 보여주었다.

우리 각자의 마음속에는 트라우마에 관해 말하고 싶은 강력한 충동이 있다. "정신증 삽화는 마치 트라우마를 경험하는 일 같아"라고 스티브가 말했다. 나는 정신증이 트라우마와 비슷하다는 스티브의 말이 옳다고 생각한다. 정신증은 전쟁터에서 총격을 피해 몸을 숙이는 일이나 끔찍한 자동차 사고가 트라우마를 남기는 것과 매우 비슷한 방식으로 당사자에게 트라우마를 남긴다. 그리고 트라우마에서 힘을 빼는 가장 좋은 방법은 일어난 일에 관해 말하는 것이다.

트라우마를 겪은 사람은 자기에게 일어난 일을 말할 기회가 생기면 언제든 거듭 이야기한다. 말하고 또 말하는 것은 친구들에게는 지겨울지 모르지만, 그것은 건강하고 중요한 일이므로 좋은 친구라면 계속 이야기하도록 격려한다. 하지만 정신증이 있는 사람의 경우에는 말하고 싶은 충동과 말함으로써 생기는 필연적인 결과 사이에서 신중하게 균형을 잡아야 한다. 잘 알고 신뢰하는 사람에게조차 자신의 진실을 드러내는 일에는 나름의 복잡한 사정이 따른다. 나처럼 조현병이 있는 사람들도 신문을 읽고 뉴스를 본다. 우리는 매체에서 조현병을 어떻게 그리는지 알고 있고, 그래서 막 알아가기 시작한 친구가 진실을 듣게 된다면 우리를 어떻게 인식할지 알고 있다. 우리가 대단히 조심스럽게 구는 이유는 그래야만 하기 때문이다. 우리는 조심해야만 하고, 그러지 않는 것은…… 뭐랄까, 미친 짓이다.

2001년 9월 11일의 이야기를 해 보면 그게 무슨 말인지 아주 분명히 이해할 것이다. 그날 워싱턴 D.C.에 있던 스티브가 아침 일찍 내게 전화해 뉴욕시와 펜타곤에 가해진 끔찍한 공격에 관해 말해주었다. 워싱턴 D.C.는 LA보다 세 시간이 빠르다. 스티브는 내가 아직 자고 있을 거란 걸 알았지만, 내가 그 소식을 귀가 먹먹할 정도로 시끄러운 라디오에서나 학교 주차장에서 누군가에게 기습적으로 듣는 게 아니라 가능한 한 부드럽게 듣기를 바랐다.

그날 나는 아침 일찍 캐플런 선생과 예약이 잡혀 있었는데, 아직 캐플런 선생이 그 소식을 듣기에는 너무 이른 시간이었다. 나는 감정적으로 매우 흥분된 상태에서 세션을 시작하여 미국이 테러리스트들에게 공격을 받고 있고 수천 명이 죽었거나 죽어가고 있다고 말했다.

캐플런 선생은 조심스럽게 대화를 다른 방향으로 돌리기 시작했고, 그때 확성기에서 우리가 건물에서 나가 대피해야 한다는 말이 들려왔다. 분명 캐플런 선생은 그 순간까지 내가 정신증 삽화 상태라고 믿었을 것이다.

옥스퍼드에서 고립된 채 지낸 2년을 제외하면 나는 그럴 가능성이 매우 낮음에도 불구하고 어떻게든 좋은 친구들을 사귈 수 있었고 그들과는 의리와 사랑으로 계속 관계를 유지할 수 있었다. 하지만 그리 변변찮은 것일망정 나의 연애 생활은 그렇지 못했다. 밴더빌트 신입생 시절 이후로 데이트를 한 횟수는 한 손 손가락으로 다 꼽을 수 있을 정도였다. 나는 누군가의 관심을 끄는 일에 관해서는 아는 게 하나도 없었다. 어떻게 행동해야 관심을 자극하는지도 몰랐고, 누군가에게 내가 관심이 있다는 걸 알려줄 방법도 몰랐으며, 그 사람이 내게 관심이 있는지 알아내는 방법도 알지 못했다. 마치 내가 '여자로 사는 법'을 가르쳐주는 수업에 계속 결석만 한 것 같았다.

예를 들면 그 괜찮은 사서 윌 말이다. 나를 볼 때 그는 진심이 담긴 미소를 보였지만, 나는 그 미소에 어떻게 반응해야 하는지 잘 알 수 없었다. 그래서 주저하다가 나도 미소를 지었다. 그다음에 도서관에 갔을 때는 침을 꿀꺽 삼키고 숨을 한 번 쉬고는 "안녕하세요" 하고 말했다.

그도 "안녕하세요"라며 내 인사를 받아주었다.

좋아, 이젠 뭘 해야 하지? 다음에는 어떤 일이 일어나야 하는 거야? 며칠이 지났다. 나는 다시 도서관으로 갔다. 내가 미소 짓고, 그도 미소 지었다. "안녕하세요." 내가 말했다. "안녕하세요." 그도 말했다.

"저, 누구한테 들었는데 당신은 가구를 만든다면서요." 어느 날 내가 간신히 더듬거리며 말을 꺼냈다.

"언젠가 그 가구들 좀 봤으면 해서요. 내 아파트에는 가구랄 게 거의 없거든요. 내가 대부분 연구실에서만 지내는 것도 그 때문인지 몰라요." 입 다물어, 엘린. 그냥 입 다물라고.

"좋죠." 윌이 말했다. "보여드리면 저도 기쁠 것 같네요. 대단한 건 아닌데 그래도 난 그 일이 좋더라고요."

나는 고개를 끄덕였다. "아, 네, 좋아요." 내가 말했다. "언제 우리 점심 한 번 같이 할까요?"

"네, 아주 좋죠." 그가 말했다. "그럽시다."

나는 건물에 불이라도 난 것처럼 도서관을 빠져나왔다. 시간이 흘렀고, 윌은 도서관에서 하던 일을 그만뒀다. 하지만 우리는 때때로 우연히 마주쳤고, 그러던 어느 날 내 사무실 전화가 울렸다.

"안녕하세요." 저쪽에서 남자 목소리가 들렸다. "윌이에요. 도서관에서 일하던 윌. 이번 주에 함께 점심 식사 할 수 있는 날이 있는지 궁금해서요."

우리는 캠퍼스 근처 작은 이탈리안 레스토랑에 갔고, 나는 음식을 간신히 조금 삼킬 수 있었다. 그는 가구에 관한 얘기를 들려줬다. 자기가 가구 만드는 일을 얼마나 사랑하는지를, 최상의 목재와 착색제만 사용한다는 것을, 여러 날에 걸쳐 디자인해 가구 한 점을 만든다는 것을. 그리고 그에게는 직접 훈련하여 아주 아끼는 앵무새도 있었다. 또 정원 가꾸는 일도 그에게는 크나큰 기쁨의 원천이었다. 나는 홀린 듯이 그냥 고개만 끄덕이고 있었던 것 같다.

이튿날 예상치 못하게 윌이 내 사무실에 들렀다. 손에는 여러 색으로 된 아름다운 새의 깃털이 하나 들려 있었다. 그는 책상으로 걸어오더니 테이프를 꺼내 내 컴퓨터에 그 깃털을 붙였다.

"내 앵무새의 깃털이에요." 그는 그렇게 말하고 가버렸다.

나는 못 박힌 듯 그 깃털만 바라보며 족히 15분은 앉아 있었다. 그것은 내 사무실의 유일한 장식이었다. 사진 한 장 그림 한 점 없었고, 분위기를 내거나 개인적인 미감을 표현하기 위한 어떤 시도도 없이 벽은 텅 비어 있었다. 나는 내가 썼던 모든 사무실에 어떤 장식도 한 적이 없었다. 내게는 장식을 할 자격이 없다고 생각했고, 아무것도 없는 것이 내게 마땅하다고 여겼다. 그런데 이제 여기에 작은 깃털이 생겼다. 그 깃털은 실제로 빛을 발했다.

그날 밤 나는 밴더빌트에서 사귄 친구 케니와 전화로 이야기를 나눴다. "케니, 질문이 하나 있어. 어떤 남자가 자기 새의 깃털을 하나 뽑아서 내게 줬는데 이건 혹시 그 사람이 나를 좋아한다는 뜻일까? 어떻게 생각해?"

케니가 웃으며 말했다. "나도 잘 모르겠는걸, 엘린. 하지만 하나는 확실해. 그 사람이 자기 새보다는 널 더 좋아한다는 거!"

한 주쯤 지나 나는 윌에게서 편지 한 통을 받았다. 손수 꽃 그림을 그려 넣은 종이에 쓴 편지였다. 그는 내게 하루 시간을 내서 캘리포니아주 랭커스터 근처에 있는 앤터로프 밸리 양귀비 보호구역에 가볼 마음이 있는지 물었다. 지금 봄을 맞아 양귀비가 활짝 피어 있어 정말 아름답다고 했다. 가볼 마음이 있느냐고?

"가고 싶어요." 내가 전화를 걸어 그에게 말했다. "정말 가고 싶어요."

그곳은 아름다웠고 하루 캠퍼스를 벗어나 있는 것도 아주 좋았다. 꽃들은 황홀했다. 불타는 듯 짙은 주황색, 미색, 버터 같은 연한 노란색 양귀비가 드넓은 땅에 피어 있었다. 하지만 머리 위 햇빛에도 불구하고 공기는 쌀쌀했다. 그해에는 봄이 출발에 늑장을 부리고 있었다. 나는 춥다는 신호를 계속 보내면서 그런 나 자신에게 무척 놀랐다. 나는 이 남자의 팔이 나를 감싸줬으면 하고 바랐다. 그의 팔이 나를 감싸주기를 너무나도 원했다. 하지만 그런 일은 일어나지 않았다.

그날이 끝나갈 무렵 그가 나를 차에서 내려주고 우리가 작별 인사를 나누고 있을 때 윌이 잠시 머뭇거렸다. 그러다 그가 몸을 기울여 내게 키스했다. 가볍고 길게 이어진 키스였다. 정말 좋았다. 환상적이었다. 논문을 출판한 것보다도 더 좋았다.

22장

뉴헤이븐에 있을 때 언젠가 화이트 선생이 종신재직권을 얻으면 교수들에게 자유가 생겨서 가장 좋은 연구를 할 수 있다고 말해준 적이 있다. 나는 그 말이 맞기를 바랐다. 하고 싶은 일이 너무 많았고, 이제 그 일을 할 수 있는 자유가 생겼기 때문이었다. 몇 년 만에 처음으로 편안히 숨을 쉬고 내가 속한 풍경을 둘러보며 미래에 대한 신나고 들뜨는 기분을 느낄 수 있었다. 사실 나는 십 대 아이가 21번째 생일을 기대하는 마음으로 종식재직권을 기대했었다. 축하해, 이제 넌 공식적으로 성인이야! 그렇다면 다음은 뭐지?

사생활 측면에서는 윌과의 관계에 대한 미약하지만 점점 자라나는 희망을 키우고 있었다. 함께한 초기에 우리 사이에는 사랑스러운 머뭇거림이 있었다. 그는 온화하고 친절했으며, 다른 무엇보다 재미있는 사람이었다. 내 딴에는 유머 감각이 꽤 괜찮다고 생각하는데도, 병이 든 후로는 별로 재미있게 지내본 기억이 없었다. 어딘가에서 사람들이 함께 웃는 소리가 들리면 나는 꽃이 태양을 향하는 것처럼 늘 그 소리가 나는 쪽을 돌아본다. 웃는 것, 장난치는 것. 자기가 뭔가 어리석고 서투른 말이나 행동을 하더라도 여전히 사랑받을 것임을 알기에 그런 일을 두려워하지 않는 것. 그런 건 어떤 느낌일까? 자기 인생을 온전히 편안해하고 혼자가 아닌 상태란? 캠퍼스를 걷다가 사랑하는 사람이 내게 다가오는 모습을 보며, 저기 내 사람이 있네라고 생각한다는 건?

나는 그런 걸 원했고, 그런 일이 가능할지도 모른다는 믿음이 천천히 자리 잡기 시작했다. 아직 윌에게 나에 관한 이야기를 하지는 않았지만 꼭 말해야 한다는 건 알고 있었고, 사실은 말하고 싶은 마음이었다. 말하고 나면 한결 마음이 가벼워질 것 같았다. 하지만 스스로 확신이 생겼을 때 말하고 싶었다. 나에게 성적인 내밀함은 두려운 문제였고, 한 사람에게 전념한다는 것은 그보다 더 두려운 문제일 수도 있었다. 나는 우리 둘에 대해 현실적인 태도와 인내심을 갖겠다고 다짐했다. 간단한 문제가 아니라는 건 알고 있었지만 서두를 필요는 없었다. 우리는 느긋하게 시간을 갖고서 함께 하나하나 풀어가기로 했다.

그러는 사이 윌은 일하고 있는 내게 꽃을 가져다주었고, 내 생일에는 케이크를 만들어 주었다. 오븐을 어떻게 쓰는지는 고사하고 집에 있는 전자렌지 작동법도 잘 모르는 나와 달리, 윌은 요리를 할 줄 알 뿐 아니라 요리하는 걸 아주 좋아했고, 내가 태어난 날을 기념하기 위해 집에서 코코넛 케이크를 만들기까지 한 것이다! 케이크는 맛있었고 나는 경탄하지 않을 수 없었다. 내게 어떻게 이런 행운이 온 거지? 정말 의아한 일이었다.

그리고 윌은 헐벗은 상태의 내 연구실에 또 하나의 사랑스러운 장식을 더해 놓았다. 우리의 랭커스터 여행에서 화사한 주황색 양귀비꽃밭을 바라보고 있는 내 모습이 담긴 사진이었다. 그는 거기에 해설까지 붙여놓았다. "겨울에 지친 세상을 밝히려 봄꽃을 불러내는 페르세포네."

스티브의 우정이 내가 인간이라고 느끼게 해주었다면, 윌은 내가 여자임을 느끼게 해주었다.

내 직업적 삶의 방향도 바뀌고 있었다. 이 시점까지는 모든 것이 종신재직권을 향해 신중하게 계산되어 있었다. 출판된 나의 글은 대부분 정신이 심하게 손상된 사람들의 법적 지위와 관련된 것으로, 수술에 대한 동의나 정신과 약물 치료 거부 같은 중요한 의료상 결정의 맥락에서 정신질환과 법의 관계를 검토했다. 나는 정신의학 연구의 윤리적 측면에 관심이 있었고, 처음에는 그러한 윤리적 맥락에서 역량의 문제에 초점을 맞추었다. 사실 나는 캘리포니아대학교 샌디에이고캠퍼스UCSD 의학대학원과 협업하여 그러한 역량을 측정하는 도구를 개발했고, 이어서 우리는 그 도구를 사용해 정신증 환자들에 관해 연구했다(UCSD 의학대학원에서 내게 정신의학과 겸임교수 자리를 제안해준 것은 정말 감동적이고 영광스러운 일이었다). 객관적인 태도의 비판자라면 개인적으로 깊이 관련된 주제를 다룬 일에 대해 나를 비판할 수도 있을 것이다. 하지만 달리 생각해 보면 다른 누가 나보다 그 주제를 더 잘 다룰 수 있겠는가? 나는 내 의지에 반해 강제로 약물을 투여받았고, 손발이 묶인 채로 비명을 지르며 풀어달라고 애원하며 보냈다. 나에게 그건 학문적 수행이 아니었다. 내 삶이 걸린 문제였다.

하지만 일단 종신재직권을 확보하고 나자 이제는 좀 다른 뭔가를 탐색해볼 시간이 되었다는 생각이 들었다. 만약 진로의 요정이 완벽한 소원을 하나 들어주겠다고 하면 내 소원은 무엇일지 생각해 보았다. 답은 즉각적이고도 분명하게 나왔다. 내가 원하는 건 바로 정신분석 수련이었다.

프로이트와 그의 가르침은 언제나, 심지어 고등학생 시절에도 나를 매혹했다. 대학에 다닐 때도 한동안 정신분석 수련을 받을까 생각해 본 적이 있었다. 하지만 그건 내 병이 발병하기 전의 일이었다. 이후로는 그런 생각을 해보지 않았다. 그래도 예일에서 1년 동안 프로이트 수업을 받고 파울 슈레버의 사례에 관한 논문도 썼으니 내가 그 분야에서 완전히 초심자라고 느껴지지는 않았다. 물론 직업을 바꾸고 싶은 마음은 없었다. 나는 USC에서 하는 내 일을 사랑했고 지금도 여전히 하루도 빠짐없이 그 일을 사랑한다. 그런데 그때까지 내가 직업적으로 해온 일을 (그리고 동시에 나의 개인적인 여정까지) 돌이켜보니, 다음 단계가 무엇이 되어야 할지가 내겐 아주 분명해 보였다.

법은 인격 이론에 기초한다. 여기서 인격이란 선택을 할 수 있고 그 선택의 결과를 감수할 수 있는 사람, 처벌받을 위험이 존재함을 인지하고 있는 사람을 가리키는 개념이다. 사전동의의 원칙은 (사실상 미국의 정치이론 대부분은) 우리가 지시를 받는 대상일 뿐 아니라 독립적인 결정을 내릴 능력이 있는 자율적 존재라고 전제한다. 나는 이 말의 진정한 의미를 이해할 가장 흥미로운 경로를 정신분석이 제공한다고 생각한다. 왜냐하면 정신분석은 '사람이 어떤 행위를 하는 이유는 무엇인가?', '사람에게 자기 행위의 책임을 물을 수 있는 때는 언제인가?', '무의식적 동기는 책임과 관련이 있는가?', '사람에게 선택할 능력을 앗아가는 건 무엇인가?' 등과 같은 근본적인 질문을 던지기 때문이다.

나는 정신분석이 왜 그리고 어떻게 내게 효과가 있었는지 알고 싶었다. 나를 치료할 때 분석가들의 마음속에는 무엇이 있었는지도 알고 싶었다. 소파의 반대쪽에 있는 경험을 하고 싶었다고 할까. 그리고 가능하다면 보답할 길도 찾고 싶었다. 나의 배움과 경험과 전문적 훈련을 활용해 내가 도움을 받았던 방식으로 다른 사람도 돕고 싶었다.

하지만 나는 (아무리 잘 통제되는 상태라도) 나의 병이 내게 그런 가능성을 허락할지 확신이 서지 않았다. 시간이 흐르고 내 삶의 격동도 잔잔해지면서 캐플런 선생과의 작업과 관계도 예전보다 더 만족스러워지자, 나는 아주 오래전에 담아서 치워두었던 작은 상자에서 그 아이디어를 조심스럽게 꺼내 다시 한번 진지하게 살펴보았다. 어쨌든 나는 사람들이 원래 내가 할 수 없을 거라고 했던 많은 일을 어떻게든 이뤄내지 않았던가. 정신분석 수련이 그 목록에 추가할 또 하나의 도전이 되지 못할 이유가 무엇인가?

내가 캐플런 선생에게 LA 정신분석학회 및 연구소Los Angeles Psychoanalytic Society and Institute(LAPSI)에 들어가는 일에 관해 처음 얘기를 꺼냈을 때 그의 반응은 부정적이었다. 가당치도 않은 일이라는 것이었다. 심지어 부적절한 일일 수도 있다고 했다. 게다가 내 개인사가 입회 거부의 이유가 될 수도 있는데, 그러한 거부에 내가 감정적으로 어떻게 반응할지는 우리 둘 다 잘 아는 터였다. 그래도 우리는 계속 그에 관한 이야기를 나누었고, 캐플런 선생의 태도도 서서히 누그러졌다. 어쩌면…… 혹시, 그냥 혹시라도 가능할지도 모르겠다고.

그의 태도 변화에 용기를 얻은 나는 LAPSI 입회담당관에게 전화를 걸어 만날 수 있는지 물었다. 다행히 내게는 신용을 뒷받침해줄 전문적 경력이 있었으므로 그는 나와의 통화를 이어갔고, 우리는 점심 약속을 잡은 뒤 만나서 내가 그 프로그램에 들어갈 수 있을지 이야기를 나누었다. 그는 내가 정신분석 수련을 받고자 하는 이유, 그때까지의 내 학문적 연구와 정신분석 치료 경험에 관해 질문했다. 하지만 나의 정신과 병력에 관해서는 질문하지 않았다. 그리고 그런 질문을 받지 않았으므로 당연히 나는 자진하여 그 정보를 제공하지도 않았다. 커피를 다 마셔갈 즈음 그는 내게 지원해보라고 격려해주었고, 만약 지원한다면 입회가 허락될 가능성이 크다고 귀띔해주었다.

오늘날까지도 항상 나의 병에 관한 정보를 밝힐지 덮어둘지 결정할 때 중요한 것은 무엇보다 나 자신을 보호하는 일, 즉 그 무엇도 내가 끝까지 교육을 받고, 진지한 일을 행하고, 존경받는 직군에 소속되는 것을 방해하지 못하게 하는 것이다. 나는 정신질환에 따라다니는 낙인이 언제라도 발을 걸어 나를 넘어뜨릴 수 있다는 걸 너무나 잘 알고 있지만, 피치 못할 경우만 아니라면 결코 스스로 내 '종말을 부르는 일'에 협조하지는 않으려 한다. 의회조차 고용주와 학교가 정신병력에 관해 질문하는 것을 금지하는 미국장애인법Americans with Disabilities Act을 통과시킴으로써 낙인으로 인한 잠재적 피해를 인정한 마당이다.

하지만 내가 직면한 중요한 문제는 내 목표와 포부보다 더 복잡한 것이었다. 만약 내게 환자를 치료할 기회가 생긴다면 나의 병이 그들을 위험에 처하게 할 것인가? 아무리 짧게 지나가더라도 망상 때문에 내가 실제와 실제가 아닌 것(과 사람)을 구별하기 어려워지지 않을까? 캐플런 선생은 더 중요한 문제를 제기했다. 내가 곤경에 처했을 때 그걸 알아차릴 능력이 나에게 있는가? 내 기능이 손상되었을 때 그걸 알아차릴 판단력이 나에게 있는가? 그리고 그럴 때 합당한 보호조치를 취할 수 있는가? 그리고 이 모든 질문에 대해 우리 둘 다 내가 그런 능력을 갖추었다는 결론을 내렸다.

그래서 나는 마땅한 의무를 다하는 마음으로 입회지원서에 내가 심리적 문제를 겪었다는 경고의 문구를 넣었다. 그것을 예전에 겪은 "불안정한 시기"라고 표현하고, 그 일이 "정신건강의 사안들에 관한 나의 관심을 자극했다"라고 썼다. 나는 묻는 사람이 없다면 그 이상은 말하지 않기로 했다. 달리 말하면 나는 순전히 거짓말을 한 건 아니지만 다른 사람이라면 지극히 중요하다고 생각할 수도 있는 정보를 의도적으로 밝히지 않은 것이다.

오랜 세월 시행착오를 거치며 나는 나 자신을 관리하는 법과 남들에게 보이는 내 모습을 관리하는 법을 터득했다. 만성질환이나 장애가 있는 사람이라면 누구나 세상에서 활동하기 위해 그런 노력을 기울일 것이다. 어쨌든 나는 치료를 받지 않고 사는 시기는 결코 오지 않을 것임을 알고 있었고, 치료를 받는다는 사실 자체가 나에게는 효과적인 안전장치일 터였다. 그렇다고 윤리적인 문제가 명쾌했다는 것은 아니다. 그것은 명쾌하지 않았고, 지금도 명쾌하지 않다. 그 문제는 복잡하고 어쩌면 논쟁적이기도 하며, 앞으로도 언제나 그럴 것이다. 하지만 가르치는 일을 하고, 정신분석연구소에 들어가고, 내담자들을 치료하겠다는 이 모든 결정을 내가 순전히 독단적으로 내린 것은 결코 아니다. 내가 수련을 받는 일과 관련된 다양한 사안을 화이트 선생과 캐플런 선생 두 사람 모두와 집중적으로 상의했다.

기쁘게도 LAPSI는 나의 "불안정한 시기"보다는 나의 재능과 교육에 관심이 더 많은 것 같았고, 그 덕분에 나는 캘리포니아에서 보낸 지 6년째 되는 해에 LA 정신분석 학회 및 연구소에서 1년 차 후보생이 되었다. 정신분석가가 되기 위한 수련을 시작할 준비를 하면서, 나는 여러 사건의 흐름이 한데 모여 나를 여기로 데려왔다는 사실을 깨닫고 경이로움을 느꼈다. 나를 살아남게 해준 것이 약이었다면, 내가 가치 있는 삶을 찾도록 도와준 것은 정신분석이었다.

우리 반은 첫 수업 전날 밤에 처음 만났다. 우리 다섯 명은 앞으로 4년(박사과정까지 하기로 한 사람들의 경우에는 6년) 동안 매주 만날 사이였다.

내 인생에 생긴 여러 가지 큰 변화와 달리 이 변화에는 별로 스트레스가 따르지 않았다. 나는 신이 나 있었고, 여기가 내가 있어야 할 바로 그 장소라고 완전히 확신했다. 행복하게도 법학대학원의 동료들과 학장까지 나를 지지해주었다. 몇몇 동료는 내가 하는 일이 '쿨'하다고까지 말해주었다. 여러 면에서 내 전체 여정이 이 자리로, 정신분석연구소와 USC 사이로 나를 이끌어왔다고 느껴졌고, 지금 나는 적어도 두 세계의 가장 좋은 것을 모두 가졌다는 느낌이 들었다. 사실 나는 그 첫 모임에서 너무 마음이 편해진 나머지 우리 모두가 치열한 경쟁자들이 될 거라며 촐싹거렸고, 이내 "농담이에요!"하고 덧붙였다.

"아니, 아니, 당신 그거 농담 아니야!" 누군가가 웃으며 응수했고, 그것이 내가 처음 얼리샤를 알게 된 순간이었다(이튿날 캐플런 선생에게 이 이야기를 하자 그는 "그 방 문에는 '흡연 금지, 해석 금지!'라는 푯말을 걸어둬야겠군요"라고 말했다). 당시 얼리샤는 칠십 대였지만 오십 대처럼 보였고, 강건하고 기력이 넘치며 자기 인생에 완전히 몰두하고 있었다. 얼리샤의 아버지가 겨우 세 살 난 얼리샤에게 권투장갑을 주며 "절대 그 누구도 널 쓰러뜨리게 두지 마!"라고 했다는 이야기를 나는 정말 좋아한다. '거침없는'이라는 말은 요즘 너무 흔히 쓰이는 것 같지만, 얼리샤에게는 정말 딱 맞아떨어지는 형용사다.

얼리샤는 우리가 만나기 몇 달 전에 암으로 남편을 잃었고, 그 슬픔을 인간 본연의 조건에 대한 지혜로 바꿔놓았다. 얼리샤의 두 딸이 모두 의사이고 얼리샤 역시 재능 있는 임상가인 것도 우연이 아니었다.

재닛은 나보다 몇 살이 더 많고, 총명하고 웃기는 사람인 데다, 결혼해서 자녀들과 손주들까지 있었고 남편 역시 따로 개인 치료사로 일하고 있었다. 재닛은 중독과 식사장애 전문이다. 일찍부터 재닛에게는 나의 병에 관해 편하게 말할 수 있었다. 나는 재닛을 분석했던 사람이 나의 존스 부인을 안다는 사실을 알고 너무나 놀랐다. 세상이 이토록 작다는 걸 보여주는 이런 우연의 일치가 나는 참 좋다.

나는 살아오는 내내 대체로 나 자신을 수줍고 어설픈 사람, 병과 책에 의해 더욱 자신에게만 몰두하게 된 사람이라고 생각해 왔다. 시간과 환경이 나의 외적 삶을 변화시켰다는 건 알았지만 내면까지도 변했다는 건 제대로 인지하지 못했다. 그러니까 순식간에 친구가 되는 것이 내게도 가능한 일일 뿐 아니라, 그것이 평생 가는 소중한 우정이 될 수도 있다는 것을 말이다. 얼리샤가 그 깨달음을 더욱 분명히 해주었고, 그 바로 옆에 같은 반의 재닛이 있었다. 지난 몇 년 동안 LAPSI는 나에게 많은 선물을 주었지만, 가장 예상치 못한 선물이자 가장 소중한 선물은 바로 이 두 여인이었다.

우리 그룹은 수요일 오전에 모여 각각 두 시간씩 진행되는 두 가지 수업을 들었다. 아이비로 덮여 있는 매력적인 건물에는 네 개의 세미나실이 나란히 자리 잡고 있고, 매 학년을 수료할 때마다 첫 학년에는 첫째 방, 둘째 학년에는 둘째 방 하는 식으로 한 칸씩 옮겨가며 진급의 '구체성'을 흥미로운 방식으로 체험하게 된다. 수업 첫날 나는 수업이 끝난 뒤 함께 점심을 먹자고 제안했고, 그 후로 우리는 항상 길 건너에 있는 일식당에서 점심을 함께했다. 우리 모두는 금세 아주 친한 사이가 되어 주말에도 자주 만나 식사를 하거나 영화를 보러 갔다.

　　수업의 범위는 역사적인 내용부터 이론과 임상에 관한 내용까지 고루 걸쳐 있었다. '초기 프로이트' 수업과 '대상관계론' 수업도 있었고, 기법에 관한 수업과 지속적 사례에 대한 소개도 있었으며, 고전적 정신분석과 자기심리학, 클라인 학파까지 정신분석의 모든 학파를 다루었다. 가르치고 배우는 모든 상황에서 그렇듯이 어떤 선생님은 아주 훌륭했고, 또 어떤 선생님은 그 수업에 생계가 달려 있지 않았다면 교과 내용을 제대로 전달하지도 못했을 것 같았다. 나는 가르치는 일이 얼마나 어려운지를 가슴에 적잖은 멍을 들이면서 깨달은 경험이 있었기에 비판은 자제했다. 그렇다고 그곳에 지식이 부족했다는 건 전혀 아니다.

　　이곳에서는 반의 규모가 작고 주제 자체의 성격상 심히 열중하게 되는 경우가 많으므로 학생들 사이에 불가피하게 갈등이 생길 수 있다는 통념이 있었다. 어느 저녁 식사 자리에서 학생처장이 그런 요지의 말을 했다.

　　"우리 그룹은 결코 그런 일을 겪지 않을 거예요." 하고 내가 말했다. "우리는 모두 신기할 정도로 사이가 좋거든요!"

"나도 알아요." 하고 학생처장이 우스꽝스러운 말투로 말했다. "우리가 아주 수상하게 여기는 점이 바로 그거라고요!"

실제로 사람들을 치료해도 될 만큼 충분히 수련을 받은 뒤, 그러니까 수업을 받은 첫 학년말 이후로 나는 몇 년 동안 면밀한 감독을 받으며 내담자를 보았다. 내게는 어려웠지만 보람 있는 일이었다. '소파의 반대쪽'에 있어 보는 경험 없이 분석을 완전히 이해하기는 어렵다. 나는 임상 작업을 계속할 생각은 없다. 분석가는 환자에게 '익명'으로 남아야 하는데 이 책 때문에 이제 그러기가 곤란해질 터이니 말이다.

연구소 사람들과 함께하는 시간이 길어질수록 그들에게 내 병에 관해 말하는 것이 (우리 모두에게) 중요하다는 확신이 점점 더 강해졌다. 결국 나는 연구소에서 (학생의 진전 상황을 점검하고 학년 진급과 사례별 진급을 승인하는) '진급 위원회' 위원장인 진을 찾아가 상세한 이야기를 꺼내놓기 시작했다.

"잠깐, 잠깐만요." 진이 이렇게 말했고, 한순간 내 심장은 덜컥 내려앉았다. 나 이제 쫓겨나는구나, 쫓겨나. 하지만 그런 게 전혀 아니었다. "내가 좀 받아적어도 되겠어요?" 하고 진이 물었다. "왜냐하면 이건 정말 놀라운 일이잖아요!" 진은 그날 바로 나의 어드바이저가 되어주었고, 진과 위원회 모두 내 일을 이후 줄곧 지지하고 긍정적으로 봐주고 있다. 내 임상 업무는 계속 유보된 상태로 남을지 모르지만, 이미 박사논문은 상당히 진척된 상태다. 논문의 주제는 '정신분석에 대한 사전동의'이다. LAPSI는 최근 서던캘리포니아 정신분석연구소와 합병하여 이제는 새로운 정신분석센터New Center for Psychoanalysis로 불린다.

캐플런 선생은 물론 나의 진척을 매우 꼼꼼히 지켜봐 왔고, 그것은 당연히 우리의 정신분석 맷돌에 넣고 돌릴 풍부한 곡식이었다. 그는 정신분석가 후보생들은 보통 자신이 속한 교육기관과 불화가 많은 편이라며, 그런데 "당신은 거기서 아주 행복한 야영객으로 지내고 있는 것 같네요"라고 말했다.

"정확히 그게 내 상태예요." 내가 말했다. "아주 행복한 야영객."

스티브와 내가 잦은 통화에서 나의 위기 이야기만 한 게 아니라는 것도 짚고 넘어가는 게 좋겠다. 우리는 자주 함께, 아주 열심히 일했다. 스티브는 내가 강박에 관한 논문을 쓸 때 능숙함과 창의력, 그리고 무한한 인내심으로 내게 좋은 코치 역할을 해주었고, 『재판정에 선 지킬: 다중인격장애와 형법*Jekyll on Trial: Multiple Personality Disorder and Criminal Law*』을 쓸 때도 힘을 보태주었다. 그 책은 1997년에 뉴욕대학출판부를 통해 출간되어 긍정적인 평가를 받았다.

스티브는 미시건에서 하버드로 옮겨가 매사추세츠 정신보건센터 주간병원의 수석 심리학자가 되어 뉴헤이븐의 중간거주소에서 생활하던 이들과 비슷한 환자들과 함께 작업하고 있다. 점점 더 윤리학 쪽으로 관심을 기울이던 스티브는 하버드의 윤리와 직업 센터에서 교직원 펠로로 임명되었다. 또한 하버드 의학대학원의 의료윤리부에서도 일했고, 결국에는 워싱턴 D.C. 소재 미국심리학회의 윤리위원장이 되었다. 우리는 각자 동해안과 서해안에 자리 잡고 멀리 떨어져 있었지만, 우리의 우정은 더욱 견고해지기만 했다. 자주 대화를 나누고 함께 논문을 쓰고 전문가들의 모임이 있을 때 만나거나 내가 가족을 만나러 동부로 갈 때마다 만났다.

흥미롭게도 스티브는 다중인격장애에 관한 나의 책 『재판정에 선 지킬』을 쓸 때 협력해 주었으면서도 그 책의 핵심 주장에 대해서는 동의하지 않았다. 그 핵심 주장이란 다중인격장애가 있는 사람의 한 교대인격이 범죄를 저지른 경우, 죄 없는 다른 교대인격들을 처벌해서는 안 되기 때문에 ("……죄 있는 열 명을 풀어주는 것이 나으니까"●) 정신이상을 이유로 무죄로 판결해야 한다는 것이다. 스티브는 '총체적 인격'이 책임을 면해서는 안 된다고 믿었다. 그는 본질적으로 나의 주장을 논박하는 논문을 써도 괜찮겠느냐고 내게 물었다. 나는 웃으며 "그렇게 해!"라고 말했다. 스티브의 논문이 발표된 후 우리는 〈데이트라인 NBC〉에 함께 출연해 서로 반대되는 법적 입장을 주장했다.

스티브의 우정과 지원과 지적 동료애는 지난 몇 년 동안 나를 몇 가지 재미있는 여정으로 데려갔지만, 그 시작은 바로 그 방송 토론이었다. 방송 출연 경험은 매우 강도가 높고 다소 스트레스가 심했으며 어떤 수준에서는 조금 초현실적이기도 했다. 방송국에서는 우리를 너댓 시간 동안 인터뷰하고는 결국 3분 정도 분량만 방송에 썼다. 격렬한 논쟁은 아니었다. 우리는 신뢰가 갈 만한 전문가의 태도로 꽤 명쾌하게 의견을 나눴고, 몇 차례 스티브가 "또 그런 식으로 말하네요"라는 말을 하긴 했지만 가시가 돋친 말을 주고받지는 않았다. 내가 스티브에게 머리를 좀 잘라야 할 것 같다고 말할 수도 있었겠지만, 그랬다면 아마 그는 내가 방송 출연을 위해 파란색 정장을 새로 산 걸 두고 놀려댔을 것이다. 스티브가 나를 아

● "무고한 한 사람이 고통받는 것보다는 죄지은 열 사람이 빠져나가는 것이 낫다." 18세기 영국 법학자 윌리엄 블랙스톤이 『영국법 주해 Commentaries on the Laws of England』에서 쓴 문장으로 무죄추정 원칙의 바탕이 된다.

는 만큼 자신을 잘 아는 오래된 친구와 논쟁하는 것은 아주 까다로운 일이다. 게다가 나중에야 떠오른 것이지만, 이제 스티브는 그 논쟁의 양쪽 의견을 모두 완전히 논증할 수 있는 상태였으니 나는 그냥 월과 집에 있는 게 더 편했을 것이다.

모든 약이 그렇듯 내가 십수 년을 복용해온 나반에도 부작용이 있다. 약이 몸에 독으로 작용해 죽음을 초래할 수도 있는 신경이완제악성증후군 등 몹시 위험한 부작용도 있고, 지연성 이상운동증처럼 극도로 보기 흉하고 불편한 부작용도 있다. 그리고 내가 다량의 블랙커피로 맞서 싸웠던, 정신이 멍해지고 몸이 늘어지는 진정 작용도 있다.

여성에게 흔히 나타나는 나반의 부작용 하나는 모유 생산을 자극하는 호르몬인 프롤락틴의 수치가 상승하는 것이다. 정상적인 프롤락틴 수치는 13이다. 항정신병약을 복용하는 대부분의 여성은 이 수치가 30~40까지 올라간다. 나는 항상 130~140 정도의 수치가 나왔다. 유방암이 프롤락틴 수치 상승과 연관이 있다고 믿을 만한 근거도 있다(그 연구에 논쟁거리가 전혀 없는 것은 아니지만). 부인과 주치의도 프롤락틴 상승이 나에게 위험 요인이라는 데 동의했고, 그 말을 들은 나는 캐플런 선생에게 다른 약을 알아보고 싶다고 말했다.

캐플런 선생은 새로운 유형의 항정신병약으로 성공 가능성이 높고 판매가 시작된 지 얼마 안 된 자이프렉사를 추천했다. 그때까지 그 약에 대한 좋은 말을 들었음에도 나는 여전히 새로운 약에 대한 경계심이 있었기에 좀 더 기다리면서 자이프렉사 및 같은 유형의 몇몇 약이 계속해서 안전성과 효과를 보여줄지 알아보고 싶었다. 하지만 130~140에 달하는 프롤락틴 수치는 이제 약을 바꿀 때가 되었다는 확신을 주었고, 그래서 나는 나반 대신 자이프렉사를 쓰기 시작했다.

변화는 빠르고 극적이었다. 우선 부작용이 나반보다 훨씬 적었다. 늘 어지거나 피곤함을 느끼는 대신 정신이 또렷하고 충분히 쉰 느낌이 들었고, 너무 오래 느껴보지 못해서 그게 얼마나 좋은 느낌인지 거의 잊고 살았던 활력도 생겼다. 반면 금세 체중이 30파운드(13.6킬로그램)나 불었다. 하지만 몇 년 동안 나는 아주 마른 상태로 지냈기 때문에, 허리띠가 갑자기 조여서 느낀 실망감을 제외하면, 그냥 운동을 좀 더 하고 체중을 줄일 방법을 찾기만 하면 되겠다고 생각했다.

임상적 효과는 과장이 아니라 정말 긴 밤이 지난 뒤 밝아오는 햇살 같았다. 예전에는 한 번도 경험하지 못한 방식으로 세상을 볼 수 있었다. 나반은 내 정신증을 '길든' 상태로 유지하는 데는 도움이 됐지만, 나는 항상 바짝 경계한 상태를 유지해야 했다. 정신증적 사고는 완전히 사라지지 않았고, 나는 매일 여러 번씩 '돌파 증상'을, 그러니까 스치고 지나가는 정신증적 사고를 경험했다. 하지만 자이프렉사를 쓰면서는 정신증이 빠져나오지 못하게 문을 닫을 수 있었고, 몇 년 만에 처음으로 그 문은 닫힌 채 가만히 있었다. 나는 휴식을 취할 수 있었고, 경계 근무에서도 벗어날 수 있었고, 긴장을 좀 풀 수 있었다. 나 자신을 속일 수는 없었지만—여전히 병은 사라진 게 아니었다—예전처럼 심하게 몰리며 괴롭힘을 당하지는 않았다. 마침내 나는 주위에 도사리고 있는 악령들의 위협에 방해받지 않고 눈앞의 과제에 초점을 맞출 수 있었다.

새 약의 가장 심오한 효과는 내게 진짜로 병이 있다는 사실을 단번에 완전히 확신시킨 것이었다. 20년 동안 나는 그 사실을 온전히 받아들이지 못하고 몸부림을 쳐왔다. 가까이 다가가 진실을 직시하는 날도 있었지만 대부분은 다시 뒤로 물러났다. 자이프렉사가 나에게 준 명료함은 마지막까지 남아 있던 나의 반박을 때려눕혔다.

나의 지성과 내가 받은 교육에도 불구하고, 그 모든 의사와 정신증 발발과 입원과 그토록 혹독하게 깨우친 교훈에도 불구하고, 나는 기본적으로 내 생각이 유달리 이상한 게 아니라는 믿음을 어떻게든 고수하고 있었다. 나의 정신뿐 아니라 모든 사람의 정신은 혼돈을 품고 있으며, 단지 다른 사람들은 모두 나보다 그 혼돈을 더 잘 처리하는 것뿐이라고 생각했다. 누구나 자기를 통제하는 악의에 찬 힘이 존재한다는 것을 믿으며, 그 힘이 머릿속에 이상한 생각을 주입하고 원래 있던 생각은 뽑아낸다는 것을, 전체 인구를 죽이는 일에 자기 뇌를 이용한다는 것을 알고 있다고. 다만 다른 사람들은 그렇다는 걸 말하지 않을 뿐이라 여겼다. 나의 문제는 정신의 문제라기보다 사회적으로 우아하게 처신하는 기술의 문제라고 나는 생각했다. 나는 정신병에 걸린 게 아니라 사회적 요령이 없는 것일 뿐이라고.

물론 그건 사실이 아니다. 다른 대부분의 사람에게는 내 머릿속에 있는 것 같은 생각이 없었다. 그들은 자기 악령을 조용히 시키는 훈련이 더 잘 되어 있었던 게 아니라, 그냥 그런 악령이 없었던 (적어도 정신증 진단으로 이어질 정도의 악령은 없었던) 것이다. 내 몸속을 돌고 있는 새로운 화학물질 덕분에 나는 오랫동안 다른 사람들처럼 살아가는 경험을, 그러니까 정신증적 사고가 전혀 없이 살아가는 경험을 했다. 자이프렉사가 그 일을 해냈다.

그 깨달음이 내게 얼마나 청천벽력 같은 충격이었는지는 과장하기가 불가능할 정도다. 그리고 그 깨달음과 함께 내게 정신질환이 있다는 사실에 대해 마지막까지 아주 깊이 남아 있던 저항이 마침내 물러가기 시작했다. 역설적이지만 내가 정신질환에 걸렸다는 사실을 받아들일수록 그 병이 나를 정의하는 일은 더 줄었다. 그리고 그 시점에 그 이안류도 나를 놓아주었다.

·····

내가 잘 알며 내게 진정한 관심을 불러일으키는 주제, 그러니까 '다양한 법적 맥락 속의 정신질환'에 관해 쓴 글이 출판사와 저널 편집자를 비롯한 다른 사람들에게도 흥미를 불러일으킨다는 사실을 알게 된 것은 정말 행복한 일이었다. 2002년에 『치료를 거부하다: 강제 치료와 정신질환자의 권리 *Refusing Care: Forced Treatment and the Rights of the Mentally Ill*』가 시카고대학 출판부에서 출간되었다. 이 책에서는 의법 비자의 치료, 약물 치료를 거부할 권리, 강박과 격리까지 내 마음 깊숙이 아주 중요하게 자리한 주제를 다루었고, 책은 좋은 반응을 얻었다. 〈타임스 리터러리 서플러먼트 *Times Literary Supplement*〉도 좋은 평을 써줬고, 〈뉴잉글랜드 의학저널 *New England Journal of Medicine*〉에서 특히 좋은 평을 실어주었다.

가르치는 일은 여전히 스트레스가 심한 일이라 느끼고 있었지만 학생들에게도 호감을 얻었고, 일부 학생들, 특히 나의 연구를 도와준 학생들과는 특별히 더 가까운 사이가 되었다. 내 수업을 듣는 학생들에게 내병에 관해 털어놓지는 않았지만, 그들은 내가 정신질환자들의 감정을 유난히 잘 이해한다는 걸 알고 있었다. 정신보건법 수업을 듣는 학생 중 일부가 개인적으로 그런 문제를 겪고 있다는 것도 놀라운 일은 아니었다. 한 젊은 여학생은 어느 날 수업 중에 "저는 자살하고 싶은 충동을 느껴요"라는 메모를 내게 건넸고, 나는 재빨리 그 학생을 학생상담서비스에 연결해주었다. 학부생이던 또 한 학생은 자신이 부정확한 진단을 받았으며, (일반적인 정신질환약뿐 아니라 마약류로도) 과다한 약물 치료를 받았고, 입원했을 당시 치료사가 자신을 유혹했다는 사실을 내게 털어놓았다. 그 학생은 어떤 식으로인지 자신이 특정한 날짜에 자살하도록 프로그램되어 있다고 믿고 있었다. 그리고 내 수업을 듣고 자신의 끔찍한 경험을 나에게 말할 수 있었던 것이 자기가 자살을 결행하는 것을 막아주었다고 느꼈다.

나는 그와 유사한 문제를 지닌 환자를 치료한 경험이 아주 많으며 더 윤리적인 치료사에게 그 학생을 보낼 수 있었다. 그리고 그 학생은 이전 치료사에 대한 징계처분을 요구하는 소송을 제기했다. 요즘에도 나는 때때로 그와 소식을 주고받으며, 진전되는 모습을 지켜보며 크나큰 자부심을 느낀다. 얼마 전에는 변호사 시험을 통과했다. 물러서거나 패배하지 않겠다는 그의 단호한 태도에서 나와 닮은 모습이 보여 참 흐뭇하다.

23장

나는 거의 마흔 살이 다 되어 평생 처음으로 사랑에 빠졌다.

지금 저 문장을 바라보는 것만으로도 엄청난 경이와 기쁨이 느껴진다. 나는 내가 월을 좋아한다는 것을, 그리고 그도 나를 좋아한다는 것을 알았다. 그러나 나는 우리가 한 번 크게 싸웠다가 화해한 뒤에야 마침내 그 말을 할 수 있었다. "당신은 내가 처음으로 사랑한 사람이야." 내가 월에게 말했다.

"그 말을 들으니 정말 슬퍼지는군." 월은 이렇게 말하며 나를 품에 안아 주었다.

우리는 처음에 서로 약속한 대로 충분한 시간을 갖고 천천히 서로 알아 갔고 그렇게 편안해지고서야 내밀한 관계로 들어갈 수 있었다. 그러자 그때부터는 내가 경험해본 그 어떤 관계보다 더욱 깊고 복잡한 관계로 이어졌다. 우리는 함께 살기로 했고 그가 나의 고층 아파트로 이사 왔다. 거기서 우리는 내가 한 번도 쓸 엄두를 내 본 적 없는 화려한 유럽식 난로에 새겨진 장식의 상징을 함께 해석하려 시도했다.

역시 윌은 내가 알았던 그 어떤 남자와도 다른 사람이었다. 별거 아니라던 말과 달리 그가 만드는 가구는 아주 아름다웠고, 그가 자기 손으로 세심하고 정성스럽게 만들어낸 가구 한 점 한 점이 다 세상에 하나뿐인 특별한 작품이었다. 내가 보기에는 박물관에 전시해도 될 정도의 작품이었다. 그는 망치로 두드려 표면에 무늬를 새긴 구리에, 바다처럼 청록색 빛을 반사하는 커트 글라스를 끼워 넣은 정원 램프를 만들었다. 윌에게는 모든 종류의 음악을 모아둔 어마어마한 컬렉션이 있었고, 어마어마한 사운드 시스템도 갖추고 있었다. 정원 일은 창조적인 행위이며, 초콜릿케이크나 머랭이나 토르테를 만드는 일 역시 그러하다. 한마디로 그는 호기심 많고 안주할 줄 모르는 예술가의 영혼을 갖고 있었는데, 그 영혼 속의 무언가가 나를 좋아하겠다는 결정을 내린 것이다.

캐플런 선생은 내게 여자들은 자신에게 섹스에 대한 선택권이 없는 것처럼 느끼는 경우가 많다며, 언제 누구와 어떤 상황에서 할지는 내가 선택할 수 있다는 걸 잘 이해시켜주었다. 나는 내 병이 상황을 복잡하게 만든다는 걸 너무도 잘 알고 있었다. 다른 사람도 뭔가를 위험하다고 느낄 수 있겠지만, 나의 병은 그걸 훨씬 더 위험하게 느끼게 만들었다. 옷을 벗는 것은 갑옷을 벗는 일처럼, 취약함을 드러내는 것은 위험한 일로 느껴진다. 그리고 가장 정신이 멀쩡한 사람도 오르가슴이라는 육체적 경험이 방향 감각을 상실하는 느낌, 심지어 어느 정도 환각적이기도 하다는 것을 인정할 것이다. 나에게는 그 놓아버리는 느낌, 허공 중으로 떨어지는 느낌이 언제나 좋았던 것은 아니다. 그 허공이 미심쩍은 심연처럼 보이고, '자신을 잃는 느낌'이 정신증 증상과 비슷하게 느껴질 때, 통제력을 놓친다면 무시무시한 일이 벌어질 수 있다.

지난날 섹스에 충분히 실망해 보았으므로, 내게 또 그런 육체적 관계의 위험을 감수할 날이 온다면 그때는 분명 사랑 때문이어야 할 거라고 생각했다. 모든 커플처럼 월과 나에게도 오르막과 내리막이 있긴 했지만, 월은 그것이 나에게 얼마나 중요한지를 직관적으로 알았고, 그때가 왔을 때 그 일은 가장 부드럽고 다정한 방식으로 펼쳐졌다. 그때 우리 사이에 일어난 일은 모두 내가 소망했던 그대로였다. 나는 그의 품에서 안전하다는 느낌, 사랑받고 충족되는 느낌을 받았다(그리고 이튿날 아침 욕실에 들어가 보니 거울에 치약으로 커다란 하트가 그려져 있었고, 그것으로 우리의 관계는 완성되었다).

하지만 여전히 나에게는 말해야 할 마지막 진실이 하나 남아 있었고, 우리의 관계가 여러 달째 접어들었는데도 나는 아직 그 말을 할 용기를 끌어내지 못했다. 그가 어떻게 반응할까? 무서워할까, 아니면 내게 정이 떨어질까? 뒤로 물러나며 나를 피할까? 나를 떠날까? 나는 그 장면을 머릿속에서 여러 번 반복해서 그려보았다. "월, 당신도 내가 분석가를 만나는 거 알지. 하지만 실제로 내 정신건강 상태는 더 복잡해. 내게는 아주 심각한 정신질환이 있어⋯⋯." 그런데 우연히도 그가 나보다 좀 더 앞서갔다.

어느 날 월이 내게 잡지 기사 하나를 건넸다. "거기 당신이 읽어봤으면 하는 게 있어." 고기능 자폐장애의 한 유형인 아스퍼거 증후군에 관한 기사였다. 월은 그 기사에 부분부분 밑줄을 그어놓았다. "여기 몇 가지가 당신이랑 비슷한 것 같은데, 어떻게 생각해?"

"정말 나하고 비슷하게 보이네." 내가 말했다. "그리고 그건 실제로 비슷해서라고 할 수도 있을 거야. 윌, 내가 오랫동안 당신에게 말하고 싶었지만 두려워서 말하지 못한 게 있어. 당신이 어떻게 반응할지 두렵고, 당신이 나를 떠날지도 몰라서 두려웠어. 실제로 내게는 심각한 정신질환이 있는데, 생긴 지 오래된 병이고 절대 사라지지도 않을 병이야." 나는 그 소식을 전하면서 조심스레 그의 얼굴을 살폈다. 아직은 나를 불안하게 하는 낌새가 전혀 보이지 않았다.

"그래?" 그가 물었다. "나도 대충 뭔가 있을 거라고 짐작은 했지만 물어보고 싶지는 않았어. 언젠가 당신이 말해줄 때가 오리라고 생각했지. 당신 병이 정확히 뭔데?"

"조현병." 내가 말했다. "당신 그게 어떤 병인지 알아? 그건 다중인격은 아니야."

"알 것 같아." 윌이 천천히 말했다. "그건 때로 현실과의 접촉을 잃어버리는 거잖아. 나한테는 좀 무서운 일처럼 느껴지는데. 하지만 그 때문에 당신에 대한 내 감정이 달라지지는 않아. 그 일이 얼마나 자주 일어나는 거야? 그 병에 쓰는 약은 있어?"

"나는 아직도 이따금 삽화를 겪어. 그리고 맞아. 약은 있어. 상당히 효과가 좋은 약이지. 그래도 난 때때로 일시적인 증상이 나타나. 여러 가지 것들이 내게 증상을 촉발할 수 있어. 스트레스나 뭐 그런 것들."

"그 일이 일어날 땐 내게 말해줄 수 있어?" 그가 물었다. "난 알고 싶어."

흥미로운 반응이었다. 내가 병에 관해 밝히면 사람들 대부분—여기엔 정신건강 전문가들도 포함된다—은 그 사실에 놀라거나, 적어도 병세를 알고는 놀랐다. 윌이 놀라지 않았다는 사실, 그리고 내내 뭔가 짐작하고 있었다고 말한 데는 여러 의미가 있을 수 있었다. 그가 나를 다른 누구보다 더 내밀히 잘 알게 된 것일 수도 있고, 아니면 자신이 짐작하는 바에 대해 더 솔직히 말하는 성격이어서일 수도 있으며, 어쩌면 내 별난 면에서 더 많은 것을 읽어낸 것일 수도 있었다. "어떻게 알았어?" 내가 물었다.

"뭐, 당신은 항상 약간 특이한 정도는 넘어있었으니까." 그가 단어를 매우 심사숙고해서 고르고 있다는 걸 알 수 있었다. "그리고 당신한테는 공백이 아주 많지. 문화적으로 말이야. 내가 1965년경부터 1980년까지 있었던 일에 관해 언급하면 당신은 대부분 멍한 표정을 보여. 그 시간 동안 어딘가 다른 데 있었던 사람처럼. 베이비부머들이 겪은 많은 일을 당신은 그냥 모르고 지나친다는 거 알아?"

그렇다. 나도 알고 있던 일이다. 그는 내게 주의를 기울였고, 무언가를 직관적으로 파악했으며, 그 판단이 옳았다. 지금 와서 설명하기는 어렵지만 그 밤 그 방 안에 온전히 존재했던 그의 무언가—그의 신체언어, 눈빛, 목소리 속의 무언가—가 내게 우리가 계속 함께할 사이임을 알려주었다. 그는 움찔하지 않았고, 웃지도 않았으며, 떠나지도 않았다. 물론 그는 아직 '완연한 정신증 상태'의 나를 보지 못했지만, 그 일이 일어나도 그가 태도를 바꾸지 않으리라는 느낌이 들었다.

어느 날 밤 나는 우리 워크숍에서 논문을 발표한 어떤 여성과 저녁을 먹고 귀가했다. "나 그 사람이 정말 부러워." 하고 내가 윌에게 말했다.

"왜?"

"음, 훌륭한 법학대학원에서 아주 좋은 직위를 갖고 있고, 무척 똑똑하고, 행복한 결혼 생활을 하고 있으니까. 이 세상에서 그보다 무얼 더 바랄 수 있겠어?"

월은 방에서 나가 한 10분쯤 있다가 다시 돌아왔다. "그러니까," 하고 그가 말을 꺼냈다. "당신 말은 결혼을 하는 게 당신이 보기엔 좋은 일이라는 말이야? 그게 당신이 원하는 일이라고?"

"응, 완전히." 내 심장이 휙 튕겨 나가 거실 바닥에 툭 떨어질 것만 같았다.

"그렇다면 당신은 우리 둘이 결혼하기를 원하는 거야?"

그 질문이라면 일 초도 더 생각할 필요가 없었다. "응!"

그리하여 그 서커스가, 온 세상의 약혼한 커플들에게 익숙한 그 서커스가 시작되었다. 결혼 준비, 몇 달에 걸쳐 계속되는 결혼 준비 말이다. 한동안 나는 그 일을 덮어뒀다. 너무 복잡하고 뒤얽힌 느낌이 들어 공황발작과 두통이 닥쳐왔기 때문이다. 결혼식을 어디서 어떤 식으로 언제 올릴지, 무엇을 먹고 마시며 누구를 초대할지 등 이 모든 것이 너무 압도적으로 느껴졌다. 그러다가 어느 순간 그냥 긴장감이 맑게 걷혔다. 그래, 맞아. 이 모든 건 내가 원하는 일이지. 결혼식, 파티, 축하, 가족, 친구, 동료, 그리고 우리가 서로에게 전념한다는 사실을 공적으로 인정하는 일. 전부 내가 간절히 원하는 일이잖아.

나는 부모님에게 전화해 소식을 전했다. 그런데 어머니에게 서부로 와서 결혼 준비를 도와주시겠냐고 물었을 때 어머니는 잠시 주저하더니 그 일은 내가 알아서 하는 게 제일 좋을 것 같다고 더듬더듬 대답했다. 나는 잠시 가슴이 찌릿하게 아팠지만, 금세 그렇게 하는 쪽이 더 나을지도 모른다고 생각을 정리했다. 월과 내가 웨딩플래너의 역할을 맡았는데, 월은 한 가지 일은 꼭 자기가 하겠다고 선언했다. "웨딩케이크는 내가 만들

거야."

결혼식 주례를 해주기로 한 줄리라는 랍비를 만나러 갔을 때 우스운 일이 있었다. 우리는 한 시간 동안 차를 몰아 샌 페르난도 밸리 깊숙이 자리한 랍비의 집에 도착했다. 현관에서 우리를 맞아들이던 랍비 줄리의 남편이 흰색 러그가 더러워지지 않도록 신을 벗어달라고 부탁했다. 그런 다음 우리는 랍비와 한 시간 정도 함께 있다가 다시 신발을 챙겨 신고 차를 몰아 집으로 돌아왔다. 우리 아파트 건물 로비를 걸어가다가 내가 운동화를 내려다보면서 윌에게 물었다. "랍비 집에 갈 때 나 검정색 리복을 신고 있지 않았어?" 어쩌다 보니 내가 랍비 남편의 신을 신고 집으로 돌아왔던 것이다!

윌과 내가 약혼하고 얼마 지나지 않아 우리는 나쁜 소식을 듣게 됐다. 내 소중한 친구 얼리샤가 유방암 진단을 받은 것이다. 우리의 약혼 이야기를 듣는 순간 얼리샤는 자신의 집 그늘이 드리우고 꽃이 가득한 뒷마당에서 결혼식을 열어주겠다고 제안했었다. 그런데 이제 모든 일이 엎어지게 됐다. 얼리샤가 자기 인생에서 가장 힘든 싸움을 하고 있는 와중에 내가 어떻게 이 모든 행복한 계획을 세울 수 있단 말인가? 결혼식을 할 다른 장소를 찾아야겠어. 아니, 잠깐만, 어쩌면 지금 당장 결혼하지 않는 게 나을 수도 있겠는데.

"당치도 않은 소리." 얼리샤가 말했다. "아름다운 파티를 여는 일은 정말 굉장한 거야. 걱정 마. 아주 멋진 파티가 될 거고, 내게도 뭔가 기대할 행복한 일이 생기는 거라고!"

달력을 보니 나도 유방조영술 검사를 받을 시기였다. 그리고 거기서 사건은 또 한 번 험난한 굽이를 돌게 됐다. 방사선사가 여러 장을 계속해서 촬영하는 동안, 다른 방에서 어떤 논의가 진행되는 것 같았다. 마침내 닥터 줄리아노가 내게 와서 걱정스러운 '이상 소견'이 있다고 말했을 때 나는 완전히 무너졌다. 나의 모든 방어물이 휩쓸려 빠져나가고 그 방은 정신증으로 가득 차 넘실댔다.

"플리스Fleeces와 거위geeses와 종양이 자라고 있는 사람들의 천문학적 비율. 그건 성장 산업이에요."

"그게 무슨 말이에요, 엘린?" 닥터 줄리아노와 베키 크레인 간호사가 동시에 물었다.

"조류가 바뀌었어요. 그건 어쩔 수 없을 거예요. 익사자, 수많은 익사자가 있어요. 절대 살아남지 못할 거예요."

"다른 진료실에 당신 친구 얼리샤가 있어요." 줄리아노 선생이 말했다. "얼리샤와 이야기를 나누면 좀 도움이 되겠어요?"

얼리샤는 내게 정신질환이 있다는 걸 알았지만 자세히는 몰랐고 내가 증상을 겪는 모습은 본 적이 없었다. 얼리샤가 있던 검사실에 들어가자 나는 겁먹고 괴로워하며 횡설수설하기 시작했다. 얼리샤는 어마어마한 다정함과 위로로 나를 감싸주었다. "아니, 엘린, 어떻게 된 거야?" 얼리샤가 말했다. "자, 자, 다 괜찮아질 거야. 아니, 자기 머리는 폭발하지 않아." 얼리샤는 두 팔로 나를 꼭 안아 주었다. 나도 얼리샤를 꼭 안고 의지했다.

이튿날 생검을 받았고 그다음 날에는 윌과 얼리샤와 함께 결과를 들으러 갔다. 나에게도 유방암이 생겨 있었다. 유관상피내암종이었다. 즉 유관 내에 머물러 있는 큰 암세포가 몇 개 있었고 인접 조직에 미세하게 퍼져 있는 작은 암 부위가 하나 있었다. 이는 암의 아주 작은 부분만 유관에서 빠져나갔고 나머지는 억제되어 있다는 뜻이었다. 줄리아노와 베키가 내게 이 소식을 전했을 때 나는 통제력을 잃고 다시 중얼거리기 시작했다. 윌은 이런 내 모습을 한 번도 본 적이 없었다. 몇 달 후에야 그는 그때 내 모습에 얼마나 충격을 받았는지 털어놓았다.

암은 초기 단계였지만 나는 수술을 받아야 했고, 이어서 몇 주 동안 방사선 치료를 받았다. 그 스트레스는 나를 압도했고 다시 한번 강풍이 나의 작은 비행기를 집어삼켰다. 나는 살면서 어느 모퉁이에서든 재난을 만날 수 있음을 각오해야 한다는 걸 깨우친 뒤였고 그걸 내 운명으로 여기고 있었지만, 기본적으로 낙천주의자인 윌은 계속 차분하게 낙천주의자답게 행동했다.

당시 캐플런 선생은 LA에 없었고 나는 그를 대신하는 치료사와 작업하고 있었다. 그 치료사의 딸이 성인기 초기에 암으로 죽었다는 걸 나는 알고 있었다. 내 진단명을 말하자 그의 눈에 눈물이 차올랐고 그 눈물은 내 마음을 울컥하게 했다. 캐플런 선생은 돌아오자마자 나를 만났고, 내가 자기를 필요로 할 때면 언제든 만날 수 있다고 말해주었다.

처음에 느꼈던 두려움과 괴로움은 점차 줄었지만, 진단을 받은 후 며칠은 집에서 음악을 들으며 현실에 대한 감각을 놓치지 않으려 애쓰는 것 외에 할 수 있는 일이 거의 없었다. 윌은 내가 포옹 이상의 육체적 친밀함은 감당할 수 없는 상태라는 걸 본능적으로 알았다. 그리고 나중에 내가 다시 사랑할 준비가 되었을 때도 그 역시 어떻게인지 알아차렸다.

부모님은 당신들의 형편에서 올 수 있는 최대한 빨리 찾아왔다. 친구들과 동료들도 내 주변으로 모여들었다. 그리고 많은 사람이 꽃을 보내주었다. 스티브는 도착해서 나를 포옹하다가 내 어깨 너머로 식탁에 꽃다발이 잔뜩 놓인 걸 보고는 말했다. 사람들은 누군가 암에 걸렸을 때는 꽃을 보내지만 정신질환에 걸렸을 때는 꽃을 보내지 않는다고.

암 진단처럼 정신을 집중시키는 일도 없다. 비록 너덜너덜해진 정신이라도 말이다. 8주 동안 일주일에 다섯 번씩 방사선 치료를 받는 동안, 내가 어디 있는지, 거기서 무엇을, 왜 하고 있는지 외에 다른 건 생각하기가 어려웠다. 나는 친구들이 내 곁에서 나를 보며 용기를 잃을까 걱정됐다. 어쩌면 내가 그들에게 자신들 역시 언제라도 죽을 수 있다는 사실을 상기시키고 있는지도 모르니까. 죽음이 닥쳐오면 거기엔 약도 없다. 그건 순전히 주사위 굴리기이고, 나는 매일 행운이 내 쪽으로 기울기만을 기도했다.

나는 세상에서 가장 큰 진앙지로 알려진 지역에 살고 있지만 지진은 무섭지 않다. 자동차 사고를 두려워하지도 않고, 어두운 저녁 사무실에서 내 차까지 걸어가는 길에 공격을 당하거나 강도를 당할까 두려워하지도 않는다. 하지만 나의 건강, 내 변덕스러운 몸은 죽을 만큼 무섭다. 신경과 혈관과 근육과 피부로 된 이 몸뚱이의 배신을 내가 몇 번이나 더 감당해야 할지 알 수 없었다. 이런 내 몸은 내게 미칠 듯한 불안을, 심지어 격분을 안겼다.

정신분석연구소의 다정한 친구 재닛은 한때 웰니스 커뮤니티^{TWC,} The Wellness Community 의 LA 지부에서 일했다. 1980년대 중반에 창립된 암 생존자들을 위한 지지 모임인 웰니스 커뮤니티는 초기 멤버인 배우 길다 래드너의 눈에 띄는 활동과 참여로 잘 알려졌다. 재닛의 강력한 추천으로 나도 그 모임이 어떤지 알아보기로 했다. 모임에 처음 참석했을 때 누군가 내게 필요한 게 뭐냐고 질문했다면 아마 나는 대답을 못 했을 것이다. 하지만 그 답이 무엇이든 나는 내게 필요한 것을 그 모임에서 얻었다.

암과 싸우는 사람들 사이의 공감은 아주 강력하다. 거기에는 강력한 힘과 연대가, '건강한' 사람들은 아무리 노력해도 알 수 없는 본질적인 이해가 있다. 나는 웰니스 커뮤니티에서 아주 가깝고 소중한 친구들 몇 명을 사귀었다. 그리고 우리를 한데 모은 일의 성격에서 짐작되듯 불가피하게 친구들을 잃기도 했다. 때로 사람들은 내게, 암에 걸린 사람이 가득한 방에서 시간을 보내면 스트레스가 너무 심하지 않으냐고, 가끔 모임에 빠지는 게 어떻겠느냐고 물었다. 하지만 나는 그들을 만나야만 했다. 거기엔 나보다 더 아픈 사람들, 나보다 더 심하게 더 오래 아픈 사람들이 있었지만, 그래도 그들은 평정과 존엄과 심지어 유머까지 지닌 채 나날의 삶을 살아가고 있었다. 그들이 그렇게 아무 조건 없이 나눠주는 위로와 가르침을 어떻게 거부할 수 있겠는가? 그리고 내가 그들에게 배웠던 것을 나보다 늦게 온 '새로운' 사람들에게 어떻게 다시 나눠주지 않을 수 있겠는가?

얼리샤와 나, 그리고 우리의 가족들은 난타당했지만 굴하지 않고 암 전쟁을 무사히 치러냈다. 우리는 지치고 불안정하게 휘청거렸으며 가장자리가 좀 너덜너덜해졌지만, 그래도 결단코 결혼식을 올릴 작정이었다!

그에 앞서 윌은 몇 주 동안 케이크를 구우며 다양한 레시피를 실험해보았고, 그래서 며칠에 한 번씩 새로운 케이크가 등장했다. 어렸을 때 우리가 "언젠가 내가 어른이 되면 먹고 싶은 케이크를 다 먹을 거야!" 같은 말을 했던 걸 기억하는가? 사실 그게 우리가 퇴근 후 매일 밤 했던 일이다.

계란 흰자 거품과 빻은 견과류로 만든 프랑스식 케이크. 신선한 라즈베리를 넣은 생강향 케이크. 레몬 크림 케이크에 이어 윌이 레몬만 오렌지로 바꾼 오렌지 크림 케이크. 바로 이거야! 여기서 우리의 의견이 일치했다. 그런 다음 우리는 흡족한 마음으로 나머지 음식을 만들고 서빙할 출장 요리사를 고용했다. 만약 윌이 케이크 외에도 뭔가를 더 직접 하려고 했다면, 우리 주방은 물론 우리 관계까지 위태로워졌을 것이다.

컴퓨터 애니메이션도 배우고 있던 윌은 '편집 상급 과정'을 반쯤 들었을 때 아주 독창적이고도 우스꽝스러운 결혼식 초대장을 만들어냈다. 그것은 〈왈가닥 루시 *I Love Lucy*〉의 주제곡과 그 시트콤에서 항상 쓰던 익숙한 활자체, 그리고 루시와 리키 리카도의 거실이 담긴 흑백 화면으로 시작하는 비디오로, 윌과 내가 리키와 루시로 등장하고 대사 자막도 들어 있었다. 배경으로는 〈닉 앳 나이트 *Nick at Nite*〉의 일부 화면을 가져와 거실 벽에 걸린 루시와 릭의 '사진'을 나와 자신의 사진으로 대체한 장면을 썼다. 결혼식 장소까지 찾아오는 길을 소개하는 부분에서는 옛날 텔레비전 시리즈 〈66번 국도 *Route 66*〉의 주제곡을 썼으며, 초대를 마무리하는 부분에서는 〈재키 글리슨 쇼〉의 주제곡을 사용했다. 우리는 이 비디오의 복사본 50개를 만들어 전국 곳곳으로 보냈다. 티파니사에서 나온 고급 미색 용지 같은 건 나랑 어울리지 않는다. 아무렴. 우리의 결혼식 초대장은 첨단 문화의 산물이었다!

우리는 6월의 햇살 화창하고 아름다운 날에 결혼했다. 재닛과 앨 부부, 법학대학원 동료인 마이클과 에드가 증인이 되어주었고, 스티브와 얼리샤가 들러리를 서주었다. 식이 끝난 뒤에는 스티브가 다정하고 우스꽝스러운 건배사를 했다.

자유로운 형식으로 식을 치렀지만, 그래도 내가 생각하는 제대로 된 결혼식의 개념에 부합할 만큼은 전통적 요소도 충분했다. 나의 가족이 다 와준 것도 그중 하나였다. 한동안 끔찍한 비행공포증으로 시달렸던 내 동생도 용케 거기까지 와주었는데, 나에게 그건 동생이 나에게 줄 수 있는 가장 관대한 선물이었다.

그렇다고 그날 걸림돌이 하나도 없었다는 말은 아니다. 나는 아침 일찍 머리 손질을 마친 뒤 결혼식 준비의 소란스러움을 피해 스티브와 함께 차 안에 앉아 조용히 이야기를 나눴다. 몇 시간 동안 나를 괴롭히던 심각한 의문이 하나 있었고, 결국 나는 그 질문을 하지 않을 수 없었다. "피로연에 외계인들도 참석할까?"

"아니." 스티브가 차분히 대답하고는 팔을 뻗어 내 손을 잡았다. "거기 외계인은 하나도 없을 거야, 엘린. 그 점은 걱정 안 해도 돼."

나는 스티브에게서 확답을 들을 필요가 있었고, 그 말을 들었으니 그날은 행복하게 보낼 수 있었다. 내가 상상할 수 있는 최대한으로 아름다운 날이었고, 그런 아름다움은 내가 무척 쉽게 부서질 수 있는 존재라는 느낌을 남겼다. 마치 갑작스러운 소음이나 동작 하나로도 그 꿈이 완전히 깨져버릴 것처럼. 하지만 그건 실제였다. 나는 정말로 내가 사랑하는 남자와 결혼한 것이었다.

윌과 나는 프랑스와 영국으로 신혼여행을 떠났다. 거기서 옥스퍼드 시절 옛 친구들인 패트릭과 다이나와 재닛을 만나 옛 추억을 떠올리며 즐거운 시간을 보냈다. 재닛은 친절한 미국 남자와 연애 중이었고, 재닛의 사랑스러운 딸 올리비아는 재닛 집에 살 때의 나와 같은 나이가 되어 있었다. 멀리 떨어져 있지만 여전히 내 친구로 남아 있는 이 사람들을 나는 계속 사랑하고 소중히 여겨왔고, 그들 역시 내게 같은 마음일 거라고 항상 믿어왔다. 그리고 이제 윌도 그 무리에 들어오게 되었다. 나의 남편 윌이.

.....

몇 년 뒤, 이십 여 편의 논문과 책 세 권을 출간한 나는 대학이 교수진에게 부여할 수 있는 가장 높은 명예 중 하나인 '석좌' 교수가 될 자격이 충분하다는 평가를 받았다. 어느 봄날 오후 나의 친구들과 가족이 모인 자리에서 서던캘리포니아대학교 법학대학원은 나를 '오린 B. 에반스 석좌' 법학, 심리학 및 행동과학 교수로 임명했다. 나의 '동급생'이자 소중한 친구인 에드 매캐퍼리도 자랑스럽게 석좌 교수로 임명되었다. 우리가 부임 초기에 함께 법학대학원 건물 안을 거닐며 훌륭한 교수가 되는 방법에 대한 고민과, 실력 없는 교수로 '탄로' 나면 어쩌나 하는 걱정을 나누던 날들이 눈에 선했다. 에드와 내가 동시에 이런 명예를 얻었다는 점이 나는 무척 행복했다. 수락 연설을 하면서는 내게는 석좌보다 소파가 더 걸맞은 자리일지도 모른다는 대담한 농담까지 던졌다. 수여식이 끝난 후에는 USC의 '거실'이라 불리는 '타운 앤드 가운'에서 즐거운 축하 오찬회가 열렸고, 그날 밤에는 가족이 나를 위해 또 한 번의 파티를 열어주었다. 아름다운 날이었고, 큰 즐거움과 강렬한 감정들이 가득한 밤이었다. 내가 드디어 나쁜 날보다 좋은 날이 더 많은 인생의 한 시기에 도달한 것 같았다.

24장

사람의 뇌는 전체 체중의 약 2퍼센트를 차지하지만 신체가 들이마시는 산소의 20퍼센트 이상을 소비하며 신체가 하는 일의 100퍼센트를 통제한다. 그러니까 뇌가 차지하는 영토와 휘두르는 권력의 비율을 보면 뇌가 지닌 힘은 정말 막강하다. 우리는 (특히 지난 20년 사이에) 뇌에 관해 아주 많은 것을 알게 됐지만, 뇌에 관한 모든 것을 아는 상태와는 까마득하게 거리가 멀다. 새롭게 밝혀지는 사실 하나하나가 완전히 새로운 질문의 문을 열어젖히고, 수수께끼 하나가 풀리면 또 다른 수수께끼가 딸려 나온다. 뇌를 연구하는 과학자에게는 자신의 연구실이 때로 거울의 방처럼 느껴질 것 같다. 나에게는 그때그때 상황에 닥쳐 뇌에 관해 알게 되는 일이 언제라도 발을 잘못 디딜 수 있는 크나큰 위험을 감수하면서 그랜드캐니언의 낭떠러지 가장자리를 걷고 있는 느낌일 때가 있다. 그리고 언제나 추락하기 직전에는 똑같은 질문이 떠오른다. 내가 어쩌다 여기 오게 된 거지?

.....

자이프렉사를 복용하면서 성공적으로 상태를 관리해오기는 했지만 내게는 늘 부작용에 대한 걱정도 있었다. 어쨌든 아직 그 약은 비교적 신약이었으니 말이다. 그런데 그 약에는 체중증가라는 성가신 부작용이 있었고, 나는 약으로 분 체중을 다시 줄이기가 힘들었다. 그래서 나는 또다시 용량을 줄이는 일을 두고 고민했다. 내가 용량을 줄여도 될까? 만약 줄일 수 있다면, 여전히 안전한 상태를 유지하려면 어느 정도까지 줄일 수 있을까? 캐플런 선생과 이 일을 의논했을 때 그는 이번에는 내 뜻을 따라주기로 했지만, 절대적인 조건을 하나 달았다. 만약 자신이 보기에 내가 곤란한 상태에 빠져 용량을 늘릴 필요가 있다고 판단한다면, 나는 즉각 용량을 올려야 한다는 것이었다. 어떤 흥정도, 어떤 망설임도 허용되지 않는다.

"나한테 약속해야 해요." 그가 단호하게 말했다.

"좋아요." 나는 동의했다. "그러는 게 적절할 것 같네요."

이후 몇 주에 걸쳐 용량을 줄이는 동안 나는 안개가 다가오는 느낌을, 와해의 초기 징후가 시작되는 것을 어렴풋이 감지했다. 나는 이를 악물고 일에 집중했다. 적응할 수 있어, 하고 생각했다. 나아질 거야. 그냥 기다려. 나는 동부로 날아가 법학대학원 졸업 10주년 동창회에 참석했고(그 비행에는 공포를 퍼붓는 익숙한 존재들이 동승했다), 예일에서 그날 저녁 행사가 진행되는 동안 거의 내내 스티브 옆에 앉은 채 자리에서 벌떡 일어나 내 주변에 둥둥 떠다니고 있는 무시무시한 존재들을 향해 고함을 지르고 싶은 충동과 씨름하고 있었다.

집으로 돌아와 캐플런 선생에게 상황을 보고했을 때 그는 신속히 우리의 약속을 들이밀었다. 내가 자이프렉사의 규칙적이고 유익한 용량으로 돌아가야 한다는 것이었다. 우리는 내가 평소 복용하던 하루 40밀리그램 용량으로 결정했다. 제조사가 권고하는 최대 복용량의 2배에 달하지만, 그전까지 나에게는 좋은 효과를 낸 용량이었다.

그리고 얼마 후 나는 샌프란시스코로 갔다. 거기서 일주일간 개최되는 해리성 장애에 관한 콘퍼런스에서 논문 두 편을 발표할 예정이었기 때문이다. 자이프렉사를 줄였던 것이 내가 생각한 것보다 내 몸에 훨씬 큰 부담을 초래한 게 분명했다. 그 때문에 나는 증상에 취약해져 있었고 몸도 좀 허약한 상태였다. 호텔에 도착하자마자 뭔가 삐긋했다는 걸 감지했다. 이번에도 이를 악물고 일과 콘퍼런스에서 맡은 책임에만 초점을 맞추면서, 뭔가 이상하다고 의심하는 사람이 아무도 없기만을 바랐다. 하지만 망상과 사고의 와해는 빠른 속도로 진행됐고, 나는 점점 허물어지고 있었다. 나는 캐플런 선생에게 전화했다.

"가능하면 토요일 논문을 발표한 다음 다시 여기로 돌아오는 게 어때요?" 그가 말했다. "그런 다음 수요일 아침에 다시 돌아가서 그날의 논문을 발표할 수도 있잖아요."

어느 수준에서는 그의 제안이 사리에 맞았다. 나는 낯선 환경에서는 늘 상태가 그리 좋지 않았고 LA로 돌아가면 내 아파트나 안식처와 같은 내 사무실에서 다시 통제력을 회복할 수도 있을 터였다. 하지만 캐플런 선생의 제안을 심사숙고하던 중 나는 콘퍼런스에서 빠져나가는 것은 내가 실패자라는 신호라고 판단했다. 그 두 시나리오, 그러니까 병든 것과 실패자인 것 중 내가 더 쉽게 받아들일 수 있는 것은 전자였다. 그래서 나는 남아 있기로 결정했다.

그 시점에 내 병은 새롭고도 무시무시한 쪽으로 방향을 틀었다. 무슨 이유에선지 나는 캐플런 선생과 스티브가 그들을 사칭하는 가짜라고 단정했다. 그들은 모습도 똑같고 목소리도 똑같고 모든 면에서 진짜들과 똑같지만, 누군가 혹은 무언가에 의해 대체된 자들이었다. 외계인들의 소행인 걸까? 그건 도저히 알 수 없었지만 나는 겁에 질렸다.

훨씬 뒤에 나는 내가 이때 겪은 일이 '카프그라 증후군Capgras syndrome' 이라는 것을 알게 됐다. 과학 문헌들은 카프그라 증후군에서 생기는 감각을 컬트영화 〈신체강탈자의 침입 Invasion of the Body Snatchers〉에 비유한다. 내 머릿속에서는 내가 그토록 의지하던 두 사람은 그냥 사라졌고 그들이라고 거짓 주장을 하는 자들만 남아 있는 상태였다. 따라서 나는 둘 다 믿을 수 없었다.

쉽지 않은 일이었지만 어쨌든 나는 수요일 논문까지 발표한 후, 완전히 편집증에 빠진 불안정한 상태로 비행기를 타고 LA로 돌아갔다. 이때까지 함께 치료해온 거의 10년 가까운 세월 동안 내가 캐플런 선생과의 약속을 어긴 적은 한 번도 없었다. 그러나 이제 다음 두 예약 세션에 가지 않았고, 그에게 이유를 설명하러 전화를 걸지도 않았다. 그러자 그가 내게 전화를 걸어왔다. "엘린, 예약 때 오지 않았더군요. 무슨 일 있어요?"

나는 대답하지 않았다. 이건 그가 아니야. 한 마디도 하지만, 그가 아니야.

"엘린, 무슨 일이 벌어지고 있는 거예요?"

나는 아무 말도 하지 않았다.

"당신이 정해진 세션에 오는 건 중요한 일이에요." 그가 말했다. "내일은 오는 걸로 알고 있을게요. 뭐 내가 해줄 일 있어요?"

"난 무슨 일이 일어나고 있는지, 당신이 누군지 혹은 누가 아닌지 알아요." 마침내 내가 입을 열었다.

"그런 말로는 아무것도 해결 안 돼요." 그가 말했다. "단도직입적으로 말해요."

아니. 대답 안 해. 왜냐하면 당신은 당신이 아니니까.

"그럼 좋아요, 내일 봅시다." 그리고 그는 전화를 끊었다.

나는 다음 세션에도 가지 않았다.

스티브도 뭔가 몹시 잘못됐다는 걸 감지하고 자주 전화했다. 나는 그가 전화했었다는 걸 알고도 다시 전화하지 않았다.

윌도 당연히 내가 아주 심하게 동요하고 있다는 걸 알아차렸지만 이유는 알지 못했다. "무슨 일 있어?" 하고 그가 물었다.

"자기가 캐플런 선생이고 스티브라고 말하는 두 사람은 그들인 척하는 가짜야." 내가 말했다. "진짜들은 사라졌고, 그들은 대체된 자들이야. 자동응답기에 메시지를 남기는 자들은 가짜들이라고."

언제나 변치 않는 훌륭한 태도로 윌은 침착을 유지했다. 나는 이런 일이 일어날 수 있다고 그에게 경고했고, 지금 그 일이 일어난 것이다. "내가 스티브랑 통화해 보면 어떨까?" 윌이 말했다.

"그런다고 무슨 의미가 있겠어. 스티브는 이제 거기 없는데." 내가 말했다. "하지만 그래서 당신 기분이 나아진다면 전화해봐." 윌은 한동안 생각해 보더니 한밤중에 스티브에게 전화를 걸었다. 스티브는 아침 일찍 잠에서 깨어 자동응답기에서 메시지를 듣고 다시 전화했다. 윌은 자기가 할 수 있는 최선을 다해 무슨 일이 벌어지고 있는지 설명했다.

스티브는 하루에 열 번씩, 때로는 열두 번씩 내 자동응답기에 메시지를 남기기 시작했다. 나는 그 메시지를 모두 무시했다. 그는 스티브가 아니었으니까. 게다가 나는 화도 났다. 그가 나를 고집불통인 어린애 다루듯 대했기 때문이다. 정신분석에서는 이런 걸 가리키는 '유아화'라는 용어가 있다. 나는 자동응답기 역시 외계인들이 조작하고 있는 것처럼 그 기계를 노려보며 "저놈들이 감히"라고 생각했다. 물론 스티브는 이러지도 저러지도 못하는 곤경에 빠져 있었다.

나는 겁을 먹었고 고립되었다. 어째선지 윌이 진짜 윌이라는 건 알았지만 그 사실에서도 위안을 느끼지 못했다. 나는 잠을 자지 못했고, 일도 하지 못했으며, 실제인 것과 실제가 아닌 것 사이의 연관을 짓지도 못했다.

내가 예약을 세 번째로 어긴 다음 날, 캐플런 선생이 전화를 걸어 자이프렉사 용량을 늘려야 된다고 힘주어 말했다. 내 영혼은 그가 진짜 캐플런 선생이 아니라고 믿고 있었음에도 어쩐지 나는 그의 말에 주의를 기울였다. 그만큼 절박하고 비참했기 때문일 것이다. 뒤이은 며칠에 걸쳐 그 망상은 서서히 사라졌다.

그때까지도 나는 언젠가 항정신병약을 끊을 수 있는 날이 오리라는 희망을 다 버리지 못했던 모양이다. 하지만 내 정신증 때문에 캐플런 선생과 스티브를 모두 잃게 될지도 모른다는 두려움이 마침내 나를 완전히 설득했다.

윌에게는 이 일이 극심한 망상 상태의 나를 처음으로 본 경험이었다.

그는 심하게 겁을 먹지도 않았고 떠나지도 않았으며, 평소와 다름없이 친절함과 다정한 보살핌으로만 나를 대해주었다. 나중에 그는 그렇게 혼란에 빠지고 불행한 내 모습을 보고 큰 충격을 받았으며, 나를 위로하거나 진정시킬 수 없다는 데 좌절감을 느꼈다고 털어놓았다. "그래도 난 여전히 당신이 그런 기분이 들기 시작할 땐 나에게 말해주면 좋겠어." 윌은 그렇게 고집했다. "무슨 일이 일어나고 있는지 당신이 내게 알려주지 않는다면 나는 아무 쓸모도 없는 사람이 되는 거야."

나는 지금까지도 때때로 삽화에 들어갈 때 윌에게 말하지 않는다. 비밀을 지키기 위해서가 아니라 그에게 부담을 주고 싶지 않기 때문이다. 그래도 그는 거의 항상 알아차린다. 그는 나의 침묵, 혹은 특별한 종류의 침묵으로 변화를 알아차릴 수 있다. 나를 이렇게 잘 아는 누군가가 있다는 건 나에게는 굉장한 선물이다.

캐플런 선생과 나는 수년간 함께 잘 작업해왔다. 정확히는 13년이다. 그리고 그 세월 동안 나는 여러 가지 성공적인 삶의 변화를 이뤄냈다. 하지만 그가 내게 과하게 엄격하게 굴 때도 자주 있었고, 시간이 갈수록 (분석가로서 그의 여러 장점과 인간적인 면에도 불구하고) 나는 그의 태도가 너무 심하다고, 심지어 벌을 받는 것 같다고 느꼈다. 그는 어쩐지 제약을 더 많이 두었다. 예컨대 내게 상담실 안을 돌아다니지 말라고 요구했고, 세션 중에 손으로 얼굴을 가리지도 말라고 요구했다. 얼굴을 가리는 건 내가 안전하고 통제되는 느낌을 갖기 위해 모든 분석가와 작업할 때 해온 행동이었다. 그는 자기 요구대로 바뀌지 않는다면 나와는 '끝내겠다'고 거듭 말했다. "나는 당신과 끝낼 거요." 그건 잔인한 말이었고, 거듭 그 말을 반복하는 그도 잔인했다. 내게서 어떤 반응을 끌어내려고 그러는 것일까? 나는 그와 함께하는 것이 더 이상 안전하게 느껴지지 않았다. 그는 예측할 수 없었고 변덕스러웠으며 심지어 화를 내고 있었다. 어떤 날은 세션을 마치고 나올 때면 실컷 두들겨 맞은 느낌이 들었다.

"이대로는 우리 아무 진전도 이루지 못할 거요." 하고 그는 말하곤 했다. "우리가 하고 있는 이건 심지어 치료라고 할 수도 없어요." 내가 암 진단을 받고 윌과 약혼한 즈음부터 2년 정도 상황이 나쁘게 흘러왔다고 그는 말했다. 나도 우리 사이에 다소 갈등이 있다는 건 의식하고 있었지만 한두 달 정도 그랬을 뿐이라고 생각했다.

그러던 어느 날 그는 정신분석연구소에 내가 더 이상 분석을 받지 않고 있다고 알리겠다며 협박했다. 우리 연구소는 (오늘날 대부분의 연구소들처럼) '보고를 받지 않는다'. 즉 나의 분석가가 분석에서 내가 이룬 진척에 관해 연구소의 진급 위원회에 보고하지 않는다는 뜻이다. 하지만 캐플런 선생은 연구소에 '분석 시간'은 보고하고 있었으므로, 내가 기준 미달이라는 신호를 보낼 우회적인 방법은 쥐고 있었던 셈이다. 결국 나는 연구소의 내 어드바이저에게 캐플런 선생이 나에게 어떤 협박을 하고 있는지 이야기했다. 몇 세션 후 그는 내게 자기가 하겠다고 협박해왔던 일을 할 필요가 없어졌다고 말했다. 그럼에도 나는 여전히 마음이 놓이지 않았다. 나는 그가 요구하는 대로 무조건 따를 수 없었고, 이제 더는 그와의 관계를 감당할 수도 없었다. 나는 객관적일 수 있는 사람과 상담할 필요가 있다고 판단하고, 언젠가 캐플런 선생이 없을 때 그를 대신해 나를 담당했고 연구소를 통해서도 나와 아는 사이이던 닥터 프리드와 약속을 잡았다.

"엘린, 당신은 여러 해 동안 그와 잘 작업해왔잖아요." 프리드 선생이 말했다. "관계란 과도기를 겪기 마련이고, 아마 이번도 그런 과도기 중 하나일 거예요. 당신이 캐플런 선생과 잘 풀도록 노력해 보는 게 좋겠어요. 그런 노력이 꼭 필요해요."

내가 그럴 수 있을지, 심지어 그런 노력을 하고 싶은 마음이 있는지도 확신이 서지 않았다. "만약 우리가 잘 풀지 못한다면, 내가 잘 풀지 못한다면, 그래서 내가 캐플런 선생과 계속할 수 없게 된다면 선생님이 제 분석가가 되어주실 수 있나요?"

그가 고개를 저었다. "당신이 그와 치료 관계에 있는 한, 내가 그런 일을 당신과 의논하는 것 자체가 비윤리적인 일이에요. 다시 돌아가 그와 의논해 봐요, 엘린. 당신들이 함께 해결을 볼 필요가 있어요."

나는 연구실로 돌아가 계획을 세우고 일종의 협상안을 마련했다. 내가 캐플런 선생과 계속 작업할 수 있으려면 무엇이 바뀌어야 할까? 나는 내게 필요하다고 생각하는 요건을 정리했다. 나에게는 그가 우리 작업이 아무 진전도 없으리라고 말하는 걸 그만두는 게 필요했다. 그가 "끝내겠다"라고 위협하는 것도 그만두어야 했다. 그가 정한 신체적인 제약도 느슨하게 풀어줄 필요가 있었다. 이 중 어떤 것도 크게 무리한 일로 보이지는 않았다. 나는 캐플런 선생에게 그와 계속 작업을 이어가기 위해서는 이런 일들을 바꿀 필요가 있다고 말했다.

캐플런 선생은 단 하나도 바꾸지 않겠다며 일언지하에 거절했다.

나는 정신이 아득했다. "유감이군요." 하고 내가 말했다. "그건 우리가 함께하는 작업을 끝낼 수밖에 없다는 뜻인 것 같네요."

그날의 남은 세션 시간 동안 문 바로 위에 '출구' 표시등이 켜져 있는 듯한 느낌이었다. 세션이 끝난 뒤 나는 밖으로 나갈 준비를 하다가 돌아서서 그를 보았다. "잘 있어요. 모두 다 고마웠어요. 언젠가 또 볼 날이 있겠죠." 그러자 캐플런 선생이 움찔하는 모습이 보였다.

그런 다음 나는 닥터 프리드에게 전화를 걸어 내가 캐플런 선생을 떠났다고 말했다. 프리드 선생이 나의 분석가가 되어주지 않겠다고 하면 어떻게 해야 할지 알 수 없었다. 하지만 그는 내 분석가가 되어주기로 했다.

며칠 뒤 캐플런 선생에게서 전화가 왔다. "그동안 어디 있었어요?" 그가 물었다. "당신은 예약된 세션을 두 번이나 빠졌네요."

나는 깊이 숨을 들이마셨다. "내가 당신과 끝내겠다고 말했잖아요. 그건 진심이었어요. 나는 프리드 선생으로 담당을 바꿨어요."

전화기 저편에서 한순간 침묵이 흘렀다. 놀람의 침묵인가? 분노의 침묵? "이런 문제에 대해서는 당신이 직접 와서 나와 이야기를 나눠야 한다고 생각해요." 캐플런 선생이 말했다.

"아뇨, 그럴 필요 없어요." 나는 이렇게 말했지만 이미 내 확신이 흔들리는 걸 느꼈다. 나는 늘 대결 상황에서 그리 능숙하지 못했다. 어쩌면 내가 너무 빨리 움직인 것인지도 몰랐다. 어쩌면 내가 틀렸을지도 몰랐다.

"당신이 요구했던 변화에 대해 절충해 볼 수 있어요." 캐플런 선생이 말했다. "어쨌든 이건 너무 갑작스럽잖아요. 우리가 함께한 시간을 끝낼 거라면 어느 정도 서로 해결을 보고 합의를 한 뒤에 끝내야 해요."

나는 우리가 마무리하는 동안 한 주에 두 번씩 그를 만나는 데 동의했다. 그리고 동시에 프리드 선생과도 만났다. 어쩌면 과부하 때문일 수도 있고 변화에 따르는 고통일 수도 있는데, 아무튼 나는 다음 네 주 동안 캐플런 선생과 하는 모든 세션을 내내 울면서 보냈다. 우는 것은 상당히 감정적인 사람임에도 내가 좀처럼 하지 않는 일인데 말이다. 그러나 매

세션 그 방에 그와 함께 있는 동안 뭔가가 내 가슴을 찢어놓는 것 같았다. 나는 슬펐고, 내가 취약하게 느껴졌다. 나는 중요한 누군가에게서, 중요한 무언가에서 떠나가고 있었고, 내가 느낀 감정은 애도의 슬픔이었다.

훌륭하게도 캐플런 선생은 그 시간을 나를 다시 돌아오게 강요하는 데 쓰지 않았다. 내가 프리드 선생에게 계속 치료를 받을 거라고 말했을 때는 그가 아주 훌륭한 의사라며 내가 잘되기를 바란다고 말했다. 이윽고 그 과정도 끝이 났다.

닥터 캐플런은 아마 내 인생에서 나에게 그 누구보다 많은 도움을 준 사람일 것이며, 나는 오늘날까지도 그 누구 못지않게 그를 사랑한다. 오랫동안 나는 내면에 뚜렷이 느껴지는 상실감을 품고 지냈다. 그를 떠나기로 마음을 정하는 건 괴로운 일이었지만, 나로서는 다른 길을 전혀 찾을 수 없었다. 게다가 나는 늘 그 결정을 먼저 내린 건 그라고 느꼈다. 나와 협상하기를 거부함으로써, 나를 위협하고 몰아댐으로써 사실상 그는 내게 퇴짜를 놓은 셈이었다. 그는 나를 거부했고 배신했다. 이 모든 격변에도 내가 입원할 상태까지 가지 않은 이유가 무엇인지 나는 오늘날까지도 알지 못한다.

하지만 지금까지도 내 상태가 나빠질 때면 제일 먼저 생각나는 것은 캐플런 선생에게 전화를 거는 일이다. 사실 나는 아직도 그저 그의 목소리를 들으려고 그의 자동응답기에 자주 전화를 건다. 메시지를 남기지는 않는다. 그럴 시기는 이제 지났으니까.

닥터 프리드는 친절해 보이는 얼굴에 예순 살 정도로 짐작되었다. (내 아버지처럼 매우 강한 성격의 소유자인) 캐플런 선생과 달리 프리드 선생에게는 특유의 부드럽고 온화한 분위기가 있었다. 그러면서도 자신의 주장을 굽히지도 않는다. 일부러 봐주는 일도 없고, 내가 느끼는 것이 무엇인지 정확하게 집어내며, 내가 때로 슬픔이나 분노, 다양한 실망감 등 누구나 경험하는 평범한 불쾌한 감정을 회피하는 데 나의 정신증적 사고를 이용한다는 걸 이해하도록 도와준다.

또한 그는 정신분석에 대한 믿음이 나보다 더 깊다. 심지어 그는 언젠가 내가 약을 완전히 끊을 수도 있으리라 생각한다. 또한 그는 나의 정신증적 사고가 무의식적 동기에 의해 유발되며 특정한 의미를 지닌 것이라고 (물론 당연히 그렇다) 이해하려 노력한다. 때로 내 생각을 해석할 때 진단명을 거론하는 일은 거부한다. "조현병이란 하나의 이름표일 뿐이에요." 하고 그는 말한다. "그리고 그런 건 별 도움이 안 됩니다."

이 두 관점은 모두 내게 상당히 심한 동요를 일으킨다. 나는 내가 조현병에 걸렸으며 약이 필요하다는 생각을 받아들이지 않으려고 싸우며 여러 해를 보냈다. 내가 조현병 환자이며 약이 필요하다는 것을 인정한 지금, 그가 다시 그것이 그리 명백한 일이 아닐 수도 있다는 가능성을 제기하는 것이다. 나는 프리드 선생이 어느 정도는 내게 희망을 주려는 것이고, 어느 정도는 내 병의 매우 실질적인 생물학적 요소를 제대로 이해하지 못한 것이라고 생각한다. 프리드 선생의 주요 관심 영역은 정신분석이며, 이 때문에 그는 내 병의 약물 관련 부분을 관리하도록 그 분야에서 세계적으로 유명한 닥터 기틀린이라는 정신약리학자를 내게 소개했다. 닥터 기틀린은 내가 남은 평생 약을 복용해야 할 거라고 확신한다.

최근에 나는 또다시 약을 바꿔야 했다. 자이프렉사의 효과가 좀 불확실해져서 내게 '돌파' 증상이 많이 나타나기 시작했지만 용량을 더 높일 수는 없었다. 이미 나는 최대권장용량의 두 배를 복용하고 있었기 때문이다. 그래서 기틀린 선생은 보통 치료 저항성이 생긴 사람들에게 처방하는 클로자핀이라는 약을 추천했고, 나에게는 600밀리그램이라는 꽤 많은 용량을 쓰게 했다. 클로자핀은 사용하기에 성가신 약이다. 처음에는 부작용을 감시하기 위해 매주 혈액검사를 해서 백혈구 수가 치명적인 수준으로 급격히 감소하는 무과립구증의 징후가 나타나는지 살펴보아야 하기 때문이다. 그렇지만 클로자핀은 약효가 아주 좋은 약이다. 지금은 이렇게까지 상태가 좋은 것에 대해 거의 죄책감이 들 정도인 날도 있다.

하지만 그런 일이 하룻밤 사이에 일어난 건 아니다. 한 약에서 다른 약으로 바꾸는 일은 정말이지 몹시 어려운 일이 될 수도 있다. 내가 기틀린 선생을 만난 초기 우리가 약을 바꾸려 시도하고 있을 때처럼 말이다. 그때 나는 금세 심한 정신증 상태에 빠졌다.

"엘린, 무슨 일이에요?"

"당신은 진짜 닥터 기틀린인가요, 아니면 꼭두각시 닥터 기틀린인가요?"

"이런, 난 진짜 닥터 기틀린이에요." 그가 말했다.

"그건 딱 꼭두각시가 할 만한 말인데요."

나중에 기틀린 선생은 그때 나를 입원시켜야 할지를 심각하게 고민했다고 말해주었다. 고맙게도 그는 쉬운 일 대신 어려운 일을 선택해 끝까지 나를 기다려주었다.

이렇듯 약물을 바꾸는 일은 정신증을 촉발할 수 있다. 몸이 한 약에서 다른 약으로 옮겨가는 생물학적 변화를 처리하는 데는 시간이 걸리기 때문이다. 갑작스러운 변화도 정신증을 촉발할 수 있다. 이것이 바로 익숙함이 나의 시금석인 이유이다. 게다가 외부에서 오는 스트레스, 압박감, 내가 통제할 수 없는 사건 등의 스트레스도 누군가 내 증상을 재점화하는 사악한 '작동' 버튼을 누른 것 같은 효과를 불러올 수 있다.

유방암 진단 때 그랬던 것처럼 언젠가 정기 검진 때 내게 난소암이 생겼을 가능성이 보였다. 이번에도 재빨리 현실이 물러나면서 악령이 들어섰다. 2주를 기다려 수술을 받았고, 수술 후 최종 결과가 나오기까지 2주를 더 기다려야 했다. 난소암이 생긴 후 3년이 지나면 생존률이 20퍼센트밖에 안 된다는 말을 들었다. 나는 절박한 두려움에 빠졌고 슬픔도 느꼈다. 이렇게 힘겹게 싸우며 여기까지 왔는데, 결국 또 이렇게 못 미더운 내 몸뚱이에 패배해야 한단 말인가?

또다시 집안은 꽃으로 가득 찼고, 또다시 윌은 전혀 흔들림 없이 모든 게 다 잘 되리라는 확고한 믿음과 특유의 다정함을 보여주었다. 친구들은 내 주변으로 모여들었고, 스티브는 워싱턴에서 날아왔다. 내가 예일에서 잠시 데이트했던 사람—정신과 의사이자 변호사이며 여전히 나의 좋은 친구다—까지 나를 보러 와서 응원해 주었다. 하지만 내 부모님은 나타나지 않았다.

엄밀히 말하면 완전히 나타나지 않은 것은 아니다. 부모님은 전화를 걸어왔다. 아버지는 오고 싶지 않다고 했고 이유는 설명하지 않으려 했다. 어머니는 열의 없음이 확연히 느껴지는 말투로 말했다. "난 어쩌면 이틀 정도는 다녀올 수 있을 거야. 진단이 나쁜 걸로 나오면 아버지도 가실 거고."

부모님이 나를 보러 오지 않는다는 사실은 나에게 큰 타격이었다. 우리 관계에 여러 복잡한 면이 있기는 했지만 나는 평생 부모님을 이상화하며 살았다. 내가 죽음의 문 앞에 와 있다고 느꼈을 때 부모님이 처음이자 마지막으로 밝힌 마음이 당신들이 있는 곳에 그대로 머물겠다는 것이라니, 나는 실망감에 으스러질 것 같았다. 부모님에게도 (누구나 그렇듯) 결함이 있다는 것을, 부모님이 때로는 의도적으로 나에게 자신들을 내어주지 않는 쪽을 선택해왔다는 것을 나는 더 이상 부인할 수 없었다. 어쩌면 그건 당신들 자신의 대처기제일지도 모른다. 어쩌면 난소암이라는 병 자체가 자신들이 감당하기엔 너무 엄청난 일이었는지도. 혹은 내가 부모님에게 "난 괜찮아요, 난 강해요. 그러니까 내게 두 분은 필요 없어요"라는 신호를 보낸 결과일 수도 있다. 나도 확실히는 모른다. 우리는 그런 대화를 제대로 나눠본 적이 한 번도 없으니까.

내 인생에는 종종 두 가지 속임수가 진행되고 있다는 생각이 든다. 내 병과 그 실체는 항상 내 시야에서 살짝 벗어날 만큼만 옆으로 비켜나 있다. 하지만 나는 그게 거기 있다는 걸 안다. 그리고 그 병은 나를 속여 이 사람은 진짜 윌이 아니라고, 이 사람은 진짜 스티브가 아니라고, 저 현실은 현실이 아니라고, 나는 생각으로 수천 명을 죽일 수 있다고, 혹은 나는 심각하게 사악하고 무가치한 존재라고 믿게 만들려 한다.

동시에 나는 내 주변의 사람들을 속이려 한다. 나는 괜찮다고, 나는 제대로 기능할 수 있다고, 나는 아주 좋다고. 그리고 때로는 그들을 속이려는 이 결의에 찬 노력이 병 자체를 속일 때도 있는 것 같다. 이건 하나의 거대한 사기극 같다. 스티브는 나처럼 치열하게 싸우는 사람은 한 명도 본 적 없다고 말한다. 나는 나를 투사라고 여기지 않지만(게다가 나는 그렇게 공격적인 인상을 주지도 않는다) 스티브 말이 맞는다면, 사람들은 어쩌면 내 유년기에서, 그리고 부모님과의 이러한 밀고 당김에서 내 병의 시초뿐 아니라 내 건강과 강인함의 씨앗까지도 알아볼 수 있을 것이다. 만약 내가 투사라면, 그건 어쩌면 두 분이 나를 투사가 되도록 가르쳤기 때문일 것이다.

"신경 쓰지 마세요." 하고 나는 어머니에게 말했다. "오지 마세요. 다 끝나면 전화할게요."

모든 경고 신호에도 불구하고 최종 결과는 아주 좋았다. 결과적으로 나는 자궁과 난소를 완전히 들어냈다. 그렇게 엄청난 수술을 한 뒤에는 많은 이들이 슬픔이나 상실감을 느끼겠지만, 내가 느낀 감정은 거의 위안에 가까웠다. 위험이 사라진 것이다. 그리고 나는 이미 내가, 윌과 내가 결코 아이를 가지지 않으리라는 현실과 타협한 지 오래였으므로 그 상실을 평온하게 받아들였다.

조현병이란 무엇인가? 미국에서는 대체로 미국정신의학회가 펴낸 『정신질환 진단 및 통계 편람DSM』에서 정한 범주에 따라 진단이 내려진다. DSM은 사고장애와 기분장애를 대략적으로 구분한다. 조현병은 사고에 영향을 미치는 장애의 하나이며, 따라서 사고장애라 불린다. 양극성장애(과거에는 조울증이라 불렸다)는 기분 또는 '정동'의 장애, 그러니까 기본적으로 감정을 느끼는 방식에 일어나는 장애이다.

DSM은 조현병을 정신증이 특징적으로 나타나는 사고장애로 분류한다. 정신증psychosis이란 대략 현실 감각을 잃은 상태로 정의된다. 예일 시절 한 교수님은 그러한 현실 감각의 상실을 '미쳐버리는 것'이라고 표현했다.

정신증적 장애 중 가장 심각한 병인 조현병은 100명당 1명꼴로 발병

한다고 알려져 있다. 일부 연구자들은 조현병이 실제로는 하나의 질병이 아니라 여러 질병이 뭉뚱그려진 것이라고 여기는데, 이런 생각은 조현병이라는 같은 진단을 받은 사람들이 각자 매우 다른 양상을 보이는 이유를 설명해 줄 것 같다. 어느 경우든, 그리고 조현병이 무엇이든 간에, 일반적으로 사람들이 자주 혼동하는 것과 달리 조현병은 '인격 분열'이 아니다. 조현병에 걸린 정신은 분열된 것이 아니라 산산이 부서진 것이다.

사람들은 흔히 조현병에 걸린 사람들이 항상 격한 정신증 상태일 거라고 오해한다. 나를 포함해 대부분은 그렇지 않다. 조현병 증상이 나타날 때 나는 망상과 환각에 시달리며, 나의 사고는 혼란스러워지고 와해된다. 나는 환각은 많이 경험하지 않지만—때로 환각을 보고, 때로 환청을 듣는다—솔직히 망상은 자주 겪는다. 내가 시달리는 와해된 사고 역시 조현병의 핵심 특징 중 하나이다.

이런 증상은 조현병의 '양성' 증상, 즉 나타나지 않기를 바라는데도 나타나는 증상이다. 그런가 하면 있어야 할 것이 부족하거나 없어지는 증상인 '음성' 증상도 있다. 무감정과 위축, 심각할 정도로 '신경 쓰지 않는 것', 더 정확히 말하면 자신이 신경 쓰지 않는다는 사실에 신경 쓰지 않는 것 등이 그런 음성 증상이다. 나는 옥스퍼드에서 지낸 초기 몇 년을 제외하고 다행히 이런 음성 증상에는 별로 시달리지 않았다.

이 모든 이야기에서 중요한 사실은 나에게 사고장애가 있다는 것이다. 내 병은 기본적으로 높고 낮은 기분 변화가 나타나는 병이 아니다. 그리고 내 병의 이러한 측면, 즉 내 병의 인지적 성격은 이 책을 쓰기로 한 내 결정에서 중심 역할을 했다.

조울증이나 우울증을 앓는 이들 중에는 완전하고 다채로운 인생을 사는 이들이 많다. 저널리스트인 마이크 월러스와 제인 폴리, 작가 윌리엄 스타이런, 심리학자이자 작가인 케이 레드필드 제이미슨은 그중 소수의 유명한 예일 뿐이다. 유명한 역사적 인물 중에도 기분장애에 시달린 이들이 있다. 에이브러햄 링컨, 빈센트 반 고흐, 버지니아 울프, 새뮤얼 존슨 등. 기분장애가 있는 사람들의 지지 모임에 가보면, 그들은 충분히 납득이 가는 자부심을 보이며 유명한 조상과 동시대 영웅의 이름을 열거할 것이다.

하지만 사고장애가 있는 사람은 자신과 같은 문제를 공유하는 유명하고 성공한 사람들의 명단을 머릿속에 담아두지 못한다. 그건 그런 명단이 존재하지 않기 때문이다. 조현병이 있으면서도 행복하고 생산적인 삶을 사는 사람은 비교적 소수이며, 그런 이들도 세상 사람들에게 자신의 이야기를 들려주는 것을 긴급한 일로 여기지 않는다.

하지만 사고장애를 앓는 사람 중에도 병으로 능력이 손상되기 전 위대한 일을 성취한 이들이 있다. 예를 들어 존 내시는 경력 초기에 한 발견으로 노벨상을 받았다. 이후 그는 성인기 삶의 상당 부분을 망상에 빠진 채 프린스턴대학교의 캠퍼스를 헤매고 대학도서관을 목적 없이 드나들며 보냈다. 시간이 지나면서 내시와 그의 가족과 의사 들은 그가 대체로 자기 병을 관리하고 심지어 '회복'하기에 충분한 지원 시스템을 만들어냈고, 이는 『뷰티풀 마인드』에 감동적으로 담겨 있다.

하지만 사고장애가 있는 사람들이 미디어에 노출되는 더 전형적인 방식을 보여주는 것은 마이클 로더의 비극적인 예이다. 로더도 나처럼 예일 법학대학원을 다녔다. 1995년에 그가 졸업한 후 얼마 지나지 않아서 〈뉴욕 타임스〉는 로더에 관한 글을 실으면서, 조현정동장애가 있는 사람이 어떻게 미국의 명문 법학대학원을 끝까지 마칠 수 있었는지에 초점을 맞췄다. 로더는 그 잡지에 예일 법학대학원이 "미국에 존재하는 정신보건 시설 중 가장 잘 뒷받침해주는 곳"이라고 말했다. 졸업 후 그는 자신의 삶과 고난과 성공에 관한 책을 쓰기로 출판 계약도 맺었다.

그러다가 1998년, 무슨 이유에선지—그가 그러도록 촉발한 게 무엇인지는 아무도 확실히 모른다—로더는 약을 끊었다. 임신한 약혼녀가 그에게 약이 필요하고 어쩌면 입원까지 필요할지도 모른다고 설득하려 했을 때 그는 주방 테이블에서 약혼녀를 칼로 찔러 죽였다.

로더의 이야기가 세상에 알려졌을 때 나는 아주 오랫동안 내 인생 이야기로 책을 쓰는 일에 관해 고민해온 참이었다. 그전에도 나는 모든 걸 글로 옮기는 일에 대해 복잡한 감정을 느끼고 있었다. 로더의 가슴 아픈 이야기는 내 양가감정을 더욱 부풀릴 뿐이었다. 내 병에 관해 털어놓는 것은 친구와 동료, 학생 들이 나를 생각하는 방식을 바꿔놓을 수 있는 일이었다. 일단 진실을 알고 나면 그들은 나를 동료 교수나 친한 친구로 삼기에는 너무 취약하거나 무서운 사람이라고 생각할지도 몰랐다. 어쩌면 그들은 비극적이고 폭력적인 붕괴가 불가피할 거라 믿게 될지도 몰랐다.

하지만 결국 책 쓰기를 밀고 나가도록 나를 설득한 것은 바로 로더의 이야기였다. 그 사건을 둘러싼 미디어의 광란은 낙인을 부추기는 미신, 조현병에 걸린 사람은 폭력적이고 위협적이라는 미신을 더욱 부풀리기만 했다. 진실은 조현병에 걸린 대다수의 사람은 결코 누군가에게 해를 입히지 않는다는 것이다. 만약 그들이 실제로 누군가에게 해를 입히는 일이 생긴다면, 그때는 다른 누구보다 자기 자신을 해칠 가능성이 훨씬 더 크다.

내 인생을 글로 써야 한다고 느낀 또 하나의 이유는 사람들에게 희망을 주고 싶기 때문이다. 정신질환 진단은 당신이 반드시 즐거움이나 기쁨이나 성취가 전혀 없는 황량하고 고통스러운 삶을 살아야 한다는 선고가 아니다. 내가 몰아내고 싶은 또 하나의 미신은 다수의 정신보건 전문가도 품고 있다. 바로 심각한 사고장애가 있는 사람은 독립적으로 살아갈 수 없고, 어려운 직업에 종사할 수 없으며, 진정한 우정을 나눌 수 없고, 의미 있고 성적으로도 만족스러운 사랑의 관계를 누릴 수 없으며, 지적으로나 영적으로나 감정적으로 풍부한 삶을 살 수 없다는 미신이다.

약은 확실히 나의 정신증 관리에서 중심적인 역할을 했다. 하지만 내가 이 병과 씨름하는 일에서 의미를 발견하게 해주고, 발병 이전과 병의 경과 중에 일어난 모든 일의 의미를 이해하게 해주었으며, 풍성하고 생산적인 삶을 일구는 데 내가 지니고 있던 모든 강점을 활용하도록 해준 것은 대화 치료다. 나처럼 사고장애가 있는 사람은 원래 이런 종류의 치료에서, 그러니까 내면을 들여다보는 통찰을 지향하며 인간관계에 기반한 대화 치료에서 큰 혜택을 볼 수 없다고들 한다. 하지만 나는 대화 치료에서 큰 혜택을 입었다. 어쩌면 대화 치료의 인간적 연결, 그러니까 두 사람이 한 방에 앉아 둘 중 한 명은 상대방이 신중하고 사려 깊게 주의를 기울여 들어준다는 것을 아는 상태에서 자기 마음에 관해 자유롭게 이야기하는 일을 대체할 수 있는 뭔가가 존재할지도 모른다. 하지만 무엇이 그 대체물이 될 수 있을지 나로서는 알지 못한다. 인간적 연결이란 본질적으로 바로 관계이며, 내가 소중하게 여기는 다른 모든 관계에서도 늘 핵심 열쇠는 인간적 연결이었다. 나는 종종 불확실하고 위협적이기까지 한 수역을 항해한다. 그러니 인생을 함께하는 사람들이 무엇이 안전하며 무엇이 실제인지, 무엇이 붙잡을 가치가 있는지 말해주는 것이 나에게는 꼭 필요하다.

이 책을 쓰는 또 하나의 이유는 정신증을 앓는다는 게 어떤 일인지 내가 잘 알기 때문이다. 법이 정신질환자들을 어떻게 대우하는지, 자신의 의지에 반하여 침대에 묶이는 수모, 요청하지도 않았고 뭔지도 모르는 약을 강제로 삼켜야 하는 수모가 어떤 것인지를 대부분의 사람보다 내가 훨씬 잘 알기 때문이다. 나는 그러한 일들이 바뀌는 것을 보고 싶고, 그래서 이제 그 변화의 절실한 필요성에 관해 적극적으로 글을 쓰고 소리 높여 말한다. 나는 이 책을 통해, 조현병에 시달리는 사람들은 희망을 얻고, 다른 모든 이들은 이 병을 더 잘 이해하길 바란다.

지금 나는 내 인생에서 소망했던 거의 모든 것을 지녔지만, 그래도 내 병은 나에게 어마어마한 피해를 입혔다. 나는 여러 해의 삶을 빼앗겼고, 셀 수 없이 많은 관계를, 깊은 우정을 나눴던 친한 친구들과 소중한 연인들을 놓쳤다. 아이를 가져본 적도 없다. 유능한 로펌에서 도전적인 사건을 다루며 열심히 일하는 똑똑한 동료들과 함께 일하는 흥분을 즐기지도 못했다. 지금도 나는 내가 원하는 방식의 여행을, 그러니까 자발적으로 한 번에 몇 주씩 낯설고 새로운 곳에서 지내는 여행을 하지 못한다. 스페인어를 할 수는 있지만 스페인에 가지는 못한다. 내가 사는 도시를 벗어나는 여행에서 내가 편안함을 느낄 수 있는 한계는 윌과 함께일 때조차 나흘 정도밖에 안 된다. 윌은 우리가 멀리 가 있더라도 내가 USC의 안전한 내 연구실에 있는 느낌이 들도록 컴퓨터 프로그램으로 '가상 사무실'을 만들어 주겠다는 거의 협박에 가까운 제안을 하기도 했다. 일은 나의 위안인 동시에 나의 거울이다. 내가 누구인가에 대한 가닥을 놓칠 때,

내가 누구인지 상기시켜주는 것은 책 속에 있다. 연구실에서 멀리 떨어져 있으면 나는 방향 감각을 상실한다.

나는 오랜 세월 내 몸은 내가 거주하는 장소일 뿐이고, 진짜 나는 내 정신 속에 있다고 여겼다. 몸은 그냥 나를 담고 실어나르는 용기일 뿐이었고, 그것도 그리 믿음직하지 않은 용기, 좀 지저분하고 동물적이며 미덥지 않은 용기였다. 윌이 몸에 대한 나의 이런 생각을 바꿔놓았고, 암에서 살아남은 일 역시 그랬다. 요즘 나는 내 몸에 대해 더 편안해졌고 어쩌면 몸에 대한 소유욕까지 강해진 것 같다. 하지만 동시에 나는 늘 경계한다. 어쨌든 내 몸은 이미 몇 차례나 나를 주저앉힌 적이 있으니 말이다.

그래서 나는 진정제가 포함된 약을 복용하고 책에 파묻혀 지내느라 생기는 무기력에 맞서 싸운다. 운동은 언제나 도전할 거리를 준다. 트레드밀이나 고정 자전거는 따분해서 한 번도 사용하지 않았다. 그리고 대부분의 캘리포니아 사람들과 달리 나는 절대 달리기를 즐기는 사람도 아니다. 대신 나는 롤러스케이트를 탄다. 부모님이 몇 년 전 센트럴파크에서 스케이팅을 시작했고, 한 번은 내게도 같이 가자고 제안했다. 그때 나는 부모님의 판단력이 살짝 흐려진 게 아닌가 생각했지만, 그래도 따라갔고, 단박에 스케이팅을 사랑하게 됐다. 그래서 지금 나는 롤러스케이트를 타고, 예술적 스케이팅, 춤, 그리고 기본 스텝과 자세 등을 강습받는다. 한동안은 한 주에 두 번씩 했지만, 지금은 한 주에 한 번 전문 코치와 함께 강습할 정도밖에 시간을 뺄 수 있다. 강습은 집중적이고 규율이 잘 잡혀 있으며 예측이 가능한 일이며 나에게 활기를 준다. 그리고 대개는 그 자체로 순수하게 재미있다.

이 책을 쓴다는 것은 내가 아직 나의 병에 관한 진실을 털어놓지 않은 사람들에게 그걸 알릴 필요를 느끼고 또한 그러기를 원한다는 의미이다. 그런 이들 중에는 나와 꽤 가까운 사이인데도 왠지 내가 아직 털어놓기를 주저했던 친구들도 있다. 예를 들어 한 친구는 정신질환자들에 관한 농담을 많이 하는 사람이라, 내 진실을 듣는다면 나를 업신여길 것 같았다. 또 다른 부류의 친구들은 나와 알고 지낸 지 얼마 안 된 전문가 동료들로, 나는 그들이 나의 학문적 능력에 대한 신뢰를 잃지 않기를 바랐다.

사람들에게 나의 병을 알리는 경험은 내게 많은 것을 깨닫게 해주었다. 대부분의 사람은 내 얘기를 아주 잘 받아들여 주었고, 자기는 전혀 몰랐다며 충격이라고 말한 이들도 많다. 오래전에 있었던 일이고 지금은 다 해결된 문제 아니냐고 묻기도 했다. 한 법학 교수는 내 말을 듣고 자기는 양극성장애에 시달리고 있다고 알려주었다. 그 사실을 알게 되면서, 그리고 이후 오래도록 서로 응원하면서 우리는 아주 가까운 친구 사이가 되었다. 정신과 의사인 또 한 친구는 이 책을 쓸 때 필명을 쓰라고 강력하게 권했다. 하지만 나는 그렇게 하면 이 모든 이야기가 공개적으로 말하기에는 너무 끔찍한 일이라는 잘못된 메시지를 줄 수 있다고 생각했다. 내 대답을 듣고 그 친구가 한 말은 내게 생각할 거리를 던져줬다. "하지만 엘린, 자기는 직업이 있는 조현병 환자로 알려지기를 정말로 원하는 거야?" 나는 그 질문에 경악했다. 내가 그런 존재인가? 나란 존재는 오직 그게 다란 말인가?

결국 나는 나에 관한 책을 쓰는 것이 여태 쓴 어떤 학술 논문보다 더 큰 도움을 줄 수 있을 거라고 판단했다. 내 의도가 진실을 말하는 것인데 왜 가명으로 쓰겠는가? 나는 주변화되는 것을 원치 않는다. 평생 그렇게 되지 않으려고 분투해왔다.

　나는 두 가지 아주 결정적인 점을 하나로 결합할 필요가 있었다. 그러니까 내가 정신질환이 있으면서도 동시에 풍부하고 만족스러운 삶을 살 수 있다는 사실을 말이다. 나는 악령들과 화해할 필요가 있었다. 그래야 내 모든 에너지를 그것들과 싸우는 데 허비하는 걸 그만둘 수 있을 테니. 또한 나는 때때로 극도로 허술해지는 현실 장악력을 지닌 채로 직업과 인간관계를 헤쳐나가는 방법도 배워야 했다. 나의 끔찍한 생각과 감정 뒤에 무엇이 있는지, 그리고 정신증이 어떻게 나를 보호하는 역할을 하는지를 이해할 필요도 있었다. 존스 부인과 화이트 선생, 캐플런 선생, 프리드 선생은 오랜 세월 힘겹고 집중적인 작업을 통해 내가 살아갈 가치가 있는 인생을 찾도록 도와주었다. 마지막 두 번의 입원 후 내가 받은 예후는 '매우 나쁨'과 '암담함'이었다. 내 곁에 아주 유능하고 대단히 헌신적인 대화 치료자들, 즉 정신분석가들이 없었다면 나는 바로 그 예후대로 살았을 것이다.

　나는 능력과 재능이 전체 인구에서도 그렇듯 정신질환이 있는 사람들 사이에도 골고루 배분되어 있다고 믿는다(적어도 나는 그렇게 믿지 않을 이유를 알지 못한다). 누구에게나 자기만의 틈새가 있다. 물론 자원은 정신질환자에게 심하게 불리한 쪽으로 기울어 있고, 대다수는 자신의 잠재력에 조금이라도 근접하게 실현할 기회조차 얻지 못한다. 그렇기는 하지만, 만약 이 책을 읽은 누군가가 자기 가족이나 친구에게 '그 사람도 했으니 너도 할 수 있어'라고 말한다면 나는 끔찍한 기분이 들 것 같다. 나는 조현병이나 다른 정신증적 장애가 있는 모든 사람이 성공적인 전문가나 교수가 될 수 있다고 말하는 것이 아니다. 내 사례가 다수의 일반적 경우에 비해 예외적인 경우라는 것을 나는 알고 있다. 하지만 그 상당 부분은 내가 제비뽑기에서 좋은 패를 뽑은 결과 덕이다. 부유한 부모, 유능하고 재능 있는 전문가들의 도움을 받을 수 있었던 것, 종종 꼴불견이었던 고집스러운 성향이 나에게 불리하게 작용했던 만큼 유리하게 작용한 적도 많았던 것까지.

오늘날 내 인생에 아무 곤란이 없는 것은 아니다. 나는 심각한 정신 질환이 있는 사람이다. 나는 결코 조현병에서 완전히 회복하지 못할 것이다. 언제까지나 항정신병약을 복용해야 할 것이고 대화 치료를 받아야 할 것이다. 언제나 나에게는 좋은 날과 나쁜 날이 있을 것이고, 여전히 내 병은 때때로 도질 것이다.

그러나 내가 받아왔던 치료는 내가 경이로운 가치가 있다고 여기는 삶을 살 수 있게 해주었다. USC 법학대학원은 내가 글을 쓰고 가르치기에 이상적인 곳이다. 거기에는 내가 힘들고 고된 시간을 보낼 때 나를 보살펴 준 총명하고 마음 넓은 동료들이 있다. 나는 학장과 부학장을 나의 친구라고 여겼고, 그들은 늘 내게 친절했다. 학교는 내가 정신의학과 심리학이라는 다른 학과와 협력하는 모험을 시도할 때도 응원해 주었으며, 나의 법학 연구와 관련된 실증 연구를 실시할 보조금도 주선해주었다. 2004년에 나는 해마다 두 명의 교수에게 주어지며 학술 연구에 대해 USC가 주는 가장 명예로운 상인 USC 창의적 연구상 USC's Associate's Award for Creativity in Research을 수상했다. 동시에 나의 책 『치료를 거부하다』는 USC 파이베타카파 교직원 표창의 영광을 안았다. 학교 당국에 따르면 그때까지 이 두 상을 한 해에 다 받은 사람은 아무도 없었다고 한다.

최근 나의 일하는 삶은 한층 더 좋아졌다. 형법을 가르치던 처음 몇 년을 제외하면 나는 늘 꽤 인기 있는 선생이었다. 하지만 시간이 지나면서 (이는 반대 방향으로 진행되었어야 할 일이지만), 나는 가르치는 일이 점점 더 스트레스가 심해진다고 느끼기 시작했다. 감사하게도 언제나 도움을 주고 우리의 의사를 잘 포용하려 노력하는 학장 덕에 나는 연구 부학장 Associate Dean for Research이라는 새로운 자리를 제안받았다. 학생들을 가르치는 대신 이제 나는 동료들이 연구보조금을 받을 수 있도록 돕고 있다. 물론 내가 가장 사랑하는 일은 내 연구를 진행하는 것이지만, 한 사람의 법학 대학원 교수가 짊어지게 되는 모든 책임을 고려할 때 나의 동료들이 연구에 대한 지원을 받도록 돕는 것은 내가 두 번째로 좋아하는 아주 의미 있는 일이다.

정신분석 연구자가 되기 위한 나의 공부 역시 좋은 환경에서 진행되어 왔고, 내게 활기차고 흥미진진한 여러 동료를 만들어 주었으며 그중 다수와 아주 가까운 친구가 되었다. 나는 정신분석연구소의 위원회 활동에도 적극적으로 참여하고 있다. 여전히 소중한 친구 스티브와 자주—거의 매일—통화하며, 우리가 함께하는 작업도 아주 좋아한다. 나는 친절하고 재미있는 남자, 나를 이해하고 받아들이며, 나를 여자로 느껴지게 해주는 남자를 사랑하고 그와 결혼 생활을 하고 있다. 그러니까, 대체로 참 좋은 인생이다.

그런데 최근 한 친구가 질문을 하나 던졌다. 만약 나를 곧바로 치료해줄 약이 존재한다면 그 약을 먹겠느냐고. 시인 라이너 마리아 릴케는 정신분석을 제안받은 적이 있다. 그는 거절하며 이렇게 말했다. "내 악마들을 없애버리지 마시오. 나의 천사들까지 달아날지도 모르니." 나는 릴

케의 마음이 이해된다. 조울증에서 조증은 때때로 전능함의 감정을 가져다주는 즐거운 도취감으로 묘사된다. 하지만 조현병의 경험은 그렇지 않다. 적어도 나에게는. 나의 정신증은 깨어 있는 상태에서 꾸는 악몽이며, 그 속에서는 내 악령들이 너무 무시무시해서 나의 천사들은 이미 달아나고 없다. 그렇다면 나는 그 알약을 먹을 것인가? 물론 당장 먹을 것이다.

일단 말은 그렇게 했지만, 나는 병이 없었다면 누릴 수도 있었을 삶을 놓친 걸 후회하는 것처럼 보이고 싶지는 않다. 또한 그 누구의 동정도 바라지 않는다. 그보다 내가 하고 싶은 말은, 모두가 공유하는 게 아닌 정신질환보다는 모두가 공유하는 인간성이 더 중요하다는 것이다. 적합한 치료를 받는다면 정신질환이 있는 사람도 온전하고 풍부한 삶을 살 수 있다. 좋은 친구, 만족스러운 직업, 사랑이 가득한 인간관계 등 삶을 경이롭게 만드는 것들은 다른 모든 사람에게 그런 것처럼 조현병에 시달리는 우리에게도 똑같이 귀중하다.

당신이 정신질환이 있는 사람이라면 당신에게 주어진 도전은 자기에게 딱 알맞은 인생을 찾는 것이다. 하지만 사실 그건 정신질환이 있든 없든 모두에게 주어진 도전이 아닐까? 나의 행운은 내가 정신질환에서 회복했다는 것이 아니다. 나는 회복하지 못했고 앞으로도 결코 회복하지 못할 것이다. 나의 인생을 찾았다는 것, 그것이 나의 행운이다.

감사의 말

       내 인생이 그렇듯 이 책 역시 협력의 산물이며 나의 많은 친구와 동료가 도와준 결과이다.

    집필 과정에서는 두 사람이 중심 역할을 해주었다. 라킨 워런은 내가 이 페이지들을 통해 더 많은 사람에게 '말을 걸' 수 있도록 이 책에 생명을 불어넣는 일을 도와주었다. 재능 있는 저술가이자 나의 가장 친한 친구로서 나와 내 정신증 상태—그가 나를 놀리느라 때로 '마법 기간'이라고 부르는—를 누구보다 잘 아는 스티븐 벤키는 내 병의 경험을 더 잘 전달할 수 있도록 이 책에서 사용한 여러 은유를 제안해주었다.

    이 책이 세상에 나올 수 있게 해준 출판계 분들에게도 감사를 표하고 싶다. 나의 에이전트 제니퍼 조얼과 편집자 레슬리 웰스. 두 사람 다 자기 역할을 탁월하게 해주었다. 이 책이 세상에 존재할 수 있게 된 것은 그들의 노력 덕분이다.

    또한 멋진 제목을 지어준 발행인 로버트 밀러에게도 감사한다.

    이 책을 만드는 과정에서 각자의 역할을 해준 다른 작가들도 있다. 나의 첫 회고록 글쓰기 선생님인 트리스틴 레이너, 또 다른 두 회고록 쓰기 수업의 선생님인 서맨사 던, 그리고 원고를 읽고 조언해준 편집자 친구 글래디스 탑키스가 그들이다. 이들 외에도 많은 분이 원고를 읽고 여러 제안을 해주었다. 특히 스콧 알트먼, 주디스 암스트롱, 그렉 블로치, 캐서린 브로저, 다이나 커넬, 케니 콜린스, 제럴드 데이비슨, 수전 이스트리치, 에스터 파인, 수전 개럿, 마이클 기틀린, 재닛 홀, 제임스 하이, 리시 자빅, 딜립 제스티, 셰넌 켈리, 스테파니 로시, 에드워드 매캐퍼리, 알렉산더 미클존, 토머스 모라웨츠, 스티븐 모스, 마이클 샤피로, 데이비드 쇼어, 래리 사이먼, 재닛 스미스, 매튜 스피처, 필립 스티맥, 노미 스톨젠버그, 랜디 스터먼, 카멜로 밸론, 말린 와그너, 준 울프에게 감사드린다.

또한 내가 책 쓰기에 전념할 수 있도록 행정적으로 도와준 USC 분들, 나의 조수 키스 스티븐슨과 참고자료 찾는 일을 도와준 두 명의 사서 브라이언 라파엘과 제시카 위머에게 감사를 전한다.

내가 대학에서 공부하던 시절 내 정신의 문을 열어준 분들이 있다. 돌아보면 내가 나의 정신을 치유하는 데 내 정신을 사용하는 여정을 시작하게 해준 장본인이 바로 그분들이다. 밴더빌트대학교 시절 나의 철학 교수였던 존 랙스는 생각하고 배우는 일의 기쁨을 내게 일깨워주었다. 예일 법학대학원의 조지프 골드스틴과 제이 카츠는 그 깨우침을 정신건강에 대한 내 관심의 맥락에서 한층 더 깊이 새기게 해주었다. 스티븐 위즈너는 필요한 도움을 충분히 받지 못하는 사람들을 돕는 일에 내 사고력을 활용하도록 도와주었다. 스티브의 이 가르침은 그가 말로만이 아니라 자신이 인생을 사는 방식으로써 여러 세대의 예일 법학대학원생들에게 가르쳐온 것이기도 하다. 조지 말은 내가 들은 최고의 수업 중 하나인 프로이트에 관한 강의로 정신분석 수련에 관한 나의 관심을 촉발해주었다.

친구들은 인생에 살아갈 가치를 부여해주는 사람들이며, 나는 그런 많은 친구를 갖는 축복을 누려왔다. 러스 애버트, 스콧 알트먼, 주디스 암

스트롱, 메이럼 벤다트, 그레그 블로치, 캐서린 브로저, 다이나 커넬, 조얼 체슬러, 마리아 슈버코, 케니와 마지 콜린스, 폴 데이비스, 패트릭 데니스, 에스더 파인, 폴 포배스, 로널드와 수전 개럿, 엘리자베스 개럿, 토머스 그리피스, 재닛 홀, 노라 히넌, 캐리 헴펠, 조슈아와 타마 호프스, 리시 자빅, 에후드 카마르, 켄 크레스, 마틴 르베이, 안드레이 마모르, 에드워드 매캐퍼리, 알렉산더 미클존, 토머스 모라웨츠, 크레이그 패리시, 앨런 라비노비츠, 노얼 랙스데일, 다리아 로이트메이어, 캐서린 사바티니, 샘 쉬어, 진 스콧, 마이클 샤피로, 래리 사이먼, 데이비드 슬로슨, 재닛 스미스, 에드워드 소콜니키, 매튜 스피처, 노미 스톨젠버그, 크리스토퍼와 앤 스톤, 랜디 스터먼, 제니퍼 어번, 로버트 폰 바겐, 캐서린 웰스, 리처드 위튼본, 스티브 위즈너, 존 영, 마크와 마사 영블러드가 나의 가장 가까운 친구들이다.

USC 법학대학원의 모든 동료에게도 감사드리고 싶다. 누구인지는 본인들이 아실 것이며, 여러분의 우정과 응원에 깊이 감사한다.

또한 나는 암 생존자를 위한 모임인 웰니스 커뮤니티에서도 좋은 친구들을 만났다. 우리 모임의 리더인 칼라는 암과 분투하는 나와 다른 많은 환우를 도와주었으며, 나는 앨릭스, 앤, 브라차, 칼, 크리스티나, 히암, 재닛, 줄리아, 마지, 미라, 새라, 트레이시, 트루디 등 많은 이들과 긴밀한 유대를 형성했다. 암 환자들만큼 암을 더 잘 이해하는 사람은 없으며, 이 모임의 친구들은 여러 번 내게 영감의 원천이 되어주었다.

새로운 정신분석센터에서는 제럴드 애런슨, 헬렌 데스먼드, 마이몬 리비트, 하이먼 반 담이 나의 가장 중요한 멘토가 되어주었다. 그들은 정신분석적 사고가 모든 인간 상호작용의 복잡성에 관해 무엇을 말해주는지를 내가 이해하도록 도와주었다.

나의 정신과 의사들과 치료사들은 내 인생을 구원해주었다. 나는 마이클 기틀린과 스티븐 마더를 비롯하여 내 병의 생물학적 측면에 초점을 맞춰준 정신과 의사들에게 크나큰 고마움을 느낀다. 그들은 내가 끔찍한 증상에 맞서 대처하도록 도와주었고, 정신분석에서 가장 많은 혜택을 얻을 수 있는 상태로 나를 이끌어주었다. 나의 정신분석가 네 분의 이름을 밝히지 않는 이유는 (본문에서는 가명을 사용했다) 그렇게 하면 과거와 현재의 환자들과 그분들의 관계를 복잡하게 만들 수 있기 때문이다. 내가 아무리 해도 다 갚지 못할 빚인 나의 성공과 안녕은 우리가 함께한 정신분석 작업 덕분이었다.

　　마지막으로 나에게 가장 소중한 사람들에게 인사를 전하고 싶다. 나의 부모님과 동생들은 내 삶이 앞으로 나아갈 수 있도록 사랑과 응원을 보내주었다. 여러 복잡한 이유로 그들에게 감춘 일들이 있었지만, 나는 더할 수 없이 그들을 사랑한다. 스티브는 나의 동료이자 속마음을 털어놓는 가장 가까운 친구이자 나의 투쟁을 고스란히 지켜봐 온 진정한 목격자이다. 그는 그 누구보다 나를 잘 이해하고 수차례 내가 계속 나아갈 힘을 주었다. 윌은……, 음, 내가 윌에 대해 뭐라고 말할 수 있을까? 그는 내가 도저히 가질 수 없을 거라고 생각했던 의미를 내 삶에 선사해준, 나의 진정한 사랑이다. 나는 매일 밤 잠들고 매일 아침 깰 때마다 이 세상에서 그를 발견한 일이 나에게 얼마나 커다란 행운인지를 생각한다.

이 모든 이들에게서, 그리고 너무 많아 다 언급하지 못한 다른 많은 이들에게서 나는 가치 있는 삶을 살아가는 데 필요한 것들을 얻었다. 내가 쓴 이 책이 다른 사람들도 자신의 인생을 좀 더 나아지게 만드는 데 필요한 것을 일부라도 찾는 데 도움이 되기를 희망한다.

출간 후 이야기

이 책을 출판하는 일은 위험한 도전이었다. 세상에는 정신질환, 특히 조현병에 대한 거대한 낙인이 존재한다. 동료들이 나와 내 일을 하찮게 보게 되지 않을까? 친구들이 나를 두려워하게 되면 어쩌지? 모르는 사람들이 나를 조롱하지는 않을까? 책에도 썼듯이 한 친구는 이 회고록을 출판한다면 내가 '직업이 있는 조현병 환자'로, 오직 그런 존재로만 알려지게 될 거라고 경고했었다.

감사하게도 저런 일들은 일어나지 않았다. 사실 책에 대해서는 더 바랄 수 없을 만큼 흡족한 반응을 얻었고, 나에게는 응원이 쏟아졌다. 나는 그전에도 많은 사랑을 받았지만, 동료들과 친구들은 내가 이전보다 더 큰 사랑을 받고 있다고 느끼게 해주었다. 어린 시절과 대학 시절의 친구들도 연락을 해왔다. 전혀 모르는 타인들도 자신과 가족에게 희망을 주었다며 내게 감사의 말을 전해왔다. 하지만 내가 이렇게 털어놓을 수 있었던 것은 나의 직업적 삶이 안정되고 낙인이 가져올 수 있는 피해에 대한 보호책이 갖춰진 이후의 일이라는 말을 꼭 덧붙여야겠다.

책을 출간한 뒤 받은 수많은 이메일에는 흥미로운 메시지가 담겨 있었다. 그 메시지는 몇 가지 부류로 나뉜다. 첫째 부류는 환자 가족과 독자들이 보내온 것으로, 정신증의 경험을 들려주고 희망을 준 것에 감사하는 내용이다. 일부 독자는 현재 상태를 순순히 받아들이고 싶지 않다는 마음을 강력히 표현했다. 그들은 학교에 돌아가기를, 좋은 직업을 갖기를, 굴복하거나 포기하지 않기를 원한다. 이런 메시지는 내게 크나큰 기쁨을 준다. 둘째 부류는 자기 배우자, 자녀, 형제자매가 약을 먹게 하려면 어떻게 해야 할지 조언을 구하는 내용이다. 내가 그 답을 안다면 아마 나는 노벨상을 받는 또 한 명의 조현병 환자가 될 것이다! 셋째 부류는 나를 위해 기도하겠다고 말하는 사람들의 메시지다. 기도의 대상이 되는 일이 나쁠 리는 없다고 생각한다. 넷째 부류는 새로운 치료법을 제안하는 메시지이다. 신경 써준 것은 감사하지만 나는 당분간은 더 전통적인 치료법을 유지할 생각이다. 내가 받은 가장 웃긴 메시지는 이것이다. "당신과 당신의 의사들은 모두 틀렸어요. 당신은 실제로 우주 외계인이 맞아요. 그리고 약은 독이에요!"

책이 나온 뒤 나는 의학대학원과 콘퍼런스와 자선 행사 등에서 꽤 많은 강연을 했다. 집에서 멀리 떨어져 있는 것과 공개 강연을 그리 좋아하지 않는 나에게는 좀 무리한 일이었다. 그래도 메시지를 전하기 위해서는 중요한 일이었으므로 강행했고, 그러면서 무너지지 않으려 최선을 다했다.

언론의 주목은 예상했던 것보다 훨씬 큰 스트레스를 주었고, 때로는 내가 너무 노출된 삶을 살고 있다는 느낌을 주었다. 평생 비밀로 하고 살던 내 병이 이제 관심 있는 누구나 들여다볼 수 있는 일이 되었다는 건 좀 이상한 기분이 든다. 나는 스케이트 강습을 받는다. 스케이트 선생님이 이 책을 가지고 있는 걸 봤는데 읽었는지는 모르겠다. 어쨌든 그와 있을 때면 뭔가 좀 아리송한 느낌이 든다. 만약 읽었다면 그는 뭐라고 생각할까? 내가 뭔가 말해야 할까?

책에 대한 부정적인 피드백은 많지 않았지만 분명 그런 반응도 있다는 걸 알고 있다. 내 법학대학원의 한 동문은 USC가 어떻게 내게 계속 교수직을 맡겨두는지 의아해했다고 한다. 또 한 사람은 우리의 친구 관계가 시작되던 초기에 내가 조현병 환자라는 걸 알았다면 친구가 되기를 원치 않았을 거라고 말했다. 이런 일들은 친절하고 똑똑하며 선의를 지닌 사람들도 낙인을 품고 있을 수 있음을 내게 다시 한번 되새겨주었다.

나는 정신질환에 구체적인 얼굴을 부여함으로써 내가 그 낙인을 아주 조금이라도 덜어낼 수 있을 거라 희망한다. 그러기 위해서는 해야 할 일이 엄청나게 많겠지만, 그래도 그것이 나의 희망이다.

엘린 색스

출간 후 이야기 (2015년 판)

내가 회고록을 써야겠다고 진지하게 생각하기 시작한 것은 2004년 즈음이었다. 내 비밀을 밝히겠다는 생각은 최대한 축소해서 표현 하더라도 나를 몹시 불안하게 만들었다. 그때까지 30년 동안 나는 가장 가까운 친구들을 제외하고 내가 조현병을 안고 살고 있다는 사실을 모두 에게 비밀로 한 채 살아왔다. 그 무렵 나는 지쳐 있었다. 비밀을 품고 사는 데도 지쳤고, 대부분의 시간 동안 내가 생각하고 느끼는 것을 숨기고 사 는 일에도 지쳤으며, 사람들이 내 실체를 알게 되면 어떤 일이 벌어질지 두려워하는 데도 지쳤다. 거기서 조금이라도 벗어나기 위해 나는 내가 가 장 잘 아는 일, 바로 글쓰기에 의지했다. 그리하여 나는 이 책을 썼다.

2009년 9월의 어느 이른 아침 전화벨이 울렸다. 전화를 건 이는 내 가 『마음의 중심이 무너지다』로 맥아더 재단에서 주는 천재 보조금genius grant을 받게 되었다는 소식을 전해주었다. 그 통화를 기점으로 나는 정신 증적 장애를 안고 사는 경험을 알리기 위해 전국과 나라 밖까지 아우르는 여정에 올랐다.

이 책을 쓴 이후로 내가 지나온 길은 몹시 고되면서도 대단히 보람된 여정이었다. 가장 현실적인 수준의 난관은 내가 여행을, 특히 시간대가 바뀌는 여행을 몹시 힘들어한다는 점이다. 그런 여행은 나의 평정을 무너뜨리고 그러면 이내 증상이 방울방울 솟아난다. 또한 집에서는 독자들이 써 보낸 모든 편지에 도저히 다 답장하기가 불가능하다는 문제가 있는데, 이는 내게 실망과 스트레스를 안긴다. 이럴 때도 증상이 떠오른다. 내가 친구라고 생각했던 한 사람은 내게 조현병이 있다는 걸 알았더라면 나와 함께 식사하러 다니지 않았을 거라고 말해 내게 상처를 남겼다. 내 대학 동문 한 사람은 우리 대학이 정신질환이 있는 나를 법학대학원 교수로 고용했다고 비난했고, 이는 나를 분노케 했다. 명망 높은 한 언론은 나와 인터뷰를 하고는 그 인터뷰 기사의 제목을 "조현병 환자이지 멍청한 게 아님"이라고 내보냈고, 내가 좀 더 긍정적인 제목으로 바꾸도록 설득할 때까지 계속 그 제목을 유지했다.

이런 나도 정신질환에 대한 낙인에서 자유롭지는 않다. 내게는 배우 글렌 클로스와 그의 자매 제시가 낙인에 맞서 싸우기 위해 만든 '브링 체인지 투 마인드Bring Change 2 Mind'라는 단체에서 보내준 티셔츠가 있다. 앞면에 큰 글씨로 '조현병'이라고 적혀있는 티셔츠다. 그 단체에서 만든 티셔츠에는 '조현병이 있는 사람의 자매'나 '양극성 환자' 등 다양한 글귀가 쓰여 있다. 내가 남들이 보는 데서 그 티를 정말 입고 싶을까 하고 곰곰 생각해 보다가, 그 글씨가 '조현병'이 아니라 '암'이었다면 그런 질문은 떠오르지도 않았을 거라는 깨달음과 함께 부끄러움을 느꼈다. 내가 암 생존자라는 말을 하는 건 한 번도 주저해본 적이 없다.

자잘한 스트레스와 개인적인 모욕을 차치하면, 이 책의 성공은 내게 정신질환이 있는 한 사람으로서 목소리를 낼 남다른 기회를 주었다. 이 책은 〈뉴욕 타임스〉 베스트셀러 리스트에 올랐고, 〈타임〉지에서 올해의 톱텐 논픽션으로 선정되었으며, '더 좋은 삶을 위한 도서상Books for a Better

Life'을 받았다. 스코틀랜드에서 했던 테드 강연의 조회수는 거의 200만 회를 기록했다. 하버드대학교를 비롯한 여러 학교에서 이 책을 교재로 하는 강의가 개설되었다. 매번 이 책이 명예나 인정을 받을 때마다, 그것은 조현병을 안고 사는 누군가의 내면으로 그만큼 더 많은 사람이 들어가 보았음을 의미했다. 그리고 그건 좋은 일이다.

상과 명예에는 종종 돈이 따라온다. 나는 USC 법학대학원에서 이 책의 핵심 사안들을 탐색하는 일에 전념하는 '색스 정신보건법·정책·윤리 연구소'를 설립했다. 우리는 여러 학과의 학생을 모아 정신질환에 관해 연구하고 글을 쓰는데, 매년 그해의 콘퍼런스 주제를 정한다. 첫해의 주제는 '기계적 강박의 사용'이었고, 내년 주제는 '정신과 약물 치료와 법'이다. 우리 연구소는 살면서 정신질환에 큰 영향을 받았던 기부자들에게서 무척 관대한 지원을 받아왔고, 내게는 우리가 앞으로도 오랫동안 연구를 계속할 수 있다는 희망과 자신이 있다.

연구소 일 외에도 나에게는 다른 연구 프로젝트도 있다. 현재 내가 집중하고 있는 주제는 조현병이 있으면서도 상당한 직업적 성공을 거둔 사람들의 이야기다. 대중은, 심지어 정신건강 전문가들조차도 전문적인 학위와 난이도 높은 직업을 가지고 있는 사람은 '진짜로' 조현병이 있을 리 없다는 말을 반복한다. 조현병이 있는 사람은 그런 일을 해낼 수 없다는 주장이다. 그렇지 않다. 우리는 할 수 있다. 우리 중에는 박사, 변호사, 교수, 의료 전문가로서 매일 출근해 일하는 이들이 많이 있다.

2013~2014년에 색스 연구소는 고등교육에 초점을 맞추었다. 2014년 3월에 이틀간 "여러 개의 목소리, 하나의 비전: 정신질환이 있는 대학생들이 학문적 경험을 최대한 잘 활용하도록 지원하는 일"이라는 제목으

로 콘퍼런스를 개최했다. 일곱 세션 모두에 그런 학생을 한 명씩 꼭 포함시켰고, 한 세션은 모두 학생들로만 구성했다. 콘퍼런스가 시작될 때 이런 생각이 떠올랐다. 내가 병을 밝힌 것은 나의 학문적 경력이 정점에 도달한 뒤였다. 당시 나는 법학과의 종신 교수이자 석좌 교수였고, 내 경력에서 잃을 것이 거의 없었다. 그러나 콘퍼런스에 참여한 학생들은 때를 기다리지 않았다. 그들은 바로 지금 자신들의 이야기를 들려주며, 내게는 그저 경이롭게만 보이는 유창함과 통찰을 콘퍼런스에 불어넣어 주었다. 나는 그들이 학교 생활의 경험에 관해, 힘겨운 학업의 책무를 더욱 무겁게 만드는 무시와 낙인이라는 이중의 부담에 관해 이야기할 때 깊은 감명을 받았다.

그 봄날 오후 콘퍼런스가 끝난 뒤 캠퍼스를 거닐며 나는 그 학생들과 그들이 하는 일에 벅차도록 커다란 자랑스러움을 느꼈다. 새로운 세대인 그들은 용감하게 그 의제를 앞으로 밀고 나가고 있다. 나의 책이 그들에게 그럴 수 있는 용기를 주고 그들이 지나갈 길을 닦아주었다는 생각에 뼛속까지 깊은 감동이 스며들었다. 내 연구실로 돌아갔을 때 나는 무척 피곤한 상태였다. 하지만 그건 내 평생에서 가장 기분 좋은 피로였다.

엘린 색스
서던캘리포니아대학교 굴드법학대학원
로스앤젤레스, 2014년 4월

저자 인터뷰

Q: 조현병 환자에 대한 가장 흔한 오해는 무엇이며, 실제 증상은 어떤 것이 있나요?

A: 많은 사람이 조현병(정신분열증)을 분열 인격, 즉 다중인격장애과 혼동합니다. 그런 사람들은 "어떤 사안에 대해 두 가지 다른 생각을 갖고 있다"는 의미로 그 사안에 대해 "정신분열적이다"라는 식으로 표현하죠. 하지만 조현병이 있는 사람의 정신은 분열된 것이 아니라 산산이 부서졌다고 하는 것이 더 걸맞은 표현입니다. 조현병은 사고 장애 또는 정신증적 장애라 불리며, 망상, 환각, 전혀 의미가 통하지 않는 말을 하는 것 등의 증상이 있지요.

Q: 선생님의 이야기를 들려줌으로써 바로잡고 싶은 오해는 어떤 것들이 있나요?

A: 나는 내 책이 조현병에 시달리는 사람들에게는 희망을 주기를 원하고, 다른 모든 사람에게는 이 병을 더 잘 이해하게 해주기를 바랍니다. 내 이야기가 일반 대중뿐 아니라 많은 정신건강 전문가들도 품고 있는 몇 가지 미신을 타파하는 데도 도움이 되었으면 하고요. 그런 미신 중에는 조현병이 있는 사람은 흔히 폭력적이라는 것, 그들은 독립적으로 살아갈 수 없다는 것, 직업과 가족을 가질 수 없다는 것 등이 있지요.

조현병 진단은 고통만으로 가득 찬 인생을 살아야 한다는 선고가 아닙니다. 내가 창문을 열어 나의 경험을 들여다볼 수 있게 한 일이 사람들의 두려움과 적의를 줄임으로써 사회적 낙인을 완화할 수 있기를 바랍니다.

Q: 정신증 삽화를 겪는 것은 어떤 느낌인가요?

A: 정신증 삽화는 깨어 있는 채로 악몽을 꾸는 것과 같습니다. 극도의 공포와 혼란이 느껴지죠. 그리고 내가 '와해'라고 표현하는 현상도 있는데요, 그건 자기 존재를 유지해주는 응집력이 사라지는 느낌이에요. 마치 모래성이 파도에 휩쓸려 모래가 다 빠져나가는 것처럼요. 한마디로 나라는 존재의 중심이 버티지 못하고 무너지는 것이죠.

Q: 선생님의 남편은 치료할 수 없는 정신질환이 있는 사람과 사귀는 일에 대해 거리낌을 느끼지 않으셨나요?

A: 내가 슬쩍 그 사실을 알렸을 때 그는 다른 사람들과 달리 놀라지 않았다고 말했어요. 그만큼 나를 잘 알았던 거죠. 그리고 도망가지도 않았고요. 정신증 상태의 나를 보는 것이 그에게 힘든 일이라는 건 나도 분명히 알아요. 하지만 그는 내 곁에 든든히 있어 줬어요. 그가 USC에 있는 누군가에게, 자기에게는 지성이나 따뜻함 같은 나의 다른 좋은 점들이 나의 정신질환보다 훨씬 더 중요하다고 말했대요.

Q: 선생님의 병은 일상생활에 어떤 영향을 미치나요?

A: 정신증이 있을 때는 과도하게 자극되기 쉽기 때문에 나는 자극이 낮은 상태를 유지하려고 노력합니다. 루틴에 변화가 생기는 걸 좋아하지 않고 혼자 있는 시간도 충분히 많아야 하고요. 여행을 좋아하고 주말을 함께

보내는 걸 좋아하는 내 남편에게는 힘든 일이죠. 나는 매일 연구실에 나가 있어야 하거든요. 나는 스트레스에 몹시 취약해서 때로 아주 짧은 동안만이라도 삶에서 그냥 후퇴해 있을 필요가 있답니다.

Q: 선생님이 마침내 조현병이라는 진단을 받아들이게 한 것이 무엇이며, 그렇게 오랫동안 그 진단에 저항한 이유는 무엇인가요?

A: 자신이 병들었다는 걸 받아들이는 건 힘든 일이에요. 하물며 그 병이 자기 인격의 깊숙한 곳까지 영향을 미치는 정신질환인 경우에는 더욱 힘들죠. 그래서 나는 수년간 온 힘을 다해 그 사실에 맞서 싸웠어요.

내가 마침내 병을 받아들인 건 두 가지 일이 일어났던 때였어요. 마지막으로 약을 완전히 끊어보겠다고 최선을 다해 노력했다가 철저하게 실패한 때였지요. 그러고 나서 새로운 약을 먹기 시작했는데 그 약은 예전 약보다 정신을 훨씬 맑게 해주었어요. 이런 일들이 일어나면서, 사람은 누구나 다 나처럼 무서운 생각을 갖고 있다고 여겼던, 그들은 그냥 나보다 더 잘 숨기는 것뿐이라던 나의 깊은 믿음이 마침내 사라졌어요. 역설적이지만 일단 내게 병이 있다는 걸 인정하고 나자, 병이 내 존재를 정의하는 일도 훨씬 줄어들었어요.

Q: 선생님은 병이 완치될 수 없다는 걸 언제까지나 진심으로 받아들일 거라고 생각하세요?

A: 나의 일부는 이미 그걸 받아들였어요. 그러는 게 내 인생이 훨씬 잘 굴러가게 해주니까 실용적인 이유만으로도 그걸 받아들이죠. 하지만 솔직히 내 안에는 그게 어떤 큰 착오일 거라고 생각하는, 혹은 그렇기를 희망하

는 작은 한 부분이 언제나 존재한다는 걸 인정할 수밖에 없네요.

Q: 선생님이 주변 사람의 안전에 위협이 되었던 적이 한 번이라도 있었나요?

A: 내가 정신증이 가장 심했을 때, 그러니까 옥스퍼드 시절의 후반 몇 년과 뉴헤이븐 시절 첫해에 내게는 무섭고 폭력적인 생각이 아주 많았어요. 사람들이 폭력적인 생각을 하는 이유는 대체로 본인이 겁에 질려 있기 때문이에요. 그 생각은 두려움에 대한 방어막인 셈이죠. 결국 어느 정도 위험이 있었다고 생각하지만 그리 큰 위험은 아니었어요. 내가 아무에게도 해를 입힌 적이 없다는 사실에 무척이나 감사함을 느낍니다. 요즘에는 그런 문제가 거의 나타나지 않고요.

Q: 선생님은 이 책으로 본인의 병에 관해 처음으로 공개적으로 이야기하셨어요. 사람들이, 예를 들어 예전 제자나 학부모 들이 어떻게 반응할지 걱정되지 않으세요?

A: 사람들이 뭐라고 말할지는 결코 예측할 수 없지만, 내 증상이 가르치는 능력을 손상시켰다고는 전혀 생각하지 않습니다. 사실 내 정신보건법 수업을 들은 학생들은 내가 그들이 생각했던 것보다 그 분야에 대한 훨씬 많은 경험과 권위를 갖고 말했었다는 걸 알게 되었을 것 같고요. 나의 경험이 나를 더 나은 정신보건법 선생으로 만들었을 수도 있어요. 그런데 지금까지 내가 비밀을 털어놓았던 모든 사람은 놀라울 정도로 나를 걱정해주고 응원해 준다는 점은 꼭 말해야겠네요. 학교에서도, 내가 연구 정신분석가로서 수련을 받고 있는 정신분석연구소에서도 나는 더 바랄 나위가 없을 만큼 좋은 반응을 받았습니다.

Q: 조현병이 있는 모든 사람이 선생님만큼 성공적으로 살아갈 수 있다고 생각하시나요?

A: 모든 사람이 전문가가 될 수 있다고 말하지는 않겠습니다. 하지만 분명 제대로 된 자원과 도움만 갖춰진다면 예상보다 훨씬 더 많은 사람이 발병 이전부터 지니고 있던 자신의 잠재력을 실현할 수 있다고 생각해요. 사람들이 이룰 수 있는 일을 과소평가하는 건 부정적인 예상을 초래하는데 그건 아주 나쁜 일이에요. 일이야말로 대부분의 사람에게 진정한 안녕감과 집중할 거리를 주는 것이니까요.

Q: 마지막으로 정신증 삽화를 겪은 때는 언제인가요?

A: 그건 정신증 삽화라는 말을 어떤 의미로 쓰느냐에 따라 달라요. 나는 아주 짧게 지나가는 이른바 '돌파' 정신증 증상은 무척 자주 겪어요. 좀 더 오래 가는 증상들도 다소 자주 겪는 편이고요. 지난달에 집에 손님들이 와서 이틀간 연구실에 못 나간 적이 있는데, 이틀째 날이 끝나갈 무렵 심한 증상이 있었어요. 하지만 하룻밤 동안만 그랬어요. 아주 심하고 오래 가는 정신증을 마지막으로 겪은 건 내가 복용하던 약을 다른 걸로 바꾸던 2001년 가을이었던 것 같네요. 삽화들 사이의 간격을 가능한 한 길게 유지하는 것이 내 바람이에요.

Q: 선생님은 직업적 경력의 초점을 정신질환자들의 법적 권리에 맞추셨지요. 선생님이 그 문제에 참여한 이후로 생긴 제도의 변화 중에서 선생님께 가장 중요한 변화는 무엇이었나요?

A: 두 가지를 얘기하고 싶네요. 기계적 강박의 사용, 그러니까 침대에 양쪽 팔과 다리를 벌려서 묶어두는 것에 관한 법이 훨씬 더 환자를 보호하는

쪽으로 바뀌었어요. 내가 병세가 심했을 때 겪은 최악의 악몽이 바로 강박이기 때문에 나는 이 변화가 무척 기쁩니다. 또한 점점 더 많은 사법 관할권역에서 의사결정능력이 있는 정신과 환자들에게, 심지어 입원 중인 환자들에게도 약물을 거부할 권리를 부여하고 있다는 점도 기쁘게 생각합니다. 물론 약물 복용은 많은 경우 큰 도움이 되고, 내게도 도움이 되었지만, 그건 모든 환자가 개인적으로 내릴 결정입니다. 우리는 환자의 건강과 안녕뿐 아니라 자율성과 존엄도 보호할 필요가 있어요.

Q: 현재 우리 정신보건 시스템에서 가장 일어났으면 하는 변화는 어떤 것인가요?

A: 크게 두 가지 변화가 필요합니다. 첫째로 사람들이 행복하고 생산적인 삶을 살아가는 데 필요한 치료를 받을 수 있도록 시스템에 더 많은 자원을 투입하는 것입니다. 둘째는 강제력 사용을 최소화할 수 있도록 사람들이 자발적으로 치료받게 할 방법을 찾는 데 자원을 투입하는 것이에요. 이 점에서는 영국이 훨씬 더 잘하고 있으니 그들이 시행하고 있는 것을 연구하면 좋을 겁니다.

또 하나 중요한 점은 정신건강 치료와 신체건강 치료가 동등해야 한다는 것입니다. 정신질환은 심장병이나 암, 당뇨병과 마찬가지로 하나의 질병이며, 따라서 하나의 질병으로서 다루어야 해요. 치료의 양과 질을 높이면 실제로 비용효과가 더 높다는 걸 알게 될 겁니다.

Q: 선생님은 어느 시점에 자신이 원하는 인생을 살고 있다는 걸 깨달으셨나요?

A: 새로운 약이나 치료에서 무슨 새롭고 중요한 통찰 같은 걸 얻어서 어느 날 갑자기 "난 내가 원해왔던 삶을 살고 있어" 하고 생각한 건 아니에요.

그건 아주 점진적으로 오랜 시간에 걸쳐서, 여기서 한 걸음, 저기서 한 순간 하는 식으로 쌓여온 것이죠. 하지만 정신질환이 있든 없든 한 사람이 원할 만한 거의 대부분을 내가 갖고 있다는 걸 인정합니다. 내가 사랑하는 직업이 있고 정말 좋은 남편이 있으며 가까운 가족과 친구가 있으니까요. 여기서 무엇을 더 원할 수 있겠어요?

나의 친한 의사 친구 한 명이 말한 대로예요(나에게는 심각한 신체적 질병도 있었다는 걸 잊지 마세요). "당신은 불운한 사람치고 아주 행운아야."

Q: 선생님은 굉장한 인생을 살아오셨어요. 선생님의 다음은 무엇인가요? 그러니까 현재 어떤 프로젝트를 진행하는 중이신가요?

A: 친절한 말씀이네요. 현재 진행 중인 프로젝트 중 하나는 고기능 조현병 환자들을 연구하는 것이에요. 우리 연구 대상 중에는 심리학 박사, 연구 의학박사, LA 카운티 보건국의 고위 인사 등이 포함되어 있어요. 우리는 그들이 증상에 대처하거나 관리하는 데 도움이 되도록 스스로 개발한 기법이 무엇인지에 관심이 있어요.

또 다른 연구에서는 나 자신이 연구자인 동시에 연구 대상이 될 거예요. 나를 정신의학적으로 평가하고 신경심리학적으로 시험하고 뇌 스캔도 할 예정입니다. 그렇게 해서 다른 사람들에게도 도움이 될 수 있는 점들을 알아낼 수 있지 않을까 희망합니다.

옮긴이 후기

이 책은 이미 조현병 회고록의 세계적인 대표작으로 자리매김한 스테디셀러입니다. 저자 엘린 색스는 조현병 환자임에도 뛰어난 지적 능력으로 학계에서 탄탄한 입지를 다진 석좌교수라는 점이 무엇보다 먼저 이목을 끌 것입니다. 그 자리에 가기까지 가장 가까운 몇몇 사람을 제외하고 가능한 한 병을 숨기고 살았던 저자가 마침내 자신의 비밀을 세상에 알리기로 용기를 낸 것은, 무엇보다 조현병에 대한 편견과 오해를 조금이라도 바로잡는 것, 그리고 조현병을 안고 살아가는 동료들에게 희망을 주기 위해서였습니다. 물론 그가 이룬 성취가 그 고백에 힘을 실어주고, 더 많은 사람이 귀 기울이게 하는 데 큰 역할을 하리란 점에서도 용기를 얻었겠지요. 동시에 저자는 자신이 매우 드문 성취를 이룬 경우라는 점도 인정합니다. 그러니까 누구나 교수나 학자가 될 수 있다고 말하는 것은 아니지만, 병을 잘 관리하고 적절한 보살핌과 도움을 받을 수만 있다면, 힘들기는 해도 최소한 발병 전에 그 사람이 지니고 있던 만큼의 잠재력은 실현할 수 있고, 사랑과 우정을 나누며 인생의 기쁨을 찾는 일은 분명 가능하다고 말합니다. 조현병 진단은 그런 삶이 불가능하다는 저주가 아니라고, 당사자든 주변 다른 사람이든 그런 절망적인 관점으로 자포자기하지 말라고. 이 말을 전하려는 간절함이 저자가 이 책을 쓰게 만든 힘이었을 거라고 생각합니다.

　물론 이 책의 요점은 그런 외적인 성공을 이야기하는 데 있지 않습니다. 실제로 저자는 보통 사람은 상상하기도 어려울 만큼 무시무시하고 고통스러운 조현병의 경험을 적나라하게 보여줍니다. 조현병 진단을 받아도 개인마다 병의 증상과 양상은 천차만별이라고 하지요. 조현병이란 유전자 이상이나 뇌 화학적 이상, 발달상의 이상, 감염 등 다양한 원인으로 뇌에 이상이 생기고, 해당 부위가 오작동을 일으킨 결과 비정상적인 인지와 감각이 발생하는 것이라고 저는 이해하고 있습니다. 이상이 생긴 부위가 어디인가에 따라 나타나는 증상도 다르겠지요. 조현병을 비롯한 정신증psychosis의 특징은 환각이나 망상을 현실과 구별하지 못하고 그대로 현실로 인식하는 것입니다. 그야말로 뇌의 오작동으로 인한 증상인데요, 문제는 이 병이 인지 기능에 발생한 오작동이기 때문에, 자신이 병에 걸린 상태라는 것조차 인지하지 못하는 경우가 있다는 것입니다. 이를 '질병인식불능증'이라고 하며, 조현병의 경우 환자가 스스로 치료를 거부하는 가장 큰 원인이 됩니다. 저자는 자신이 병에 걸렸다는 사실을 부인하지는 않았습니다. 다만 엄청난 공포와 고통을 주는 정신증 상태의 사고를 자기 병의 증상이라고 여긴 것이 아니라, 모든 사람이 똑같이 갖고 있는 상태라고 여겼지요. 자기 병은 다른 사람들은 잘 억제하는 그 생각을 잘 억제할 줄 모르는 것이라고 생각했습니다. 자기도 그렇게 억제하는 방법만 배우면, 한마디로 의지력으로 잘 억누르기만 하면 다 해결되는 거라고요. 이런 생각이 이미 인지적 오작동의 결과인데, 문제는 스스로 그 점을 깨달을 때까지 너무 오랜 세월이 걸렸다는 것입니다. 그런 생각 때문에 약을 먹는다는 것은 자기의 의지가 나약한 문제라고 생각해서 누차 약의 복용을 중단하고, 그럴 때마다 다시 증상이 악화되어 악몽 같은 상태로 빠져드는 악순환을 반복합니다. 그리고 오랜 세월이 흐르며 차츰, 약만 계속 복용한다면 완전히 낫는 것은 아니라도 정상적인 삶을 이어갈 수 있다는 것을 인정하게 됩니다. 이후 현재까지 계속 그렇게 병을 잘 관리하면서 학문적 업적을 계속 쌓아가는 동시에 정신질환자 옹호 활동도 앞장서서 펼쳐가고 있습니다. 책의 말미에서 저자는 이런 이야기를 합니다.

당신이 정신질환이 있는 사람이라면 당신에게 주어진 도전은 자기에게 딱 알맞은 인생을 찾는 것이다. 하지만 사실 그건 정신질환이 있든 없든 모두에게 주어진 도전이 아닐까? 나의 행운은 내가 정신질환에서 회복했다는 것이 아니다. 나는 회복하지 못했고 앞으로도 결코 회복하지 못할 것이다. 나의 인생을 찾았다는 것, 그것이 나의 행운이다.

이 책을 읽다 보면 우리 마음을 단단히 붙잡는 문장들을 많이 만나게 되는데요, 그중 유난히 제 시선을 붙잡고 놓아주지 않은 문장이 하나 있습니다. 이 책을 읽는 모든 분이 마음에 새기셨으면 좋겠고, 읽지 않은 분들에게도 들리도록 세상에 메아리쳤으면 좋겠습니다.

당신이 정말로 미쳤을 때 존중은 누군가가 당신에게 던져주는 생명의 동아줄이다.

이제는 옮긴이로서 제가 이 책을 만나게 된 사연을 말씀드리고 싶습니다. 이 책을 읽어주신 독자님들께 제가 보내는 좀 수다스럽고 다소 길다 싶은 쪽지 정도로 여겨주시면 좋겠습니다.

『마음의 중심이 무너지다』는 제 번역서 중 조현병을 직접 다룬 세 번째 책입니다. 제가 처음 조현병에 관심을 갖게 된 건 번역할 책을 기획하고 검토하는 과정에서였어요. 어떤 조현병 관련 회고록을 검토하던 중 같은 주제로 더 좋은 책이 없을지 찾다가 처음 만난 책이 론 파워스의 『내 아들은 조현병입니다No One Cares about Crazy People』(심심)였습니다. 조현병으로 한 아들을 떠나보내고 이어서 남은 아들까지 조현병이 발병한 저널리스트 아버지가 쓴 책으로, 그 절절한 개인적 서사에, 조현병과 관련된 의학사, 사회사, 문화사, 정치사가 씨줄과 날줄처럼 엮인 책입니다. 정말 훌륭한 책이고 많은 사람이 꼭 읽어주셨으면 하고 간절히 바라는 책이지만, 여기서 주책스럽게 다른 책의 이야기를 길게 늘어놓지는 않을게요.

그다음 바로 이어서 번역한 건 조현병 자체를 다루는 책은 아니지만 관련된 내용이 포함된 바버라 립스카의 『나는 정신병에 걸린 뇌과학자입니다The Neuroscientist Who Lost Her Mind』(심심)라는 책이었습니다(앞에서 말한 세 권에 포함되지는 않아요). 이 책은 평생 조현병과 뇌를 연구했던 뇌과학자가 뇌종양이 생기면서 병변이 생긴 부위의 이상으로 여러 정신질환 증상을 겪고, 강한 의지로 독한 암 치료를 이겨내면서 종양이 사라지자 더불어 정신질환의 증상도 사라진 이야기를 담고 있어요(종양은 정신질환이 아니지만, 대부분의 정신질환은 원인이 아닌 증상을 기준으로 진단되고 정의됩니다. 그러니 원인이 무엇이든 립스카의 경우 종양을 제거하지 못해 정신증적 증상이 계속되었다면, 종양과 함께 그 증상에 해당하는 병도 계속 갖고 있었을 거예요). 이런 책들을 번역하면서 막연한 병명으로만 알고 있던 조현병을 조금은 더 내밀히 알게 되었고, 그러면서 사회 전반에 이 병에 대한 몰이해와 어처구니없는 편견이 얼마나 만연해있는지도 절감했습니다. 그리고 그러한 편견을 없애는 가장 좋은 방법은 제대로 된 사실을 가능한 한 많이 접하고 알아가는 일, 그럴 기회를 더 많이 만들어내는 일이라고 생각합니다.

바버라 립스카의 책이 출간된 후(아직 『내 아들은 조현병입니다』는 출간되기 전이었어요) 독자님들의 반응이 궁금해 찾아보던 중 어떤 독자님의 이야기를 접했습니다. 자신의 어머니가 조현병을 앓고 있는데 당시에는 계속 약을 복용하기 때문에 정상적인 생활을 하고 계시지만, 처음 발병했을 때 가족으로서 느꼈던 두려움과 불안, 막막했던 마음을 이야기하며, 혹시라도 립스카의 책에서 뭔가 도움을 얻을 수 있지 않을까 해서 읽었지만 별 도움이 되지는 않았다는 이야기였습니다.

『내 아들은 조현병입니다』를 기획하던 당시(2017년 봄)만 해도 조현병에 관한 책을 검색하면 학술서나 의대 교과서 같은 책들이 대부분이었고, 일반 독자가 쉽게 읽을 만한 책이 별로 없었어요. 당시 편집과 기획을 담당했던 심심의 편집자님과 저는 그런 면에서 론 파워스의 책이 조현병에 관한 교양서로서 아쉬운 공백을 어느 정도 채워줄 거라는 점에 공감했습니다. 한편 그 책이 정말 훌륭하고 중요한 책이기는 하지만, 길이도 길고 어찌 보면 조금 어려울 수도 있어서 좀 더 직접 환자와 가족이 쉽게 읽고 도움받을 만한 책이 있으면 좋겠다는 이야기도 나누었었죠. 그렇게 무언가 미진한 마음을 갖고 있던 차에 앞 독자님의 이야기를 들으니 심장이 마구 두근거리며 마음이 다급해졌습니다. 해야 할 일을 묵혀둔 채 게으름을 피우고 있었다는 느낌, 누군가를 아주 실망시키고 있다는 느낌이었지요. 제가 본 건 한 사람의 이야기지만, 수많은 사람의 목소리를 대변하고 있다는 생각이 들었습니다.

그래서 곧바로 당사자와 가족에게 도움이 될 만한 책을 물색하기 시작했는데, 그런 책은 사실 아주 금세 찾아졌습니다. 가족과 환자를 위한 여러 조현병 안내서 가운데 오랜 세월 좋은 평가를 받으며 대표적인 위치를 지켜온 책으로, 조현병 연구와 치료, 옹호 활동에 평생을 바쳐온 E. 풀러 토리 박사가 쓴 『조현병의 모든 것Surviving Schizophrenia』(심심)이 그중 한 권이에요. '가족 안내서Family Manual'라는 부제대로, 바로 제가 찾던 그런 책이었지요.

그리고 동시에 조현병을 앓고 있는 본인이 직접 쓴 회고록인 바로 이 책 『마음의 중심이 무너지다The Center Cannot Hold』가 눈에 들어왔습니다. 조현병 회고록 분야에서 10여 년간 대표적인 책으로 꼽혀왔으므로 책의 존재는 알고 있었지만, 그전까지는 그냥 그런 책이 있다는 정도로 스치고 지나갔었죠. 왜 그랬을까 뒤늦은 후회를 하며 곧바로 구해서 읽어보았는데, 첫 페이지를 읽는 순간부터 빠져들어 며칠 동안 손에서 놓지 못하고 다른 일은 접어둔 채 이 책만 읽었어요. 조현병을 겪는 당사자의 내면을 직접 들여다보게 해주는 저자의 뛰어난 묘사와 마치 소설 같은 전개, 저자의 극적인 인생 여정과 특별한 성격과 경이로운 능력과 이력 등. 이런 표현을 써도 될지 모르겠지만, 정말 흥미진진했습니다. 조현병을 앓는다는 것이 어떤 경험인지를 이 병을 모르는 사람들이 조금이라도 이해할 수 있게 해줄 책, 그런 병을 지닌 채로도 자신의 열정을 펼치고 보람 있는 성취를 이루는 삶이 불가능하지 않다는 것을 흡인력 있는 이야기로 많은 사람에게 알리고, 그럼으로써 조현병에 대한 오해와 편견을 조금이라도 지우기에 이보다 더 좋은 책이 없을 것 같았지요.

두근거림과 들뜬 마음을 안고 심심의 편집진에게 제안했고, 의기투합한 심심에서 두 권의 판권을 알아보았습니다. 그러나 토리 박사의 책만 판권이 살아 있고, 이 책의 판권은 이미 다른 출판사가 갖고 있다는 대답이 돌아왔어요. 다들 너무나 아쉬워했습니다. 저의 들뜬 소개에 그분들의 기대도 한껏 부풀어 있었거든요. 이때가 2019년 중반이었어요. 출간 후 12년이나 지났는데 아직 번역서가 나오지 않았으니 아직 판권이 살아있을 가능성이 크다고 생각했었지요.

이 책을 무척이나 번역하고 싶었던 저는 어디든 이 책 번역을 저에게 맡겨주면 참 좋겠다고 생각했습니다. 그 후로 시간이 꽤 흘렀지만 번역 의뢰는 들어오지 않았어요. 아, 이 책은 나와는 인연이 아니로구나, 어디선가 누군가 열심히 책을 만들고 있겠구나 하고 생각했지요. 그러다 2021년 초에 소우주 대표님에게서 메일이 왔습니다. 메일 제목에는 '번역 의뢰'라는 단어와 이 책의 제목이 적혀 있었어요. 메일을 열어보기도 전에 그 한 줄만 보고도 제가 얼마나 놀라고 기뻤을지, 또 얼마나 들떠서 답장을 보냈을지 상상이 되실까요?

구구절절한 이야기지만, 이런 우여곡절 끝에 맺어진 이 책과의 인연이 저에게는 무척 소중하고 중요하게 여겨집니다. 그래서 마침내 제 손으로 옮겨 이렇게 세상에 내보내기 전에 꼭 이 이야기를 덧붙이고 싶었습니다. 이제 이 책이 독자님들의 손에 들어가, 마음속 크고 따뜻하고 정확한 이해의 공간에 자리 잡기를 바라며, 등을 툭툭 두드려 격려하는 마음으로 배웅합니다.

마음의 중심이 무너지다

: 조현병 환자의 우정, 사랑, 그리고 법학 교수가 되기까지의 인생 여정

초판 1쇄 발행　　　2023년 3월 10일

지은이　　　엘린 색스
옮긴이　　　정지인

편집　　　장정문
디자인　　　정은경디자인
펴낸이　　　김성현

펴낸곳　　　소우주출판사
등록　　　2016년 12월 27일 제563-2016-000092호
주소　　　경기도 용인시 기흥구 보정로 30
전화　　　010-2508-1532
이메일　　　sowoojoopub@naver.com

ISBN 979-11-89895-10-5 (03510)
값 20,000원